中华口腔医学会
团体标准

（2017—2022 年）

中华口腔医学会　编著

U0322846

人民卫生出版社
·北京·

图书在版编目（CIP）数据

中华口腔医学会团体标准：2017—2022 年 / 中华口
腔医学会编著 . —北京：人民卫生出版社，2023.8
ISBN 978-7-117-34872-0

Ⅰ. ①中… Ⅱ. ①中… Ⅲ. ①口腔科学–标准–汇编
–中国–2017–2022 Ⅳ. ①R78-65

中国国家版本馆 CIP 数据核字（2023）第 092388 号

人卫智网	www.ipmph.com	医学教育、学术、考试、健康，购书智慧智能综合服务平台
人卫官网	www.pmph.com	人卫官方资讯发布平台

中华口腔医学会团体标准
（2017—2022 年）
Zhonghua Kouqiang Yixuehui Tuanti Biaozhun
（2017—2022 Nian）

编　　著：中华口腔医学会
出版发行：人民卫生出版社（中继线 010-59780011）
地　　址：北京市朝阳区潘家园南里 19 号
邮　　编：100021
E - mail：pmph @ pmph.com
购书热线：010-59787592　010-59787584　010-65264830
印　　刷：三河市宏达印刷有限公司
经　　销：新华书店
开　　本：787 × 1092　1/16　印张：46　插页：20
字　　数：1033 千字
版　　次：2023 年 8 月第 1 版
印　　次：2023 年 9 月第 1 次印刷
标准书号：ISBN 978-7-117-34872-0
定　　价：158.00 元

打击盗版举报电话：010-59787491　E-mail: WQ @ pmph.com
质量问题联系电话：010-59787234　E-mail: zhiliang @ pmph.com
数字融合服务电话：4001118166　E-mail: zengzhi @ pmph.com

编写组名单

主　编　俞光岩　郭传瑸

副 主 编（按姓氏笔画排序）

王佐林　刘宏伟　沈国芳　张　斌　岳　林　凌均棨

编　　委（按姓氏笔画排序）

于海洋　四川大学华西口腔医学院

万　阔　中国医学科学院北京协和医院

王　勇　北京大学口腔医学院

王小竞　空军军医大学口腔医学院

王佐林　同济大学口腔医学院

王贻宁　武汉大学口腔医学院

王勤涛　空军军医大学口腔医学院

石　冰　四川大学华西口腔医学院

白玉兴　首都医科大学口腔医学院

边　专　武汉大学口腔医学院

台保军　武汉大学口腔医学院

刘宏伟　北京大学口腔医学院

刘洪臣　中国人民解放军总医院第一医学中心

李　江　上海交通大学口腔医学院

李秀娥　北京大学口腔医学院

邹　静　四川大学华西口腔医学院

沈国芳　上海健康医学院

张　益　北京大学口腔医学院

张　斌　哈尔滨医科大学附属第二医院

张玉梅　空军军医大学口腔医学院

张志愿　上海交通大学口腔医学院

张陈平　上海交通大学口腔医学院

陈永进　空军军医大学口腔医学院

陈吉华　空军军医大学口腔医学院

陈谦明　浙江大学医学院

岳　林　北京大学口腔医学院

周永胜　北京大学口腔医学院

赵铱民　空军军医大学口腔医学院

俞光岩　北京大学口腔医学院

秦　满　北京大学口腔医学院

徐礼鲜　空军军医大学口腔医学院

徐佑兰　武汉大学口腔医学院

凌均棨　中山大学光华口腔医学院

郭传瑸　北京大学口腔医学院

黄　翠　武汉大学口腔医学院

彭　歆　北京大学口腔医学院

蒋欣泉　上海交通大学口腔医学院

编写助理　侯　敏　蒋依兰

序

　　2017年11月修订的《中华人民共和国标准化法》正式赋予了团体标准在我国的法律地位,团体标准成为我国标准体系的一部分。2021年,中共中央、国务院印发的《国家标准化发展纲要》再次强调要大力发展团体标准。近年来,在良好的法律和政策环境支持下,团体标准数量迅速增长,目前全国已有近7 000家社会团体注册,团体标准平台公布团体标准超过40 000项。卫生健康领域近百家社会组织启动了团体标准化工作,发布团体标准1 000余项,在引领技术创新、促进高质量发展方面显现成效。

　　卫生健康行业专业性极强,对各种技术标准的需求庞大,政府在标准方面的供给远不能满足专业需求,团体标准有很大的发展空间。国家卫生健康委员会于2022年1月印发《"十四五"卫生健康标准化工作规划》,鼓励卫生健康领域学会、协会等社会组织以满足实践和创新需要为目标,聚焦新技术、新业态、新模式,通过制定团体标准,发挥引领创新和行业自律作用。

　　中华口腔医学会几年来发布了48项团体标准,涉及口腔修复、口腔颌面外科等16个专业方向,是卫生健康领域团体标准数量较多的组织之一,显示出较高的标准化工作效率。尤其突出的是,中华口腔医学会响应国家卫生健康委员会标准化工作规划的号召,探索并成功与其他学会联合发布团体标准,减少团体标准间交叉重复问题。

　　中华口腔医学会汇编团体标准出版成册,可供全国口腔医务工作者查阅、参考借鉴,对于推动口腔疾病诊治的同质化、规范化及标准化起到积极的推动作用,同时这些公开的团体标准也接受社会监督。团体标准目前还处于发展的初期,无论中华口腔医学会还是标准起草专家都在摸索中前进,不可避免地会出现一些问题,希望专业人员和公众能够提出宝贵的

意见和建议,促进中华口腔医学会团体标准工作不断改进和提高,使团体标准成为口腔医学
发展的重要助力。

郑云雁

2023 年 3 月

前言

标准引领是一个国家步入高质量发展,参与高质量竞争的重要标志。习近平总书记指出,标准助推创新发展,标准引领时代进步。标准是人类文明进步的成果。医疗卫生标准在规范医疗机构和医务人员行为、保证医疗质量和医疗安全、推动医疗服务高质量发展方面发挥了十分重要的作用。

按照国家卫生健康标准化工作的规划,制定以满足口腔医疗领域需求、促进多学科交叉和创新发展为目标的口腔医疗团体标准,推动口腔医疗标准化和同质化,是中华口腔医学会承接政府职能转移、引领口腔医学行业发展的一项重要任务。

2017年中华口腔医学会启动了口腔医疗团体标准的制定工作,成立了口腔医学标准工作专家委员会,制定了口腔医学标准管理办法,形成了专家酝酿讨论、专委会申报立项、学会结题评审、国家团体标准平台发布实施等系统而完整的工作程序。各个专业委员会积极组织专家,群策群力,本着严肃认真、一丝不苟的态度,先后制定发布了48项口腔医学团体标准,涉及口腔修复、口腔颌面外科等16个专业方向,并以各种形式进行宣传,对于推动口腔疾病诊治的同质化、规范化及标准化起到了积极的推动作用。

为了便于口腔医学专业同行查阅、学习和贯彻团体标准,中华口腔医学会把2017年至2022年制定和发布的48项口腔医学团体标准汇编成册,编辑出版了这本团体标准的专著,供中华口腔医学会会员及全国口腔医务工作者学习和借鉴。团体标准的制定重要,团体标准的贯彻执行同样重要,希望全国的口腔医疗机构和口腔医学专业工作者在充分熟悉团体标准内容的基础上,自觉严格执行团体标准,持续提高医疗质量,维护医疗安全。

标准化建设工作是一个长期、持续改进和完善的过程,需要不断丰富和深化。中华口腔医学会将进一步抓好团体标准的制定、审查、应用推广、宣传、贯彻评价工作,在实践中不断探索、总结与创新,形成规范、有效的标准,促进口腔医学事业更加科学、规范和专业化发展。

在团体标准付梓出版之际,诚挚感谢所有项目首席专家率领工作团队和专家团队为团体标准的制定辛勤付出;感谢相关专委会组织专家集思广益,齐心协力编制团体标准;感谢中华口腔医学会口腔医疗事业部刘宏伟教授和侯敏女士卓有成效的组织工作;感谢所有为团体标准的制定、审查、发布、宣传和贯彻作出贡献的各位同道。

中华口腔医学会　会长　郭传瑸

2023 年 3 月

目录

第一章

跨学科专业

ICS 11.060.01

CCS C05

中华口腔医学会

团 体 标 准

T/CHSA 015—2020

维护牙周健康的中国口腔医学
多学科专家共识
（第一版）

Consensus of Chinese stomatology multidisciplinary experts on maintaining
periodontal health（First edition）

2020-12-29 发布　　　　　　　　　　　　　　　　2021-01-01 实施

中华口腔医学会　　发布

目　次

前　　言

本文件按照 GB/T 1.1—2020《标准化工作导则　第 1 部分：标准化文件的结构和起草规则》的规定起草。

本文件由中华口腔医学会牙周病学专业委员会、牙体牙髓病学专业委员会、口腔修复学专业委员会、全科口腔医学专业委员会、口腔正畸专业委员会、口腔种植专业委员会共同提出。

本文件由中华口腔医学会归口。

本文件起草单位：北京大学口腔医学院、空军军医大学第三附属医院、武汉大学口腔医院、北京大学第三医院、首都医科大学附属北京口腔医院、中国医学科学院北京协和医院。

本文件主要起草人：俞光岩、刘宏伟、王勤涛、边专、陈吉华、王霄、白玉兴、宿玉成、邱立新、孟柳燕、吴江、马志伟、潘洁、谢贤聚、李熠、安莹、王欣欢、方明、张凌。

引　言

牙周病是导致成年人牙齿丧失的主要原因,不仅造成咀嚼功能降低,还会影响发音和美观。牙周病还与糖尿病、心血管疾病等全身系统性疾病密切相关,是影响口腔和全身健康的重要因素[1-3]。《第四次全国口腔健康流行病学调查报告》显示,牙龈炎和牙周炎的患病率居高不下,大众的牙周健康意识明显不足[4,5]。有效地预防和治疗牙周疾病对于提高民众的口腔健康和全身健康水平极为重要。

牙周疾病是最常见的口腔疾病之一,在口腔疾病诊治过程中,口腔医学的多个专业都会涉及到牙周组织健康的维护问题。在中华口腔医学会组织的为期三年的"健康口腔,牙周护航"主题年活动中,开展了大量卓有成效的学术和科普活动。2020 年是主题年收官之年,中华口腔医学会组织多个相关专业委员会专家,经过反复讨论,撰写了"维护牙周健康的中国口腔医学多学科专家共识"(第一版)(以下简称"共识"),供口腔医师在疾病诊疗中参考,旨在增强口腔医学专业工作者维护牙周组织健康的意识,规范口腔诊疗行为,提高口腔疾病防治水平。本《共识》为第一版,随着其在临床实践中的应用,有些内容可能需要再版时修改和补充。某些专业在其相关领域的疾病诊治过程中,有更高更深入的要求,相应的专业委员会将适时发布各自的专家共识。

牙周组织健康的维护应体现在口腔疾病诊疗的全过程。接诊患者时,口腔全科医师和各专科医师都应将牙周健康理念贯彻到整个诊疗计划当中。在治疗前,对牙周健康状况做出初步检查及评估,对病情无法确认和无法有效处置的牙周损害应及时转诊给牙周专科医师。

牙周组织的健康是开展各种口腔相关治疗的前提和基础。

应尽早发现和判定是否存在牙周病损及其损害程度,并进行适度干预,以赢得健康牙周状态或牙周炎消退进入静止(稳定)期,再对剩余牙周组织的储备和支撑能力进行评估,科学预见各种修复、正畸、种植、牙体牙髓等诊疗活动的预后。

在口腔全科和专科治疗中,应采取措施,避免一切可能引起或加重牙周损害的操作。同时关注患者的菌斑控制情况,必要时采取适当的保健措施。

在治疗结束后,应该做好对患者的椅旁口腔卫生宣教,提醒患者保持口腔卫生,定期复查,维护牙周健康,从而保证天然牙及修复体的稳定及功能,防止牙周病损的复发或进展。

维护牙周组织健康是口腔医师共同的责任,需要口腔医学多学科的紧密合作,也需要医患之间的密切配合,全方位、多角度、全员(医患)、全过程重视牙周健康维护、预防牙周疾病,方可提升口腔疾病综合诊疗水平的新模式。

维护牙周健康的中国口腔医学多学科专家共识

1 范围

本共识给出了维护牙周健康须遵循的预防、诊疗设计、临床操作、疗效评估及随访的原则。

本共识适用于全体口腔医师。

2 规范性引用文件

本文件没有规范性引用文件。

3 术语和定义

本文件没有需要界定的术语和定义。

4 治疗前[6,7]

4.1 问诊

除了患者主诉外,还需要重点询问以下信息:

1)牙周疾病症状及治疗史,牙列缺损或缺失的原因等;

2)口腔卫生习惯,饮食习惯;

3)与牙周病相关的全身疾病史[如糖尿病、骨质疏松症、血液系统疾病、心血管疾病、免疫系统疾病]、口腔副功能(过度咬合、磨牙症等)等、用药史、过敏史、生理期、孕期、吸烟史、肿瘤放化疗史等[8];

4)直系亲属的牙周状况家族史。

4.2 检查

除了患者主诉牙外,还需要特别关注的检查:

1)口腔卫生状况:菌斑、软垢、牙石等;

2)牙龈及牙周状态:牙龈红肿或退缩、牙周袋探诊深度、探诊后出血、牙齿松动度[8];

3)有无窦道及磨牙根分叉病变[8];

4)已有修复体的外形和边缘及其与牙周组织的关系;

5)咬合关系检查[8];

6)牙齿拥挤、错位、移位、畸形等;

7)必要的影像学检查:评估牙槽骨高度、密度、牙根状态;

8)血液学常规检测。

4.3 不宜直接开展口腔（其他）专科治疗的牙周状况

1）口腔卫生状况差，缺乏口腔健康意识以及维护口腔卫生习惯者；

2）牙周组织炎症明显：全口牙龈探诊出血位点超过 50%；牙龈红肿、牙周溢脓等；

3）牙周探诊深度超过 5mm；

4）牙齿松动度 >Ⅱ度[9]；

5）牙根纵折伴有明显牙齿松动[10]；

6）存在可能影响骨代谢或愈合能力的全身疾病。

7）重度或活动性全身疾病（包括未控制的糖尿病、骨质疏松症、人类免疫缺陷病毒感染、口服或静脉注射二膦酸盐、正在进行头颈部放化疗等）；

8）妊娠、或服用某些特殊药物；

9）心理或精神疾病；

10）不良习惯和行为因素（如吸烟、磨牙症等）；

11）口腔内局部因素：种植区邻近牙感染性病灶、颌骨囊肿等。

4.4 可以开展（其他）专科治疗的条件或适应证

4.4.1 制定口腔全科治疗计划，涵盖口腔卫生指导、牙周疾病的基础治疗和必要的牙周专科治疗及定期维护，控制与牙周病相关全身疾病。

4.4.2 经评估，牙周处于健康状态，或牙周炎消退处于静止（稳定）期：

1）牙龈无炎症或未累及深部牙周组织的轻中度牙龈炎；

2）牙齿动度为生理性动度或轻度松动Ⅰ度内；

3）牙周探诊出血位点数小于 25%；

4）牙周探诊深度最大值小于 3mm，经过有效治疗的牙周炎患者可放宽至 4mm。

4.4.3 无相关专科治疗前禁忌证。

4.4.4 影像学可见明显的牙周骨硬板或牙槽骨边缘变致密。

4.4.5 牙周炎患者正畸治疗的适应证主要包括[11]：

1）牙周炎患者要求改善牙齿错位、拥挤等；

2）牙周炎导致的前牙扇形移位、后牙近中倾斜骨下袋等；

3）错𬌗畸形加重牙周组织损伤，如前牙深覆𬌗致咬伤牙龈、牙齿错位导致创伤𬌗等情况；

4）牙周炎患者美观或修复的需求，如减少三角间隙、调整牙龈高度、修复前正畸等；

5）以上状况开始正畸治疗前，必须有效控制牙周炎症。

5 治疗中

5.1 牙体牙髓病专业

5.1.1 有利于牙周健康的合理诊疗设计

1）常规使用橡皮障隔离患牙；

2）恢复患牙正常外形；

3）因龋齿或牙体折裂至龈下较深处且需行牙体充填修复时，应考虑避免充填物损伤牙周生物学宽度,或在治疗前对患牙行临床牙冠延长术。

5.1.2 治疗中避免损害牙周健康的操作规范

5.1.2.1 口腔卫生宣教内容

1）普及口腔卫生保健知识;

2）给予个性化口腔健康指导,例如正确的刷牙方法和牙线的使用方法等。

5.1.2.2 须遵守的操作规范

1）常规使用橡皮障隔离患牙,以减少牙体牙髓治疗中牙周组织的损伤。选取外形合适的橡皮障夹以达到严密封闭的效果,必要时可使用牙龈封闭剂等辅助封闭;

2）牙体充填应符合牙齿正常外形,恢复其原有生理凸度及排溢道。操作时应正确使用成型片及楔子,避免出现悬突,充填结束后应抛光;

3）根管治疗操作应符合规范,操作者应熟悉牙及根管系统解剖结构,加强专业知识和技能培训,严格遵守诊疗规范,必要时可在锥形束 CT（CBCT）、口腔显微镜辅助下行开髓、根管预备及充填操作。

5.1.2.3 注意事项

1）细心使用酸蚀剂、漂白剂、牙髓失活剂等刺激性药物,以免药物外溢造成牙周组织损伤;

2）存在髓石或钙化的患牙应谨慎操作,以防髓腔壁穿孔。根管系统与牙周组织直接交通,会降低根管治疗成功率[12],并造成继发性牙周组织破坏[13];

3）根管治疗过程中应避免器械分离、超充、欠充或次氯酸钠等化学药物超出根尖孔的情况[14],以免降低根管治疗成功率,增加根尖周炎风险,并延迟组织愈合[15]。

5.1.3 可能出现的牙周并发症及处理原则[16]

5.1.3.1 牙体修复过程中可能出现的牙周疾病,由下列因素所致:

1）术中使用器械伤及牙龈,或酸蚀剂等药物外溢致牙周组织损伤;

2）充填时接触点恢复不良或邻接关系恢复不良造成食物嵌塞所致;

3）充填时未能恢复正常咬合关系,如咬合时出现早接触;

4）充填体存在悬突;

5）龈下充填体破坏生物学宽度。

处理原则:

1）对于机械刺激或药物外溢导致的炎症,轻者可局部冲洗,上碘甘油,规范使用橡皮障等隔离措施防止药物外溢;

2）接触点恢复不良应重新充填,必要时行嵌体或冠修复,建议使用牙线、牙间隙刷、冲牙器等邻面清洁工具;

3）如出现早接触,可通过磨除高点消除症状;

4）充填体存在悬突应消除局部刺激物;

5）对于伤及生物学宽度者应该去除充填物,行临床冠延长术后待炎症消除后修复牙体缺损。

5.1.3.2 根管治疗过程中可能出现的牙周疾病,由下列因素所致:

1)术中使用器械伤及牙龈,或失活剂等药物外溢致牙周组织损伤;

2)根管治疗过程中髓腔壁穿孔导致穿孔处牙周组织炎症和牙槽骨破坏吸收[12];

3)根管治疗中和治疗后的患牙若发生牙根纵裂,可造成牙髓与牙周组织相交通,继发牙周组织破坏[17]。

处理原则:

1)对于机械刺激或药物外溢导致的炎症,轻者可局部冲洗,上碘甘油,规范使用橡皮障等隔离措施防止药物外溢;

2)可借助口腔显微镜或 CBCT 确定穿孔的位置及范围,视情况选择非手术修补或手术修补的方法;

3)发生纵裂时可拔除无保留价值的患牙;

4)对发生牙根纵裂但仍有保留价值的患牙,在完善根管治疗的基础上,可通过截根术、牙半切术等保留患牙[8];

5)若以上处理后仍无法缓解炎症,可请牙周科医师进行会诊,共同确定治疗方案。

5.2 口腔修复专业

5.2.1 有利于牙周健康的合理诊疗设计[18-20]

1)修复体总体设计应遵循𬌗力合理分配的原则,合理选择基牙;

2)固定义齿基牙牙周膜的面积总和应等于或大于缺失牙牙周膜面积的总和;

3)可摘局部义齿设计应合理选择支托凹位置、连接体外形等,防止基牙承担过大的𬌗力;基托、连接体边缘与牙龈缘保持合适距离,防止其压迫牙龈边缘进而造成牙周组织损害;

4)修复体龈边缘设计应合乎牙周组织健康的要求,防止破坏生物学宽度;冠桥修复体(含临时修复体)的边缘若放置于龈沟内,其边缘外形应有合理突度,不得挤压牙龈组织;修复体边缘不超过龈沟底深度,切勿进入生物学宽度范围内;

5)修复体外形应尽量接近最自然的状态,咬合功能恢复的程度应与牙周条件相适应。固定修复体的轴面凸度应设计合理,应扩大外展隙,建立最小牙间隙刷清洁通道以及合理的食物溢出道,避免菌斑堆积,便于自洁。防止因食物排溢和流动不畅对牙周组织健康的影响;

6)应恢复邻接区正常的位置和良好的邻接关系。此外,应尽量防止修复体部件对牙龈组织局部压迫,引发牙周组织的炎症;

7)避免异常咬合或外力影响;

8)对于牙周病患者的设计,应考虑减少菌斑聚集对牙周组织的刺激,并利于医患双方后期的牙周维护。

- 冠桥修复时推荐使用龈上边缘,前牙区建议平龈肩台,后牙区建议龈上肩台;
- 固定桥修复时尽量选择卫生桥体、卵圆形桥体等凸形桥体;
- 可摘局部义齿尽可能减少牙龈覆盖区域,便于局部的口腔清洁;
- 需将牙周病患牙作为基牙时,应酌情增加固定局部义齿基牙数目;可摘局部义齿连接体应采用应力中断设计,以减小基牙的负担。

5.2.2 治疗中避免损害牙周健康的操作规范[19]

1)牙体预备须防止车针损伤牙龈,预备至龈下时,避免损伤生物学宽度;

2)排龈操作须轻柔,排龈线置于龈沟内不宜过深,放置时间不宜过长,防止伤及角化龈、结合上皮和牙槽骨;

3)试戴修复体时,注意检查修复体边缘位置是否侵犯生物学宽度,边缘密合性,有无悬突;检查邻接关系和外展隙,应保证牙间隙刷的方便通过;

4)调整合适的修复体咬合,去除早接触点和𬌗干扰,防止咬合创伤损伤牙周组织;

5)粘接或粘固固定修复体时(含临时粘固),应选择合适的粘固材料或粘接剂。若使用酸蚀剂,须用橡皮障等防护,防止酸蚀剂损伤牙龈。粘固后应去净多余的粘固材料,防止残留材料刺激牙周组织。

5.2.3 修复过程可能出现的牙周并发症及处理原则[19,21]

5.2.3.1 牙龈炎、牙周炎及牙槽嵴黏膜炎,多由下列因素所致:

1)固定修复体颈缘滞留的粘接材料;

2)颈缘粗糙、悬突、不密合;

3)修复体轴面外形凸度不良;

4)桥体龈端与牙槽嵴黏膜间存在间隙或压迫牙槽嵴过紧;

5)佩戴义齿后牙周维护不利等。

处理原则:①去除致病因素;②加强对患者的口腔卫生宣教,做好日常口腔清洁卫生和定期牙周维护;③必要时进行牙周系统治疗,局部药物应用、全口龈上下洁治与抛光;④保守治疗后若效果不佳,应拆除修复体重做。

5.2.3.2 龈乳头炎,严重时可引发牙周炎

由于邻接、咬合关系恢复不良或邻牙松动引起的食物嵌塞所致。

处理原则:轻者可局部用消炎镇痛药消除炎症,同时调𬌗。若调𬌗后症状不缓解,应拆除修复体重新制作,必要时与邻牙联冠修复。酌情使用牙线、牙缝刷、冲牙器等邻面清洁工具。

5.2.3.3 非菌斑性牙周炎症

固定修复体侵犯生物学宽度时,都会引起牙周损害,牙周肿胀出血,难以愈合。

处理原则:修复体一旦引起牙周损害,原则上都需要拆除不良修复体,在冠根比允许的条件下,可实施临床牙冠延长术以恢复生物学宽度,消除牙周炎症之后再行修复;或者改变修复方案。

5.2.3.4 基牙牙周创伤

多由固定修复体早接触、𬌗创伤未及时治疗而引起,或因义齿设计不良所致,严重时可造成基牙松动。

处理原则:先调𬌗以减轻基牙负担,如果牙周组织损伤严重,一般应拆除固定修复体,治疗患牙后再重新修复,必要时需更改义齿设计。

5.3 口腔全科

5.3.1 有利于牙周健康的合理诊疗设计[22]

1）保证全身健康稳定的情况下开始口腔诊疗操作；

2）如果患者有急症，先解决急症问题；

3）按照先控制感染性疾病，再进行美观和功能恢复的原则进行临床操作；

4）建议各专业诊治顺序为：口腔全科计划、牙体牙髓病专业、牙周病专业、口腔黏膜病专业、口腔颌面外科专业、口腔修复专业、口腔种植专业、口腔正畸专业；

5）遵循各专业有利于牙周健康的合理诊疗设计。

5.3.2 治疗中遵循避免损害牙周健康的操作规范[23,24]

5.3.2.1 牙周操作遵循牙周基础治疗的规范要求[25]。

5.3.2.2 牙体牙髓操作遵循 3.1.2 所述。

5.3.2.3 口腔修复操作遵循 3.2.2 所述。

5.3.3 可能出现的牙周并发症及处理原则

参照 3.1.3 和 3.2.3 所述。

5.4 口腔正畸专业

5.4.1 有利于牙周健康的合理诊疗设计

1）正畸治疗目标的设定应紧密结合患者牙周状况，以促进和保护牙周健康为优先考虑因素，必要时，可以在充分评估患者风险与收益的前提下降低部分治疗要求，以缩短疗程，避免过于复杂的牙齿移动带来不必要的牙周风险[26,27]；

2）设计正畸牙移动时，注意牙齿阻抗中心的变化，受力集中于支持基骨上[28]；

3）牙周炎患者经过系统的牙周治疗，评估牙周炎消退进入静止（稳定）期，再行正畸治疗[29-31]；

4）在牙槽骨水平吸收不超过根长 1/2 的前提下开展正畸治疗[32]。

5.4.2 治疗中避免损害牙周健康的操作规范

5.4.2.1 卫生宣教：大部分正畸矫治器不利于口腔卫生维护，必须对患者进行专门的口腔卫生指导并监督实施状况。

5.4.2.2 治疗措施

1）正畸治疗中应尽量使用结构组成简单的矫治器，牙周病患者应该以更轻的矫治力来减少牙周风险，可以综合应用调𬌗、𬌗垫、片段弓、随行弓等多种技术[33]；

2）对牙周病正畸患者，首先考虑拔除牙周及牙体损害严重的患牙，并尽量保存有功能的牙齿[34,35]。（有时需保留天然牙保存空间，可咨询正畸专业医师的意见）；

3）正畸治疗过程中，施力的性质、大小和方向应适合牙周支持组织的特点[36]。

5.4.2.3 正畸牙齿移动

1）牙齿移动必须考虑到患者的牙周组织状况，不要超出牙槽骨的边界[37]；

2）要避免加重牙周损伤的移动方式，如对存在唇颊侧牙龈退缩的牙弓进行扩弓、压低存在未经完善治疗的深牙周袋的牙齿、整体移动牙周附着丧失的牙齿等[38]；

3）正畸牙移动尽可能采用轻力及间歇力，以柔和大小适宜的牵张力促进和诱导牙周组织的改建[39]；

4）避免在牙周炎患者正畸时施用过大的压入力和伸长力移动牙齿[40]。

5.4.2.4 牙周维护

正畸治疗复诊过程中应该随时评估牙周状况，对于牙周病患者应至少 3 个月系统检查一次牙周状况，牙周炎症明显者，应随时暂停正畸治疗，进行牙周系统治疗直至炎症得到有效缓解，进入静止（稳定）期[41]。

5.4.3 正畸治疗过程中可能出现的牙周并发症及处理原则

5.4.3.1 牙龈炎

矫治器不利于口腔卫生的清洁，对牙龈组织的不良刺激会造成菌斑堆积和牙周炎症的加重，个别患者会出现牙龈增生[42]。

处理原则：控制炎症，进行龈上洁治，同时卫生宣教。对牙龈增生患者，可在请牙周医师会诊后，进行洁治、刮治，炎症消除后复查，必要时可行牙龈切除术，术后根据牙龈恢复情况再行正畸治疗[36]。

5.4.3.2 牙周炎

牙周病如果没有控制，正畸治疗可加重牙周组织的破坏，表现为牙周肿胀、溢脓，晚期出现牙齿松动。

处理原则：暂时拆除矫治器，停止加力，并进行牙周系统治疗及抗感染处理。治疗方案和操作中遵循规范时，一般不会出现并发症，如有明显牙周临床症状时，与牙周专业会诊协商治疗方案。

5.5 口腔种植专业

5.5.1 有利于牙周健康的合理诊疗设计

1）种植修复计划的制定要着眼于种植修复体和余留天然牙全面、长期的功能保持和稳定；

2）处于牙周健康或牙周炎经治疗后处于静止（稳定）期，可仅对缺牙区进行常规种植治疗；

3）对于难以控制的严重牙周组织缺损牙，或即使暂时控制感染也难以保持长期疗效及有效功能的牙，应考虑拔除，与其他缺失牙一起总体考虑种植修复计划；

4）对于评估后可以保留但尚未控制牙周病的患牙，则应先进行牙周系统治疗，病情稳定后，再进行种植治疗；

5）对牙周治疗预后差、难以达到长期静止（稳定）期效果的患牙应予拔除，进行总体种植治疗设计，以免影响种植体长期功能及预后；

6）种植治疗计划制定过程中应充分评估患者牙龈生物型及种植区软组织形态，在合适的时期酌情配合牙周、种植体周软组织处理（冠向 / 根向复位瓣、隧道技术、结缔组织移植术、游离龈移植术等）；

7）种植修复过程中，种植修复体的形态设计应有利于菌斑控制；修复体咬合关系应利于均匀分散咬合力。

5.5.2 治疗中避免损害牙周健康的操作规范

1）种植体植入位置及切口设计应考虑牙周表型及种植体周软硬组织形态[43]；

2）种植体植入后应尽量保证种植体周围的硬组织完整,且存在一定宽度的角化龈[44]；

3）对于硬组织缺损明显者,应在种植前或种植同期行骨增量手术；

4）对薄龈生物型的患者,可行结缔组织移植术增加种植区牙龈软组织厚度；对于角化龈过窄或缺如的患者,可在种植外科手术前行角化龈移植术；

5）种植术中软组织翻瓣后,可直视检查邻牙根面有无龈下牙石、骨下袋、不利的骨形态等,并进行翻瓣区内天然牙的牙周手术处理；

6）种植二期手术前应评估种植体周软组织厚度及角化龈宽度。若软组织厚度过薄(小于 1mm)或角化龈宽度过窄(小于 2mm)或缺如,则酌情行结缔组织移植/角化龈移植术[45]。

5.5.3 可能出现的牙周并发症及处理原则

5.5.3.1 口腔种植机械并发症

由基台或螺丝松动、基台或螺丝折断、支架或种植体折裂、修复体崩瓷、修复体固位丧失等直接或间接导致食物嵌塞、上皮附着损伤、菌斑堆积、骨吸收等种植体周组织破坏,甚至影响邻近天然牙的牙周健康[46]。

处理原则:应遵循早发现、早诊断、早治疗的原则,维护种植体周健康和天然牙的牙周健康。

5.5.3.2 口腔种植生物学并发症

包括种植体周黏膜炎和种植体周炎,由于口腔卫生不良,造成种植体周围菌斑堆积,刺激机体产生炎症反应[47]。

1）种植体周黏膜炎临床表现为黏膜的红肿、探诊出血甚至溢脓等；

2）种植体周炎,累及软组织和种植骨床、造成显著骨吸收。临床表现包括种植体周探诊出血、黏膜红肿溢脓、种植体周龈退缩、骨吸收等。如不及时治疗,将导致持续的骨吸收和种植体 - 骨界面的"去整合",最终使种植体松动、脱落。种植体周炎是影响牙种植远期效果导致种植体失败的主要原因之一。

处理原则:

1）种植后进行定期的牙周维护、预防种植体周生物学并发症对牙周健康具有积极意义；

2）进行口腔卫生指导,机械去除菌斑牙石,局部应用抗菌剂,必要时行再生手术[48]。

6 治疗后

6.1 疗效评估

除口腔全科和口腔各专业接受治疗内容的评估外,治疗后仍须对牙周情况进行以下评估:

1）软组织颜色及结构有无异常,有无肿胀、触痛、窦道、松动度、牙周探诊深度、根分叉病变,及 X 线片表现等有无异常；

2）健康的牙周组织应满足：软组织颜色及质地正常，无肿胀、出血、窦道或瘘管，无触痛，牙齿无异常松动，无深牙周袋，无根分叉病变，没有明显的软组织缺陷；

3）X线片显示牙周膜及硬骨板连续、牙槽骨密度及纹理正常等；

4）专科治疗后是否出现并发症及相关影响因素关联；

5）正畸患者，特别是牙周病正畸患者，正畸结束时应该进行一次系统的牙周检查和必要的牙周治疗，此后，定期进行复查；

6）正畸保持应综合考虑稳定性和牙周维护的方便，对于存在部分牙齿松动的牙周病正畸患者可以考虑固定丝保持，起到牙弓夹板的作用，但是要重视因此带来的菌斑聚集的风险；

7）修复体完成并行使功能后，应检查其边缘位置有无刺激生物学宽度、邻接关系、外展隙等；应保证牙间隙刷的方便通过。

6.2 口腔卫生维护宣教

6.2.1 告知患者治疗结束后的注意事项以及口腔卫生维护方法；建议患者按时复诊，定期进行口腔检查，并戒除吸烟等不良习惯。

6.2.2 口腔卫生宣教的内容：

1）刷牙时间：每天 2~3 次，每次 3 分钟；

2）刷牙方法："巴氏刷牙法""单向竖刷法"；

3）推荐：使用牙间隙刷、牙线、冲牙器等辅助用具；

4）进行个性化的口腔卫生指导，帮助患者掌握天然牙及种植体清洁方法。

6.3 定期随访方案

6.3.1 随访时间

治疗后每 3 个月随访一次；牙周状况良好者可治疗后第 3 个月、6 个月、1 年进行常规随访，1 年内无异常者每半年到 1 年随访一次；如有特殊情况或需要密切观察者，可缩减随访时间间隔或增加复诊频率。

6.3.2 随访内容

6.3.2.1 牙周维护治疗

1）定期复诊行牙周检查（6~12 个月）和牙周洁治；

2）必要时行龈下刮治。

6.3.2.2 种植修复完成后 1、3、6 个月复诊，全面检查种植体周软硬组织情况及上部义齿情况。每年拍摄一次 X 线片。定期洁治，彻底清理种植体及天然牙表面的菌斑、牙石。

参 考 文 献

［1］BECK J D, PAPAPANOU P N, PHILIPS K H, et al. Periodontal edicine: 100 years of progress［J］. Journal of Dental Research, 2019, 98（10）: 1053-1062.

［2］DOMINY S S, LYNCH C, ERMINI F, et al. Porphyromonas gingivalis in Alzheimer's disease brains: evidence for disease causation and treatment with small-molecule inhibitors［J］. Science Advances, 2019, 5（1）: eaau3333.

［3］POLAK D, SHAPIRA L. An update on the evidence for pathogenic mechanisms that may link periodontitis and diabetes［J］. J Clin Periodontol, 2018, 45：150-166.

［4］王兴. 第四次全国口腔健康流行病学调查报告［M］. 北京：人民卫生出版社，2018.

［5］HERRERA D, MEYLE J, RENVERT S, 等. 口腔健康和全身健康：牙周病预防和管理的白皮书（二）牙周病是可以预防和治疗的吗？［J］. 中国口腔医学继续教育杂志，2020，23（1）：33-36.

［6］孟焕新. 牙周病学［M］. 5 版. 北京：人民卫生出版社，2020.

［7］VAN AELST L, COSYN J, DE BRUYN H. Guidelines for periodontal diagnosis in Belgium［J］. Rev Belge Med Dent, 2008, 63：59-63.

［8］周学东. 牙体牙髓病学［M］. 5 版. 北京：人民卫生出版社，2020.

［9］张志愿. 口腔颌面外科学［M］. 8 版. 北京：人民卫生出版社，2020.

［10］SOLOMON C, CHALFIN H, KELLERT M, et al. The endodontic-periodontal lesion：a rational approach to treatment［J］. J Am Dent Assoc, 1995, 126（4）：473-479.

［11］KRUK H, BENSAID X, CHEVALIER G, et al. Severe periodontitis and orthodontics：how far should we go?［J］. Int Orthod, 2018, 16（3）：450-462.

［12］侯本祥. 根管机械预备并发症的原因、预防及处理［J］. 中华口腔医学杂志，2019，54（9）：605-611.

［13］ROTSTEIN I, SIMON J H. Diagnosis, prognosis and decision-making in the treatment of combined periodontal-endodontic lesions［J］. Periodontal 2000, 2004, 4：165-203.

［14］GUIVARC'H M, ORDIONI U, AHMED H M, et al. Sodium hypochlorite accident：a systematic review［J］. J Endod, 2017, 43（1）：16-24.

［15］MOLVEN O, HALSE A, FRISTAD I, et al. Periapical changes following root-canal treatment observed 20-27 years postoperatively［J］. Int Endod J, 2002, 35（9）：784-790.

［16］ROTSTEIN I. Interaction between endodontics and periodontics［J］. Periodontol 2000, 2017, 74（1）：11-39.

［17］ZEHNDER M, GOLD S I, HASSELGREN G. Pathologic interactions in pulpal and periodontal tissues［J］. J Clin Periodontol, 2002, 29（8）：663-671.

［18］KINA J R, DOS SANTOS P H, KINA E F, et al. Periodontal and prosthetic biologic considerations to restore biological width in posterior teeth［J］. J Craniofac Surg, 2011, 22（5）：1913-1916.

［19］赵铱民. 口腔修复学［M］. 7 版. 北京：人民卫生出版社，2012.

［20］束蓉. 与口腔修复学相关的牙周病学理论与实践［J］. 中华口腔医学杂志，2015，5（3）：129-133.

［21］孟焕新. 牙周病学［M］. 4 版. 北京：人民卫生出版社，2012.

［22］SREFANAC S J, NESBIT S P. Diagnosis and treatment planning in dentistry［M］. 3rd ed. St. Louis：Mosby, 2016.

［23］GADHIA K, KARIR N, MILWARD M. Management of periodontal disease in general dental practice［J］, Dent Update 2010, 37（5）：310-320.

［24］ALLEN G. Producing guidance for the management of patients with chronic periodontal disease in general dental practice. British Dental Journal, 2015, 218（8）：461-466.

［25］闫福华. 口腔全科医生如何进行牙周治疗［J］. 继续医学教育，2006，20（22）：75-78.

［26］GRABER LEE W. 口腔正畸学现代原理与技术：5 版［M］. 丁寅，金作林，冯雪，等译. 西安：世界图书出版公司，2014.

［27］MIHRAM W L, MURPHY N C. The orthodontist's role in 21st century periodontic-prosthodontic therapy［J］. Seminars in Orthodontics, 2008, 14（4）：272-289.

［28］段银钟，戴娟. 口腔正畸临床技术大全［M］. 北京：人民军医出版社，2010.

［29］丁寅. 牙周病的正畸治疗（一）［J］. 实用口腔医学杂志，2005，21（5）：709-711.

［30］丁寅. 牙周病的正畸治疗（二）［J］. 实用口腔医学杂志，2005，21（6）：855-857.

［31］中华口腔医学会牙周病学专业委员会. 重度牙周炎诊断标准及特殊人群牙周病治疗原则的中国专家共识［J］. 中华口腔医学会杂志，2017，52（2）：67-71.

［32］RABIE A B M,杨雁琪.正畸牙周联合治疗重度牙周病［J］.中华口腔正畸学杂志,2009（4）:181-183.

［33］CARVALHO C V,SARAIVA L,BAUER F,et al. Orthodontic treatment in patients with aggressive periodontitis［J］. American Journal of Orthodontics and Dentofacial Orthopedics, 2018, 153（4）: 550-557.

［34］章锦才.关于重度牙周炎的治疗［J］.中华口腔医学杂志,2017,52（2）:65-66.

［35］马志贵,樊林峰,房兵.应用CBCT评价牙周病正畸治疗中牙槽骨状态的价值［J］.上海口腔医学,2010,19（2）:113-117.

［36］MORRIS J W, CAMPBELL P W, TADLOCK L P, et al. Prevalence of gingival recession after orthodontic tooth movements response［J］. American Journal of Orthodontics and Dentofacial Orthopedics, 2018, 153（5）: 614-615.

［37］CZOCHROWSKA E M, ROSA M. The orthodontic/periodontal interface［J］. Seminars in Orthodontics, 2015, 21（1）: 3-14.

［38］GRIFFITHS S, EL-KILANI S, WARING D, et al. The orthodontic/periodontal interface part 3［J］. Dental Update, 2018, 45（10）: 928-934.

［39］GKANTIDIS N, CHRISTOU P, TOPOUZELIS N. The orthodontic-periodontic interrelationship in integrated treatment challenges: a systematic review［J］. Journal of Oral Rehabilitation, 2010, 37（5）: 377-390.

［40］GREWAL S B, CHUNDURI R, JOHN J, et al. Esthetics and biomechanics in orthodontics［J］. Apos Trends in Orthodontics, 2014, 4（4）: 107.

［41］REICHERT C, HAGNER M, JEPSEN S, et al. Interfaces between orthodontic and periodontal treatment: their current status［J］. Journal of Orofacial Orthopedics, 2011, 72（3）: 165-186.

［42］REICHERT C, DESCHNER J, KASAJ A, et al. Guided tissue regeneration and orthodontics. A review of the literature［J］. J Orofac Orthop, 2009, 70（1）: 6-19.

［43］王兴.现代口腔种植学的发展趋势［J］.中华口腔医学杂志,2003,38（4）:241-243.

［44］GOLDBERG P V, HIGGINBOTTOM F L, WILSON T G. Periodontal considerations in restorative and implant therapy［J］. Periodontology 2000, 2010, 25（1）: 100-109.

［45］IVANOVSKI S, LEE R. Comparison of peri-implant and periodontal marginal soft tissues in health and disease［J］. Periodontology 2000, 2018, 76（1）: 116-130.

［46］ROMANOS G E, RAFAEL DELGADO-RUIZ R, SCULEAN A. Concepts for prevention of complications in implant therapy［J］. Periodontology 2000, 2019, 81（1）: 7-17.

［47］PAPAPANOU P N, MARIANO S, NURCAN B, et al. Periodontitis: consensus report of workgroup 2 of the 2017 world workshop on the classification of periodontal and peri-implant diseases and conditions［J］. Journal of Periodontology, 2018, 89（Suppl 1）: S173-S182.

［48］BERGLUNDH T, JEPSEN S, STADLINGER B, et al. Peri-implantitis and its prevention［J］. Clinical Oral Implants Research, 2019, 30（2）: 150-155.

ICS 11.060.01
CCS C05

中华口腔医学会

团 体 标 准

T/CHSA 025—2020

婴幼儿龋防治指南

Guideline on caries prevention and clinical practice
for children younger than 3 years old

2020-12-29 发布   2021-01-01 实施

中华口腔医学会   发布

目　　次

前　言

本文件按照 GB/T 1.1—2020《标准化工作导则　第 1 部分：标准化文件的结构和起草规则》的规定起草。

本文件由中华口腔医学会儿童口腔医学专业委员会和口腔预防医学专业委员会共同提出。

本文件由中华口腔医学会归口。

本文件起草单位：北京大学口腔医院、武汉大学口腔医院、四川大学华西口腔医院、空军军医大学第三附属医院、上海交通大学医学院附属第九人民医院、中山大学附属口腔医院、同济大学附属口腔医院、哈尔滨医科大学口腔医学院、吉林大学口腔医院、中国医科大学附属口腔医院、南京医科大学附属口腔医院、浙江大学医学院附属儿童医院、首都医科大学附属北京口腔医院、重庆医科大学附属口腔医院、广西医科大学口腔医学院、福建医科大学附属口腔医院、南方医科大学口腔医院、西安交通大学口腔医院、复旦大学附属口腔医院。

本文件起草人（儿童口腔医学专业委员会）：秦满、夏斌、葛立宏、邹静、王小竞、汪俊、宋光泰、赵玮、赵玉梅、刘英群、黄洋、刘鹤、陈旭、梅予锋、阮文华、尚佳健、林居红、黄华、王潇、郭怡丹、徐赫。

本文件起草人（口腔预防医学专业委员会）：台保军、冯希平、林焕彩、司燕、李刚、卢友光、黄少宏、韩永成、黄瑞哲、张颖、荣文笙、欧晓艳、江汉。

引　言

2018 年国家卫健委发布的第四次全国口腔健康流行病学调查结果显示,3 岁组儿童患龋率达 50.8%,5 岁组儿童患龋率达 71.9%[1],龋病仍是危害我国儿童口腔健康的第一大口腔疾病。我国儿童严峻的患龋状况提示,预防儿童龋病的关口应该前移。国际上低龄儿童龋(early childhood caries,ECC)是指小于 6 岁的儿童,在任何一颗乳牙出现一个或一个以上的龋(无论是否成为龋洞)、失(因龋缺失)、补(因龋充填)牙面。针对我国儿童龋病患病状况,提出婴幼儿龋这一概念,将低龄儿童龋的防治前移至 3 岁以下。婴幼儿龋具有发病时间早,龋蚀波及牙数多,龋损发展速度快,龋坏范围广等特点,影响婴幼儿咀嚼和消化功能,对口腔及全身生长发育产生严重影响,亦可能成为某些全身疾病的危险因素。目前,公众(包括部分医务人员)对婴幼儿龋仍缺乏明确的认识,治疗率仅为 1.5%,与我国经济发展水平极不相符。迄今为止,由于缺乏统一标准、规范的预防和诊疗效果评价系统等,导致婴幼儿龋的预防和诊疗原则较混乱,此状况亟待解决。

为统一和规范婴幼儿龋的防治标准,充分利用现有医疗资源防治婴幼儿龋,降低我国婴幼儿龋的患病率,提高治疗率,改善我国婴幼儿口腔健康状况,中华口腔医学会儿童口腔医学专业委员会和口腔预防医学专业委员会召集国内婴幼儿龋研究领域专家进行反复讨论,汇集全国著名医学院校及附属医院专家的诊治意见,同时借鉴和参考国内外近年来对婴幼儿龋的防治研究成果与经验,建立适合我国儿童口腔健康行为特点的预防婴幼儿龋的指导原则,制定适合我国婴幼儿龋的诊治与效果评估体系,统一和规范婴幼儿龋的防治标准,为我国婴幼儿龋防治提供指南,供口腔医师参考。

婴幼儿龋防治指南

1 范围

本指南明确了婴幼儿龋的术语和定义、诊断、预防、治疗要点及防治效果评价。

本指南适用于中国各级医疗单位的医务人员对婴幼儿龋的诊断、预防、治疗及防治效果评价。

2 规范性引用文件

本文件没有规范性引用文件。

3 术语和定义

下列术语和定义适用于本文件。

3.1

婴幼儿龋 caries of infants and toddlers

小于 3 岁的儿童乳牙上出现一个或一个以上的龋（无论是否成为龋洞）、失（因龋缺失）、补（因龋充填）牙面。

3.2

非创伤性修复技术 atraumatic restorative technique, ART

是指用手工器械去除软化腐质，然后使用玻璃离子水门汀等粘性含氟材料对窝洞进行修复的龋病治疗方法[2-4]。

3.3

过渡性治疗修复 interim therapeutic restoration, ITR

对于低龄、不能配合治疗或有特殊需求的婴幼儿，不能满足备洞和/或龋洞充填条件时，可尽量去除表层腐质，避免暴露牙髓，使用玻璃离子水门汀（或树脂改良的玻璃离子）充填龋洞作为过渡性治疗修复，延缓或阻止龋损发展进程。也可用于多个开放性龋坏，在最终充填治疗之前使用此方法对龋损进行控制，一般不作为永久充填修复[5]。

3.4

预防性树脂充填 preventive resin restoration, PRR

预防性树脂充填是指窝沟点隙龋仅局限于牙釉质或牙本质浅层时，去净腐质后，用复合树脂充填窝洞，其余深窝沟用封闭剂封闭的治疗方法[6,7]。

3.5

间接牙髓治疗 indirect pulp therapy

间接牙髓治疗是指在治疗牙髓正常或可复性牙髓炎的深龋患牙时，为避免露髓，有意识地保留洞底近髓部分软化牙本质,用氢氧化钙制剂等生物相容性材料覆盖软化牙本质,再用玻璃离子水门汀类材料垫底,以抑制龋损进展,促进被保留的软化牙本质再矿化及其下方修复性牙本质的形成,保存牙髓活力的治疗方法。

3.6

化学机械去腐 chemo-mechanical caries removal

化学机械去腐是指先用化学凝胶软化龋坏组织,然后利用手工器械轻柔刮除处理过的龋坏牙本质的去腐方式[8]。

4 诊断方法

4.1 问诊

问诊是分析、判断疾病的基础,除了对婴幼儿患牙自觉症状进行询问外,还宜询问看护者了解与龋病发生相关的因素,如:喂养史、饮食习惯、口腔卫生习惯、患儿全身情况、母亲妊娠期情况、患儿是否足月分娩,父母、同胞兄弟姐妹及与患儿密切接触者口腔健康情况等。

4.2 视诊

首先使用湿纱布或半干棉球擦洗牙面,视婴幼儿接受程度,使用汽水枪等辅助清洁牙面。观察牙面有无龋洞、颜色及光泽的改变,如白垩斑、墨浸状改变都是牙体组织晶体破坏形成的特有现象。视诊着重观察龋病的好发部位,如:上前牙的唇舌面及邻面、乳磨牙𬌗面窝沟点隙及邻面边缘嵴等。

4.3 探诊

口腔检查使用探针时需评估婴幼儿的接受程度,避免划伤等意外事件。为避免引起疼痛,不能探诊深龋洞和可疑露髓孔。

对视诊已可判断的龋损可不必探诊。使用尖头探针检查早期的窝沟龋和邻面龋时动作要轻柔,避免损伤脱矿的牙面[9]。当探诊感觉牙面粗糙、变软、连续性消失、探针被卡住,均提示牙体组织出现实质性缺损或龋坏。

4.4 叩诊和牙动度检查

考虑到婴幼儿的认知水平与对体感的表达能力,婴幼儿口腔检查慎重使用叩诊。急性牙槽脓肿时避免可能引起剧烈疼痛的叩诊,推荐使用触诊排查牙周围组织的肿胀,指压法排查松动和疼痛的牙。

4.5 影像学检查

考虑到婴幼儿对放射线的敏感性、患儿配合程度对成像质量的影响,X 线片不作为筛查婴幼儿邻面龋的常规方法,不作为辅助判断龋损深度与髓腔关系的常规手段。

对于视诊和探诊不能判定的龋损,如邻面龋、潜行性龋、继发龋,可拍摄 X 线片。龋损部位因脱矿或实质缺损,在 X 线片上显示的密度一般较周围正常牙体组织低,呈现透射影像。

在考虑做牙髓治疗时(牙髓切断术、牙髓摘除术)时,原则上拍摄根尖片,观察牙根发育程度,牙根周围组织是否受累(特别是磨牙根分歧),恒牙胚是否受累等。X 线检查时需做好防护,特别是对甲状腺的防护。

4.6 牙髓活力测试

现有的各种牙髓活力测试方法均不适用于婴幼儿,不建议使用。严禁在婴幼儿口腔内使用热牙胶测试牙髓状态。

4.7 龋活跃性检测

建议采集牙菌斑或唾液样本,测定变异链球菌和乳杆菌等致龋菌水平、细菌产酸能力和唾液缓冲能力等,辅助判断婴幼儿患龋危险性或治疗后再患龋风险[10]。

4.8 婴幼儿龋风险性评估

根据国内外相关文献及我国情况[11-13],制定婴幼儿龋风险评估便捷操作表(见表 1),供参考。

表 1 婴幼儿龋风险评估表

因素	高风险因素	中风险因素	低风险因素
生物学因素			
母亲 / 主要看护者过去 12 个月内患龋	是	—	—
儿童每天 2 次以上进食含糖食品或饮料	是	—	—
儿童每天含奶瓶入睡或睡前进食甜食	是	—	—
需要特殊健康护理	—	是	—
保护性因素			
看护者每天为儿童刷牙	—	—	是
每天使用含氟牙膏刷牙	—	—	是
过去 12 个月内接受过专业涂氟	—	—	是
定期口腔检查(至少每半年一次)	—	—	是
临床检查			
dmft≥1	是	—	—
牙齿上有白垩斑或釉质脱矿	—	是	—
龋活跃性检测数值高	是	—	—
牙面可见菌斑	—	是	—
综合以上评估得出被评估者的龋风险为:高□　　中□　　低□ 高风险:存在任何一项高风险因素者; 中风险:不存在高风险因素,且存在任何一项中风险因素者; 低风险:不存在高风险因素及中风险因素。			

5 预防

5.1 0~3 岁婴幼儿喂养建议

母乳含有充足的能量和营养素,且母乳喂养在婴儿对正确呼吸、吮吸及吞咽的学习上都有着明显的优势[14]。但是,研究表明,乳牙萌出后按需母乳喂养和过长时间母乳喂养是婴幼儿龋的危险因素,特别是含乳头入睡的婴幼儿患龋率明显高于不含乳头入睡者[15,16]。体外研究也提示含糖饮食加按需母乳喂养是致龋的危险因素[17]。针对母乳喂养与婴幼儿龋的关系,世界卫生组织(World Health Organization,WHO)建议纯母乳喂养到婴儿6个月,之后结合辅食添加情况,母乳喂养可延长至2岁或以内[18]。

5.1.1　0~6个月婴儿喂养建议

大部分6个月以内的婴儿口腔中尚未萌出乳牙,主要是纯母乳喂养,不建议加水、果汁或其他任何食物,但当母亲由于各种原因无法给婴儿喂母乳时,可以采用配方奶喂养[18]。

随着婴儿月龄增加,母乳喂养从按需喂养模式到规律喂养模式递进,逐渐减少喂奶次数,避免养成含乳头或奶嘴入睡的习惯,并减少夜间喂养的次数。一般建议:3个月内可夜间喂养2次,4~6个月减少到1次,6个月以后最好不再夜间喂养[19]。

5.1.2　7个月~1岁婴儿喂养建议

7个月到1岁的婴儿,口腔中开始逐渐萌出乳牙。WHO建议6个月以后鼓励母亲继续母乳喂养并逐步添加辅食,保持合理的喂食间隔[18]。7~12个月辅食建议保持原味,不要在奶、粥、果汁或其他液体里加糖,不要给婴幼儿软饮料和甜点,不要让婴幼儿长时间含着甜奶或甜饮料[20,21]。

此外,看护者可能通过口口相传的方式将口腔中的致龋菌传播给婴幼儿,所以在喂养时要避免用自己的口腔接触奶嘴去检测瓶中奶的温度,不要跟婴幼儿口对口亲吻,不要将自己咀嚼过的食物喂给婴幼儿或共用餐具[20,21]。

5.1.3　1~3岁幼儿喂养建议

1~3岁幼儿期生长速度相对婴儿期明显变慢,大部分幼儿1岁后乳磨牙开始萌出,咀嚼能力明显提高。开始断奶的时间可以在10~12个月,首先断夜奶,一岁半或两岁完全断奶。断奶的目的并不是完全断绝母乳,而是让幼儿循序渐进过渡到食用家庭膳食。

1岁时鼓励幼儿使用水杯(或吸管),尽量减少使用奶瓶,1岁半脱离奶瓶,不要把奶瓶当做安慰奶嘴[18,22]。

5.1.4　糖与婴幼儿龋

糖是婴幼儿龋的主要致病因素,进食含糖食品的次数越多,越容易导致牙齿脱矿,引发龋病,因此提倡科学吃糖非常重要。世界卫生组织建议游离糖摄入量降至摄入总能量的10%以下。婴幼儿尽量减少每天进食含糖食品的总量和次数、避免在两餐之间进食含糖食品,不喝碳酸饮料[23]。建议1岁以内的婴幼儿不喝果汁(100%纯果汁或果汁饮料),1~3岁的幼儿每天喝果汁的量限制在120mL以内[24]。

5.2　0~3岁婴幼儿口腔卫生行为指导

口腔中的致龋菌会导致龋病。因此,建议家长采用正确的方法维护婴幼儿口腔卫生,引导婴幼儿建立口腔卫生行为并养成良好的口腔卫生习惯,可有效预防婴幼儿龋的发生。

5.2.1　乳牙萌出前的口腔卫生行为指导

刚出生的婴儿唾液分泌量少,可能受到外界病菌的侵袭,在婴儿4个月左右时,婴儿会通过牙床和舌头的触感认识世界,但同时也会有可能将细菌带入口腔。因此,从出生后家长为婴儿清洁口腔极为重要。

为婴儿清洁口腔前，家长需认真洗手，然后在手指上包绕干净柔软的纱布，蘸温水轻轻擦洗婴儿的牙床、腭部和舌背，每天至少清洁一次，有助于家长及时发现口腔里的新情况。为减少婴儿哭闹，可以将清洁口腔和洗脸、洗澡放在一起，这样婴儿对口腔清洁的动作很熟悉，将来也容易接受刷牙。

母乳喂养时母亲需注意清洗乳头，保持乳头清洁卫生。婴幼儿进食后，如不方便清洁口腔时，可喂温开水稀释口腔中滞留的奶液。如果是人工喂养，喂养使用的奶瓶等器具要注意消毒，消毒后 24 小时内未使用的奶瓶应重新消毒，避免细菌滋生[25]。

5.2.2 乳牙萌出后的口腔卫生行为指导

WHO 提出：乳牙一旦萌出于口腔，家长就必须为婴幼儿刷牙[22]。家长可用纱布、指套牙刷或儿童牙刷为婴幼儿刷牙，刷牙以机械清洁作用为主。当乳磨牙萌出后，家长可使用儿童牙刷，清洁婴幼儿上下颌牙齿所有牙面，特别是接近牙龈缘的部位。

两岁大的幼儿可能会想自己刷牙，但手的精细运动能力尚未形成，不能真正刷干净牙齿。因此，家长可以教幼儿刷牙，但担当刷牙任务的主体是家长。如果是幼儿自己刷牙，家长还需要在幼儿刷完后帮助查遗补漏，再彻底清洁一次。婴幼儿刷牙后，睡前不再进食。

家长帮婴幼儿刷牙使用的方法是最简单的圆弧刷牙法，牙齿的各个面（包括唇颊侧、舌侧及咬合面）均需刷到[15,16]。最后一颗磨牙的远中面容易遗漏，刷牙时宜选择小头的牙刷，这样牙刷才能在口腔里灵活转动，刷到所有牙齿的表面[25]。提倡一人一刷一口杯，不要与其他人共用，避免细菌的传染。

乳牙萌出建立邻接关系后，家长就需要开始使用牙线，清理婴幼儿的牙齿邻面。正确使用牙线是安全有效的清洁口腔的方法，可以预防龋病发生。建议每天至少使用一次牙线。

5.3 0~3 岁婴幼儿口腔检查建议

5.3.1 婴幼儿第一次口腔检查的时间

婴幼儿宜在第一颗牙齿萌出后 6 个月（通常出生后 12 个月）内，由家长带去医院进行第一次口腔检查，请医生帮助判断婴幼儿牙萌出及口颌发育情况，并评估其患龋病的风险，主要内容包括：饮食喂养习惯、口腔卫生习惯、生长发育情况（特别是牙齿发育）以及患龋风险评估等，提供有针对性的口腔卫生指导，如果发现龋病等口腔疾病宜及早诊治。

5.3.2 婴幼儿定期口腔检查的周期

第一次口腔检查后根据婴幼儿患龋风险评估情况，建议患龋风险低的婴幼儿每半年一次口腔检查，患龋风险高的婴幼儿每 3 个月一次口腔检查。定期进行口腔健康检查，能及时发现口腔疾病，早期治疗。医生还会根据需要，进行口腔保健指导、口腔疾病筛查及患龋风险评估，并指导选择相应的干预措施，预防口腔疾病的发生和控制口腔疾病的发展。

5.3.3 婴幼儿口腔检查的内容

牙颌面部检查：检查是否有唇裂、腭裂等颜面发育异常。检查牙的萌出数目、排列、形态、咬合关系、口腔黏膜和唇舌系带等。

龋病相关检查：检查牙面软垢量和分布；牙是否有白垩色、棕褐色或黑褐色改变，是否有龋洞；检查牙釉质发育情况；建议进行龋活跃性检测，有助于评估患龋风险。

5.4　0~3岁婴幼儿局部用氟指导

氟是人体健康所必需的一种微量元素,摄入适量的氟化物可以减少牙齿的溶解度和促进牙齿的再矿化,预防龋病的发生。但是人体摄入过量氟也可以导致一些副作用,因此氟化物的推广应用适合于在低氟地区和适氟地区(饮水氟浓度<1.0mg/L,非地氟病流行区)。

5.4.1　0~3岁婴幼儿使用含氟牙膏的建议和指导

出生6个月到3岁的婴幼儿,第一颗乳牙萌出后,家长宜使用含氟牙膏为孩子刷牙,每天2次[20-30]。为确保安全性和有效性,建议0~3岁婴幼儿使用氟浓度为500~1 100mg/kg的含氟牙膏[30],每次刷牙牙膏使用量为米粒大小(15~20mg),刷牙后使用纱布去除口内余留牙膏。

5.4.2　0~3岁婴幼儿使用含氟涂料的建议和指导

根据婴幼儿龋病风险评估结果,自第一颗牙齿萌出起,可由专业人员进行个性化的婴幼儿牙齿局部涂氟预防龋病[31]。建议对于患龋中、低风险的婴幼儿,每年使用含氟涂料(含氟浓度为0.10%~2.26%)2次[32,33];对于患龋高风险的婴幼儿,建议每年涂氟4次[25,31,34]。

3岁以下婴幼儿不建议使用含氟泡沫、含氟凝胶和含氟漱口水。

6　治疗

6.1　婴幼儿龋的治疗原则

婴幼儿龋阻断性治疗的原则是:适应婴幼儿生长发育规律,以"慢性病管理"的方式将预防与临床诊疗技术相结合,降低婴幼儿龋活跃性,预防龋病向其他健康乳牙蔓延(新发龋)或向健康牙面蔓延(再发龋),采用风险相对较低的、相对简单的诊疗技术阻断龋坏牙病损进一步发展,最大程度降低婴幼儿龋对婴幼儿口腔健康的影响,最终阻断乳牙龋向恒牙迁延,维护儿童的口腔健康[35,36]。

6.2　婴幼儿龋临床诊疗的基本技术
6.2.1　婴幼儿诊疗前准备与行为管理

婴幼儿由于其身心发育特点,无法进行良好的行为管理。其体位需要稳定的支持,可采用膝对膝位进行检查,由其看护者协助控制患儿肢体动作。在治疗前和治疗中用婴幼儿易于理解的语言告知将要做什么,会有什么感觉。医生引导婴幼儿张口,也可以让婴幼儿摸摸口镜、镊子,减少其对医疗器械的恐惧。开始要用慢而轻柔的动作操作,观察婴幼儿的适应能力,逐步增加力度和速度。

若患儿哭闹剧烈或动作较大,在对患儿全身情况评估和家长知情同意后,可尝试使用保护性固定。保护性固定治疗宜在"四手操作"或"六手操作"下进行,术前准备好所有可能使用的物品和器械,尽量缩短治疗时间。为避免患儿呕吐引发误吸事件,建议患儿禁食4小时以上,禁水2小时以上。在实施前协助患儿脱去厚衣物,取下头、颈部、腕踝等部位的装饰物,用布包裹患儿的身体时注意不要折压四肢。

6.2.2　氟化物治疗

婴幼儿龋患者属于患龋高风险者,局部涂氟可一定程度控制婴幼儿龋的进展和发生,建议每年涂氟4次。另外,氟化氨银涂布也是控制婴幼儿龋进展的有效手段,由于会使牙齿变黑,使用前应充分告知[37,38]。

6.2.3 ART/ITR 技术

在婴幼儿龋治疗中尽量少地使用侵入性治疗手段,尽量少地使用牙科手机等机械手段,最大程度上保存活髓,对尚未波及牙髓的龋坏,不追求一次性去净腐质的"完美"龋齿修复治疗,推荐使用化学机械去腐辅助下的非创伤性修复技术,同时采用对隔湿要求相对低的释氟材料(如玻璃离子水门汀等)充填窝洞[2-4,39]。

在患儿不能配合治疗或龋坏牙质地极软、去腐极易导致露髓的患牙,可使用 ART 方法简单去除表层腐质,使用玻璃离子水门汀封闭窝洞作为过渡性治疗修复,延缓或阻止龋损发展进程。ITR 治疗后充填体易脱落,需要密切观察,一旦充填物脱落,可再次表层去腐,重复ITR 治疗[5]。

6.2.4 乳磨牙玻璃离子窝沟封闭与预防性树脂充填

3 岁以下婴幼儿乳磨牙窝沟点隙深、患龋中、高风险者或有局限性龋坏,可行玻璃离子窝沟封闭或预防性树脂充填,预防龋损进一步发生发展[40]。

6.2.5 间接牙髓治疗

乳牙间接牙髓治疗是治疗乳牙近髓深龋的一种方法,适用于没有牙髓炎症状,临床诊断为可复性牙髓炎,或深龋但去腐净可能会露髓的患牙。选择合适的适应证并控制龋活跃性是乳牙间接牙髓治疗成功的关键因素[41,42]。医师结合病史和相关检查对患牙牙髓状况进行判断。在临床病史中,患牙无疼痛病史,或仅在进食等刺激因素诱发下出现疼痛,刺激物去除后疼痛即可缓解;临床检查,牙无异常松动和叩痛,牙龈无红肿;影像学检查未见根尖周病变[41-44]。

乳牙间接牙髓治疗成功的标准为:患牙无不适症状、牙髓存活、近髓处有修复性牙本质形成[42]。可从两个方面进行判断,临床表现方面包括:无自发痛、叩痛、异常松动、牙龈红肿等牙髓炎、根尖周炎症状出现[45];影像学方面包括:未见牙根病理性吸收、牙周膜增宽、骨硬板连续性丧失,以及根尖周和根分歧区的异常低密度影。文献报道显示,乳牙间接牙髓治疗的成功率在 78%~100%[45-49];成功率还与牙位和洞型有关,第二乳磨牙高于第一乳磨牙,𬌗面洞高于邻面洞[50]。

6.2.6 化学机械去腐技术

化学机械去腐的基本原理是先用化学凝胶使龋坏组织软化,然后利用手工器械轻柔刮除或棉球擦去处理过的牙体组织[8,51]。根据作用原理,化学机械去腐相比传统机械去腐具有选择性去除龋坏牙本质而最大程度保留健康牙本质的优点,更加符合现代微创的治疗理念,并且其在治疗的舒适程度和安全性上明显优于传统方法,尤其可以缓解 3 岁以下婴幼儿患者的畏惧、紧张心理,降低诊疗风险,更有利于临床治疗工作的开展[52,53]。

6.2.7 婴幼儿牙髓炎的治疗原则

对龋源性露髓的年轻乳牙(牙根未完全形成的乳牙)宜采取类似于年轻恒牙的活髓保存原则,在临床和影像学检查排除根尖周病变的条件下,建议使用牙髓切断术尽量保存活髓或部分根髓。对确实无法保留的牙髓可行牙髓摘除治疗,但不建议使用化学失活剂[54]。婴幼儿乳牙牙髓治疗（特别是乳磨牙）宜在橡皮障下操作，以隔绝气、水和药物等对患儿口腔的刺激，避免口腔软组织损伤和误吞误咽等不良事件的发生。乳磨牙牙髓治疗后建议采用预成冠修复。

7 防治效果评价

婴幼儿龋病患者都是龋易感性极高的个体，如果治疗后原本健康的乳牙出现新龋、患龋牙原本无龋的牙面出现再发龋，说明患儿极高的龋易感性没有得到改善，其危害比单纯的充填体折断、脱落或继发龋更大，这种情况建议在术后评估体系中得到充分体现。

疗效评价的主要指标包括：

a）是否阻断了龋病向其他健康乳牙的蔓延（新龋）；

b）是否阻断了龋病向健康牙面的蔓延（再发龋），是否阻断了龋坏牙病损进一步发展（龋引起的并发症）；

c）龋活跃性指数变化，致龋菌水平是否下降。

婴幼儿龋治疗后复查间隔根据患儿龋坏情况呈阶梯状（术后 1 个月、3 个月、6 个月、9 个月、12 个月）。复查内容主要包括家长 / 监护人口腔健康意识、患儿生活习惯和口腔卫生状况的改进情况、充填体情况、新发龋、再发龋或继发龋情况等。建议进行龋活跃性检测和龋风险性评估，个性化地指导个体口腔健康行为改进与氟化物使用。

参 考 文 献

[1] 王兴. 第四次全国口腔健康流行病学调查报告[M]. 北京：人民卫生出版社，2018.

[2] FRENCKEN J E. Atraumatic restorative treatment and minimal intervention dentistry[J]. Br Dent J, 2017, 223（3）：183-189.

[3] DE AMORIM R G, LEAL S C, MULDER J, et al. Amalgam and ART restorations in children：a controlled clinical trial[J]. Clin Oral Investig, 2014, 18（1）：117-124.

[4] LEAL S C, TAKESHITA E M. Pediatric restorative dentistry[M]. Cham：Springer International Publishing, 2019.

[5] AMERICAN ACADEMY OF PEDIATRIC DENTISTRY. Policy on interim therapeutic restorations（ITR）[J]. Pediatr Dent, 2017, 39（6）：57-58.

[6] AL-ZAYER M A, STRAFFON L H, FEIGAL R J, et al. Indirect pulp treatment of primary posterior teeth：a retrospective study[J]. Pediatr Dent, 2003, 25（1）：29-36.

[7] RICKETTS D. Management of the deep carious lesion and the vital pulp dentine complex[J]. Br Dent J, 2001, 191（11）：606-610.

[8] KATHURIA V, ANKOLA A V, HEBBAL M, et al. Carisolv：an innovative method of caries removal[J]. J Clin Diag Res, 2013, 7（12）：3111-3115.

[9] 葛立宏. 儿童口腔医学[M]. 4 版. 北京：人民卫生出版社，2012.

[10] RAMESH K, KUNJAPPAN S, RAMESH M, et al. Comparative evaluation of predictive value of three caries activity tests-snyder, lactobacillus count and cariostat in mixed dentition children with and without caries[J]. J Pharm Bioallied Sci, 2013, 5（Suppl 1）：63-68.

[11] AMERICAN ACADEMY ON PEDIATRIC DENTISTRY COUNCIL ON CLINICAL AFFAIRS. Policy on use of a caries-risk assessment tool（CAT）for infants, children, and adolescents[J]. Pediatr Dent, 2008, 30（7

Suppl）：29-33.

［12］AMERICAN DENTAL ASSOCIATION. Caries risk assessment form（age 0-6）［R/OL］. 2018［2021-03-01］. http：//www.ada.org/~/media/ADA/Member%20Center/Files/topics_caries_under6.pdf

［13］冯希平，台保军. 中国龋病防治指南［M］. 北京：人民卫生出版社，2016.

［14］中华预防医学会儿童保健分会. 婴幼儿喂养与营养指南［J］. 中国妇幼健康研究，2019，30（4）：392-417.

［15］THAM R, BOWATTE G, DHARMAGE S, et al. Breastfeeding and the risk of dental caries：a systematic review and meta-analysis［J］. Acta Paediatr, 2015, 104（467）：62-84.

［16］ERICKSON P R, MAZHARI E. Investigation of the role of human breast milk in caries development［J］. Pediatr Dent, 1999, 21（2）：86-90.

［17］QIN M, LI J, ZHANG S, et al. Risk factors for severe early childhood caries in children younger than 4 years old in Beijing, China［J］. Pediatr Dent, 2008, 30（2）：122-127.

［18］PHANTUMVANIT P, MAKINO Y, OGAWA H, et al. WHO global consultation on public health intervention against early childhood caries［J］. Community Dent Oral Epidemiol, 2018, 46（3）：280-287.

［19］AMERICAN ACADEMY OF PEDIATRIC DENTISTRY. Policy on early childhood caries（ECC）：classifications, consequences, and preventive strategies［J］. Pediatr Dent, 2008, 30（7）：40-43.

［20］AMERICAN ACADEMY OF PEDIATRIC DENTISTRY. Caries-risk assessment and management for infants, children, and adolescents［J］. Pediatr Dent, 2018, 40（6）：205-212.

［21］徐韬. 预防口腔医学［M］. 2版. 北京：北京大学医学出版社，2013.

［22］GOMEZ G F. Early childhood dental caries：a rising dental public health crisis［J］. Contemporary Issues in Early Childhood, 2013, 14（2）：191-194.

［23］WORLD HEALTH ORGANIZATION. Guideline：sugars intake for adults and children［M］. Geneva：World Health Organization, 2015.

［24］HEYMAN M B, ABRAMS S A. Fruit juice in infants, children, and adolescents：current recommendations［J］. Pediatrics, 2017, 139（6）：1-8.

［25］胡德渝. 预防口腔医学［M］. 6版. 北京：人民卫生出版社，2012.

［26］WRIGHT J T, HANSON N, RISTIC H, et al. Fluoride toothpaste efficacy and safety in children younger than 6 years：a systematic review［J］. J Am Dent Assoc, 2014, 145（2）：182-189.

［27］WONG M C, CLARKSON J, GLENNY A M, et al. Cochrane reviews on the benefits/risks of fluoride toothpastes［J］. J Dent Res, 2011, 90（5）：573-579.

［28］TOUMBA K J, TWETMAN S, SPLIETH C, et al. Guidelines on the use of fluoride for caries prevention in children：an updated EAPD policy document［J］. Eur Arch Paediatr Dent, 2019, 20：507-516.

［29］O'MULLANE D M, BAEZ R J, JONES S, et al. Fluoride and oral health［J］. Community Dent Health, 2016, 33（2）：69-99.

［30］WALSH T, WORTHINGTON H V, GLENNY A M, et al. Fluoride toothpastes of different concentrations for preventing dental caries［J］. Cochrane Database Syst Rev, 2019, 3（4）：CD007868.

［31］BRECHER E A, LEWIS C W. Infant oral health［J］. Pediatr Clin N Am, 2018, 65（5）：909-921.

［32］WEINTRAUB J A, RAMOS-GOMEZ F, JUE B, et al. Fluoride varnish efficacy in preventing early childhood caries［J］. J Dent Res, 2006, 85（2）：172-176.

［33］王金华，林居红，蒋琳，等. 两种浓度氟保护漆在体外对人牙釉质光滑面、窝沟人工龋的影响［J］. 重庆医科大学学报，2008，33（3）：337-340.

［34］MARINHO V C, WORTHINGTON H V, WALSH T, et al. Fluoride varnishes for preventing dental caries in children and adolescents［J］. Cochrane Database Syst Rev, 2013（7）：CD002279.

［35］KÜHNISCH J, EKSTRAND K R, PRETTY I, et al. Best clinical practice guidance for management of early caries lesions in children and young adults: an EAPD policy document [J]. Eur Arch Paediatr Dent, 2016, 17(1): 3-12.

[36] PANDIT I K, SRIVASTAVA N, GUGANI N, et al. Various methods of caries removal in children: a comparative clinical study [J]. J Indian Soc Pedod Prev Dent, 2007, 25(2): 93-96.

[37] OLIVEIRA B H, RAJENDRA A, VEITZ-KEENAN A, et al. The effect of silver diamine fluoride in preventing caries in the primary dentition: a systematic review and meta-analysis [J]. Caries Res, 2019, 53(1): 24-32.

[38] SIHRA R, SCHROTH R J, BERTONE M, et al. The effectiveness of silver diamine fluoride and fluoride varnish in arresting caries in young children and associated oral health-related quality of life [J]. J Can Dent Assoc. 2020, 86: k9.

[39] KORWAR A, SHARMA S, LOGANI A, et al. Pulp response to high fluoride releasing glass ionomer, silver diamine fluoride, and calcium hydroxide used for indirect pulp treatment: an in-vivo comparative study [J]. Contemp Clin Dent, 2015, 6(3): 288-292.

[40] HONKALA S, ELSALHY M, SHYAMA M, et al. Sealant versus fluoride in primary molars of kindergarten children regularly receiving fluoride varnish: one-year randomized clinical trial follow-up [J]. Caries Res, 2015, 49(4): 458-466.

[41] CAMP J H. Diagnosis dilemmas in vital pulp therapy: treatment for the toothache is changing, especially in young, immature teeth [J]. J Endod, 2008, 34(7 Suppl): S6-S12.

[42] VIJ R, COLL J A, SHELTON P, et al. Caries control and other variables associated with success of primary molar vital pulp therapy [J]. Pediatr Dent, 2004, 26(3): 214-220.

[43] CASAGRANDE L, BENTO L W, DALPIAN D M, et al. Indirect pulp treatment in primary teeth: 4-year results [J]. Am J Dent, 2010, 23(1): 34-38.

[44] CHAUHAN A, DUA P, SAINI S, et al. In vivo outcomes of indirect pulp treatment in primary posterior teeth: 6 months' follow-up [J]. Contemp Clin Dent, 2018, 9(Suppl 1): S69-S73.

[45] COLL J A, SEALE N S, VARGAS K, et al. Primary Tooth vital pulp therapy: a systematic review and meta-analysis [J]. Pediatr Dent, 2017, 39(1): 16-123.

[46] GRUYTHUYSEN R J, VAN STRIJP A J, WU M K. Long-term survival of indirect pulp treatment performed in primary and permanent teeth with clinically diagnosed deep carious lesions [J]. J Endod, 2010, 36(9): 1490-1493.

[47] FAROOQ N S, COLL J A, KUWABARA A, et al. Success rates of formocresol pulpotomy and indirect pulp therapy in the treatment of deep dentinal caries in primary teeth [J]. Paediatr Dent, 2000, 22(4): 278-286.

[48] WUNSCH P B, KUHNEN M M, BEST A M, et al. Retrospective study of the survival rates of indirect pulp therapy versus different pulpotomy medicaments [J]. Pediatr Dent, 2016, 38(5): 406-411.

[49] SINGHAL D K, ACHARYA S, THAKUR A S. Microbiological analysis after complete or partial removal of carious dentin using two different techniques in primary teeth: a randomized clinical trial [J]. Dent Res J, 2016, 13(1): 30-37.

[50] ORHAN A I, OZ F T, ORHAN K. Pulp exposure occurrence and outcomes after 1-or 2-visit indirect pulp therapy vs complete caries removal in primary and permanent molars [J]. Pediatr Dent, 2010, 32(4): 347-355.

[51] GULZAR S, ARORA R, SHAH A H, et al. Antibacterial activity of two chemomechanical caries removal gels on carious dentin of primary teeth: an in vitro study [J]. J Contemp Dent Pract, 2016, 17(12): 1027-1032.

[52] KIRZIOGLU Z, GURBUZ T, YILMAZ Y. Clinical evaluation of chemomechanical and mechanical caries removal: status of the restorations at 3, 6, 9 and 12 months [J]. Clin Oral Investig, 2007, 11(1): 69-76.

[53] NAIR S, R NADIG R, S PAI V, et al. Effect of a papain-based chemomechanical agent on structure of dentin and bond strength: an in vitro study [J]. Int J Clin Pediatr Dent, 2018, 11 (3): 161-166.

[54] AMERICAN ACADEMY OF PEDIATRIC DENTISTRY. Guideline on pulp therapy for primary and immature permanent teeth [J]. Pediatr Dent, 2016, 38 (6): 280-288.

ICS 11.060.01
CCS C05

团 体 标 准

T/CHSA 048—2022
T/CAPA 007—2022

口腔医疗美容服务规范

Stomatologic aesthetic service specification

2022-08-10 发布

2022-09-01 实施

中华口腔医学会
中国整形美容协会
发布

目　　次

前　　言

本文件按照 GB/T 1.1—2020《标准化工作导则　第 1 部分：标准化文件的结构和起草规则》的规定起草。

本文件由中华口腔医学会、中国整形美容协会提出并归口。

本文件起草单位：中华口腔医学会口腔美学分会、中国整形美容协会口腔整形美容分会、中国人民解放军总医院、北京大学口腔医学院、中山大学光华口腔医学院、山东大学口腔医学院、上海交通大学口腔医学院、福建医科大学口腔医学院、空军军医大学口腔医学院、四川大学华西口腔医学院、武汉大学口腔医学院。

本文件主要起草人：刘洪臣、谭建国、张志光、徐欣、房兵、陈江、陈吉华、于海洋、赵吉宏、周永胜、黄翠、蒋欣泉、刘辉。

本文件主要审核人：俞光岩、郭传瑸、张斌、岳林、靖宣、刘宏伟、曹德全、许天民、侯本祥。

引　言

随着经济社会发展，人民群众生活水平提高，医疗美容需求日渐旺盛，越来越多就医者选择口腔医疗美容。一些无相应资质人员非法开展口腔医疗美容活动，造成危害和影响就医者健康的事件时有发生。为规范口腔医疗美容服务行为，打击非法行医行为，促进口腔医疗美容事业健康发展，依据《中华人民共和国基本医疗卫生与健康促进法》《中华人民共和国医师法》《医疗机构管理条例》《医疗器械监督管理条例》《护士条例》《医疗美容服务管理办法》《美容医疗机构、医疗美容科（室）基本标准（试行）》《医疗美容项目分级管理目录》《医疗美容主诊医师备案培训大纲》《关于加强医疗美容主诊医师管理有关问题的通知》等法律法规制定本规范[1-10]。口腔医疗美容包含美容牙科的范畴，涵盖牙齿、牙周、唇、颊、舌、口腔黏膜及颌面部等口腔医学范畴的医疗美容服务项目[11-15]。本规范对从事口腔医疗美容的机构标准、人员资质、器材设备准入以及口腔医疗美容项目做了界定，提出了具体要求，供医疗机构与口腔医疗美容从业人员参照执行。

口腔医疗美容服务规范

1 范围

本规范给出了口腔医疗美容服务规范,包括口腔医疗美容服务项目,口腔医疗美容服务要求、人员资质、机构设置、设备与器材条件,及其准入原则。

本规范适用于开展口腔医疗美容的所有医疗机构,包括口腔专科医院、门诊部、诊所及有口腔科或美容牙科的医疗机构。

2 规范性引用文件

下列文件中的内容通过文中的规范性引用而构成本文件必不可少的条款。其中,注日期的引用文件,仅该日期对应的版本适用于本文件;不注日期的引用文件,其最新版本(包括所有的修改单)适用于本文件。

GB 15982—2012,WS/T 367—2012　医疗机构消毒技术规范

GB 5749—2022　生活饮用水卫生标准

GB 15982—2012　医院消毒卫生标准

3 术语和定义

下列术语和定义适用于本文件。

3.1

口腔医学美学　stomatologic aesthetics

运用美学原理研究口腔医学领域中的美及审美的规律的学科。其目的是在保障、促进口腔与全身健康的先决条件下,在口腔医学的范畴中实现人与自然、人与社会、人与人之间和谐美的目标。其研究内容包括口腔医学美学基本原理、口腔医学美学应用技能、口腔行为美学、口腔医学职业审美及其教育、口腔医学美学人文修养及其评价等;将口腔医学美学理论应用于口腔临床、口腔疾病预防、口腔康复和口腔医疗美容等领域的美学指导[12,15,16]。

3.2

口腔医疗美容　stomatologic aesthetic, aesthetic dentistry

以口腔医学为基础,以医学美学为导向,使用各种材料、药物和医疗器械,采用各种具有不同程度创伤性或侵入性的医疗技术手段对牙齿、牙周、口腔黏膜、唇、颊、舌、颌面部等口腔颌面部的形态和功能进行美学修复和重塑的各项口腔医疗实践的统称,达到增强民众口腔健康和身心健康的目标。

牙齿美容为口腔医疗美容的一部分,是运用牙齿美学原理等口腔医学知识,研究和探讨

牙齿美学及审美规律的专业分支。将牙齿的色、形、质的医疗美容与口腔颌面部美学以及身心健康相结合,实现牙齿与口腔颌面部和谐美的审美目标。牙齿美容的内容包括关于牙齿的美学原理,牙齿美容医疗技术,牙齿的医学审美及评价,牙齿美学教育和修养等[15-18]。

4 口腔医疗美容服务项目

4.1 牙齿颜色改变的医疗美容

通过牙齿抛光术、喷砂术、洁治术、漂白术、贴面、全冠等方式改变牙齿颜色及对变色牙进行美容。

4.2 牙齿形态修整的医疗美容

通过调磨的方式对牙齿形态进行适当调改,以及通过复合树脂粘接修复、贴面、全冠等方法恢复畸形牙的形态。

4.3 牙饰美容

通过应用钻石型水晶贴面以及其他类型饰牙美容。

4.4 牙体缺损的美容修复

通过应用复合树脂粘接修复、贴面、嵌体、高嵌体、嵌体冠、全冠、部分冠、桩核冠等方法对各种原因引起的牙体缺损进行美容修复。

4.5 牙周医疗美容

通过应用牙龈成形术、牙龈切除术、翻瓣术、侧向转位瓣术、牙龈乳头瓣移位术、冠向复位瓣术、牙冠延长术、自体游离龈瓣移植术,牙周引导组织再生术、牙龈色素去除术、柔性义龈美容修复、牙槽骨修整术等方法进行的牙周组织的医疗美容。

4.6 牙列缺损与缺失的美容修复

通过固定义齿、可摘局部义齿、全口义齿、附着体义齿、种植义齿、赝复体、临时义齿、隐形义齿、套筒冠义齿、覆盖义齿等对牙列缺损与缺失进行美容修复。

4.7 错𬌗畸形的美容矫治

包含错𬌗畸形的诊断、分类和矫治设计。通过应用活动性矫治技术、固定矫治技术、功能性矫治技术、隐形矫治技术及正颌外科等技术对错𬌗畸形进行美容矫治。

4.8 口腔颌面部微整形美容

通过应用注射美容技术、充填美容技术、激光美容等医疗美容技术对包含牙齿、牙周、口腔黏膜、口腔颌面部皮肤及肌肉等组织进行医疗美容。

4.9 口腔颌面部整形美容

通过应用上下颌前突矫正术、下颌角肥大矫正术、颏成形术、唇腭裂修复术、颧骨整形美容、颌面部瘢痕及黑痣切除整复术等医疗美容技术对口腔颌面部软硬组织进行美容整形。

5 口腔医疗美容服务基本要求

5.1 口腔医疗美容项目包含牙齿美容和口腔颌面部美容,必须在具有相应资质的医疗机构由取得资质的卫生技术人员开展,并按照规定办理备案手续[19]。

5.2　开展口腔医疗美容的医疗机构,需制订各项规章制度、人员岗位责任制,定期开展依法执业自查,并遵守国家制定或认可的医疗护理技术操作规范。

5.3　开展口腔医疗美容服务的医疗机构与从业人员应严格遵守各项医疗原则,做到有效、微创、安全;严格执行医疗机构的医院感染控制制度,严格遵循无菌操作。

5.4　开展口腔医疗美容要切实保障患者的知情同意权。

5.5　开展口腔医疗美容的机构和从业人员不得发布虚假医疗广告,不得发布夸大口腔医疗美容的效果的虚假宣传。

6　口腔医疗美容服务的诊疗器械

6.1　开展口腔医疗美容服务的诊疗器械应当符合国家有关规定,相关诊疗器械必须在医疗机构使用。

6.2　开展口腔医疗美容服务的诊疗器械必须由口腔卫生技术人员操作。

6.3　开展口腔医疗美容服务的诊疗器械,必须严格执行有关技术操作规范和工作标准进行管理[4]。使用后的一次性使用诊疗器械,应按照医疗废物进行处置,不得重复使用;可重复使用的诊疗器械应根据其材质和用途进行有效的清洗、消毒或灭菌,消毒灭菌效果监测合格后,方可在有效期内使用。

7　口腔医疗美容服务使用的消毒产品

　　应符合国家消毒产品管理有关法律法规、标准及规范的要求,并在有效期内使用[20]。灭菌剂,皮肤黏膜消毒剂应使用符合国中华人民共和国药典的纯化水或无菌水配制,其他消毒剂的配制用水应当符合《生活饮用水卫生标准》的要求[21]。

8　口腔医疗美容服务的药品

　　按照《中华人民共和国药品管理法》执行[22, 23]。

9　开展口腔医疗美容的诊疗环境

　　应符合《医院消毒卫生标准》,并定期监测[24]。

参 考 文 献

[1] 中华人民共和国基本医疗卫生与健康促进法[EB/OL].(2019-12-28)[2022-08-10]. https://www.gov.cn/xinwen/2019-12/29/content_5464861.htm.

[2] 中华人民共和国医师法[EB/OL].(2021-08-20)[2022-08-10]. https://www.gov.cn/xinwen/2021-08/20/content_5632496.htm.

[3] 医疗机构管理条例[EB/OL].(2022-03-29)[2022-08-10]. https://www.gov.cn/zhengce/2020-12/25/content_5575075.htm.

[4] 医疗器械监督管理条例[EB/OL].(2021-02-29)[2022-08-10]. https://www.gov.cn/gongbao/content/2021/content_5595920.htm.

[5] 护士条例[EB/OL].(2020-03-27)[2022-08-10]. https://www.gov.cn/zhengce/2020-12/27/content_5574490.htm.

［6］医疗美容服务管理办法［EB/OL］.（2001-12-29）［2022-08-10］. https：//www. gov. cn/gongbao/content/2003/ content_62198. htm.

［7］美容医疗机构、医疗美容科（室）基本标准（试行）［EB/OL］.（2002-04-16）［2022-08-10］. http：//www. nhc. gov. cn/yzygj/s3577/200804/4fd1374460e343b0bccf9bcd11cdb24d. shtml.

［8］医疗美容项目分级管理目录［EB/OL］.（2009-12-21）［2022-08-10］. http：//www. nhc. gov. cn/bgt/s10697/ 200912/5ef0fc4e26a3477987a2c6d676472f42. shtml.

［9］医疗美容主诊医师备案培训大纲［EB/OL］.（2020-07-06）［2022-08-10］. http：//www. nhc. gov. cn/yzygj/s 7659/202007/447b76354d764da7af146bb5d962003d. shtml.

［10］关于加强医疗美容主诊医师管理有关问题的通知［EB/OL］.（2017-03-17）［2022-08-10］. http：//www. nhc. gov. cn/yzygj/s7659/201703/8502dc4528dc42768ad71cb13f6ad449. shtml.

［11］刘洪臣. 口腔医学学科与医学美学的关系初探［J］. 口腔颌面修复学杂志，2004，5（3）：215-217.

［12］刘洪臣. 口腔医学专业术语词典［M］. 北京：人民军医出版社，2000：104.

［13］刘洪臣. 中国特色的口腔美容医学发展与展望［J］. 中华口腔医学杂志，2019，54（6）：361-362.

［14］谭建国. 我国口腔美学发展的过去、现在和未来［J］. 中华口腔医学杂志，2019，54（6）：368-372.

［15］全国科学技术名词审定委员会医学美学与美容医学名词审定委员会. 医学美学与美容医学名词［M］. 北京：科学出版社，2015.

［16］刘洪臣. 美容牙科学［M］. 北京：人民卫生出版社，2011.

［17］全国医疗美容主诊医师培训系列教材编委会. 美容主诊医师培训大纲与方案［M］. 北京：人民卫生出版社，2011.

［18］刘洪臣，张志光. 医疗美容项目分级管理目录：口腔科美容项目（修改稿）［J］. 口腔颌面修复学杂志，2017，18（4）：234-236.

［19］中华口腔医学会. 临床技术操作规范：口腔医学分册（2017修订版）［M］. 北京：人民卫生出版社，2017.

［20］中华人民共和国卫生部. 医疗机构消毒技术规范：WS/T 367—2012［S/OL］.（2012-04-05）［2022-08-10］. http：//www. nhc. gov. cn/fzs/s7852d/201204/2a75e255894a4b28827bb996def3cf02. shtml.

［21］国家市场监督管理总局，国家标准化管理委员会. 生活饮用水卫生标准：GB 5749—2022［S/OL］.（2022-03-15）［2022-08-10］. https：//openstd. samr. gov. cn/bzgk/gb/newGbInfo?hcno=99E9C17E3547A3C0CE2FD1FFD9F2F7BE.

［22］中华人民共和国药品管理法［EB/OL］.（2019-08-26）［2022-08-10］. https：//www. gov. cn/xinwen/ 2019-08/26/content_5424780. htm.

［23］医疗机构基本标准（试行）［EB/OL］.（1994-09-02）［2022-08-10］. http：//www. nhc. gov. cn/yzygj/s3572/ 201706/4d84820f321144c290ddaacba53cb590. shtml.

［24］中华人民共和国国家质量监督检验检疫总局，中国国家标准化管理委员会. 医院消毒卫生标准：GB 15982—2012［EB/OL］.（2012-06-29）［2022-08-10］. https：//openstd. samr. gov. cn/bzgk/gb/newGbInfo?hcno=4DA7977F7EFBF4B3181E3EE674DC82C8.

第二章

口腔修复专业

ICS 11.060.01

CCS C05

中华口腔医学会

团 体 标 准

T/CHSA 005—2019

瓷贴面粘接技术操作规范

Operational Specifications for the Cementation of
Porcelain Laminate Veneers

2019-12-31 发布
2020-01-31 实施

中华口腔医学会　发布

目　次

前　言

本规范按照 GB/T 1.1—2009 给出的规则起草。

本规范由中华口腔医学会口腔修复学专委会提出。

本规范由中华口腔医学会归口。

本规范起草单位：空军军医大学第三附属医院、中国人民解放军总医院、武汉大学口腔医院、北京大学口腔医院、四川大学华西口腔医院、上海交通大学附属第九人民医院、中山大学光华口腔医学院、武汉大学口腔医院、福建医科大学口腔医学院、浙江大学医学院附属口腔医院、温州医科大学附属口腔医院、大连市口腔医院、天津医科大学口腔医院。

本规范主要起草人：陈吉华、方明、牛丽娜、张凌、李芳、焦凯、张少锋、马楚凡、李源媛、周唯、余凡、沈丽娟。

引　言

瓷贴面由于具有微创、美观、生物相容性好等优点,已成为口腔美学微创修复的主流修复技术之一。

由于瓷贴面不要求机械固位形,其固位力主要来源于树脂粘接材料与瓷贴面和牙体组织之间形成的粘接力。瓷贴面的临床使用寿命与贴面粘接后所形成粘接界面的密封性和稳定性息息相关,粘接环节的失误会导致粘接界面结构缺陷、破坏界面稳定性,从而易于发生贴面剥脱、碎裂,乃至修复失败。此外,瓷贴面具有一定程度的透光性,粘接材料的颜色会直接影响瓷贴面修复后的美观效果。因而瓷贴面粘接材料的选择以及临床粘接操作的规范与否是决定瓷贴面修复能否成功的关键,对于牙体预备量进一步减少、甚至无预备的超薄贴面尤为重要。

本规范通过对瓷贴面粘接技术操作制订细化规则,标准化该技术的临床操作流程,提高瓷贴面的修复成功率和临床耐久性,促进瓷贴面修复技术的推广应用。

目前用于瓷贴面修复的主流材料是玻璃陶瓷,因而本规范主要针对玻璃陶瓷的临床粘接操作进行规范,对于玻璃相含量高、陶瓷支架中含有树脂聚合体的可切削复合材料制作的贴面,粘接时也可参照本规范执行。

本规范提出了瓷贴面粘接的常规临床操作技术原则,对于具体瓷贴面材料和粘接材料,除参照本规范以外,还应当参照相关材料的使用说明书,并且以说明书推荐的具体操作为准。

瓷贴面粘接技术操作规范

1 范围

本规范给出了瓷贴面规范化粘接操作流程的临床技术规范。

本规范适用于玻璃陶瓷材料（如长石质瓷、白榴石基玻璃陶瓷、二硅酸锂基玻璃陶瓷等）制作的常规瓷贴面、微创瓷贴面和无预备瓷贴面。

2 术语和定义

下列术语和定义适用于本文件。

瓷贴面 porcelain laminate veneer

因美观或功能需要，用于修复患牙唇面（或舌面）、切端（或𬌗面）及部分邻面，通过粘接获得固位的一类薄型瓷修复体[1]。

3 树脂水门汀的选择及试色

瓷贴面粘接应选择粘度低，能与酸蚀冲洗粘接系统（即全酸蚀粘接系统）或选择性酸蚀处理的通用型粘接系统配合使用的树脂水门汀[2]。含水溶性试色糊剂的贴面粘接专用树脂水门汀套装最佳，便于取得理想的修复后颜色效果[3,4]。

树脂水门汀固化方式首选以光照为单一固化方式的树脂水门汀。若贴面厚度较厚或者需要高度遮色影响光照透过率时，则应选择双固化树脂水门汀[5-8]，但需注意含胺类引发剂的双固化材料颜色稳定性低于光固化树脂水门汀[2]，远期美学效果可能受到一定影响。

在确认贴面的适合性以及贴面的就位顺序后，在瓷贴面组织面内放置试色糊剂，模拟粘接后颜色效果，确定能达到患者最理想颜色效果的色号。尽可能选择透明度高的树脂水门汀，以减小粘接后出现颜色缺陷的风险[3]。试戴时间不宜过长，以免参考牙脱水引起比色偏差。比色完成后需用水冲洗清除牙面及贴面组织面残留的试色糊剂。需注意树脂水门汀固化后的颜色与相同色号试色糊剂之间仍可能存在一定的颜色误差。

4 瓷表面处理

4.1 氢氟酸酸蚀

采用4%~10%的氢氟酸在口外酸蚀处理贴面组织面20~120s[7,9-17]，处理时间参照产品说明书执行。一般而言，陶瓷中玻璃相越多，酸蚀时间相应延长；贴面厚度越薄，酸蚀时间相应减少。超薄贴面氢氟酸处理时间比常规贴面减少5~10s[18]。氢氟酸处理后建议采用中和剂中和后再用水冲干净。

注1：有的义齿加工中心在贴面出厂前组织面已进行氢氟酸处理，医生在临床贴面试戴合适、粘接前仅需磷酸酸蚀清洁即可[19]，无需重复氢氟酸酸蚀步骤。

4.2 超声荡洗

瓷贴面经氢氟酸酸蚀后，采用95%的乙醇、丙酮或蒸馏水超声振荡清洗（工作频率至少40kHz）3~5min[5,20]。然后涂擦无水乙醇自然干燥，或采用电吹风进行风干，或者使用无油无水的三用枪吹干[3]。

4.3 硅烷化处理

使用硅烷偶联剂或含硅烷的瓷处理剂进行贴面组织面的硅烷化处理。反复涂擦偶联剂2~3次，每次涂擦后需待溶剂挥发[21]。

注2：也可使用含有硅烷的通用型粘接剂进行贴面组织面处理，此时可省略"4.4树脂粘接剂处理"步骤，涂布要求同4.4。

4.4 树脂粘接剂处理

粘接剂须涂抹全部待粘接的贴面组织面，厚度尽量均匀，吹薄，涂抹后不能光固化，以免形成过厚的粘接剂层，影响贴面的准确就位[3,20]。注意涂抹粘接剂后贴面须避光处理。

注3：瓷表面处理步骤建议由助手完成，医生同时进行基牙表面处理，缩短贴面组织面处理至贴面就位的时间[2]。

5 基牙表面处理

5.1 隔离术区

采用橡皮障或棉卷辅助开口器等隔湿，聚四氟乙烯薄膜或成形片隔离邻牙，若瓷贴面预备为龈下边缘，或者平龈、龈上边缘者有龈沟液渗出，则需在贴面就位前对基牙进行排龈[3]。

5.2 基牙粘接面的处理

贴面粘接前需保证基牙粘接面的清洁，可用抛光杯加无氟抛光膏或浮石粉清洁牙面。

若基牙的待粘接面局限在牙釉质层内，则首选能与酸蚀冲洗粘接系统（即全酸蚀粘接系统）配合使用的树脂水门汀，按照如下经典的"酸蚀-冲洗-粘接"步骤进行牙面处理。处理时，请注意：

a）牙釉质通常的酸蚀时间为15~30s；对于无预备的牙釉质，酸蚀时间须延长至60s；而氟斑牙，酸蚀时间可进一步延长至120s[22,23]。酸蚀后用大量水冲洗牙面至少10s，避免酸蚀剂成分残留。

b）冲洗后完全吹干，表面反复涂擦粘接剂20s，以利于粘接剂向牙体组织内渗入，并促进粘接剂中溶剂的挥发，然后吹薄，且不能光固化，避免形成过厚的粘接剂层影响贴面的被动就位[20]。

若待粘接面存在部分牙本质暴露时，首选能与选择性酸蚀处理的通用型粘接系统配合使用的树脂水门汀，需注意：

a）当少量浅表牙本质暴露时，使用不影响树脂粘接的脱敏剂处理牙本质区域。牙釉质选择性酸蚀后,可重复脱敏处理,然后再吹干,涂布粘接剂[3,20]。

b)若存在局部较深的牙本质暴露,应进行即刻牙本质封闭(immediate dentin sealing),即在贴面牙体预备后、制取印模前,即刻使用牙本质粘接剂封闭暴露的牙本质,避免贴面粘接时牙本质小管液外渗对粘接的影响,减轻粘接术后的牙本质敏感[4,20,24,25]。也可在贴面牙体预备后即刻通过树脂充填完善封闭牙本质暴露区,贴面粘接前对树脂表层进行口内喷砂或者车针轻微打磨以粗化粘接面,再行后续的粘接步骤[3,20]。

6 树脂水门汀的应用、贴面就位

根据前述 3 选定的试色糊剂的色号,选用相同色号的树脂水门汀涂布于基牙牙面和/或瓷贴面组织面上,轻压瓷贴面沿就位道方向缓慢就位,注意贴面就位时避免与牙面间残留间隙。轻压下,溢出的大量树脂水门汀用刷子或棉卷去除[20,26],用探针检查贴面是否完全就位。然后小心移除邻间隙的成形片等隔离物,使贴面完全被动就位[20]。

对于多贴面修复病例,最好每个贴面逐一粘接,即逐一重复前面提到的一系列步骤,包括试戴、瓷表面处理、基牙表面处理以及贴面粘接就位。若多个贴面同时粘接,须按照瓷贴面试戴时确定的就位顺序使贴面逐一就位。但应注意在粘接每个象限最后一个贴面前,必须再次试戴,确认修复体能够完全就位、邻接关系良好后再行粘接固化[3]。

7 固化和多余粘接材料清理[3,27,28]

固化和多余粘接材料清理步骤如下:

a)根据溢出多余粘接材料的多少及树脂水门汀的固化类型,酌情决定初步光照时间(一般而言,光固化水门汀 1~2s,双固化水门汀 3~5s),使溢出的树脂水门汀初步固化时用探针、手工洁治器或牙线清除。

b)清理时固定贴面,防止其移位、脱落,尤其用牙线清洁邻间隙时,避免牵拉牙线向就位道反方向移动导致贴面移位。

c)贴面边缘应用阻氧剂(例如甘油凝胶),然后每个面再次充分光照,根据使用的光固化灯的光强和树脂水门汀材料的要求,确定光照固化时间,使粘接材料完全固化。最后取出龈沟内的排龈线,并彻底清除多余的粘接材料。注意光照时要在不同牙面、不同牙位间循环照射,不要在局部长时间光照,以免产生牙髓不适。

d)使用带有可限定光照范围的"点固化"配件的光固化灯效果最佳。初步清洁前针对贴面正中央短暂光固化,使贴面中央部分初步固化,以避免贴面边缘区树脂水门汀充分固化,清理时发生边缘间隙内的水门汀剥离,产生微间隙。必要时可使用边缘封闭剂填补边缘处产生的微间隙。

8 调𬌗和抛光

光照固化完成后,用牙线检查邻接关系。若牙线无法通过,可使用专用的薄锯片打开邻接,去除邻间隙内残留的粘接材料。然后应用抛光条抛光邻面边缘。再次用牙线检查确认邻间隙内残留粘接材料形成的飞边。

当贴面覆盖颈缘时,采用尖细金刚砂高度抛光车针在喷水状态下抛光颈缘,以避免粘接材料残留刺激牙龈。

对于微创或无预备贴面,采用尖细金刚砂车针在喷水状态下调磨局部边缘残存的微小悬突样结构,然后再进行序列抛光。

对于对接式或包绕式贴面,贴面粘接完成去除橡皮障后,需要细致的咬合调整。检查正中𬌗、前伸𬌗和侧方𬌗,正中𬌗时咬合接触须均匀,修复体边缘须避开正中咬合的着力点。需要特别强调的是:不管切导是否涉及新的瓷贴面修复体,一定要在下颌前伸运动时保持或重建适合的功能性前牙切导。

最后对调磨面和修复体边缘进行序列抛光[3,27,28]。

9 瓷贴面的复查[2,15,29-34]

9.1 功能评价

用探针探触贴面边缘检查贴面边缘完整性,用牙线测试患牙与邻牙的邻接关系,使用咬合纸或咬合记录仪测试咬合接触情况,肉眼观察贴面的磨损情况,探诊修复体是否存在松动,用透照法检测是否存在贴面隐裂或折裂,询问患者满意度。

9.2 美学评价

用肉眼观察修复体表面光洁度、表面或边缘是否存在染色,颜色匹配性、透光性,以及美学解剖外形。

9.3 生物学评价

探针探触结合压缩空气吹拂检查患牙在贴面边缘处是否存在术后敏感,牙髓活力仪测试患牙牙髓活力是否正常,视诊观察基牙是否完整,有无隐裂或折裂,是否存在继发龋,牙周基础检查检测牙周组织是否健康。

10 瓷贴面修复后可能出现的并发症及相应处理建议

10.1 瓷贴面碎裂

首先需进行咬合检查,排除是否为不良咬合因素造成的瓷贴面碎裂。如果存在不良的咬合因素,必须排除。如果不存在异常的咬合问题,需向患者讲解瓷贴面正常使用方法,避免偶然异常外力再次发生[35]。瓷贴面存在隐裂纹若对美观没有明显影响可暂不处理;只有当严重影响美观时(如深部严重染色),经患者同意,才可重新更换修复体[35]。瓷贴面碎裂影响不大时可仅调磨抛光,或者口内树脂修补或重粘断裂部分(再粘接效果失败风险较高,且存在美学风险)[2,3,35,36];影响大时需拆除剩余贴面后重做。若基牙存在折裂,则需根据基牙缺损情况更改修复设计[3]。

10.2 瓷贴面脱落

若基牙和贴面完整无破损,贴面可顺利地完全复位,可尝试清理脱落的瓷贴面组织面和基牙粘接面后重新粘接(存在较高失败风险)[2,3]。清除瓷贴面组织面残留树脂水门汀的办法包括车针磨除、超声器械清除、喷砂去除,但都很难保证恰好、完全地清除。如果瓷贴面的材料是允许进入烤瓷炉烧结的,并且修复体有一定厚度和强度,建议再进行一次上釉程序,通过热处理完全去除残留的粘接材料[3]。基牙粘接面可采用车针微量磨除或口内喷砂的方式去除残留的树脂水门汀,同时暴露新鲜的牙体组织供重新粘接。

10.3 瓷贴面边缘染色、龈缘红肿

若贴面边缘密合性尚好,仅存在轻度外源性染色,可尝试口内精细抛光[2,3]。龈缘红肿时需首先检查牙周情况以及贴面边缘是否残留树脂,清除残余树脂后精细抛光颈缘处,必要时联合牙周治疗消除牙龈炎症。若贴面边缘密合性差,则需拆除贴面后重新修复。

10.4 瓷贴面相关区域继发龋坏

如果基牙存在继发龋,优先考虑在不破坏原有瓷贴面修复体的前提下进行处理。可选择从瓷贴面非覆盖处入路,去净龋坏组织,并使用复合树脂充填修复。如果龋坏范围过大,可拆除贴面后重新修复,或者更改修复方案[3,20]。

11 瓷贴面粘接操作路线图

综上所述,瓷贴面粘接的操作流程总结见图1。

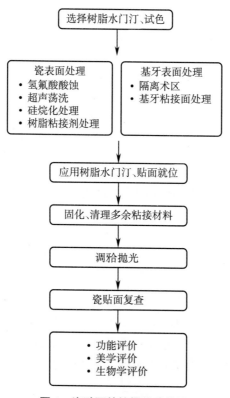

图 1 瓷贴面粘接操作路线图

参 考 文 献

［1］ The glossary of prosthodontic terms：ninth edition［J］. J Prosthet Dent, 2017, 117（5S）: e1-e105.

［2］ CALAMIA J R, CALAMIA C S. Porcelain laminate veneers：reasons for 25 years of success［J］. Dent Clin North Am, 2007, 51（2）: 399-417.

［3］ 刘峰. 瓷贴面修复技术：从标准到微创无预备［M］. 北京：人民卫生出版社, 2017.

［4］ 姜婷. 实用口腔粘接修复技术图谱［M］. 北京：人民卫生出版社, 2019.

［5］ PEUMANS M, VAN MEERBEEK B, LAMBRECHTS P, et al. Porcelain veneers：a review of the literature［J］. J Dent, 2000, 28（3）: 163-177.

［6］ PINI N P, AGUIAR F H, LIMA D A, et al. Advances in dental veneers：materials, applications, and techniques ［J］. Clin Cosmet Investig Dent, 2012, 4: 9-16.

［7］ VARGAS M A, BERGERON C, DIAZ-ARNOLD A. Cementing all-ceramic restorations：recommendations for success［J］. J Am Dent Assoc, 2011, 142（Suppl 2）: 20S-24S.

［8］ LINDEN J J, SWIFT E J, BOYER D B, et al. Photo-activation of resin cements through porcelain veneers［J］. J Dent Res, 1991, 70（2）: 154-157.

［9］ PINI N P, AGUIAR F H, LIMA D A, et al. Advances in dental veneers：materials, applications, and techniques ［J］. Clin Cosmet Investig Dent, 2012, 4: 9-16.

［10］ SANTOS G C JR, SANTOS M J, RIZKALLA A S. Adhesive cementation of etchable ceramic esthetic restorations［J］. J Can Dent Assoc, 2009, 75（5）: 379-384.

［11］ CONRAD H J, SEONG W J, PESUN I J. Current ceramic materials and systems with clinical recommendations：a systematic review［J］. J Prosthet Dent, 2007, 98（5）: 389-404.

［12］ TIAN T, TSOI J K, MATINLINNA J P, et al. Aspects of bonding between resin luting cements and glass ceramic materials［J］. Dent Mater, 2014, 30（7）: e147-e162.

［13］ 陈吉华, 施长溪, 方金素, 等. 氟氢酸酸蚀及偶联剂的应用对烤瓷-树脂粘结强度的影响［J］. 实用口腔医学杂志, 1998, 14（1）: 46-47.

［14］ 陈吉华, 施长溪, 艾绳前, 等. 变色牙瓷贴面修复的临床初步观察及有关问题的探讨［J］. 实用口腔医学杂志, 1998, 14（1）: 48-50.

［15］ CHEN J H, SHI C X, WANG M, et al. Clinical evaluation of 546 tetracycline-stained teeth treated with porcelain laminate veneers［J］. J Dent, 2005, 33（1）: 3-8.

［16］ CHEN J H, MATSUMURA H, ATSUTA M. Effect of etchant, etching period, and silane priming on bond strength to porcelain of composite resin［J］. Oper Dent, 1998, 23（5）: 250-257.

［17］ CHEN J H, MATSUMURA H, ATSUTA M. Effect of different etching periods on the bond strength of a composite resin to a machinable porcelain［J］. J Dent, 1998, 26（1）: 53-58.

［18］ 孟玉坤, 宗弋. 瓷贴面修复的研究现状及临床应用［J］. 国际口腔医学杂志, 2017, 44（1）: 1-10.

［19］ ASCHHEIM K. Esthetic dentistry：a clinical approach to techniques and materials［M］. 3rd ed. St. Louis: Mosby Elsevier Inc, 2015.

［20］ MAGNE P, BELSER U. Bonded porcelain restorations in the anterior dentition：a biomimetic approach［M］. Chicago: Quintessence publishing Co. Ltd, 2003.

［21］ BLATZ M B, ALVAREZ M, SAWYER K, et al. How to bond zirconia：the APC concept［J］. Compend Contin Educ Dent, 2016, 37（9）: 611-617.

［22］ ALBERS H F. Tooth-colored restoratives：principles and techniques［M］. 9th ed. Hamilton: BC Decker Inc, 2002.

［23］ 夏雨凝, 马楚凡, 陈吉华. 临床应用瓷贴面美学修复前牙的治疗进展［J］. 牙体牙髓牙周病学杂志,

2018, 28（1）: 46-51, 59.

［24］ MAGNE P. Immediate dentin sealing: a fundamental procedure for indirect bonded restorations［J］. J Esthet Restor Dent, 2005, 17（3）: 144-154.

［25］ QANUNGO A, ARAS M A, CHITRE V, et al. Immediate dentin sealing for indirect bonded restorations［J］. J Prosthodont Res, 2016, 60（4）: 240-249.

［26］ 中华口腔医学会. 临床技术操作规范: 口腔医学分册（2017 修订版）［M］. 北京: 人民卫生出版社, 2017.

［27］ GUREL G. The science and art of porcelain laminate veneers［M］. Chicago: Quintessence Publishing Co. Ltd, 2003.

［28］ EDELHOFF D, PRANDTNER O, SAEIDI POUR R, et al. Anterior restorations: the performance of ceramic veneers［M］. Quintessence Int, 2018, 49（2）: 89-101.

［29］ BEIER U S, KAPFERER I, BURTSCHER D, et al. Clinical performance of porcelain laminate veneers for up to 20 years［J］. Int J Prosthodont, 2012, 25（1）: 79-85.

［30］ CVAR J F, RYGE G. Reprint of criteria for the clinical evaluation of dental restorative materials. 1971［J］. Clin Oral Investig, 2005, 9（4）: 215-232.

［31］ HICKEL R, ROULET J F, BAYNE S, et al. Recommendations for conducting controlled clinical studies of dental restorative materials. Science committee project 2/98--FDI world dental federation study design（part Ⅰ）and criteria for evaluation（part Ⅱ）of direct and indirect restorations including onlays and partial crowns［J］. J Adhes Dent, 2007, 9（Suppl 1）: 121-147.

［32］ HICKEL R, PESCHKE A, TYAS M, et al. FDI world dental federation: clinical criteria for the evaluation of direct and indirect restorations-update and clinical examples［J］. Clin Oral Investig, 2010, 14（4）: 349-366.

［33］ GRESNIGT M M, KALK W, ÖZCAN M. Clinical longevity of ceramic laminate veneers bonded to teeth with and without existing composite restorations up to 40 months［J］. Clin Oral Investig, 2013, 17（3）: 823-832.

［34］ MORIMOTO S, ALBANESI R B, SESMA N, et al. Main clinical outcomes of feldspathic porcelain and glass-ceramic laminate veneers: a systematic review and meta-analysis of survival and complication rates［J］. Int J Prosthodont, 2016, 29（1）: 38-49.

［35］ AFRASHTEHFAR K I, PECHO O E, EL-MOWAFY O. How do I manage a patient with a fractured porcelain veneer?［J］. J Can Dent Assoc, 2015, 81: f25.

［36］ 赵铱民, 陈吉华. 口腔修复学［M］. 7 版. 北京: 人民卫生出版社, 2012.

ICS 11.060.01
CCS C05

中华口腔医学会

团 体 标 准

T/CHSA 006—2019

纤维根管桩临床粘接技术操作规范

Operational Specification for Clinical Use of
Dental Intra-Radicular Fiber Post

2019-12-31 发布　　　　　　　　　　　　2020-01-31 实施

中华口腔医学会　发布

目　次

前　言

本规范按照 GB/T 1.1—2009 给出的规则起草。

本规范由中华口腔医学会口腔修复学专业委员会提出。

本规范由中华口腔医学会归口。

本规范起草单位：空军军医大学第三附属医院、中国人民解放军总院、武汉大学口腔医院、北京大学口腔医院、四川大学华西口腔医院、上海交大附属第九人民医院、中山大学光华口腔医学院、福建医科大学口腔医学院、浙江大学医学院附属口腔医院、温州医科大学附属口腔医院、大连市口腔医院、天津医科大学口腔医院。

本规范主要起草人：陈吉华、张凌、牛丽娜、方明、李芳、焦凯、张少锋、马楚凡、余昊翰、周唯、余凡、沈丽娟。

引　言

残根、残冠的保存修复已逐渐成为现代牙科学发展的新趋势。纤维根管桩因其优良的美学性能,与牙本质相近的弹性模量,容易拆除,便于再治疗,无金属腐蚀性,去除牙体组织少等优点,逐渐被应用为保存修复残根、残冠的关键技术[1-4]。

纤维根管桩修复的技术要点之一是纤维根管桩的粘接,这项技术临床应用时技术敏感性较高,是影响纤维根管桩修复长期成功率的关键因素[5-7]。纤维根管桩的临床粘接过程中,适应证的选择,粘接材料的选择、粘接界面的处理以及具体的操作步骤都将对纤维根管桩的粘接效果有直接影响。其中任何环节的操作不当即可能导致各种粘接失败,如粘接界面出现裂隙、桩 - 核松动等,最终导致桩核或者桩核 - 冠修复体的脱落[8-10]。

本规范通过对纤维根管桩临床粘接技术制定细化规则,规范该技术的临床操作流程,提高纤维根管桩的粘接修复成功率和大面积缺损死髓牙的保存率,促进纤维根管桩修复技术的推广应用。

目前临床使用的主流纤维根管桩是预成的纤维根管桩,所以本规范主要针对预成的纤维根管桩的临床粘接操作做以规范,对于特殊类型的纤维根管桩如根管塑形桩等,粘接时应参照产品说明书进行操作。

纤维根管桩临床粘接技术操作规范

1 范围

本规范给出了预成型纤维根管桩临床基本条件、纤维根管桩的选择、纤维根管桩桩道的制备、粘接前的处理、粘接材料的选择以及纤维根管桩粘接操作的规范。

本规范适用于各级医院的口腔修复专科医师、牙体牙髓病专科医师及全科口腔执业医师对纤维根管桩规范化粘接操作,其他相关口腔助理医师、护理人员可参照使用。

2 术语和定义 [11,12]

下列术语和定义适用于本文件。

2.1

桩 post

由金属、纤维增强复合树脂或者增韧的二氧化锆制成的,粘接于预备后的天然牙的根管中,为核及全冠提供固位和支持的支撑物。

2.2

纤维根管桩 intraradicular fiber post

复合树脂浸入玻璃、碳或聚乙烯纤维制成或由被复合树脂预包裹的纤维制成的成品桩,简称纤维根管桩。

2.3

牙本质肩领 ferrule

最终冠修复体边缘上方,由其覆盖的至少 1.5mm 高度的健康牙本质,称为牙本质肩领。

2.4

桩道 post space

根管桩粘接前,使用根管桩预备钻在根管内预备出的一条用于置入根管桩的通道。

3 一般操作流程

根据临床适应证和禁忌证对行纤维根管桩修复的患牙,选择一定数量、长度和直径的纤维根管桩,在根管内预备桩道,处理粘接面后,选择合适的粘接材料,粘接纤维根管桩。

4 临床基本条件

4.1 临床适应证

原则上所有适合进行桩-核-冠修复的残根和残冠都适应于纤维根管桩修复,一般用于中度以上临床牙冠缺损,剩余牙体组织无足够的固位条件的患牙。患牙为已进行完善根管治疗的死髓牙,影像学与临床检查均认为无异常的根尖周反应,在根管治疗至少 7 天后可以对患牙行纤维根管桩修复[12,13]。

4.2 临床禁忌证

以下情况不采用纤维根管桩修复:

a)牙根长度不足,无法获得足够的固位形和抗力形[12,13]。

b)根管弯曲、细小,无法取得足够深度、直径的桩道[11,14]。

c)不具备完整牙本质肩领,且也无法通过牙周手术或正畸牵引等方法获得完整牙本质肩领的患牙不采用纤维根管桩修复[15,16]。

d)咬合间隙不足时,纤维根管桩不能提供足够的固位和抗力支持,不采用纤维根管桩修复[3,17]。

4.3 牙本质肩领的获得

纤维根管桩修复的患牙,应保留龈缘以上,高度≥1.5mm,厚度≥1.0mm 的颈缘一圈牙本质结构,以保证纤维根管桩的固位和修复后患牙的抗力。如残根、残冠的牙体缺损较大,无法获得这一结构,视牙根情况和龈缘位置,可通过正畸牵引或者牙冠延长术来获得[15,16]。

5 纤维根管桩的选择

5.1 纤维根管桩的长度

a)保证根尖部≥4mm 的根尖封闭[18,19]。

b)纤维根管桩的长度应为根长的 2/3~3/4,纤维根管桩在牙槽骨内的长度应不小于牙根在牙槽骨内长度的 1/2[3,17,20]。

c)纤维根管桩的长度应不小于临床冠的长度。操作难度较大,或根管壁薄厚度不足1mm 时,桩冠比达到 1∶1 即可[3,17,20]。

5.2 纤维根管桩的直径

单根管患牙桩的直径为牙根直径的 1/4~1/3;多根管患牙为避免过多破坏根壁,可选择直径较小的纤维根管桩[3,18,21]。桩周围根管壁厚度应≥1mm[3]。

5.3 纤维根管桩的数量

单根管患牙采用 1 根纤维根管桩,对于漏斗形根管,可采用常规纤维根管桩加一到数根直径较小的辅桩进行修复。双根管或扁根的前磨牙选择 2 根与根管直径协调(参见 5.2)的纤维根管桩;牙冠缺损严重的磨牙(3 或 4 个洞壁的缺损),纤维根管桩的就位方向无干扰,可选择多根与根管直径协调的纤维根管桩[3,20-22]。

6 桩道的制备

桩道的制备采用以下流程[3,4,17]:

a)预备前参考根管治疗病历和根尖片记录的拟行纤维根管桩修复的根管的长度,确定桩道的预备深度。

b)引导钻去除根管内与桩道深度一致的牙胶、糊剂等充填物,应保留根尖部至少 4mm

的充填物。预备过程中如遇明显阻力,提示可能预备方向不正确,应拍摄根尖片确认预备方向是否正确,如不正确应调整方向后再预备至所需的桩道深度。

c）根据 5.2 确定纤维根管桩的直径和对应的型号,按照由细到粗的顺序,用纤维根管桩厂商提供的预备钻进行桩道预备,至选定型号粗度的钻为止,预备过程中持续冷水降温预备钻,以避免对根管壁的热裂伤及热压效应伤及根尖周组织。

d）拍摄根尖片再次确定预备后桩道的方向和深度达到要求。

7 纤维根管桩粘接前的处理

7.1 桩道的处理

桩道预备后,使用注射器内加蒸馏水或者生理盐水彻底冲洗清理根管去除桩道表面玷污层,注射针头预先弯曲便于深入桩道底部。临床条件具备时,使用牙周根管治疗仪进行超声荡洗清理桩道[23]。

7.2 纤维根管桩的处理[24,25]

a）独立包装的纤维根管桩表面一般不做特殊处理,纤维桩从包装中取出和就位过程中,用镊子尖端夹持纤维根管桩的冠方末端,避免污染待粘接的纤维桩表面。多个桩包装的纤维根管桩取出后,粘接前采用 99.9% 乙醇超声清洗消毒纤维根管桩。

b）使用桩配套的预备钻进行桩道预备一般无需试桩,避免二次污染;特殊情况需要试桩,试桩后采用 99.9% 乙醇超声清洗消毒纤维根管桩。

c）粘接前不在口外裁切纤维根管桩,以免造成纤维根管桩结构破坏和表面污染。当多根管之间明显存在交叉、纤维根管桩之间互相影响就位时,需要在口外用锐利的切盘裁切纤维根管桩后,再采用 99.9% 乙醇超声清洗消毒纤维根管桩。

8 粘接材料的选择和处理

材料说明书指出适用于纤维根管桩粘接的材料均可用于纤维根管桩的粘接,粘接材料应是市场合法销售的,生产厂家也具备合法资质,使用方法依照说明书。树脂类的粘接材料使用双固化类型的树脂粘接剂和水门汀用于纤维根管桩的粘接[26-29]。各类树脂粘接材料及其使用方法见表 1。

表 1 树脂粘接材料的类型及处理方法

材料类型	材料组成及处理		
	粘接剂	水门汀	
		手调型	枪混型
酸蚀-冲洗粘接系统（全酸蚀粘接系统）	32%~37% 磷酸酸蚀剂酸蚀根管 15~20s,吸潮纸捻干燥根管,使用"无水乙醇"湿粘接处理根管内壁,气枪轻吹 5s,用根管毛刷涂布粘接剂 2 层,静置 5s,气枪轻吹 5s,吸潮纸尖吸取多余粘接剂,光固化灯从接近根管口位置垂直照射 10s 使粘接剂结固。	按照说明书比例在调拌纸上均匀调混水门汀材料,将纤维根管桩就位并同时旋转加压排除气泡,光固化灯从根管口向,颊（唇）,	使用材料自带的混合注射头混合水门汀材料并将其注射入桩道内,纤维根管桩就位并同时旋转加压排除气泡,光固化灯从根管口

续表

材料类型	材料组成及处理		
	粘接剂	水门汀	
自酸蚀粘接系统	用根管毛刷涂布粘接剂2层,静置15s,气枪轻吹5s,吸潮纸尖吸取多余粘接剂,光固化灯从接近根管口位置垂直照射10s使粘接剂凝固。	腭(舌)向分别照射20s使水门汀充分固化。	向,颊(唇),腭(舌)向分别照射20s使水门汀充分固化。
自粘接系统	无	手调型	枪混型
		按照说明书比例在调拌纸上均匀调混自粘接水门汀材料,将纤维根管桩就位并同时旋转加压排除气泡,光固化灯从根管口向,颊(唇),腭(舌)向分别照射20s使水门汀充分固化。	使用材料自带的混合注射头混合自粘接水门汀材料并将其注射入桩道内,纤维根管桩就位并同时旋转加压排除气泡,光固化灯从根管口向,颊(唇),腭(舌)向分别照射20s使水门汀充分固化。

9 纤维根管桩的粘接固定[26-29]

手调型水门汀材料,按照厂商说明书的混合比例在粘接前将材料均匀调拌,使用探针的大弯端将混合好的材料导入根管内并使其充满整个桩道,导入过程注意提插探针2~3次以排除气泡,如使用螺旋输送器应注意可能加速水门汀的结固。自带混合枪头的材料使用较细的导入枪头将水门汀导入根管内:将导入头插入桩道底部,一边缓慢拔出导入头一边将在枪头内混合好的水门汀材料推送入桩道内。水门汀导入桩道后,立即快速地在纤维根管桩表面涂布一层混合均匀的水门汀材料,然后将纤维根管桩插入桩道内就位,轻微旋转以排除多余气泡。单个纤维根管桩以一手指压住桩的冠方端进行固定,多个纤维根管桩以镊子固定,化学固化的粘接材料待材料结固后移除手指或镊子,双固化的粘接材料用光固化灯先从颊、舌进行光照,松开手指或镊子,从冠方进行光照,确保粘接材料充分固化。

10 纤维根管桩粘接后的术后复查[30,31]

10.1 生物学评价

口内视诊检查根尖区有无脓肿、瘘管等炎症表现,叩诊检查根尖周反应,探诊检查牙周健康情况、修复体边缘有无继发龋。

10.2 功能性评价

询问患者满意度。探诊检查有无纤维桩或上部修复体的松动,拍摄根尖片或者牙科CT检查有无根裂和根折,必要时进行牙周翻瓣探查。

11 纤维根管桩粘接后并发症及处理[3,4,17]

11.1 纤维根管桩脱落

如果脱落的纤维根管桩完整无破损,并且患牙剩余的牙体组织完整,将脱落的纤维根管桩在原牙根内试桩可完全就位,可将脱落的纤维根管桩进行二次粘接。粘接前,用低速手机在流水冲洗下清除桩表面残留的粘接材料,用99.9%乙醇对纤维根管桩超声清洗消毒;用与纤维桩直径匹配的纤维根管桩预备钻进行桩道二次预备,使用牙周根管治疗仪进行超声根管荡洗清除桩道内残余的粘接材料和污染物,参照8的方法进行纤维根管桩二次粘接。

11.2 纤维根管桩折断

如果是前牙区或者前磨牙区可视性较好、可操作性强的患牙内的纤维根管桩折断,并且未涉及明显的牙折或者根折,用专用的纤维根管桩去除钻磨除根管内的纤维桩。残余纤维根管桩全部去除后,拍摄X线片确定根尖部的封闭良好,参照6的方法用与桩道直径匹配的纤维根管桩预备钻进行桩道二次预备,使用牙周根管治疗仪进行超声根管荡洗清除桩道内残余的粘接材料和污染物,参照8的方法重新进行纤维根管桩的粘接。

参 考 文 献

[1] BATEMAN G, RICKETTS D N J, SAUNDERS W P. Fibre-based post systems: a review[J]. Br Dent J, 2003, 195(1): 43-48.

[2] CHEUNG W. A review of the management of endodontically treated teeth: post, core and the final restoration[J]. J Am Dent Assoc, 2005, 136(5): 611-619.

[3] 刘峰. 纤维桩修复技术[M]. 北京: 人民卫生出版社, 2012.

[4] 陈吉华, 张凌. 纤维桩修复技术的临床应用[J]. 实用口腔医学杂志, 2007, 23(5), 748-751.

[5] UBALDINI A L M, BENETTI A R, SATO F, et al. Challenges in luting fibre posts: adhesion to the post and to the dentine[J]. Dent Mater, 2018, 34(7): 1054-1062.

[6] SARKIS-ONOFRE R, SKUPIEN J, CENCI M. The role of resin cement on bond strength of glass-fiber posts luted into root canals: a systematic review and meta-analysis of in vitro studies[J]. Oper Dent, 2014, 39(1): E31-E44.

[7] NAUMANN M, BLANKENSTEIN F, DIETRICH T. Survival of glass fibre reinforced composite post restorations after 2 years: an observational clinical study[J]. J Dent, 2005, 33(4): 305-312.

[8] BOSCHIAN P, CAVALLI G, BERTANI P, et al. Adhesive post-endodontic restorations with fiber posts: push-out tests and SEM observations[J]. Dent Mater, 2002, 18(8): 596-602.

[9] MANNOCCI F, BERTELLI E, WATSON T F, et al. Resin-dentin interface of endodontically-treated restored teeth[J]. Am J Dent, 2003, 16(1): 28-32.

[10] RODRIGUES R V, SAMPAIO C S, PACHECO R R, et al. Influence of adhesive cementation systems on the bond strength of relined fiber posts to root dentin[J]. J Prosthet Dent, 2017, 118(4): 493-499.

[11] 中华口腔医学会. 临床技术操作规范: 口腔医学分册(2017修订版)[M]. 北京: 人民卫生出版社, 2017.

[12] 赵铱民, 陈吉华. 口腔修复学[M]. 7版. 北京: 人民卫生出版社, 2012.

[13] PEROZ I, BLANKENSTEIN F, LANGE K P, et al. Restoring endodontically treated teeth with posts and cores-a review[J]. Quintessence Int, 2005, 36(9): 737-746.

［14］TAN P L, AQUILINO S A, GRATTON D G, et al. In vitro fracture resistance of endodontically treated central incisors with varying ferrule heights and configurations［J］. J Prosthet Dent, 2005, 93（4）: 331-336.

［15］JULOSKI J, RADOVIC L, GORACCI C, et al. Ferrule effect: a literature review［J］. J Endod, 2012, 38（1）: 11-19.

［16］DIKBAS L, TANALP J, OZEL E, et al. Evaluation of the effect of different ferrule designs on the fracture resistance of endodontically treated maxillary central incisors incorporating fiber posts, composite cores and crown restorations［J］. J Contemp Dent Pract, 2007, 8（7）: 62-69.

［17］姜婷. 实用口腔粘接修复技术图谱［M］. 北京: 人民卫生出版社, 2019.

［18］MADISON S, ZAKARIASEN K L. Linear and volumetric analysis of apical leakage in teeth prepared for posts［J］. J Endod, 1984, 10（9）: 422-427.

［19］NISSAN J, BARNEA E, CARMON D, et al. Effect of reduced post length on the resistance to fracture of crowned, endodontically treated teeth［J］. Quintessence Int, 2008, 39（8）: e179-e182.

［20］BÜTTEL L, KRASTL G, LORCH H, et al. Influence of post fit and post length on fracture resistance［J］. Int Endod J, 2009, 42（1）: 47-53.

［21］张昕, 周捷宇, 连克乾, 等. 玻璃纤维桩对不同程度牙体缺损抗折能力的影响［J］. 中华口腔医学研究杂志（电子版）, 2015, 9（4）: 22-26.

［22］张新春, 李湘霞, 周雅彬, 等. 非金属桩核冠系统在磨牙大面积缺损修复中的应用［J］. 中华口腔医学研究杂志（电子版）, 2010, 4（2）: 37-40.

［23］GUTARTS R, NUSSTEIN J, READER A, et al. In vivo debridement efficacy of ultrasonic irrigation following hand-rotary instrumentation in human mandibular molars［J］. J Endod, 2005, 31（3）: 166-170.

［24］KIRMALI Ö, ÜSTÜN Ö, KAPDAN A, et al. Evaluation of various pretreatments to fiber post on the push-out bond strength of root canal dentin［J］. J Endod, 2017, 43（7）: 1180-1185.

［25］BATEMAN G, RICKETTS D N, SAUNDERS W P. Fibre-based post systems: a review［J］. Br Dent J, 2003, 195（1）: 43-48.

［26］UBALDINI A L M, BENETTI A R, SATO F, et al. Challenges in luting fibre posts: adhesion to the post and to the dentine［J］. Dent Mater, 2018, 34（7）: 1054-1062.

［27］宗丽, 赵克. 纤维桩黏结强度的影响因素［J］. 中华口腔医学研究杂志（电子版）, 2010, 4（5）: 55-58.

［28］SCHWARTZ R S, ROBBINS J W. Post placement and restoration of endodontically treated teeth: a literature review［J］. J Endod, 2004, 30（5）: 289-301.

［29］AKGUNGOR G, AKKAYAN B. Influence of dentin bonding agents and polymerization modes on the bond strength between translucent fiber posts and three dentin regions within a post space［J］. J Prosthet Dent, 2006, 95（5）: 368-378.

［30］SORRENTINO R, DI MAURO M I, FERRARI M, et al. Complications of endodontically treated teeth restored with fiber posts and single crowns or fixed dental prostheses: a systematic review［J］. Clin Oral Investig, 2016, 20（7）: 1449-1457.

［31］GULDENER K A, LANZREIN C L, SIEGRIST GULDENER B E. Long-term clinical outcomes of endodontically treated teeth restored with or without fiber post-retained single-unit restorations［J］. J Endod, 2017, 43（2）: 188-193.

ICS 11.060.01

CCS C05

中华口腔医学会

团 体 标 准

T/CHSA 009—2019

下颌骨缺损功能重建的专家共识

Expert consensus statement on reconstruction
principle for mandibular defect

2019-12-31 发布　　　　　　　　　　　2020-01-31 实施

中华口腔医学会　　发布

目　次

前　言

本共识按照 GB/T 1.1—2009 给出的规则起草。

本共识由中华口腔医学会口腔颌面修复专业委员会提出。

本共识由中华口腔医学会归口。

本共识由上海交通大学医学院附属第九人民医院负责起草,空军军医大学第三附属医院、北京大学口腔医院、中山大学光华口腔医学院、首都医科大学附属北京口腔医院、武汉大学口腔医院、中国医科大学附属口腔医院、南京大学医学院附属口腔医院、中国人民解放军总医院、中国人民解放军东部战区总医院参与起草。

本共识起草人:杨溪、张陈平、赵铱民、周永胜、李彦、韩正学、尚政军、魏建华、白石柱、廖贵清、任卫红、伊哲、吴国锋、李亚男、焦婷、金磊、曲行舟、董岩、叶红强。

引　言

下颌骨缺损的修复重建是口腔颌面外科领域的一个常见手术。近代下颌骨缺损重建在经历了一个多世纪的探索与实践后,伴随着外科学的发展和新技术、新理论的应用,积累了丰富的临床经验,目前下颌骨重建已绝非简单意义上的恢复下颌骨的连续性,而是一项以重建修复外科为主,同时综合了口腔修复科、口腔种植科等多学科的系统工程,具有复杂性和挑战性[1]。但患者首诊科室可能只是口腔颌面外科、整形外科、耳鼻咽喉-头颈外科和肿瘤医院的头颈外科,各专业医生会从自身特点出发,在治疗上有所侧重,存在着一些盲区,例如口腔科医师经常会遇到某些科室医师所完成的下颌骨重建病例,外形恢复满意,但因为移植骨的位置与上颌牙槽骨不匹配,难以完成义齿的修复,未能达到功能重建。因此需要在下颌骨缺损重建上达成一定的共识、制定相应的规范,以提高颌骨缺损功能重建的水平[2,3]。

下颌骨缺损功能重建首先需要实现颌骨外形的恢复。在此基础上进行义齿修复及咬合功能重建,重建口颌系统平衡,有利于维持上呼吸道畅通,实现下颌骨功能重建。

本专家共识适用各级医疗和科研机构中从事下颌骨缺损重建相关工作的执业医师使用。

下颌骨缺损功能重建的专家共识

1 范围

1.1 适应证

a）肿瘤、外伤和炎症等造成的后天性颌骨缺损；

b）半侧颜面萎缩等先天性颌骨发育畸形缺损。

1.2 禁忌证

a）患者全身状况差，麻醉风险高，无法耐受长时间的全麻手术；

b）口腔颌面部存在无法根治的口腔恶性肿瘤、进展期炎症等严重局部影响愈合的疾病。

2 术语及定义

2.1

下颌骨缺损 mandibular defect

指由于肿瘤及肿瘤术后、创伤造成的下颌骨的缺损。下颌骨的缺损直接影响患者的口腔功能及容颜。下颌骨是颜面部最大的骨骼，是颜面部外形的主要支撑结构，也是面部唯一可动性骨。下颌骨是咀嚼与语音功能的主要承担部位。

2.2

血管化骨移植 vascularized bone graft

指从病人身体的其他部位切取适合大小的骨组织，并包括它的供血血管，制备成离体的皮瓣，通过小血管吻合技术将复合组织瓣的血管与缺损部位的血管吻合，立即得到良好的血液供应和静脉回流，从而在移植部位永久存活。

2.3

骨不连 bone ununion

骨组织具有自身修复的强大能力，当骨折给予适当的治疗，大多数骨折都会很好愈合。然而，一部分骨折却难以愈合。当骨折愈合比较缓慢，称为延迟愈合。当骨折或骨缺损过大时骨组织如不能愈合，则称为骨不连。

2.4

骨吸收 bone resorption

是指在较低的应力水平下，骨组织的体积和密度逐渐发生下降的生理行为。骨吸收是构成骨重建的重要功能，体现了骨组织对力学环境的适应能力。异常的骨重建现象可能会导致骨质疏松症状，从而成为骨折的诱因。

3　设备

3.1　动力设备及器械

用于下颌骨重建过程中,受植床骨质的预备、供区骨的截取、移植骨的塑形;常用的动力设备包括动力源和工作头(如往复锯、摆动锯、磨头和钻头)。

3.2　数字化软件

主要用于下颌骨重建手术术前规划,数字化外科软件需要具备下列功能:数据的三维重建和测量;手术方案的规划,包括分割、融合、路径规划等多种功能模块;手术方案的导出。

4　手术的特点

4.1　手术复杂,时间长

由于需要对移植骨进行定位、塑形及固定,一般下颌骨缺损骨重建术较软组织修复术平均耗时延长 2~3 小时,因而手术创伤大,麻醉风险高,这对患者的手术及全麻耐受度提出了高要求,需要进行全身系统状况做出全面评估,为下颌骨重建术进行充分准备。

4.2　治疗周期长,步骤多

下颌骨功能重建治疗周期长、程序复杂,为了能够达到最终理想的修复目的,往往要求患者具备良好的依从性,纠正可能影响治疗效果的不健康生活习惯如吸烟、饮酒等。颌骨功能重建涉及多学科的分工合作,除重建手术外,还需要进行牙种植等义齿修复工作,对患者有依从性和经济实力要求,需要在下颌骨重建前进行必要的沟通和交流,避免影响最终的治疗效果[4]。

5　术前评估

5.1　下颌骨缺损受区的检查
5.1.1　缺损范围临床评估

对肿瘤性疾病,除详细了解下颌骨病损范围外,还需结合肿瘤性质对周围软组织受累情况尤其是颊舌的受累情况进行仔细评估。对于因外伤、感染等后天因素或先天畸形导致的颌骨缺损,除颌骨缺损范围外,还应对周围软组织情况进行评估,如软组织是否有缺损或瘢痕挛缩、局部组织血供和邻近血管情况、软组织丰度对术后外形的影响等。颌骨缺损合并软组织缺损的严重程度与手术重建难度有密切关系[3]。

5.1.2　影像学检查

对下颌骨重建的患者应进行颌面部螺旋 CT 扫描和全景片拍摄,如需数字化设计则需要层厚在 1mm 以下的 CT 扫描;头颅定位正侧位片对于患者的下面宽及面下 1/3 的高度和宽度有指导作用。

5.1.3　口内检查

颌骨缺损修复治疗前,必须对患者的全身情况,特别是口腔颌面部局部情况做详细的检查,主要包括张口度的情况和余留牙的牙周情况。咬合关系的评估可为下颌骨重建方法的选择和功能预后提供重要依据,稳定的余留牙咬合关系对于余留颌骨的准确复位和移植骨的准确固定具有指导意义,对于无法在术前获得稳定余留牙咬合关系的患者,宜在术前进行模型外科或数字化设计,以指导在术中进行咬合关系的暂时固定和术后咬合关系的固定。

5.2 供区的评估

供区宜进行 CT 等影像学检查对骨瓣的骨量、形貌有全面的了解,使骨瓣的选择更具针对性,对于需要进行数字化设计的病例,CT 检查则是必需的。另外,术前还需要排除供区的各类发育畸形(包括血管变异)、炎症、创伤等疾病并对皮岛穿支血管进行精确定位。推荐通过多普勒超声、CT 血管造影或磁共振血管造影等技术对供区血管是否存在变异和皮岛的穿支进行仔细检查。

6 重建时机的选择

6.1 一期骨重建

对于因肿瘤等疾病需切除颌骨并修复的病人,颌骨切除手术实施的同时进行颌骨缺损一期即刻重建手术有明显优势:残余颌骨、咬合关系和髁突位置容易记录,术中可获得稳定的咬合关系;颌骨连续性和外形的早期恢复,可减少颌骨缺损给患者带来的心理和生理障碍;余留牙的咬合关系可以早期得到恢复,恢复患者的咀嚼和吞咽功能,改善患者的生存质量[4]。

6.2 二期骨重建

多见于因外伤、感染或先天急性等导致的颌骨缺损畸形的修复,部分肿瘤患者局部或全身不具备条件即刻修复下颌骨缺损,可择期进行二期骨重建。二期骨重建会面临残留下颌骨位置向舌侧偏斜、下颌牙列舌侧倾斜、对颌牙列伸长、髁突旋转移位和颌骨缺损区域严重瘢痕等技术困难。在二期重建当中,若单纯行颌骨连续性重建无法恢复咬合关系和咀嚼功能,需要正颌手术和/或正畸治疗的联合参与。

对于单纯下颌骨缺损而未进行同期修复的患者,通常利用余留的下颌牙佩戴下颌翼状导板来维持咬合关系,保留部分咀嚼功能,经过约 3 个月的功能训练,患者能够用余留的下颌牙与上颌牙进行咬合,对于二期重建的患者而言,下颌翼状导板有暂时维持咬合关系,降低二期重建难度,提高重建效果的作用。

7 血管化自体骨移植的供区选择

该术式是目前下颌骨重建的首选治疗方案,较非血管化骨移植愈合快、抗感染能力强、骨吸收少,可适用于各种条件颌骨缺损修复,可进行即刻牙种植的移植,供区通常选择髂骨、腓骨、肩胛骨。

腓骨是目前应用最广泛的供区,可提供最长达 25cm 的移植骨长度,血管蒂恒定,其携带的小腿外侧穿支皮岛软组织量薄,可适用于复合口底及颊部软组织缺损的颌骨修复,但垂直高度显不足;髂骨的骨量最丰富,有利于种植牙植入,同时携带由旋髂深动脉供血的腹内斜肌岛状瓣或皮瓣,可作为骨-肌复合组织瓣进行修复,但仅能提供 9~10cm 的长度;肩胛骨瓣的优势在于可携带大组织量的软组织皮岛,可以修复伴有大面积皮肤或复合组织缺损的下颌骨缺损病例,但肩胛骨菲薄[5,6]。

8 操作规范

8.1 两端余留牙均具有稳定咬合关系的下颌骨重建

可通过咬合板复位及颌间结扎来恢复残颌的原始位置,按缺损范围和下颌骨原有角度成形,建议将下颌骨体部的形态分解"体部 - 颏部 - 颏部 - 体部"的四段的结构,在重建时注意恢复下颌骨的颏部正中的结构,避免造成中线(眉心 - 鼻尖 - 颏前点)的偏斜,避免造成颏部过宽或不对称的术后形态。

8.2 单端余留牙具有稳定咬合关系的下颌骨重建

缺损后可形成有余留牙和无余留牙的两侧残余颌骨。对于有余留牙的残余下颌的一侧可以通过颌间结扎来获得稳定的位置,而无牙残余颌骨的原始位置宜通过下颌骨定位支架进行记录与恢复或通过数字化制作导板进行辅助[6],按"四段式"行下颌骨重建板和移植骨的成形与固定,体部成形推荐采用"四段式"成形方式,升支与体部间角度为125°。应注意下面宽的控制以及无牙残余颌骨侧髁突的复位(达到稳定的、可重复的关节后位)(见图1、图2)。

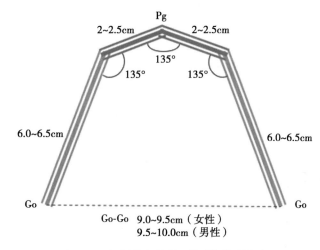

图 1 下颌骨体部的"四段式"成型策略

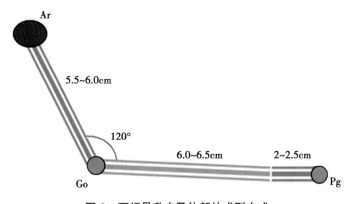

图 2 下颌骨升支及体部的成型方式

8.3 余留牙不能保持稳定咬合关系的下颌骨缺损重建

双侧余留下颌的原始位置均应采用下颌骨定位支架进行记录与恢复,推荐采用数字化技术进行术前辅助设计及导板制作。下颌骨重建板及移植骨的成形及固定同前。应注意恢复下面宽、颏颈角和鼻颏角、防止中线偏斜以及避免双侧髁突的错位。

8.4 原始位置丧失的下颌骨缺损重建

目前此类型是下颌骨缺损重建的难点,主要在于下颌骨与颅骨间三维空间位置的确定,移植骨段需同时满足外形恢复和牙种植位点的需要,同时往往伴有软组织的缺损。

下颌骨体部推荐"体部 - 颏部 - 颏部 - 体部"的四段式塑形方式(骨段间角度均为135°),符合东方人的外形审美与后期牙列种植;体部与恢复升支垂直骨段间角度为125°。

应该指出的是下颌骨"四段式"简化成形技术较传统的成形技术操作更简洁明了、移植骨塑形就位精确,且不受下颌骨破坏程度和形变的影响,但余留颌骨位置的准确记录与复位是该技术应用的关键[7],同时下颌骨与其他颅颌面骨骼的空间定位关系对手术实施有重要意义。

目前提倡模型外科和计算机辅助设计,可通过对头颅定位正、侧位片的三维测量精确推算下颌骨外形参数(下面宽、下颌体长、升支高度)和制备下颌骨外形导板指导余留下颌骨复位、重建板与移植骨的塑形和固位[8];或通过数据库优化匹配,寻找最优下颌骨的外形及位置,指导颌骨重建。

8.5 咀嚼肌再附着与下颌骨筋膜悬吊

推荐将咬肌和翼内肌缝合于下颌角区,有助于保持重建下颌骨的正常位置,防止下坠,科将颏舌肌、二腹肌前腹与移植骨段肌袖缝合固定以悬吊舌体和舌骨,防止舌后坠,维持呼吸道通畅。

8.6 内固定接骨板的选择

对于骨重建的患者宜选用下颌骨 2.0 次重建钛板或小型钛板。两侧残余下颌骨端需要三枚以上钛钉(可选择自锁或非自锁钛钉)的双侧骨皮质固定,为保证双侧骨皮质固定,宜在选择钛钉前进行测深。同时还应注意的是:每个移植骨段均需要有两枚以上的钛钉进行单侧骨皮质固定,以免过深而损伤内侧血管;如选用小型钛板,在移植骨块与余留颌骨间应放置两块小型钛板以保证稳定[9]。

9 儿童期下颌骨重建

儿童期下颌骨重建由于受生长发育的影响,更具复杂性也更加困难:儿童下颌骨缺损会影响面部发育、恒牙咬合的建立以及气道的维持;移植的游离骨与下颌骨发育无法同步;供区同样存在发育问题,可能会带来更加显著的功能障碍[10]。

下颌骨功能重建主要针对于肿瘤性疾病,对于单纯的下颌骨缺损,根据缺损的部位,可推荐肋骨等暂时性修复手段,待 13 岁(男孩推后 2~3 年)以后结合骨龄再行下颌骨重建,要充分考虑骨瓣供区的对功能的影响,供区应将腓骨作为首选,血管化髂骨肌瓣要注意尽量保留臀中肌和缝匠肌的附着[11,12]。

10 数字化辅助

下颌骨重建的目标是实现患者功能恢复与容貌美观的统一,数字化技术是实现这一目标的重要途径,能够在治疗开始前就模拟出最终效果,并对不同治疗方案进行比较优化,据此确定针对不同患者个性化的最佳治疗方案,有利于咬合功能重建。

目前提倡以咬合功能为导向,即以牙种植的位点作为依据,进而确定移植骨段的位置和选择足够骨量的供区骨瓣和修复方式。下颌骨重建中数字化技术的应用包括三个主要环节,分别是数据的获取、治疗方案的规划以及精准实施:CT 扫描及重建获得患者头部三维模型,能够准确获取缺损区形态;如要设计咬合板或牙支持式的导板,需要通过口扫或模型扫描获得牙列数字化模型,与 CT 模型经过配准后生成咬合面具有足够精度的融合模型;通过光学扫描获取患者颜面软组织三维模型能够辅助治疗方案规划与疗效评价。

数字化治疗方案规划的主要内容包括:

a）明确肿瘤切除范围,确定截骨线;

b）余留上下颌骨位置关系的调整与确认;

c）确定修复完成后义齿牙列的最佳位置;

d）依据虚拟牙列的位置规划种植体位置及角度;

e）结合拟修复的颌骨外形轮廓与种植体位置角度对参照镜像翻转健侧颌骨模型;越过中线的缺损可以选择健康人颌骨数据进行适当编辑,并对移植骨的切割、塑形并在缺损区的空间定位进行模拟;

f）将虚拟设计完成后的颌骨重建模型输出,3D 打印获得实物模型,可用于预弯重建板;

g）设计手术辅助导板,以将虚拟设计准确转化到实际手术中;

h）植入骨段的设计及生物力学分析;

i）手术辅助导板与手术导航是将虚拟设计准确转化到实际手术中的不同方式,可以根据实际情况选择使用。

利用数字化技术,可以实现在术前治疗方案模拟,根据上颌牙列的位置,确定下颌骨种植位点,设计移植骨段的位置,制作导板,缩短手术时间,提高下颌骨重建精确性和牙列恢复率。

11 下颌骨重建术后的义齿修复

11.1 义齿修复前外科处理

11.1.1 骨增量方法

足够的移植骨组织量是义齿修复的前提。移植骨骨量不足,常见于单层腓骨重建下颌骨。骨增量可在下颌骨修复重建术的同期或二期进行,骨增量通常有以下方法:平行折叠腓骨移植,同期或二期的非血管化 "onlay" 植骨术和牵引成骨技术,尽可能恢复牙槽嵴高度,但也应注意义齿修复间必需的颌间距离（前牙 2.5~2.8cm,后牙区 2.0~2.2cm）。

11.1.2 软组织诱导成形

下颌骨重建患者牙槽嵴表面常有皮瓣或松软肥厚的软组织覆盖,不利于维持健康的种植体周围组织,去除重建牙槽嵴表面的皮瓣或松软的软组织,诱导健康的附着牙龈黏膜十分重要。

去除重建牙槽嵴表面的软组织后,常用的软组织诱导成形技术包括:

a）自行黏膜化:小面积的缺损,采用直接在保留骨膜的牙槽嵴表面碘仿纱包覆盖,刺激骨膜表面肉芽组织生长,二期上皮细胞生长,黏膜化,形成较薄的口腔黏膜覆盖在牙槽嵴顶;

b）人工补片:将人工补片剪裁后,平铺于牙槽嵴骨膜之上,打包加压,待正常口腔上皮细胞长入此细胞支架,形成健康的附着上皮;

c）角化黏膜移植:通常采用硬腭黏膜进行移植,对于较大缺损,建议分块移植,是获得附着上皮的最理想方法。

11.1.3 前庭沟成形术

前庭沟成形术有利于形成正常的牙槽嵴形态,松解唇颊软组织不足,使种植义齿获得足够的修复空间,同时有利于后期维护种植体周围组织的健康。常见的方法是利用口内牙槽嵴顶多余的皮瓣或者黏膜,在牙槽嵴偏舌侧设计切口,向唇颊侧翻瓣显露牙槽嵴顶,然后松解唇颊侧前庭沟,将翻起的软组织瓣边缘缝合于前庭沟底,裸露的牙槽嵴顶采用相应的软组织诱导成形术。

11.2 常用义齿修复方式

11.2.1 以余留牙为基牙的活动义齿修复

在下颌具有连续性的情况下,可以进行活动义齿修复,如保留有基牙,则修复效果较好。在保留了双侧后牙,基牙健康,重建区域软组织健康,有一定的牙槽嵴高度,可进行混合支持活动义齿修复。

11.2.2 种植体辅助固位的覆盖义齿修复

患者有条件在余留下颌骨或移植骨块上进行种植体植入,但种植体数目或下颌骨形态不具备进行固定修复条件的情况下,可以进行种植体辅助固位的覆盖义齿修复。种植体上部结构可以设计为各类附着体。

11.2.3 种植体支持式的固定义齿修复

当患者的余留牙槽嵴或移植骨块形态良好,患者咬合关系基本正常,牙槽嵴黏膜具备较好种植条件,预计种植固定修复后可以满足修复体自洁或清洁条件时,可以进行种植体支持的固定义齿修复。建议种植上部修复体采用螺丝固位的方式。移植骨块近远中边缘处不宜植入种植体,修复体可在固定义齿的近远中设计不大于1.5cm的悬臂。二期种植体植入前,需要拍摄CBCT明确下颌骨重建术中钛板及钛钉的位置,如果种植体无法避开,则需拆除钛板。

12 常见并发症预防与处理

12.1 术区并发症

12.1.1 移植骨相关并发症

12.1.1.1 骨组织瓣危象

通常发生于术后3天内,一般可通过皮岛观察了解移植骨瓣的血供情况,但对于无皮岛骨瓣的观察可采用便携式超声检测血管蒂血流信号。

12.1.1.2 感染

常见于骨瓣的坏死或口内伤口裂开之后,在关闭口内创口时应有充分的组织量,进行无张力缝合,骨瓣的皮岛也应注意避免,值得注意的是上颌第三磨牙可能咬到术后肿胀的软组织,因此下颌骨重建术中应注意拔除废用的上颌第三磨牙,甚至第二磨牙。

12.1.1.3 移植骨骨不连

除钛钉钛板选择与使用不当之外,还有可能与重建术中使用骨蜡不当有关,在骨与骨接触面应慎用骨蜡。

12.1.1.4 骨吸收

多发生于非血管化骨移植,与移植骨量密切相关,另外下颌骨重建板的应力遮挡作用也可导致移植骨局部的吸收。

12.1.2 内固定连接板的相关并发症

a)钛板外露:重建钛板与软组织瓣复合使用的适应证把握不当可引起钛板外露,通常对于跨中线的下颌骨缺损不宜使用此法,包裹钛板的的软组织瓣,应保证足量厚度并无张力[13];

b)钛钉松脱:为了避免钛钉松脱,术中应该选择配套的工具,提倡微创操作,注意冲水冷却,并遵循"三螺钉双皮质固定"的原则;

c)钛板断裂:与术中钛板的塑形操作不当有关,钛板反复弯折导致金属疲劳、划痕有关;另外缺乏骨支撑的下颌骨重建板,必然发生断裂,单纯重建板不应作为下颌骨缺损的永久修复方式;

d)颞颌关节假体移位:单纯的钛板符合金属髁突假体替代髁突的治疗方案,存在移植后髁突穿入颅中窝的风险,尤其是对于无稳定咬合关系的患者,更容易发生此风险[14]。

12.1.3 髁突前脱位

多发生于无稳定残咬合关系的下颌骨重建或失位性下颌骨重建,使用定位支架记录残余下颌骨位置可防止此并发症的发生,当残余下颌骨与移植骨固定时,可在术中通过口外颞颌关节的检查方法,仔细检查髁突位置是否正确[14]。

12.1.4 种植相关并发症

在种植过程中,除了出血、感染等外科并发症外、较常见的并发症为种植体松动、脱落和种植体周围炎等。因为移植骨的表面往往缺乏附着龈的存在,可导致种植体周围炎,严重时导致种植体松动、脱落;同时,由于移植骨垂直骨量的不足,可导致种植体冠根比失衡,进而导致种植体的松动脱落。

12.2 供区并发症

腓骨组织瓣术后常见并发症是小腿部肿胀以及疼痛,术后可行小腿的抬高以及功能康复锻炼;髂骨组织瓣术后常见并发症是腹壁疝气,应注意供区创面的分层缝合,通常将腹横肌-髂腰肌、腹内斜肌-臀中大肌、腹外斜肌腱膜的严密分层缝合可有效防止腹疝的发生,对于仍有生育意愿的女性患者,要慎用;肩胛骨组织瓣术后常见并发症是肩功能(外展、伸和屈）减弱，因此应尽量避免选用与根治性颈清同侧肩胛骨，术中应注意对大小圆肌的复位固定，术后需要逐步配合肩功能康复锻炼[15]。

参 考 文 献

［1］张陈平，NABIL S. 下颌骨重建的基础与临床［M］. 上海：上海科技教育出版社，2009：9-27.

［2］GÜRLEK A，MILLER M J，JACOB R F，et al. Functional results of dental restoration with osseointegrated implants after mandible reconstruction［J］. Plast Reconstr Surg，1998，101：650-659.

［3］徐立群，陈晓军，袁建兵，等. 下颌骨重建腓骨塑形板的试制与初步应用［J］. 中国口腔颌面外科杂志，2011，9：482-486.

［4］CORDEIRO P G，HIDALGO D A. Conceptual considerations in mandibular reconstruction［J］. Clin-Plast Surg，1995，22：61-69.

［5］KEVIN S E，THEODOROS N T. State-of-the-art mandible reconstruction using revascularized free tissue transfer［J］. Anticancer Ther，2007，7：1781-1788.

［6］BECKERS A，SCHENCK C，KLESPER B，et al. Comparative densitometric study of iliac crest and scapula bone in relation to osseous integrated dental implants in microvascular mandibular reconstruction［J］. J Craniomaxillofac Surg，1998，26：75-83.

［7］徐立群，张陈平，黄耀德. 下颌骨外侧下弧线的形态学研究［J］. 中国口腔颌面外科杂志，2003，1：163-165.

［8］徐立群，张陈平. 下颌骨大型缺损的个体化修复［J］. 中国口腔颌面外科杂志，2003，1：14-17.

［9］SPIESSL B，RAHN B. Reconstruction of segmental defects in tumor surgery. Internal fixation of the mandible：a manual of AO/ASIF principles［M］. Berlin：Springer-Verlag，1989：290-308.

［10］WARREN S M，BORUD L J，BRECHT L E，et al. Microvascular reconstruction of the pediatric mandible［J］. Plastic Reconstructive Surgery，2007，119（2）：649-661.

［11］FOWLER N M，FUTRAN N D. Utilization of free tissue transfer for pediatric oromandibular reconstruction［J］. Facial Plastic Surgery Clinics of North America，2014，22（4）：549-557.

［12］VALENTINI V，CALIFANO L，CASSONI A，et al. Maxillo-mandibular reconstruction in pediatric patients：how to do it？［J］. Journal of Craniofacial Surgery，2018，29（3）：761-766.

［13］徐立群，吴安迪，张陈平，等. 下颌骨缺损修复三维重建板外露2例报告［J］. 中国口腔颌面外科杂志，2004，2（3）：212-214.

［14］WESTERMARK A，KOPPEL D，LEIGGENER C. Condylar replacement alone is not sufficient for prosthetic reconstruction of the temporomandibular joint. Int J Oral Maxillofac Surg，2006，35：488-492.

［15］HARTMAN E H，SPAUWEN P H，JANSEN J A. Donor-site complications in vascularized bone flap surgery. J Invest Surg，2002，15：185-197.

附加说明：图1、图2分别见书末彩图2-1、彩图2-2。

ICS 11.060.01
CCS C05

中华口腔医学会

团 体 标 准

T/CHSA 019—2020

金合金修复牙体缺损的临床指南

Guideline of gold alloy restoration for tooth defect

2020-12-29 发布

2021-01-01 实施

中华口腔医学会　发布

目　　次

前　言

本文件按照 GB/T 1.1—2020《标准化工作导则　第 1 部分：标准化文件的结构和起草规则》的规定起草。

本文件由中华口腔医学会口腔修复学专业委员会提出。

本文件由中华口腔医学会归口。

本文件起草单位：武汉大学口腔医院、北京大学口腔医院、中国人民解放军总医院、空军军医大学第三附属医院、四川大学华西口腔医院、上海交通大学附属第九人民医院、首都医科大学附属北京口腔医院、中山大学附属口腔医院、浙江大学医学院附属口腔医院、福建医科大学附属口腔医院、吉林大学口腔医院、温州医科大学口腔医学院·附属口腔医院、天津医科大学口腔医院、同济大学附属口腔医院。

本文件主要起草人：黄翠、梁珊珊、朱肖、王贻宁、王家伟、周毅、赵熠、王亚珂、宋芳芳。

引　言

　　金合金是经典的固定修复材料,具有良好的机械性能,稳定的化学性能,优越的耐久性和优良的生物相容性等,广泛用于口腔修复临床治疗,并取得良好的长期修复效果和极高的成功率。

　　金合金修复体的固位方式主要为机械固位,其临床操作需要满足"精密、精细、精准"等基本要求,具有一定的操作难度和技术敏感性。

　　金合金修复体的临床应用范围广泛,包括嵌体、高嵌体、部分冠、全冠等多种修复类型[1-3]。本指南通过标准化金合金修复体的牙体预备、粘固及抛光等临床操作流程,以提高此类修复体临床疗效和长期存留率[4,5]。

金合金修复牙体缺损的临床指南

1 范围

本指南制定了采用金合金修复牙体缺损的临床指南。

本指南适用于金合金修复体(例如:嵌体、高嵌体、部分冠和全冠等)。

2 规范性引用文件

本文件没有规范性引用文件。

3 术语和定义[6,7]

下列术语和定义适用于本文件。

3.1

金合金修复体 gold alloy restoration

是以金合金材料制作的修复体,用于修复不同程度和不同部位的牙体缺损,包括嵌体、高嵌体、部分冠和全冠等多种修复类型。

3.2

嵌体 inlay

用于修复较小范围的牙体缺损(未累及牙尖),嵌入牙体内部,恢复缺损患牙的牙体形态和功能。

3.3

高嵌体 onlay

用于修复较大范围的牙体缺损,可覆盖一个或多个牙尖甚至整个𬌗面,起到保护剩余牙体组织的作用。

3.4

部分冠 partial crown

用于修复较大范围的牙体缺损,覆盖部分牙冠表面(部分牙尖及轴面),例如:后牙 3/4 冠、7/8 冠等。

3.5

全冠 full crown

用于修复大面积的牙体缺损,覆盖全部牙冠表面(所有牙尖和轴面),恢复患牙形态及功能。

4 金合金修复体的成分及分型

口腔用铸造金合金中金的含量不少于65%且金和铂族金属的总含量不少于75%（Pt、Pd、Ir、Rh、Ru、Os等属于铂族金属的元素）[8,9]。铸造金合金按其屈服强度和延伸率可分为四型，从Ⅰ型到Ⅳ型硬度逐渐增加，含金量略有减少。用于牙体缺损修复的金合金主要为Ⅰ~Ⅲ型，具体的金合金分型及其临床应用范围见表1[9,10]。

表1　金合金修复体的分型

型号	质地	屈服强度（MPa）	延伸率（%）	临床应用
Ⅰ	软质	80	18	嵌体
Ⅱ	中等硬质	180	10	嵌体、高嵌体、部分冠
Ⅲ	硬质	270	5	高嵌体、部分冠、全冠

5 适应证的选择与注意事项[6]

5.1 适应证

主要适用于后牙及尖牙远中的牙体缺损修复，可根据牙体缺损的程度和部位，剩余牙体组织量、咬合关系等指标制定相应的修复体设计方案。针对不同修复体类型的适应证见表2。

表2　不同修复体类型的适应证

修复体类型	适应证
嵌体	后牙Ⅰ、Ⅱ类窝洞以及位于尖牙远中的Ⅲ类窝洞
高嵌体	后牙较大面积牙体缺损修复，当𬌗面有较大范围缺损，需要恢复外形及咬合接触时亦可采用高嵌体修复
部分冠	后牙大范围牙体缺损无法使用嵌体修复，且某一牙面完整（多为唇颊面），保存该牙面不影响修复体固位及抗力时，可采用部分冠修复
全冠	后牙大范围牙体缺损且非嵌体或部分冠适应证时，需设计全冠保护剩余牙体组织

5.2 适应证选择的注意事项

a）对金属材料过敏者禁用；
b）要求不暴露金属的患者慎用；
c）近期或者长期需要做MRI等影像学检查者，酌情使用。

6 一般操作流程

根据临床适应证选择合适的牙体缺损病例行金合金修复，完善的术前检查，根据牙体缺损的程度、部位及牙髓活力情况选择合适的修复类型并制定相应的修复方案，牙体预备，制取印模，临床试戴，口外抛光，粘固，咬合调整，口内抛光。

7 术前检查

7.1 患者基本信息

年龄、性别、系统病史和过敏史等。

7.2 口腔检查

包括常规口内检查及口外检查。口内检查主要包括患牙,邻牙及对颌牙的牙体和牙周情况,全口的口腔卫生状况及咬合情况等。

7.3 影像学检查

牙体组织缺损情况,牙髓健康状况以及牙周情况等。

8 金合金修复体的牙体预备

8.1 牙体预备前的准备

8.1.1 去除旧充填物及龋坏

对于活髓牙,在局部麻醉下进行牙体预备,并使用橡皮障隔离术区,减少唾液污染,保证操作区域的视野清晰,避免软组织的干扰。旧修复体或充填体宜在橡皮障隔离下去除,并去净龋坏的牙体组织,尽可能保存健康牙体组织[11]。

8.1.2 窝洞内部及缺损区重建

根据修复需要,可用复合树脂或玻璃离子等充填材料消除窝洞内倒凹,必要时可使用成型片等辅助[12]。

8.2 牙体预备基本要求

不同类型金合金修复体牙体预备的推荐预备量见表3[6,12]。

表3 不同类型金合金修复体牙体预备的推荐预备量

修复体形式	推荐牙体预备量
全冠/部分冠	𬌗面:功能尖1.5mm,非功能尖1.0mm 颊舌面:0.5~1.0mm、颈缘处终止于龈上,𬌗向聚合度2°~5° 近远中面:0.5~1.0mm,内聚2°~5° 肩台:0.35~0.50mm
嵌体	𬌗面洞形深度:2.0mm 颊舌壁牙体组织最小厚度:1.25mm 洞缘斜面:45° 轴壁外展度:3°~5°
高嵌体	𬌗面:功能尖1.5mm,非功能尖1.0mm 颊舌壁牙体组织最小厚度:1.25mm 洞缘斜面:45° 轴壁外展度:3°~5°

8.3 牙体预备基本流程[6,12]

按照牙体预备基本原则及微创修复理念,本指南以经典Ⅱ类窝洞牙体缺损的金合金嵌体修复为例阐述牙体预备基本流程。

8.3.1 殆面洞形的预备

a) 预防性扩展:为防止继发龋,可适当扩大洞形,包括邻近的沟、裂、点隙,使洞壁处于健康的牙体硬组织内。洞缘的外形光滑和圆钝。

b) 固位形和抗力形的制备:洞形深度一般大于2mm。所有轴壁相互平行或外展3°~5°,并与嵌体就位道一致,洞缘以钨钢车针或金刚砂车针预备成45°短斜面,宽度0.5~1.0mm,洞缘斜面不宜过宽,否则会降低轴壁深度,影响固位力。可制作做鸠尾固位形,防止嵌体水平向移位。鸠尾固位形的大小、形态可依据患牙殆面形态而定,并且兼顾余留牙体组织的抗力形和鸠尾峡部材料的强度。鸠尾峡部的宽度一般不大于颊舌尖间距的的1/2。

8.3.2 邻面洞形的预备

可分为箱(盒)状洞形和片切洞形两种形式:

a) 箱(盒)状洞形:用于邻面有较大缺损的后牙。预备方法如下:可用裂钻在邻面接触区处与牙长轴平行方向预备出一条深达牙本质的沟,再向颊舌侧扩展至自洁区。然后预备邻面洞形,做到龈壁平整,髓壁与就位道一致,龈壁及髓壁相互垂直。各壁无倒凹,殆面洞缘做短斜面。轴壁可适当外展3°~5°。

b) 片切洞形:用于邻面缺损范围大而浅,邻面凸度小以及邻面接触不良等的后牙。预备方法如下:用车针紧贴患牙切割,颊舌侧扩展至自洁区,颈部沿龈缘线预备,在片切面的中心可根据需要制作箱状洞形、沟固位形等,制备过程中注意保护邻牙。

8.3.3 检查牙体预备情况

洞形轮廓清晰、光滑、连续,洞内壁底平壁直无倒凹,预备量符合修复体类型。

9 印模制取

根据边缘线位置选择合适的排龈方法(单线排龈或双线排龈等)以充分暴露边缘线,检查预备体边缘是否符合预备要求(边缘线的位置、清晰度、连续性等),在保持术区干燥、无渗血的条件下,使用注射器将硅橡胶或聚醚等印模材料注射至患牙及其周围,随后将载有印模材料的托盘在患者口内就位。工作时间可参考印模材料操作说明,取出托盘后仔细检查印模质量,确保整个目标牙位印模完整,边缘线清晰无气泡或撕裂。

10 暂时性修复体

10.1 直接法

对于单面嵌体或无邻接关系的多面嵌体可直接在制备的窝洞内充填暂时性修复树脂材料,口内成形、调磨,材料固化后不取出,待下次就诊时取出。

10.2 间接法

复合树脂内部重建后制取局部印模,在牙体预备完成后将暂时性修复树脂材料注入印模内并放入口内就位,材料固化后取出,调𬌗并抛光,用暂时冠粘固剂粘固,待下次就诊时取出。

11 试戴与粘固

11.1 试戴

a)检查修复体组织面有无金属瘤及附着物,在模型上将修复体回位,检查边缘密合性。

b)上橡皮障隔离术区(必要时可局麻下操作),去除暂时性修复体,清洁窝洞。

c)试戴修复体,观察就位情况,检查边缘密合性、咬合关系及邻接关系,必要时可对修复体进行调改。

11.2 粘固[14]

采用玻璃离子水门汀或树脂加强型玻璃离子水门汀作为金合金修复体的主要粘固材料,将粘固剂分别涂布在修复体组织面和基牙窝洞中,粘固后去除多余粘固剂,重新检查咬合,必要时进行咬合调整。

12 抛光[12,15]

除全冠外,其余类型的金合金修复体在粘固后需要进行充分的边缘抛光,以增强边缘密合性,具体流程如下:

a)使用中等粒度的抛光盘去除边缘区残余粘固剂并使金合金修复体边缘与釉质在交界处于同一水平。调磨过程中持续使用气枪降温,防止过热损伤牙髓。对于狭长或凹陷的区域,可使用细粒度的金刚砂车针在水冷却条件下调磨;

b)使用细砂砂轮重复a)步骤;

c)修复体的龈边缘处可选用中等粒度的窄长型抛光带进行抛光;

d)使用细粒度的窄长型抛光带进行抛光重复c)步骤,直至所有刮痕被去除;

e)使用沾有浮石粉浆液的软质橡皮杯对修复体表面进行抛光,并冲洗、干燥;

f)更换新的软质橡皮杯,使用 $15\mu m$ 氧化铝粉末对修复体表面进行抛光,在此抛光过程中,持续使用气枪冷却以及强吸引器,抛光后冲洗、干燥;

g)使用 $1\mu m$ 氧化铝粉末,重复f)步骤。

对全冠修复体而言,可使用细粒度的金属抛光橡皮杯(轮)对冠边缘及经调𬌗的区域进行抛光。再按照f)和g)的步骤进行修复体表面抛光。

13 金合金修复体戴入后健康指导

a)饮食指导:避免咀嚼过硬或过粘的食物。

b)卫生指导:保持口腔卫生,使用正确的刷牙方式,教会患者使用牙线清洁患牙的近远中面。

　　c）复诊：定期接受口腔卫生检查和清洁治疗。

参 考 文 献

[1] 郭莉,王晓洁,万荣,等.金合金高嵌体在重度磨耗磨牙的临床应用[J].口腔颌面修复学杂志,2016,17 (6):332-335.

[2] 徐可卿,关平,刘俊.金合金嵌体在磨牙牙体缺损修复中的临床应用[J].口腔颌面修复学杂志,2014, 15(1):30-31.

[3] 王燕,赵鹏,王明臻,等.金合金嵌体与铸瓷嵌体修复磨牙牙缺损的临床应用[J].中国美容医学,2012, 21(4):652-653.

[4] BANDLISH L K, MARIATOS G. Long-term survivals of 'direct-wax' cast gold onlays: a retrospective study in a general dental practice[J]. Br Dent J, 2009, 207(3):111-115.

[5] BRACKETT M G, KIOUS A R, BRACKETT W W. Minimally retentive gold onlays: a six-year case report[J]. Oper Dent, 2009, 34(3):352-355.

[6] 赵铱民.口腔修复学[M].8版.北京:人民卫生出版社,2020:66.

[7] MULIC A, SVENDSEN G, KOPPERUD S E, A retrospective clinical study on the longevity of posterior Class II cast gold inlays/onlays[J]. J Dent. 2018, 70:46-50.

[8] Dentistry-casting gold alloys: ISO 1562—2004[S/OL].[2004-05]. https://www. iso. org/standard/33951. html.

[9] KNOSP H, CORTI C W, HOLLIDAY R J. Gold in dentistry: alloys, uses and performance[J]. Gold Bull, 2003, 36:93-102.

[10] Council on dental materials, instruments, and equipment. Revised ANSI/ADA specification No. 5 for dental casting alloys[J]. J Am Dent Assoc, 1989, 118(3):379.

[11] CHRISTENSEN G J. Using rubber dams to boost quality, quantity of restorative services[J]. J Am Dent Assoc. 1994, 125(1):81-82.

[12] TUCKER R V. Class 2 inlay cavity procedures[J]. Oper Dent, 1982, 7(2):50-54.

[13] STEVENSON R G, REFELA J A. Conservative and esthetic cast gold fixed partial dentures-inlay, onlay, and partial veneer retainers, custom composite pontics, and stress-breakers: part I: fundamental design principles [J]. J Esthet Restor Dent, 2010, 21(6):365-374.

[14] FARRELL C V, JOHNSON G H, OSWALD M T, et al. Effect of cement selection and finishing technique on marginal opening of cast gold inlays[J]. J Prosthet Dent, 2008, 99(4):287-292.

[15] TRAINI T, DI I D, MURMURA G, et al. Marginal adaptation after cementing of gold inlays cast by an experimental procedure. SEM analysis[J]. Minerva Stomatologica, 2004, 53(3):69-76.

ICS 11.060.01
CCS C05

中华口腔医学会

团 体 标 准

T/CHSA 020—2020

功能性数字化上颌骨缺损赝复指南

Guideline for functional and digital prostheses
of maxillofacial defects

2020-12-29 发布

2021-01-01 实施

中华口腔医学会　发布

目　次

前　言

本文件按照 GB/T 1.1—2020《标准化工作导则　第 1 部分：标准化文件的结构和起草规则》的规定起草。

本文件由中华口腔医学会口腔修复学专业委员会提出。

本文件由中华口腔医学会归口。

本文件起草单位：上海交通大学医学院附属第九人民医院、空军军医大学第三附属医院、中国人民解放军总医院、四川大学华西口腔医院、北京大学口腔医院、武汉大学口腔医院、中国医科大学附属口腔医院、南京大学医学院附属口腔医院。

本文件主要起草人：蒋欣泉、焦婷、顾晓宇、孙健、胥春、黄慧、黄庆丰、熊耀阳、曾德良、王洁。

引　言

数字化技术已经越来越多地应用于疾病的诊断、规划和治疗。近十年来,计算机辅助设计和制造、逆向工程、三维打印等新技术逐步应用于口腔颌面部缺损的赝复治疗领域,成为口腔临床医学研究的热点之一[1,2]。

颌骨不仅是整个颜面部的支撑结构,同时也参与咀嚼、发音和呼吸。颌骨缺损从生理和心理两方面给患者造成严重影响,赝复体的设计和制作一直是口腔修复医生的一个重要任务和研究关注点。我们不仅要恢复患者可能存在的形貌改变以及正常生理功能如咀嚼、吞咽、发音、呼吸等的损害,还需要关注患者的心理健康和满足患者的期待[2]。赝复体的设计需要有足够的固位力和密合性,合理利用缺损腔内复杂的倒凹区,制作出固位力良好可恢复患者面型和正常生理功能的修复体。传统的制取印模方法受患者张口度和印模材料性质的影响,难以准确反映缺损区的真实形态,给赝复体的设计和制作带来困难。从印模制取、赝复体设计和赝复体制作都可以利用数字化技术,提高自动化程度,便于和患者交流,改善患者治疗体验和赝复体修复效果,提供更好的临床服务。

上颌骨缺损赝复体制作材料包括树脂和硅橡胶,传统取模方法制作的赝复体通常采用一体式树脂材料,质地坚硬,容易对患者产生术后压痛。硅橡胶材料相对柔软,具有弹性,封闭性更好,但使用一定时间后容易发生材料老化。目前三维打印技术限于加工材料和制作精度的影响尚难以直接成形复杂形态的硅橡胶赝复体[3,4],常用的解决方案是通过打印树脂阴模方法反向制作硅橡胶阻塞器。与此同时,通过数字化设计硅橡胶阻塞器与树脂基托之间的连接结构,有利于赝复体的固位。利用阴模加工方法也方便硅橡胶阻塞器的定期更换。

本指南旨在推荐数字化上颌骨缺损赝复的技术路线,使整个治疗过程形象而具体,以提高上颌骨缺损患者赝复治疗的效果和长期成功率,同时也有利于本技术的推广。

功能性数字化上颌骨缺损赝复指南

1 范围

本指南描述了颌骨缺损三维数据重建,数字化阻塞器和连接体三维设计,个性化阴模设计和制作路径,在此基础上制作分体式、半固定、异种材料的阻塞器——可摘式义齿组合设计赝复体的技术指南。

本指南适用于上颌骨缺损数字化赝复体制作。由于目前尚没有成熟的商品化软件用于设计赝复体,本指南采用的三维设计软件要求工业级逆向工程软件,具有三角面片格式的三维数据编辑功能。

2 规范性引用文件

本文件没有规范性引用文件。

3 术语和定义

下列术语和定义适用于本文件。

3.1

颌面赝复体 maxillofacial prosthesis

赝复体修复学是集口腔修复学、种植学、颌面外科学于一体的综合性学科,它主要解决肿瘤、外伤及先天性畸形等导致的颌骨缺损和面部缺损(眼、耳、鼻缺损)的疑难病症,利用人工修复体恢复和重建患者的咀嚼、语言及吞咽功能,同时在形态、颜色、质感上尽量恢复患者的外观。

3.2

阻塞器 obturator

颌骨缺损赝复体的一部分,用人造材料制作的修复口、鼻腔或口、咽腔瘘的结构,使患者在进食或饮水时不易发生鼻部或咽部的泄漏,同时在患者发音时行使腭咽封闭功能。

3.3

上颌骨缺损 maxillofacial defects

因肿瘤、创伤以及先天因素所造成的口腔上颌软硬组织局部或全部缺损,从而造成相应口腔功能障碍[1,2]。

Aramany 等(1978)根据缺损的范围和部位将上颌骨缺损分为六类,分别是:

Ⅰ类 一侧上颌骨切除

Ⅱ类 1/4上颌骨切除

Ⅲ类　上颌骨中心缺损

Ⅳ类　超过中线的大部分上颌骨缺损

Ⅴ类　上颌骨后部缺损

Ⅵ类　上颌骨前部缺损

赵铱民（1996）提出上颌骨缺损的八分类法，分别是：

Ⅰ类　上颌骨硬腭部缺损

Ⅱ类　一侧部分上颌骨缺损，分前后颌，缺损在颌骨前部为Ⅱ类第 1 亚类，记为Ⅱ1，在颌骨后部者为Ⅱ类第 2 亚类，记为Ⅱ2

Ⅲ类　上颌骨前部缺损

Ⅳ类　上颌骨后部缺损

Ⅴ类　一侧上颌骨缺损

Ⅵ类　双侧上颌骨大部分缺损，即缺损超过中线

Ⅶ类　无牙颌的上颌骨缺损

Ⅷ类　双侧上颌骨缺失

4　上颌骨缺损的修复原则

上颌骨缺损造成口腔支撑组织的缺损，可伴有邻近缺损区组织的损伤，形成了特殊的解剖结构，加之修复体体积大，固位困难，使得颌骨缺损修复的设计和制作要求高，难度大。为了实现良好的修复效果，宜遵循以下原则[1]：

a）早期修复：尽早进行修复治疗，以利于保护手术创面、减少术后瘢痕挛缩、及早恢复部分功能，建议术后 7 天制作暂时性上颌骨缺损赝复体；术后 3 个月待创口完全愈合，接受放疗患者待放疗结束后 2 个月，即可制作正式修复体；

b）尽可能恢复生理功能：尽可能恢复咀嚼、语言、吞咽、吮吸等生理功能。当功能恢复和外形恢复之间有矛盾时，宜以功能恢复为主；

c）保护余留组织：除必须拔除的残根或过度松动牙，骨尖、骨突的修整，以及瘢痕组织的切除等外，尽量保存余留组织；

d）足够的固位力：在赝复体设计时须仔细检查、综合考虑，尽量利用现有组织获得足够的固位力。数字化赝复可以利用三维扫描详细获取并重建缺损区周围的结构，利于倒凹的获取和利用。同时，也可以在剩余颌骨上设计种植体，利用附着体增加赝复体的固位力；

e）要坚固轻巧，戴用舒适，摘戴方便：在确保足够的固位和支持的要求下，修复体还必须设计得轻巧牢固；支架设计不宜过于复杂，基托不宜过厚，在组织缺损区的基托应采用中空的设计以便减轻重量。

5　临床基本条件

5.1　临床适应证

· 外科手术后上颌骨缺损但未累及颅骨。

- 软组织完整,无骨质外露。

5.2 临床禁忌证

- 缺损范围超过上颌骨累及颅骨。
- 恶性肿瘤未得到良好控制,存在较大复发几率并需要二次切除的患者。
- 存在局部残留颌骨坏死并未得到良好控制的患者。
- 全身状况差无法耐受赝复治疗过程的患者。
- 对材料过敏或者黏膜病变未得到有效控制者。

6 上颌骨缺损区三维数据获取

利用三维扫描技术,精确获取缺损腔内外结构的三维数据,三维重建后综合评估患者软硬组织缺损情况,以便对赝复体进行三维设计[5]。

数据获取方法可分为表面光学扫描技术和断层扫描技术(包括 CT、MRI 等)[6-11]。其中利用 CT 扫描数据三维重建的方法,不受缺损深度和空间复杂结构影响,能准确反映缺损区软硬组织情况,是较为推荐的三维数据获取方法。建议采用螺旋 CT,扫描层厚 1.25mm 甚至更薄;CBCT 因数据重建软组织边缘形态不佳而不建议采用。另外,利用口内光学扫描技术获取牙列和口腔黏膜三维数据,与螺旋 CT 重建的缺损区三维数据进行配准融合后,可以作为赝复体和可摘局部义齿三维设计的依据。

螺旋 CT 扫描前在患者上颌前庭沟区加棉卷以隔开颊黏膜,嘱患者舌体不要接触上腭并处于微张口状态,采集数据通过不同灰阶阈值设定对患者软组织和骨组织分别进行三维重建,通过表面光顺处理后获得患者颅颌面三维数字模型(STL 格式)。对患者软组织三维数据进行分割,提取用于阻塞器三维设计的上腭、上颌前庭沟、上颌牙列、缺损腔、鼻腔等相关数据[12-14]。

7 赝复体三维设计[13-15]

7.1 阻塞器组织面设计

根据缺损腔软硬组织的三维重建数据设计阻塞器鼻腔侧和口腔侧边缘线,避开关键组织结构如鼻甲、鼻中隔、唇颊系带等,不影响患者的呼吸和发音功能。利用软组织数据构建阻塞器组织面形态,保留部分倒凹区以获得足够固位力。

7.2 阻塞器底部设计

利用患者口腔侧剩余软组织的拓扑形态构建阻塞器的底部形态,使其与剩余软组织表面相接处连续、光滑,通过偏移运算使阻塞器边缘保持 0.5mm 的均匀厚度。

7.3 阻塞器内部设计

通过等比缩放原理设计阻塞器中空内部形态,设计阻塞器侧壁、底壁厚度 3~5mm 以保证后续硅橡胶材料具有合适的厚度和弹性。

将阻塞器轴面、底部和内部设计数据进行边缘缝合,形成阻塞器整体三维形态。

7.4 阻塞器与义齿的连接设计

本指南采用硅橡胶阻塞器,其与义齿基托之间连接类型分为磁性连接和机械式连接两种方式。磁性连接方式为将衔铁固定于硅橡胶阻塞器内,将磁铁固定于义齿基托内,通过磁力将阻塞器和义齿相连接;机械式连接方式利用三维设计的连接体与阻塞器联合,利用硅橡胶阻塞器和树脂连接体之间形成倒凹发生弹性固位将阻塞器和义齿相连接,具体设计步骤如下:

通过正向工程软件构建阻塞器与可摘局部义齿之间机械式连接体形态以及外部轮廓,使得包裹连接体的硅橡胶材料具有3~5mm的厚度。通过三维软件中图形等比例缩放原理调整尺寸,并移动至阻塞器内合适的位置,不影响呼吸道通畅。利用布尔运算(Boolean)将阻塞器和连接体三维图形融合在一起。

7.5 三维阴模设计

三维阴模整体设计为圆角长方体形态,使其各表面超出阻塞器最大边界3mm。以阻塞器的口腔侧边缘线为基础确定主分模面位置,通过曲面桥接技术连接阻塞器边缘线和阴模边界线,形成主分模面。在上下阴模之间设计盒盖式的固位结构,保留边缘0.05mm的公差,便于阴模组装。根据下模腔的倒凹大小、位置设计若干副分模面,以便于开模操作,使硅橡胶阻塞器顺利脱模。副分模面之间设计锥柱状定位装置以利于装配。最后在阴模内表面上设计直径为5mm的穿通孔道,使装胶过程中多余的硅橡胶材料能顺利溢出。

7.6 可摘局部义齿组织面设计

若患者有牙列缺损情况,按其缺损类型设计可摘局部义齿支架,在阻塞器相对的义齿组织面设计大于阻塞器面积的树脂基托,以便阻塞器在义齿组织面定位,以及连接体和义齿基托粘结。

8 赝复体的数控加工[15]

8.1 三维打印个性化阴模和连接体

将赝复体阴模的各个部分以及连接体三维图形在坐标系中排布成平面阵列,并保证阴模的组成部分按照装配方向排列。用三维打印机制作透明树脂材料的个性化阴模和连接体,并进行体外装配测试,使阴模的各个部分达到精密地组合。

8.2 硅橡胶赝复体成形

用专门的赝复用硅橡胶材料缓慢注射到下阴模内及上阴模组织面,尽量避免产生气泡,将上、下阴模装配、加压,去除多余的硅橡胶材料后进行固定,待硅橡胶材料充分固化后脱模,获得硅橡胶材料的赝复体阻塞器。

9 可摘局部义齿的制作

临床上在患者配戴硅橡胶阻塞器时制取牙列缺损的二次法印模,印模材料为硅橡胶。因阻塞器隔绝了口鼻腔使取模过程类似常规上颌牙列缺损的情况。按常规方法设计和制作可摘局部义齿,并且在可摘局部义齿制作中可以制取功能性印模使赝复体边缘密合更佳,经过排牙、装胶、打磨和抛光等程序完成可摘局部义齿的制作。可摘局部义齿制作过程中必要时采用面弓转移和上𬌗架操作。

10 阻塞器和可摘局部义齿的结合[15]

在体外将三维打印的树脂连接体压入硅橡胶阻塞器内,按照可摘局部义齿上的轮廓将阻塞器定位于义齿组织面,并利用树脂粘结剂将连接体与义齿组织面基托树脂紧密结合,最终形成阻塞器和可摘局部义齿分体式赝复体模式,并且两者间通过连接体形成机械固位;或者将磁性附着体的磁铁粘结于义齿组织面,将衔铁粘结于树脂连接体,在义齿组织面和连接体对位结合时磁铁和衔铁发生磁性吸引而产生固位力。

11 临床试戴

赝复体制作完成后,临床试戴和检查阻塞器的封闭和固位效果,有无翘动或摆动。检查可摘局部义齿戴入后的固位和稳定,确认正中、侧方和前伸咬合关系,并给予必要的调整。教会患者摘戴赝复体的方法,建议患者注意口腔卫生,每日摘下赝复体并分离阻塞器和义齿,将其用软布清水清洁后,义齿浸泡于清水,硅橡胶阻塞器则干燥保存。嘱咐患者定期复查。

12 数字化赝复体的复查[1,2]

12.1 功能评价

检查赝复体的封闭效果,是否存在固位不良和渗漏,检查患者的发音、咬合、吞咽、咀嚼等情况,对比赝复体制作前后患者主观生理功能差别并记录。检查赝复体是否损坏,连接体是否完整,硅橡胶阻塞器是否老化,患者摘戴是否方便,了解患者满意度并记录。

12.2 生物学评价

检查赝复体材料和清洁状况,是否有老化和真菌污染等情况。检查阻塞器周围黏膜的健康情况,是否有红肿、糜烂、溃疡,是否存在义齿性口炎以及过敏情况。了解患者的口腔卫生清洁和赝复体日常维护情况。

12.3 美学评价

检查患者口内外情况,人工牙排列是否自然美观,人工牙、树脂基托及阻塞器的位置及颜色是否合理,阻塞器是否有变色、老化等情况,了解患者对赝复体制作后美观效果的要求及评价。

13 数字化赝复体佩戴后可能出现的并发症及相应处理建议[1,2]

13.1 赝复体破损,阻塞器老化

首先需检查患者的咬合和摘戴情况,排除是否为不良咬合和操作造成的,如果存在则必须排除。如果阻塞器的硅橡胶老化,失去弹性和封闭性,可以重新利用原有的阴模制作新的赝复体。

13.2 基牙疼痛

常为卡环臂固位力过强或基托过紧所致,可适当调整卡环臂或修改基托。

13.3　发音吞咽不畅

若阻塞器封闭口鼻腔效果差,则可能出现饮水时鼻腔漏水,不能做鼓气动作,需要更换阻塞器。若患者发音沉闷不清,则提示阻塞器过大过高,需要少量多次磨除。

13.4　缺损区周围黏膜疼痛红肿糜烂

患者卫生习惯不良,或阻塞器老化导致和缺损区黏膜不密合,食物残渣残留引起黏膜红肿糜烂。教育患者保持口腔健康卫生条件,如阻塞器老化则重新制作。

参 考 文 献

[1] 赵铱民. 口腔修复学[M]. 7 版. 北京:人民卫生出版社,2012:399-415.

[2] 赵铱民. 颌面赝复学[M]. 西安:世界图书出版社,2004:2-168.

[3] UNKOVSKIY A, SPINTZYK S, BROM J, et al. Direct 3D printing of silicone facial prostheses: a preliminary experience in digital workflow[J]. J Prosthet Dent, 2018, 120(2):303-308.

[4] NUSEIR A, HATAMLEH M M, ALNAZZAWI A, et al. Direct 3D printing of flexible nasal prosthesis: optimized digital workflow from scan to fit[J]. J Prosthodont, 2019, 28(1):10-14.

[5] JOO H S, PARK S W, YUN K D, et al. Complete-mouth rehabilitation using a 3D printing technique and the CAD/CAM double scanning method: a clinical report[J]. J Prosthet Dent, 2016, 116(1):3-7.

[6] COWARD T J, SCOTT B J, WATSON R M, et al. A comparison between computerized tomography, magnetic resonance imaging, and laser scanning for capturing 3-dimentional data from a natural ear to aid rehabilitation[J]. Int J Prosthodont, 2006, 19(1):92-100.

[7] COWARD T J, SCOTT B J, WATSON R M, et al. A comparison of prosthetic ear models created from data captured by computerized tomography, magnetic resonance imaging, and laser scanning[J]. Int J Prosthodont, 2007, 20(3):275-285.

[8] JIAO T, ZHANG F, HUANG X, et al. Design and fabrication of auricular prostheses by CAD/CAM system[J]. Int J Prosthodont, 2004, 17(4):460-463.

[9] 熊耀阳,焦婷,张富强. 结构光三维测量轮廓技术及快速成形技术在颌面赝复中的应用[J]. 中国组织工程研究与临床康复, 2008, 12(9):1705-1708.

[10] 熊耀阳,陈晓波,焦婷,等. 快速成形技术在鼻赝复体制作过程中的应用[J]. 上海交通大学学报(医学版), 2008, 28(4):417-419.

[11] 熊耀阳,焦婷,孙健,等. 数字化印模及图像处理技术在鼻赝复中的应用[J]. 组织工程研究与临床康复, 2009, 13(9):1629-1632.

[12] QIU J, GU X Y, XIONG Y Y, et al. Nasal prosthesis rehabilitation using CAD-CAM technology after total rhinectomy: a pilot study[J]. Support Care Cancer, 2011, 19(7):1055-1059.

[13] 顾晓宇. 数字化口腔颌面缺损赝复技术(专题论坛)[J]. 中国实用口腔科杂志, 2012, 5(5):272-276.

[14] JIAO T, ZHU C Y, DONG X, et al. Rehabilitation of maxilectomy defects with obtuator prostheses fabricated using computer-aided design and rapid prototyping: a pilot study[J]. Int J Prosthodont, 2014, 27(5):480-486.

[15] 顾晓宇,陈晓波,焦婷,等. 三维打印数字化阴模辅助制作口腔颌面缺损赝复体的临床应用[J]. 中华口腔医学杂志, 2017, 52(6):336-341.

ICS 11.060.01
CCS C05

中华口腔医学会

团 体 标 准

T/CHSA 021—2020

种植体支持式可摘局部义齿修复技术指南

Guidelines for implant-supported removable partial denture

2020-12-29 发布

2021-01-01 实施

中华口腔医学会 发布

目　　次

前　言

本文件按照 GB/T 1.1—2020《标准化工作导则　第 1 部分：标准化文件的结构和起草规则》的规定起草。

本文件由中华口腔医学会口腔修复学专业委员会提出。

本文件由中华口腔医学会归口。

本文件起草单位：上海交通大学医学院附属第九人民医院、北京大学口腔医院、空军军医大学第三附属医院、中国人民解放军总医院、四川大学华西口腔医院、武汉大学口腔医院、北京协和医院、中山大学光华口腔医学院·附属口腔医院、浙江大学医学院附属口腔医院、天津医科大学口腔医院、福建医科大学附属口腔医院、温州医科大学附属口腔医院、大连市口腔医院。

本文件主要起草人：蒋欣泉、黄庆丰、胥春、焦婷、孙健、黄慧、顾晓宇、曾德良。

引　言

　　牙列缺损采用可摘局部义齿修复仍然是临床上目前最普遍采用的修复方案之一,具有适用范围广,磨除牙体组织少,费用较低,疗程短,患者可自行摘带,便于清洁维护等优点[1]。然而,可摘局部义齿主要由牙和黏膜单独或者共同支持,其固位和稳定,美观和咀嚼功能往往达不到患者的预期,特别是 Kennedy Ⅰ、Ⅱ类牙列缺损的患者,而采用种植体支持固定修复的方式可能受到患者骨质骨量、颌位关系、经济条件、身体状况等的限制而无法实施,通过局部植入少量种植体的种植体支持式可摘局部义齿修复可以提供更好的支持、固位和稳定,不失为临床值得推广的修复方案。然而目前对于种植体支持式可摘局部义齿尚缺乏统一的设计标准,包括种植体选择、植入位置、上部附着体选择,以及可摘局部义齿支架、固位体等的设计都有待于进一步的统一。本指南的制定有助于该类义齿的临床设计和制作,减少并发症,获得可预期的治疗效果,促进此类义齿的推广应用。

种植体支持式可摘局部义齿修复技术指南

1 范围

本指南给出了种植体支持式可摘局部义齿的临床程序和设计制作的技术指南。

本指南适用于各级口腔医院、综合医院口腔科及口腔诊所等口腔执业医师开展种植体支持式可摘局部义齿修复使用。

2 规范性引用文件

本文件没有规范性引用文件。

3 术语和定义

下列术语和定义适用于本文件。

3.1

种植体支持式可摘局部义齿 implant-supported removable partial denture

可摘局部义齿修复中,在部分缺牙部位策略性植入种植体,并通过上部附着体与义齿的连接以增强对义齿的支持、固位和稳定,此类义齿统称为种植体支持式可摘局部义齿。

3.2

可摘局部义齿 removable partial denture

可摘局部义齿是牙列缺损的修复方法之一,它是利用余留天然牙和义齿基托所覆盖的黏膜、骨组织等做支持,靠义齿的固位体和基托固位,修复一个或多个天然牙,患者能自行摘戴的一种修复体。

3.3

附着体 attachment

附着体是一种可以用于义齿修复的固位形式。它是由阴性构件和阳性构件组成,其中一部分固定在牙根、牙冠或者种植体上,另一部分与人工修复体相连,两者之间靠不同的机械方式或者磁力连接。

4 修复程序

4.1 患者初诊制取研究模型,拍摄曲面体层放射线片和 CBCT 扫描,余留牙按照可摘局部义齿的设计要求进行相关治疗。

4.2 根据缺牙区临床和放射检查,结合患者身体经济条件和具体要求等决定修复方案,确定种植体植入的数目、型号和植入位点。

4.3 签署种植手术知情同意书,择期进行常规种植I期植入手术。

4.4 根据I期手术的情况决定是否于种植体骨结合完成后进行II期手术。

4.5 种植体完成骨结合及软组织愈合后进行常规可摘局部义齿的制作:牙体预备、取模(有些附着体需要临时放置附着体阴性构件用于占位,方便后期义齿支架的制作)、颌位关系确定、金属支架的制作、口内试戴支架和试排牙,最后修复体初戴调𬌗,完成可摘局部义齿修复。

4.6 可摘局部义齿修复完成后根据使用情况进行调改,修复后4~8周左右进行种植体上部附着体的安装,安装程序根据附着体厂家指南进行。

4.7 上部附着体安装完成后1、3、6、12个月复诊,以后每半年复诊。

4.8 义齿修复后不适随诊,特别是有不稳定情况应及时就诊,进行相应的调改重衬等。

4.9 种植体按照种植义齿常规清洁维护和复查。

5 临床基本条件

5.1 临床适应证

传统可摘局部义齿修复的固位、稳定、支持或者美观无法满足患者需求,患者仍然选择活动修复,或者因以下条件:

a)解剖条件:骨质骨量限制等;

b)经济条件限制;

c)咬合因素限制,如偏颌严重;

d)患者习惯等因素限制,如患者主动要求活动义齿修复;

e)种植固定修复中个别牙失败;

f)医生现有技术等限制无法进行种植固定修复,而且没有比可摘局部义齿更好的选择时,可以考虑选择种植体和天然牙联合支持的可摘局部义齿修复,以提高患者的满意度、咀嚼功能和美观发音等。

5.2 临床禁忌证

以下情况不宜采用种植体支持式可摘局部义齿修复:

a)患者具有种植手术禁忌证的情况。

b)所有可摘局部义齿的禁忌证,也是该修复方案的禁忌证,特别是不能自行摘带以及无法自行清洁又无人员看护的患者。

c)临床咬合空间无法满足相应附着体修复空间要求的。

d)余留牙预后不佳,短期内可能拔除,种植体植入后影响后期方案制定的需暂缓种植体的植入。

6 种植相关的程序和策略[2]

6.1 种植植入常规程序

种植体按照种植I期手术的标准程序植入,植入扭矩达到35N·cm时,结合植入区的骨质和受力等情况,可以考虑穿龈愈合,但必须慎重,并确保对应过渡义齿承托区的彻底缓冲。

扭矩低于 35N·cm、大面积的 GBR、或者有其他情况需要进行潜入式愈合时,过渡义齿在种植体对应的基托处也需进行彻底缓冲,并且义齿停戴至创口肿胀消退。术后佩戴过渡义齿的患者需 1~2 周复诊一次,检查术区情况和义齿稳定性,并做相应处理。

植入扭矩达到 35N·cm,是否直接安置上部附着体并连接上部原有的可摘局部义齿,目前传统种植即刻负荷的理论尚不支持该操作,临床应用需谨慎。

6.2 种植体选择和植入策略

6.2.1 种植体的选择

根据缺牙区范围和骨质骨量,植入种植体数一般不超过固定种植修复设计的数量,常采用 1~4 颗种植体,建议种植体长度在 8mm、直径在 3.5mm 以上,基本原则参照常规种植义齿修复中种植体选择的原则,在条件许可情况下,推荐使用直径 4.0mm 或长度 10mm 以上的种植体,尤其后牙区主要起支持作用的种植体。

6.2.2 种植体植入位置的选择

种植体植入位置选择时需要综合考虑以下几个方面:

a)牙槽骨的解剖结构、骨质和骨量;

b)种植体所起的作用是固位为主还是支持为主;

c)患者美观需求;

d)对颌牙的状况;

e)缺牙区的范围以及在牙弓的位置;

f)余留牙的状况;

g)采用附着体的类型等。

一般情况下,种植体位置越偏向牙弓远端,将提供更大的支持作用,咬合力也主要集中在种植体上。对颌牙为天然牙、缺牙区颌间距离较大等预期需要承受咬合力大的修复,尽量设计远中位点的种植,以抵抗垂直向和侧向的𬌗力。种植体支持可摘局部义齿中短种植体(≤8mm)用于牙弓后部能否提供足够的支持力尚不明确,如果只能采用短种植体可以考虑植入两颗或者两颗以上,制作杆式附着体。近中位点植入的种植体主要起固位作用,应力分布较为均匀,牙弓前部植入种植体主要是固位作用,替代常规的直接固位体,改善美观,支持作用较弱。涉及尖牙区缺损的修复,尽可能在尖牙位置植入种植体,以利于义齿获得更好的稳定性。

种植体的植入位置的𬌗龈向要有足够的颌间距离以容纳义齿基托、支架、小连接体、附着体阴性和阳性构件、人工牙,颊舌向位置不能对后期义齿的颊舌向外形造成影响,长轴方向要在相应附着体的可调角度范围内,同时要满足义齿的就位道要求,这在导平面设计时宜和基牙观测线一起考虑。

余留牙数目少、牙周情况差,预后不佳的,种植体植入位置宜考虑后期余留牙拔除后的设计,制定有利于最终全颌缺失后的修复方案。

6.2.3 种植体上部附着体的选择

种植体上部附着体类型的选择主要考虑以下因素:

a）种植体支持为主还是为辅；

b）足够的固位力；

c）对种植体的保护作用；

d）修复间隙大小,不能影响排牙和美观；

e）义齿加工制作的技术难度；

f）义齿维护的便利性；

g）医生对附着体的掌握程度等。

由于种植体与骨组织间的骨结合缺少像天然牙牙周膜的生理动度,局部受力过大可能会造成种植体颈部的骨吸收,同时可摘局部义齿在使用过程中都会有一定量的下沉,因此,种植体的上部结构常选择球帽式附着体、按扣式附着体、圆锥形套筒冠式附着体和成品杆卡式附着体等。

球帽式附着体主要起固位作用,支持力最弱；按扣式附着体和杆式附着体可以起固位和支持双重作用,按扣式附着体可以通过阴性构件调整固位力,通常配有角度（≤20°）调整配件,使用和维护方便。杆式附着体的支持作用最强,对于多颗种植体植入角度不佳,可以采用杆式连接,联合其他附着体应用,起固位和支持作用,特别适合用于上颌义齿的修复。套筒冠式附着体通常用于余留牙牙槽骨吸收严重,冠根比严重失调,采用种植体和余留牙共同设计套筒冠的修复方式。

7 可摘局部义齿相关的程序和设计

7.1 可摘局部义齿制作的常规程序[3]

种植体植入后 3 个月,拍摄 X 线片检查骨结合情况,骨结合完成后根据一期手术采用埋入还是穿龈愈合决定是否行二期手术,软组织愈合后根据前述原则选择相应的附着体,附着体应根据软组织厚度选择合适穿龈高度以利于后期的维护。然后根据可摘局部义齿的设计要求进行基牙的预备,制取模型,其中杆式附着体必须采用开窗式印模,其他非夹板式的附着体采用常规可摘局部义齿的印模方法,制取印模时需要把上部结构临时安置在种植体上以预留义齿的附着体空间；印模制取后,技工室根据种植附着体和基牙的就位道画观测线,制作蜡堤,临床确定颌位关系；根据颌位关系上颌架,制作义齿铸造支架和排人工牙,交予临床在口腔内试戴,最终完成修复体制作。

7.2 可摘局部义齿设计

种植体支持式可摘局部义齿设计依然遵循传统可摘局部义齿设计原则,但由于种植体的植入增强了义齿的支持、固位和稳定,因此在设计上需要作进一步优化。

7.2.1 基牙选择[3]

基牙对局部义齿的支持和固位作用主要取决于基牙的牙周健康状况、冠和根形态、冠根比、在颌弓中的位置等,需结合临床检查和 X 线片对基牙进行评估。以牙和种植体支持为主的义齿,基牙应选择近缺隙侧稳固的基牙,基牙稳固性不足或者种植体植入位置靠近牙弓前部的,需要增加基牙数量,通过夹板式支架设计联合邻牙支持,或者增加间接固位体以分散𬌗力,也可采用固定义齿把两个或者多个基牙连接在一起以提供足够的支持。以黏膜支持为主的，则应采用减轻基牙扭力的设计，通常使用 RPA/RPI 卡环组设计，同时增加种植体的支持。

7.2.2 分类设计[4-10]

7.2.2.1 Kennedy Ⅰ、Ⅱ类设计

Kennedy Ⅰ、Ⅱ类牙列缺损患者在骨质条件许可情况下尽可能在缺失区远中植入种植体，消除远中游离端，支持主要为牙 - 种植体承担，近缺隙侧基牙采用远中船支托，根据牙冠形态选择直接固位体，种植体上采用按扣式或者杆式的附着体（植入 2 颗以上种植体），Kennedy Ⅱ类牙列缺损如果缺牙不超过三个的可以采用单侧设计，缺牙多于三个的仍然建议双侧设计。Kennedy Ⅰ类牙列缺损双侧采用大连接体进行连接，下颌采用舌杆或者舌板，上颌采用宽腭杆或者腭板，根据缺牙区以及植入种植体的情况以及对颌牙状况评估义齿所受的船力来确定基托的范围，缺牙区范围小，对颌为活动义齿，植入植体较为粗大的，可以减小基托范围，在上颌后牙区缺失可以采用中腭板的设计，减小对患者发音的影响，提高患者的舒适度。

在 Kennedy Ⅰ、Ⅱ类牙列缺损的设计中，如果远中后牙区因解剖条件限制无法植入种植体，可以在缺牙区的近中植入种植体，这种植入方式也可用于美观需求的患者，策略性改变种植体位置，设计固位体，以避免传统直接固位体暴露影响美观。该类修复应设计为牙 - 种植体 - 黏膜共同支持的义齿，基牙采用近中船支托、远中邻面板的 RPA/RPI 卡环组设计，种植体上部结构采用按扣式附着体，同时应该在支点线游离端的对侧放置间接固位体，基托范围不变或者适当减小。

7.2.2.2 Kennedy Ⅲ类设计

Kennedy Ⅲ类牙列缺损采用种植体支持式可摘局部义齿主要用于余留牙条件差[9]，支持力不足的病例，这种情况设计时可采用多基牙夹板式联合支持，种植体附着体可采用按扣式或者杆卡式的附着体（植入 2 颗以上种植体），基托范围不能太小，需考虑余留牙脱落后义齿的支持力问题。合并多数前牙缺失的 Kennedy Ⅲ类 1 亚类缺损，可以在前牙区（尖牙位置最佳）植入种植体，起到增强义齿稳定和固位作用。

7.2.2.3 Kennedy Ⅳ类设计

Kennedy Ⅳ类牙列缺损采用种植体支持式可摘局部义齿常用于缺牙间隙较大，涉及到双尖牙和磨牙区的缺损，以及一些固定修复丰满度没法满足美观需求或者前牙区软硬组织缺损严重种植固定修复后无法有效清洁维护的病例等。如果用于缺损范围较小的病例，预计支持力足够可以设计牙 - 种植体支持义齿，基牙采用常规的圆环形卡环组，种植体上采用按扣式或者杆式的附着体（植入 2 颗以上种植体），不设计舌腭侧基托，颊侧基托根据丰满度选择。预计支持力不足义齿稳定性不佳的，比如前牙区软硬组织缺损严重，颌间距离大，则采取牙 - 种植体 - 黏膜共同支持的义齿，在稳固的基牙上放置间隙卡，种植体上采用按扣式或者杆式的附着体（植入 2 颗以上种植体），以上颌前腭杆、上颌前腭板、下颌舌杆或下颌舌板连接，颊侧基托根据丰满度美观要求设计，同时尽量避免食物残留的情况。

8 种植附着体的安装[11]

杆式附着体的固位装置在义齿排牙时就置于种植杆上,通过注塑基托树脂聚合与义齿基托连接,无需进行临床安装,临床可以根据固位力要求适当调整固位夹的松紧度。而球帽以及按扣式等非夹板式的附着体则建议在临床进行安装。安装时间一般在义齿初戴后4~8周,期间如出现压痛等并发症及时处理。确定义齿颌位关系无误后,去除种植体上的愈合基台,按厂家要求安装附着体的阳性构件,再把阴性构件临时安装在基台上,用低速手机扩大义齿组织面原来预留附着体阴性部件的空间,在颊舌侧相应位置处开窗,直径3mm左右,义齿需完全就位,确保附着体安装后在功能状态下义齿由黏膜及种植体共同支持。然后将配套的封闭环套入基台底部,防止树脂进入倒凹,在义齿组织面预留的空间置入调制好的处于黏丝期的室温固化型丙烯酸树脂,迅速戴入患者口内,引导患者做正中咬合,去除开窗处溢出的多余树脂,待树脂凝固后取出义齿,作必要的调改和抛光,最后根据临床固位力需要对附着体的固位力进行调整,完成最终的义齿制作,同时进行义齿和种植体维护的宣教。

9 并发症及处理

种植相关的并发症:

a)种植手术并发症包括感染、损伤重要解剖结构等按照常规种植并发症进行对症处理;

b)机械并发症主要是种植体上部的附着体松动或磨损。附着体阳性构件松动重新清洁消毒重新上紧即可。阳性构件磨损后宜重新置换。阴性构件磨损需根据磨损程度可以置换不同固位力的构件;

c)生物学并发症包括种植体黏膜炎和种植体周炎,进行常规处理时,同时考虑是否与可摘义齿有关,比如下沉不稳定压迫引起,如有则需对义齿进行相应调改;

d)种植体失败或者脱落,需对失败和脱落原因进行分析给予预防,可等骨愈合后考虑重新进行种植。

可摘局部义齿相关的并发症包括压痛、固位不良、食物嵌塞、咬颊咬舌、摘戴困难等,按常规活动义齿并发症进行调改。可摘局部义齿折裂按常规义齿折裂进行修理。

10 复查和维护

义齿修复后1周进行常规复查,有压痛不适随诊,并嘱患者注意基牙和种植体周围的清洁。4~8周后进行种植附着体安装(杆式附着体,阳性构件已在试支架时完成安装),最终修复后1、3、6、12个月进行复查,无异常则每半年复查一次。复查除活动修复常规内容外,着重检查义齿的稳定性和种植体周围情况,种植体生物学并发症做到早发现早治疗,义齿不稳定宜及时进行重衬,防止对种植体以及基牙产生不当的扭力,这两项直接关系到该类义齿的远期成功率。

参 考 文 献

［1］赵铱民.口腔修复学［M］.7版.北京：人民卫生出版社，2018：192-194.

［2］宿玉成.口腔种植学［M］.2版.北京：人民卫生出版社，2014：737-822.

［3］CARR A B, BROWN D T. McCracken's removable partial prosthodontic 13/E［M］. Singapore：Elsevier, 2016：236-320.

［4］MIJIRITSKY E. Implants in conjunction with removable partial dentures：a literature review［J］. Implant Dent, 2007, 16（2）：146-154.

［5］SHAHMIRI R A, ATIEH M A. Mandibular Kennedy class Ⅰ implant-tooth-borne removable partial denture：a systematic review［J］. J Oral Rehabil, 2010, 37（3）：225-234.

［6］DE FREITAS R F, DE CARVALHO DIAS K, DA FONTE PORTO CARREIRO A, et al. Mandibular implant-supported removable partial denture with distal extension：a systematic review［J］. J Oral Rehabil, 2012, 39（10）：791-798.

［7］CHATZIVASILEIOU K, KOTSIOMITI E, EMMANOUIL I. Implant-assisted removable partial dentures as an alternative treatment for partial edentulism：a review of the literature［J］. Gen Dent, 2015, 63（2）：21-25.

［8］KERN J S, KERN T, WOLFART S, et al. A systematic review and meta-analysis of removable and fixed implant-supported prosthodontic in edentulous jaws：post-loading implant loss［J］. Clin Oral Implants Res, 2016, 27（2）：174-195.

［9］ZANCOPÉ K, ABRÃO G M, KARAM F K, et al. Placement of a distal implant to convert a mandibular removable Kennedy class Ⅰ to an implant-supported partial removable class Ⅲ dental prosthodontic：a systematic review［J］. J Prosthodontic Dent, 2015, 113（6）：528-533.

［10］BASSETTI R G, BASSETTI M A, KUTTENBERGER J. Implant-assisted removable partial denture prosthodontic：a critical review of selected literature［J］. Int J Prosthodont, 2018, 31（3）：287-302.

［11］张富强.附着体义齿［M］.上海：上海科学技术文献出版社，2005：52-89.

ICS 11.060.01
CCS C05

中华口腔医学会

团 体 标 准

T/CHSA 023—2020

显微牙体预备手术的操作规范

Standard operating procedure for microscopic tooth preparation

2020-12-29 发布　　　　　　　　　　　　　　2021-01-01 实施

中华口腔医学会　发布

目　次

前　言

本文件按照 GB/T 1.1—2020《标准化工作导则　第 1 部分：标准化文件的结构和起草规则》的规定起草。

本文件由中华口腔医学会口腔修复学委员会提出。

本文件由中华口腔医学会归口。

请注意本文件的某些内容可能涉及专利。本文件的发布机构不承担识别专利的责任。

本文件起草单位：四川大学华西口腔医学院、中国人民解放军总医院口腔医学研究所、空军军医大学口腔医学院、同济大学口腔医学院、北京大学口腔医学院、中山大学光华口腔医学院、温州医科大学口腔医学院、兰州大学口腔医学院、武汉大学口腔医学院。

本文件主要起草人：于海洋、刘洪臣、陈吉华、刘伟才、刘峰、赵克、马楚凡、麻健丰、刘斌、梁珊珊、罗天、赵雨薇、高静、高姗姗、王剑、朱智敏、范琳、胡楠、甘雪琦。

引　言

　　牙体预备技术是必知必会的常规修复技术。如何维持预备牙的牙体牙髓、牙周组织及口颌系统功能的健康已经成为当前固定修复学共同关注的难题。为了获得长期稳定有效的疗效，依据微创的理念，磨除的牙体组织越少，保存的牙体组织就越多，牙体的健康就越有保证[1]；但另外一方面，更少的牙体预备意味着用更薄的修复体塑造同样的美学效果和整体强度的难度也随之提高，因此一定量的牙体预备在很多情况下还是必须的，因此牙体预备手术的精准又显得更重要，也是微创的保证。

　　手术显微镜所带来的更清晰的显微视野以及镜下更精细的牙体组织的切割操作，符合微创牙科学的核心理念。不论是在微笑美容牙科，还是在微创修复临床流程里，随着瓷贴面、瓷嵌体等修复技术的不断发展，将手术显微镜引入牙体制备过程中更容易实现预备牙的牙体牙髓、牙周组织以及功能的健康。

　　本标准通过对显微牙体预备手术进行规定，以规范其临床操作方法与流程，突出与传统裸眼水平下牙体预备术的区别，避免了大量裸眼牙体预备中误差，提高手术的精确性及效率，旨在促进显微牙体预备手术的推广应用。

显微牙体预备手术的操作规范

1 范围

本规范给出了显微牙体预备手术的临床操作规范。

本规范适用于固定修复中贴面、全冠、桥体基牙、部分冠、嵌体等的牙体预备。

2 规范性引用文件

本文件没有规范性引用文件。

3 术语和定义

下列术语和定义适用于本文件。

3.1

修复风险的难度评估 difficulty of restorative risk assessment

医师通过收集汇总病人的心身健康状况、治疗期望值、口腔现状条件,以及美学、功能等关键信息,对即将进行的修复风险难度进行全面客观的评估,并根据评级结果选择适宜的修复技术与所需诊治水平相适应的临床医师,来保证病人安全和修复效果。

3.2

诊断蜡型 diagnosis wax up

按照美学及功能等原则,用蜡等修复材料制作修复体外形,主要用于牙及牙列轮廓外形评价的一种预告技术[2]。

3.3

诊断饰面 mock up

在病人口内用树脂材料制作的反映修复效果的暂时修复体,可用来预告修复疗效[3]。

3.4

目标修复体空间 target restoration space；TRS

为了实现修复治疗目的而采用某种修复体修复时所需的最小理想容纳空间,牙体预备的目的是为了获得未来的修复体的空间。在牙体预备前应当对目标修复体空间进行分析设计,术中通过修复空间实测引导预备手术,术后指导修复体制作[4]。

3.5

牙体预备引导技术 tooth preparation guide technique

为了将目标修复体空间的设计蓝图转移到预备体上,在牙体保存、活髓保护和牙周软硬组织健康等前提下,通过各种方法来引导术中控制牙体预备的量和预备体的形,使牙体预备

手术更加微创。按照引导参考对象的不同,牙体预备引导技术可以分为两大类:

a)参考原有牙体表面的牙体预备技术,从原有牙体表面均匀地磨除一定厚度的牙体组织。通过自由手法、定深沟法、球钻法、定深车针法、定深孔法实现;

b)参考目标修复体空间的牙体预备技术,在预备前针对病人的个性化情况设计并制作诊断蜡型,牙体预备参考蜡型的空间进行预备,包括硅橡胶指示导板法、压制透明导板法及3D打印导板等目标修复体空间导板[5]。

3.6

即刻牙本质封闭 immediate dentin sealing,IDS

在牙体预备术后直接利用牙本质粘接剂良好的渗透性封闭牙本质小管,从而出现了即刻牙本质封闭的概念。这种方法不但能增强永久修复体的粘接力,保护牙髓牙本质复合体,还能够防止在暂时修复体佩戴过程中牙本质敏感出现[6]。

3.7

牙釉质凿 enamel chisel

一种用于修整牙体预备体边缘以提高其边缘预备质量的具有高韧性、高强度的手用牙体预备器械。

3.8

舌腭侧反光镜 lingual and palatal mirror

一种在口腔显微镜下进行舌腭侧操作时所使用的反光镜器械。

4 显微牙体预备手术设备

4.1 口腔显微镜[7]

4.1.1 分类

按显微镜使用目的分为手术显微镜、教学显微镜、技工专用显微镜。

按显微镜固定方式分为落地式显微镜、壁挂式显微镜、悬吊式显微镜、地面固定式显微镜、桌面台式显微镜。

按临床治疗用途分为根管显微镜、修复用显微镜、外科手术用显微镜等。

4.1.2 基本构造与要求

典型的口腔显微镜应当由光学放大系统、光源照明系统、数字影像系统、支持系统四部分组成。

4.1.3 光学放大系统[8]

口腔显微镜的光学放大系统应当由主镜座、双筒目镜和物镜等组成。

主镜座用于连接双筒目镜和物镜,并由平衡挂臂与口腔显微镜支持系统连接,主镜座应当具有倾摆功能。

双筒目镜应具有可调节的不同放大倍率,同时应具有瞳距调整与屈光度调节旋钮。

物镜应具有变焦调节功能,通常变焦范围应为 100~300mm 内。

口腔大范围探查及术区解剖结构的定位应使用低倍放大倍率(2×~8×),牙体预备、修复体粘接等操作应使用中倍放大倍率(8×~16×),预备体边缘精修、去除多余粘接剂等精细操作应使用高倍放大倍率(16×~40×)。

4.1.4 光源照明系统

口腔显微镜的光源照明系统应提供与光学放大系统同轴且色温固定的无影灯光。

口腔显微镜的光源照明系统应进行无级调整亮度强弱。

口腔显微镜的光源照明系统应有黄色滤镜片,以延长光固化树脂操作时间。

4.1.5 数字影像系统

口腔显微镜的数字影像系统应包括数字影像采集设备、数字影像播放设备和数字影像后期软件。

4.1.6 支持系统

口腔显微镜的支持系统应包括可调式平衡挂臂、口腔显微镜支架。

4.2 微创的手术器械

4.2.1 牙釉质凿

4.2.2 舌腭侧反光镜

4.2.3 电动马达手机

因电动马达手机震动小、平滑性高、适合精细操作,转速及扭矩可精确调节、操作性强,推荐在显微操作中选用电动马达手机进行牙体预备。

5 显微牙体预备手术分析设计阶段规范

5.1 临床检查诊断

分析设计阶段应收集病人的主诉与病史,对修复相关的系统病史、传染性疾病及过敏史等全身情况进行必要的检查,对牙列、牙体与牙髓、牙周、咬合、颞下颌关节及咀嚼肌等口腔情况进行全面的检查和记录。

5.2 模型收集与照片收集

分析设计阶段应收集两副牙列模型,一副用作存档保留,另一副用作治疗设计与美观诊断蜡型制作;拍摄口内照片、口唇照片和面部肖像照片,照片的拍摄数目、构图、参数应该标准化[9]。

5.3 影像资料收集

分析设计阶段应通过根尖片、曲面体层片或牙科 CT 等影像资料评估病人的牙体、牙周及颅颌面结构[10]。

5.4 修复难度评估

分析设计阶段应根据病人的依从性与美学期望值、疾病状态与开口度、可用修复空间对修复的难度进行评估,根据评级结果选择相应技术水平的修复医师诊治。

5.5 数字化分析设计及预告与诊断蜡型预告、口内预告、目标修复体空间分析 TRS

分析设计阶段应该从颜色和形态两因素入手,使用专用或通用软件在病人的数码照片或 3D 模型上进行美学设计。按照美学分析设计,用病人的模型制作表现预期治疗效果的蜡型。应当使用口腔修复临时材料,在病人的口内制作美学诊断饰面或临时修复体,反映美学设计的结果。应当分析设计 TRS,计算备牙过程中的牙体预备量,选择合适的牙体预备引导方式[5]。

5.6 病人知情同意

在牙体预备手术前应当与病人沟通协商治疗方案,与病人签订知情同意书。

6 显微牙体预备手术临床实施阶段

6.1 手术中术者的操作体位

坐立时,脊柱应垂直于地面。双眼应平视前方,颈部肌肉保持放松。前臂应得到完全支撑。操作工作区域应与肘关节等高。上臂与前臂应呈 90°,上臂应沿躯干放置。操作者椅位的高度应确保坐立时膝关节呈 90°,即大腿与地面平行。显微镜光源应均匀适中。

6.2 手术中各分区牙位的显微视野(见表 1)

- 操作上颌前牙区唇侧面时,应嘱病人完全躺平,上颌与地平面垂直。操作者操作显微镜应将目标牙位放在显微视野中心,调节合适的放大倍率及光源照度即可。当进行唇面定深孔预备、检查唇面预备体肩台情况时,应尽量使病人头部偏向同侧,使唇面表面或肩台暴露在视野中心。

- 操作上颌前牙邻面时,应适当转动病人头部,使牙体邻面暴露于显微视野中心。

表 1 手术中各分区牙位的显微视野

操作区域	操作牙面	患者体位	操作者视野调整
上颌前牙区	唇侧面	应嘱病人完全躺平,上颌与地平面垂直	操作者操作显微镜应将目标牙位放在显微视野中心,调节合适的放大倍率及光源照度即可。当进行唇面定深孔预备、检查唇面预备体肩台情况时,应尽量使病人头部偏向同侧,使唇面表面或肩台暴露在视野中心
	邻面	适当转动病人头部	使牙体邻面暴露于显微视野中心
	腭侧面	嘱病人完全躺平,上颌与地平面垂直	应借助口镜或舌腭侧反光镜。根据时钟定位法则,此时口镜位于目标牙体的 12 点钟方向,同时口镜应远离目标牙体牙面,避免牙体及操作器械对镜像的遮挡
上颌后牙区	颊侧面	当观察左侧颊侧面时应嘱病人头部尽量左偏,应使用开口器或口镜牵开颊侧软组织后,当观察右侧上颌后牙区颊面时,应嘱病人头部尽量右偏	观察左侧颊侧面时将口镜或舌腭侧反光镜的镜面以 45° 放置于目标牙的 9 点钟位置,应水平移动显微镜以使目标牙体颊侧面镜像位于显微视野中心;观察右侧颊侧面时应将口镜或舌腭侧反光镜的镜面以与地平线垂线呈 45° 放置于目标牙的 3 点钟位置,其他操作与对侧相同

续表

操作区域	操作牙面	患者体位	操作者视野调整
上颌后牙区	腭侧面	—	镜面应位于目标牙体的 3 点钟位置；观察右侧上颌后牙腭侧时,镜面则应位于目标牙体的 9 点钟方向
	𬌗面	—	口镜或舌腭侧反光镜应放置于目标牙 9 点钟至 3 点钟方向之间
下颌前牙区	—	首先调节病人椅位背靠角度,使之与水平面呈 20°~30°	下颌前牙区的显微视野要求与上颌前牙区相似
下颌后牙区	颊侧面	病人椅位背靠角度与水平面应呈 10° 放置	左下颌后牙的 9 点钟方向与右下颌后牙的 3 点钟方向
	腭侧面		左下颌后牙的 3 点钟方向与右下颌后牙的 9 点钟方向
	𬌗面		下颌后牙的 3 点钟至 9 点钟方向

- 操作上颌前牙区腭侧面时,应借助口镜或舌腭侧反光镜。根据时钟定位法则,此时口镜位于目标牙体的 12 点钟方向,同时口镜应远离目标牙体牙面,避免牙体及操作器械对镜像的遮挡。

- 操作左侧上颌后牙区颊面时,应嘱病人头部尽量左偏,应使用开口器或口镜牵开颊侧软组织后,将口镜或舌腭侧反光镜的镜面以 45° 放置于目标牙的 9 点钟位置,应水平移动显微镜以使目标牙体颊侧面镜像位于显微视野中心;当观察右侧上颌后牙区颊面时,应嘱病人头部尽量右偏,应将口镜或舌腭侧反光镜的镜面以与地平面垂线呈 45° 放置于目标牙的 3 点钟位置,其他操作与对侧相同。

- 操作左侧上颌后牙腭侧时,镜面应位于目标牙体的 3 点钟位置;观察右侧上颌后牙腭侧时,镜面则应位于目标牙体的 9 点钟方向。

- 操作双侧上颌后牙区𬌗面时,口镜或舌腭侧反光镜应放置于目标牙 9 点钟至 3 点钟方向之间。

- 当操作范围为下颌前牙区时,首先调节病人椅位背靠角度,使之与水平面呈 20°~30°。下颌前牙区的显微视野要求与上颌前牙区相似。

- 操作区域为下颌后牙区时,病人椅位背靠角度与水平面应呈 10° 放置。

- 当观察下颌后牙区颊侧面时,镜面应放置于目标牙颊侧,即左下颌后牙的 9 点钟方向与右下颌后牙的 3 点钟方向。

- 当观察下颌后牙区腭侧面时,镜面应放置于目标牙腭侧,即左下颌后牙的 3 点钟方向与右下颌后牙的 9 点钟方向。

- 观察下颌后牙区𬌗面时,镜面应放置于目标牙的远中侧,即下颌后牙的 3 点钟至 9 点钟方向。

6.3 牙科显微镜下的牙体预备流程[6,11-15]

a）牙体预备开始前,应对病人进行疼痛管理。局部麻醉前应取得病人的知情同意,评估病人的身体和心理状况,根据操作时间及病人身体状况选择局部麻醉药;

b）临床操作及修复体制作应与 TRS 设计、美学预告效果等相一致;

c）牙体预备中应当使用选择的引导方式进行牙体制备。根据术前 TRS 设计,术中应当及时评估修复空间量,根据所选的引导沟、硅橡胶导板、压制透明导板、3D 打印导板等引导方法实测预备量,检查预备形态;

d）应在牙科显微镜下进行牙体预备。适当情况下应当使用牙科显微镜自带的摄影系统或另外的单反相机等摄影器材进行记录手术过程的记录;

e）定深孔预备及轴面初预备时,电动马达应当选择高转速、高扭矩;边缘精修时,电动马达应当选择低转速、中等扭矩;

f）应选择对应尖端形态和尺寸的钨钢车针来精修预备边缘质量,用来抛光的钨钢车针刃数应大于 20 刃且刃上无缺口;

g）应在牙科显微镜下检查有无锐利或不平滑线角,应对预备体表面进行抛光;

h）牙体预备后应使用导板测量牙体预备量是否过多或不足,检查预备质量;

i）牙体预备后牙本质暴露时应当使用牙本质粘接剂进行即刻牙本质封闭。

6.4 印模制取

a）当修复体设计平龈或龈下肩台时,在印模制取前,应首先进行排龈。排龈应获得水平方向上 0.2~0.4mm 的空间,以容纳足够的印模材料[16];

b）在确认肩台处无游离龈遮挡及污染物后开始进行取模;

c）印模材料应使用聚醚橡胶印模材料或硅橡胶印模材料,也可使用数字化扫描仪器;

d）显微镜下检查实体印模中预备体边缘应当完整,无气泡;检查数字印模软硬组织应分界清楚,无瑕疵。

6.5 临时修复体的制作[17]

牙体预备完成后,应当制作临时修复体。

当使用树脂粘接材料或树脂加强玻璃离子进行最终修复体粘接时,不应使用含丁香油类暂时粘固剂进行临时冠的粘接。

6.6 永久修复体的试戴与粘接

应选用事先选择的相应的试戴糊剂放在病人口内试戴修复体试色,经医生和病人认可后,确认水门汀选取的颜色。

修复体设计平龈或龈下肩台时,应排龈和上橡皮障[18]。

粘接步骤应按照粘接剂说明书进行操作。

7 显微牙体预备手术的效果评估

7.1 美学效果评估[19-22]

• 修复体颜色应与病人天然牙颜色相协调,美学区域修复体颜色还应与嘴唇颜色相协调。

- 修复体的形态应与天然牙相似,有自然恰当的尖、窝、沟、嵴形态,与病人其余天然牙形态协调;美学区域修复体形态还应与病人面型协调。
- 美学区域牙冠宽度应有适当的比例。
- 美学区域的牙冠长度应满足:息止位口唇自然放松时,上颌中切牙下缘露出 2~4mm;微笑时中切牙切缘与尖牙连成的切缘曲线与下唇曲线平行,中切牙切缘与下唇轻接触。
- 上颌前牙龈缘的高度应错落有致,中切牙应比侧切牙高,尖牙与中切牙同样或比中切牙略高;龈缘高点的位置在牙齿中轴线的远中。
- 中切牙的牙冠比例应在 75% 到 85% 之间(牙冠宽度除以牙冠长度)。
- 𬌗向观察,将前牙的唇侧最突点连接得到均匀的一条弧线,侧切牙的唇面应在该曲线腭侧约 0.5mm 处。

7.2 咬合功能效果评估[23]

- 修复体完全就位后,病人自然咬合,天然牙应紧密接触,修复体无咬合干扰。
- 修复体就位后,病人下颌侧方运动时,工作侧应接触而非工作侧不应接触,修复体不应对下颌运动产生干扰;后牙区修复体在下颌前伸运动中无早接触。
- 美学区的前牙修复体在正中𬌗时不应接触,下牙前伸时应有接触;正中𬌗时上下前牙之间应留有小间隙,前伸𬌗时应至少有 2 组前牙同时保持接触。

7.3 生物学效果评估

- 修复体的边缘应尽量考虑放置于龈缘的冠方,必须将冠缘放在龈下时,不应侵犯生物学宽度,深度不应超过龈沟深度的 1/2,冠缘距龈沟底至少 0.5mm,且必须与密合性良好[24]。
- 修复体的外形应有利于清除菌斑,外形应凸度适当;修复体完全就位后邻接点松紧度应与病人口内其他牙相似,避免邻接松紧度不当造成病人不适或食物嵌塞。
- 修复体边缘不应有悬突。

参 考 文 献

[1] 于海洋,赵雨薇,李俊颖,等. 基于牙体牙髓、牙周及功能健康的显微微创牙体预备[J]. 华西口腔医学杂志, 2019, 37(3): 229-235.

[2] 于海洋. 美学修复的临床分析设计与实施(第1册):临床分析设计[M]. 北京:人民卫生出版社, 2014.

[3] PIMENTEL W T M, COSTA P P. Predictable outcomes with porcelain laminate veneers: a clinical report[J]. Journal of prosthodontics, 2016, 25(4): 335-340.

[4] 于海洋,李俊颖. 目标修复体空间的内涵、分析设计及临床转移实施[J]. 华西口腔医学杂志, 2015, 33(2): 111-114.

[5] YU H, ZHAO Y, LI J, et al. Minimal invasive microscopic tooth preparation in esthetic restoration: a specialist consensus[J]. International journal of oral science, 2019, 11(4): 241-251.

[6] MAGNE P. Immediate dentin sealing: a fundamental procedure for indirect bonded restorations[J]. Journal of esthetic and restorative dentistry, 2005, 17(3): 144-154.

[7] 邹朝晖,赵城,王永兰,等. 手术显微镜在口腔医学领域中的应用[J]. 现代口腔医学杂志, 2006, 20(2): 204-205.

［8］安少锋,凌均棨.牙科手术显微镜在牙体修复中的应用［J］.国际口腔医学杂志,2004,31（06）:470-471.

［9］吴桂萍.口腔数码摄影技术和诊断模型在前牙美学修复中的联合应用及评价［J］.口腔颌面修复学杂志,2014,15（3）:169-171.

［10］马绪臣.口腔颌面医学影像诊断学［M］.北京:人民卫生出版社,2010.

［11］JODA T, ZARONE F, FERRARI M. The complete digital workflow in fixed prosthodontics: a systematic review［J］. BMC Oral Health, 2017, 17（1）: 124.

［12］PARK J M, HAMMERLE C H F, BENIC G I. Digital technique for in vivo assessment of internal and marginal fit of fixed dental prostheses［J］. The Journal of prosthetic dentistry, 2017, 118（4）: 452-454.

［13］KANG D. Effect of polishing method on surface roughness and bacterial adhesion of zirconia-porcelain veneer［J］. Ceramics International, 2017, 43（7）: 5382-5287.

［14］QANUNGO A, ARAS M A, CHITRE V, et al. Immediate dentin sealing for indirect bonded restorations［J］. Journal of prosthodontic research, 2016, 60（4）: 240-249.

［15］VENEZIANI M. Ceramic laminate veneers: clinical procedures with a multidisciplinary approach［J］. The international journal of esthetic dentistry, 2017, 12（4）: 426-448.

［16］李蓉,左恩俊.排龈技术的应用方案及热点聚焦［J］.中国组织工程研究,2021,25（2）:322-328.

［17］赵铱民.口腔修复学［M］.7版.北京:人民卫生出版社,2012.

［18］MADARATI A, ABID S, TAMIMI F, et al. Dental-dam for infection control and patient safety during clinical endodontic treatment: preferences of dental patients［J］. International journal of environmental research and public health, 2018, 15（9）: 2012.

［19］MAHN E. Prevalence of tooth forms and their gender correlation［J］. Journal of esthetic and restorative dentistry, 2018, 30（1）: 45-50.

［20］PRESTON J D. The golden proportion revisited［J］. Journal of esthetic dentistry, 1993, 5（6）: 247-251.

［21］WOLFART S. Assessment of dental appearance following changes in incisor proportions［J］. European journal of oral sciences, 2010, 113（2）: 159-165.

［22］PRIEST G. Optimal smile line esthetics for edentulous and dentate patients［J］. Journal of Esthetic and Restorative Dentistry, 2012, 2: 188.

［23］ABDUO J, TENNANT M, MCGEACHIE J. Lateral occlusion schemes in natural and minimally restored permanent dentition: a systematic review［J］. Journal of oral rehabilitation, 2013, 40（10）: 788-802.

［24］NUGALA B, KUMAR B S, SAHITYA S, et al. Biologic width and its importance in periodontal and restorative dentistry［J］. Journal of conservative dentistry, 2012, 15（1）: 12-17.

ICS 11.060.01
CCS C05

中华口腔医学会

团 体 标 准

T/CHSA 024—2020

美观卡环修复技术指南

Guideline of esthetic clasp technology

2020-12-29 发布　　　　　　　　　　　　　　　2021-01-01 实施

中华口腔医学会　发布

目　次

前　言

本文件按照 GB/T 1.1—2020《标准化工作导则　第 1 部分：标准化文件的结构和起草规则》的规定起草。

本文件由中华口腔医学会口腔修复学专业委员会提出。

本文件由中华口腔医学会归口。

请注意本文件的某些内容可能涉及专利。本文件的发布机构不承担识别专利的责任。

本文件起草单位：四川大学华西口腔医院、空军军医大学第三附属医院、温州医科大学附属口腔医院、北京大学口腔医院、同济大学附属口腔医院。

本文件主要起草人：于海洋、陈吉华、刘斌、麻健丰、王勇、刘伟才、朱智敏、王敏、王剑、高姗姗、朱卓立、陈悦、甘雪琦、熊芳、陈昕、张呐、赵雨薇。

引　言

美观性不够理想是可摘局部义齿修复的一个先天不足。当牙列游离端或部分前牙缺失时，美学区域牙位的余留天然牙（包括前牙和前磨牙）常被选用作为基牙。传统的卡环要通过尽可能的环抱基牙来获得固位，在张口动作时很容易暴露唇颊侧的金属卡环部件。金属颜色与天然牙颜色很容易形成鲜明反差，在日常社交活动中很容易被周围人观察到，无法满足患者对完美笑容的需求。

为了解决传统可摘局部义齿不美观和固位性能不足的难题，精密附着体和种植修复应运而生并逐渐应用到临床，但由于费用高及有一定的适应症等仍具有局限性。因此，卡环固位的可摘局部义齿仍然一直是牙列缺损修复的主要方式之一。在不增加患者负担的前提下，国内外学者重新从铸造卡环入手，对常规设计进行改良和创新，使其具有美观性，在既保留可摘局部义齿本身具备的种种优点时，又能让患者拥有无金属或者少显露金属的笑容。另外随着材料和工艺的更新进步，采用非金属的新材料以及金属三维打印等新工艺的局部活动义齿拥有更好的美学性能，对于不接受磨牙和无法或不愿意接受种植等修复的患者会是一个更简单实惠的选择，也更符合我国的国情。

本标准对美观卡环修复技术中设计要点及操作流程进行建议，着眼于应用既不增加费用、又能适合大多数病例，并且能简单提升常规活动义齿的美学效果的方法，以"长期、稳定、有效"为目标，从简入繁替代有序的综合修复为手段，服务好每位适应症患者。

美观卡环修复技术指南

1 范围

本指南给出了美观卡环修复技术的指南。

本指南适用于可摘局部义齿修复中美观卡环的设计要点以及临床操作。

2 规范性引用文件

本文件没有规范性引用文件。

3 术语和定义

下列术语和定义适用于本文件。

3.1

微笑暴露区　smiling exposed zone

在露齿微笑时（一般为姿势性微笑或社交性微笑）口腔内软硬组织所暴露的区域。主要包括显露的牙齿及牙龈部分,不同个体存在个体差异[1]。

3.2

美学区域牙位　esthetic teeth

露齿微笑或言语时容易显露出的牙位[1]。

3.3

美观卡环　esthetic clasp

是一种使用基牙美观固位区固位或采用美学修复材料制作的、在保证可摘局部义齿正常履行功能基础上提升义齿整体美观性能的新分类设计卡环的总称。美观卡环源于义齿整体美观性能上对卡环新的分类,既有部分常见的卡环,也有全新设计的卡环。目前由高弹性钴铬钼金属（常用铸造工艺制作,也可切削或三维打印制造）或牙色、龈色或无色的非金属材质（常用热压或切削工艺制造）来制作。金属类的美观卡环通常放置于美学区域牙位上,固位源自基牙上隐蔽的美观固位区,患者进行功能活动时不易暴露或少暴露卡环金属,目前临床上比较常见。而非金属类材料的由于与牙齿、牙龈等颜色相近而获得隐身效果,常用在暂时或过渡性修复的可摘局部义齿中[1,2]。

3.4

美观基牙　esthetic abutment

位于美学区域牙位,被选为固位体基牙的天然牙[1]。

3.5

美观倒凹区 esthetic undercut area

指位于基牙上不影响美观的部分倒凹区,常包括基牙颊轴嵴远中倒凹区、远中邻面倒凹区、舌侧倒凹区等。

3.6

美观就位道 esthetic path of insertion

可消除或减少美观基牙上金属暴露,提升义齿美观性的就位道称为美观就位道,实际上就是可选择就位道的一种[1]。

3.7

美观观测线 esthetic surveying line

模型观测时,通过调节模型倾斜角度,使其描画出的观测线以下的倒凹区不超出美观倒凹区范围[1]。

3.8

美观固位区 esthetic retention area

美观观测线相交在美观倒凹区以下的牙体部分。

3.9

卡环暴露区 clasp exposed area

张口动作时,基牙上所暴露卡环金属部件的区域。

3.10

卡环固位区 clasp retention area

基牙上提供固位力的倒凹区,在该倒凹固位区内放置卡环所产生的固位力能够确保义齿正常行使功能。

3.11

倒凹深度 undercut depth

观测器的分析杆至倒凹区牙面的某一点的水平距离,倒凹深度越大,固位力越大。

3.12

倒凹坡度 undercut slope

倒凹区某一点的切平面与基牙长轴之间的构成角度,倒凹坡度越大,固位力越大。

3.13

3D 打印 three-dimensional printing

即快速成型技术的一种,又称增材制造。它是一种以数字模型文件为基础,运用粉末状金属或塑料等可粘合材料,通过逐层打印的方式来构造物体的技术[3]。

3.14

数控切削 computer numerical control

又称减材制造。是一种使用机械切削方式将材料选择性地从一块胚料中移除的技术[4]。

4 美观卡环的常用材料

4.1 弹性树脂

弹性义齿材料的色泽与天然牙龈组织相近,具有初步仿生效果的毛细血管和良好的透明度。没有常规的卡环,在基牙上由树脂基托伸出形成卡环包绕颈部,完全靠基托弹性固位,所以该固位部分也称作基托卡环[5,6]。

4.2 牙色树脂

牙齿色树脂是以聚甲醛为基础合成的高分子材料。通过热凝注塑形成卡环,硬度较普通基托树脂要高。但是因为树脂材料物理性能的局限,无法替代金属形成整个义齿支架。在制作时要在金属支架上机械结合树脂卡环,制作步骤较繁琐。另外树脂存在老化变形的问题,长期使用会导致卡环固位不良[6,7]。

4.3 透明树脂

颜色透明,同牙齿色树脂卡环的构造、工作原理一致,不能单独铸造构成整副义齿的支架,必须与金属支架结合使用。

4.4 聚醚醚酮

一种具有良好力学性能和生物安全性的新型高分子化合物,质轻,色白且不易变色,可以弥补金属卡环美观及舒适度的不足。通常采用数控切削方式加工[8]。

4.5 高弹性合金

具有更强的高弹性、理想的延展系数和维氏硬度的铸造金属,如钴铬钼合金。卡环臂可以更细小,支架更精巧。在具备良好固位力的基础上改善了卡环的美观性,是目前最适合设计和制作各类型金属美观卡环的材料,亦可应用于传统设计的活动义齿支架。既可采用传统铸造方式,又可采用3D打印、数控切削方式加工[9,10]。

5 美观卡环的设计规范[11-27]

5.1 前牙美观卡环

前牙包括切牙和尖牙,特殊性是没有像后牙一样容易被利用的面积较大的殆面,舌面固位区小,颊面固位区暴露在美学区域,对美观影响很大,因而前牙美观卡环的美观固位区选择、设计有一定难度。

5.1.1 短颊侧固位臂卡环

短颊侧固位臂卡环是由传统三臂卡环改良而来。短颊侧固位臂卡环由颊侧短固位臂、舌侧对抗臂、远中邻面板、远中支托组成(见图1)。颊侧固位臂位于基牙颊轴嵴远中,不越过颊轴嵴,减少颊面卡环暴露。远中邻面板可起到辅助固位的作用。

前牙、后牙均适用。要求牙列缺隙前后都要有基牙,且基牙颊面远中有适宜的倒凹。不宜用于末端游离缺失的基牙。

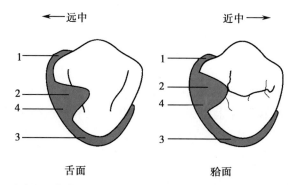

1. 颊侧短固位臂 2. 远中殆支托 3. 舌侧对抗臂 4. 远中邻面板

图1 短颊侧固位臂卡环

5.1.2 C 型卡环

C 型卡环是由传统圈卡改良而来。传统圈卡固位臂包绕基牙舌面、邻面和颊面，越过颊轴嵴，与基牙接触面积较大，故而自洁作用较差。改良后的 C 型卡环由缩短的固位臂、小连接体、殆支托组成（见图2）。固位臂起自近中支托，环绕基牙舌侧轴面，卡环尖止于邻颊线角处，不仅提升了美观度，且自洁作用更好。如果基牙近中无邻牙接触起对抗作用，可设置对抗板与殆支托相连。由于 C 型卡环卡环尖的位置与人工牙相邻，支托位于基牙近中，受到脱位力作用时易形成制锁作用，能有效地阻止义齿鞍基向殆方翘起。受咀嚼力时基托与卡环臂同时下沉，可减轻基牙负担，减少或避免对基牙施加的扭力。

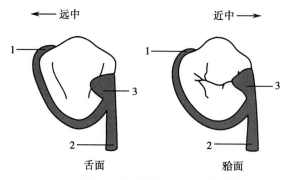

1. 固位臂 2. 小连接体 3. 近中殆支托

图2 C 型卡环

适用范围广，尤其适用于远中游离缺失的病例。但是对于基牙舌侧非倒凹区过于靠近殆方的基牙，或者前牙舌侧卡抱空间不足，C 型卡环舌面的卡环臂往往会影响咬合。

5.1.3 L 型卡环

L 型卡环是 C 型卡环的进一步改良。为了提升基牙舌面自洁作用，减少与金属的接触面积，避免对殆牙尖咬到舌面卡环臂，同时又满足远中游离端缺失病例，将 C 型卡环固位臂与殆支托分离，远中固位臂直接与小连接体连接。因为分离后的固位臂从邻面看呈 L 型，故称之为 L 型卡环（见图3）。对于基牙前后均有缺隙，没有近中邻牙做对抗时，L 型卡环可增加一个近中对抗板，支托位于近中与对抗板相连，与卡环臂分离，该设计可适用于牙冠较矮的基牙。

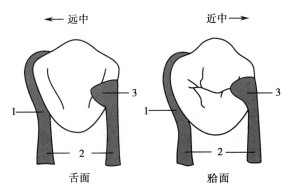

1. 固位臂　2. 小连接体　3. 近中殆支托

图 3　L 型卡环

适用范围及特点与 C 型卡环相似,适用范围广,尤其适用于远中游离端缺失的病例。对于基牙舌侧非倒凹区过于靠近殆方而影响咬合者或者基牙较低平,C 型卡环不适用,就可以选择 L 型卡环。当 L 型卡环用于切牙和尖牙时,由于基牙形态限制,卡环臂已经不是 L 型,并且固位力与稳定性都有所下降,建议与远中基牙其他卡环同时使用,尽量不要用于游离端缺失的末端基牙。

5.1.4　改良 RPI 卡环

传统设计中的 RPI 卡环也属于美观卡环的范畴。I 杆与基牙的接触面积较小,置于基牙颈 1/3 倒凹区基本上不会影响其美观。但如果遇到笑线较高的患者,放置在近中的 I 杆就有可能会暴露。因此对传统 RPI 卡环进行改良以适应多种情况。改良 RPI 卡环后结构还是包括 I 杆、远中邻面板、近中殆支托。但 I 杆改为放置在基牙颊轴嵴远中(见图 4),金属更加隐蔽,而且更能阻止游离鞍基向殆方翘起。当义齿承受咀嚼压力时,远中游离鞍基围绕近中支托转动下沉时,远中 I 杆的移动几乎呈垂直于龈方的方向,I 杆与基牙脱离接触,能减少或避免卡环对基牙施加的扭力,对基牙起到保护作用。

适用于游离端缺失的末端基牙,导线靠近龈 1/3。不适用于基牙颈部和邻近组织有较大的倒凹、前庭沟过浅或者基牙过度颊舌侧倾斜的情况。

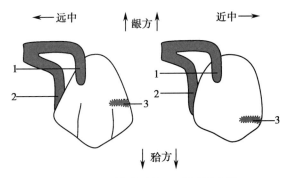

1. I 杆　2. 远中邻面板　3. 近中殆支托

图 4　改良 RPI 卡环

5.1.5 T型卡环

与I型卡环类似的低位卡环还有T型卡环(见图5)。相比于I型卡环,T型卡环因为与基牙接触面积较大故而固位力更好。"T"型的两只短臂可以根据实际情况改良设计。

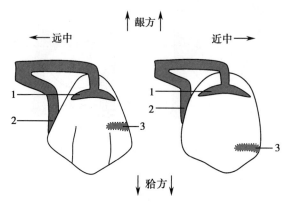

1. T杆 2. 远中邻面板 3. 近中殆支托

图5 T型卡环

适用于游离缺失的末端基牙。不适用于前庭沟过浅或导线接近殆面的基牙。因为导线过于接近殆面会导致T杆与口腔组织之间有较大空隙,容易嵌塞食物,而且不容易遮蔽金属。

5.1.6 前牙邻面板式卡环

前牙邻面板式卡环就是利用了前牙邻面倒凹区进行固位,由腭板、固位臂组成(见图6)。固位臂位于邻面,呈月牙形板状,不延伸至颊面。固位臂呈现月牙形板状,从覆盖基牙舌面的腭板远中端伸出,进入倒凹区,止于邻颊线角,不暴露在颊面,故而美观性好。

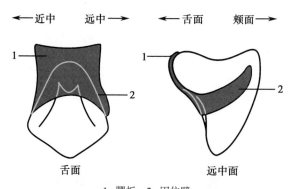

1. 腭板 2. 固位臂

图6 前牙邻面板式卡环

邻面有足够倒凹的切牙或尖牙,适用于对美观要求较高的患者。由于固位力较小,要与远中基牙其他卡环同时使用,不能用于游离端缺失的病例。

5.2 后牙颊侧固位美观卡环

5.2.1 联合短臂卡环

联合短臂卡环由传统联合卡环改良而来,由短颊固位臂、舌侧对抗臂、联合卡环体、联合

<del>拾</del>殆支托组成（见图7）。缩短了其颊侧联合固位臂长度,卡环尖止于相邻两基牙颊面近远中转角处,隐蔽于外展隙内。

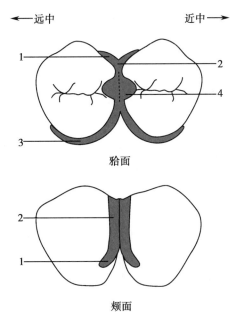

1. 短颊固位臂　2. 舌侧对抗部　3. 联合卡环体　4. 联合殆支托

图7　联合短臂卡环

颊侧卡环外形与邻间钩相似,但是有卡环尖伸出并进入倒凹区。两条短颊卡环臂止于相邻两基牙颊面的近远中转角处,能够提供一定的固位力,同时又隐蔽于基牙的外展隙内,美观性得到了显著提高。

5.2.2　板杆卡环

在L型卡环的基础上进一步改良,以适应后牙咬合特征。由大连接体伸出杆状连接体,连接远中邻面板,短固位臂从邻面板延伸而出。与L型卡环相似,设计近中殆支托与卡环臂分离。远中邻面板在义齿就位或脱位中,与基牙导平面呈平面式接触。既保护基牙健康,又可辅助义齿固位,防止义齿与基牙间食物嵌塞。为保证固位臂具有弹性,邻面板与鞍基无连接（见图8）。

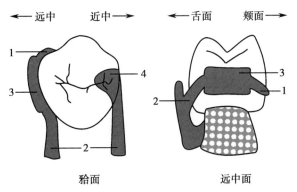

1. 短固位臂　2. 杆状连接体　3. 远中邻面板　4. 近中殆支托

图8　板杆卡环

放置在前磨牙和磨牙,可用于远中游离端缺失病例。

5.3 后牙舌侧固位卡环

前牙由于舌面固位区面积不够,设计美观卡环时更多是选择考虑颊面或邻面。而对于有充分牙冠高度的后牙,可以考虑设计舌面固位美观卡环,让固位臂位于基牙舌侧。舌侧固位卡环一共有3种分类型,分别是舌侧固位短颊臂卡环、舌侧固位 L 型卡环、舌侧固位 J 型卡环。

5.3.1 舌侧固位短颊臂卡环

舌侧固位短颊臂卡环从𬌗面观察近似于短颊侧固位臂卡环,所不同的是前者固位臂在

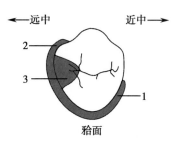

1. 舌侧固位臂 2. 颊侧短对抗臂
3. 远中𬌗支托
图9 舌侧固位短颊臂卡环

舌面,短对抗臂在颊面;后者短固位臂位于颊面,对抗臂在舌面。无论如何设计,暴露在颊面的卡环臂都要缩短长度,同时卡环包绕基牙的角度要超过180°。由舌侧固位臂、颊侧短对抗臂、远中𬌗支托组成(见图9)。颊侧短对抗臂位于基牙颊轴嵴远中,由于位置在观测线之上,接近𬌗面。

多用于前磨牙上,适用于缺隙前后都有基牙的情况,与远中基牙其他类型卡环联合使用,也可用作间接固位体。颊侧短固位臂与舌面固位短颊臂卡环,两者固位臂与对抗臂的位置恰好相反,两者均适用于缺隙前后均有基牙的前磨牙。

5.3.2 舌侧固位 L 型卡环

利用舌侧固位的卡环还有以下两种设计,呈对抗作用的结构不为卡环臂,而是向颊侧稍稍延伸而出的小对抗板,与横跨两基牙面的𬌗连接体相连。根据其形态命名舌侧固位 L 型卡环、舌侧固位 J 型卡环。舌侧固位 L 型卡环由𬌗支托、小对抗板、L 型舌侧固位臂、𬌗连接体组成(见图10)。取消对抗臂,将𬌗支托向颊侧延伸形成一个位于远中颊面小对抗板,与横跨两基牙𬌗面的𬌗连接体相连,固位臂从舌面观察呈 L 型。

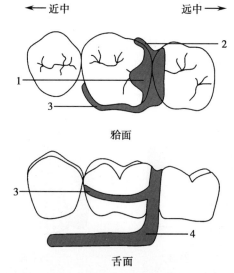

1. 𬌗支托 2. 小对抗板 3. 舌侧固位臂 4. 𬌗连接体
图10 舌侧固位 L 型卡环

可用于单侧缺失病例,放置于缺隙对侧牙列的基牙上。舌侧固位臂的区域接触面积较大,减弱了自洁作用。

5.3.3 舌侧固位 J 型卡环

由于 L 型自洁作用较弱,故而 J 型在 L 型基础上做了改动,舌侧固位臂由面接触改为了点接触,以保证正常的自洁作用。由𬌗支托、小对抗板、J 型舌侧固位臂、𬌗连接体组成(见图 11)。

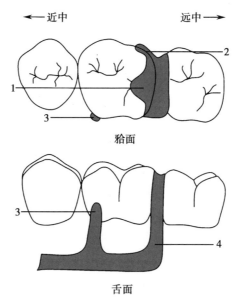

1. 𬌗支托 2. 小对抗板 3. 舌侧固位臂 4. 𬌗连接体

图 11 舌侧固位 J 型卡环

同 L 型一样适用于单侧缺失的病例,放置于对侧牙列的基牙上。但由于固位力将会有所降低,在应用时要权衡考虑。

6 美观卡环修复技术临床实施阶段:第一次就诊[1,26]

6.1 接诊

6.1.1 记录基本信息和主诉

患者来到诊室后,接待并安排椅位。询问姓名、性别、年龄、联系方式等基本信息。

了解患者是否有系统疾病、乙肝、艾滋等传染病,对于患有心脏病、高血压等系统性疾病的患者需要注意即时监护和临床操作技巧。

记录患者的主诉要求后,对患者的口腔情况进行初步检查。

6.1.2 口腔检查

1)缺失牙:用部位记录法记录口内缺失牙位。

2)松动牙:检查余留牙松动情况,记录松动度。

• Ⅰ度松动:牙齿在颊舌方向的动度在 1mm 以内,其他方向无动度;

• Ⅱ度松动:有两种类型,一种是牙齿颊舌方向的松动度在 1~2mm 之间,另一种是牙齿在两个方向（颊舌向及近远中向）都有动度；

- Ⅲ度松动：也有两种类型，一是颊舌方向的动度超过 2mm，二是牙齿存在三个方向（颊舌向、近远中向、垂直向）的动度。

3）牙列：检查是否有移位、倾斜、伸长的余留牙，牙列是否存在殆干扰。必要时先行正畸治疗。对于严重伸长、倾斜的牙齿，如果调磨的损耗量过大，可以先行根管治疗，然后全冠修复恢复正常殆曲线。

4）牙体：检查余留牙的缺损和患龋情况，是否存在楔状缺损、隐裂等。检查余留牙是否有探痛、叩痛，可以结合牙片检查。

5）牙周：检查牙周情况是否良好，包括菌斑和结石附着情况、牙周病、牙龈状态、龈退缩程度等等。如果牙菌斑较多、口腔卫生状况较差，建议患者进行口腔洁治后再行修复治疗。

6）黏膜：检查口腔黏膜色泽是否正常，有无黏膜病。

7）牙槽嵴：检查剩余牙槽嵴高低、形态和丰满度，牙槽嵴有无骨尖、骨嵴、倒凹等。

8）其他口腔治疗：询问患者之前是否做过其他口腔治疗并检查当前治疗效果。例如拔牙创是否愈合、固定修复义齿是否保存良好等，如果之前做过根管治疗，应该拍摄牙片检查根尖周情况。

6.1.3 修复治疗前准备

在进行修复治疗前，口腔组织的情况应该达到以下几点要求：

1）已完成必要的外科治疗（残根、Ⅲ度松动牙拔除等）；

2）无不良修复体；

3）无牙髓病，缺损牙体已完成修补；

4）牙周病已得到完善处理，牙结石和牙垢已清除干净；

5）无黏膜病，口腔黏膜健康；

6）已完成优化设计需要的正畸治疗（矫治过度扭转牙等）。

6.2 分析设计

完成了接诊，就可以开始第二步流程——分析设计。这个过程包括了对患者面容、笑容以及牙列的分析及设计。

6.2.1 面容分析

分析的第一步是面容分析，即对患者息止颌位面容的观察、判断和信息记录。

a）面部正面

1）面下 1/3 高度

2）根据"大三停"理论，沿着患者的眉间点、鼻下点作横线，可以将面部分为水平三等份：面上 1/3（发际至眉间点）、面中 1/3（眉间点至鼻下点）、面下 1/3（鼻下点至颏下点）。当患者缺失牙较多时，会导致面下 1/3 高度不足，这个规律可以用来确定面下 1/3 高度。

3）颜面部表面标志的位置与形态

- 鼻唇沟:鼻唇沟是鼻面沟(鼻外侧的长形凹陷)与唇面沟(上唇与颊部之间的斜形凹陷)的合称。鼻唇沟较深的患者给人衰老的印象。

- 口角:观察口角在颜面部横向的坐标位置。

- 口裂:口裂是上下唇之间的横形裂隙。观察修复前患者息止颌位时口裂的型态(上扬、平行、下垂)。

b)面下 1/3 正面

c)面下 1/3 正面的垂直范围包括鼻尖到颏下点,目的是观察上唇部分与下唇部分的比例。根据"小三停"理论,鼻下点至口裂点、口裂点至颏下点之比应该接近 1:2。面下 1/3 高度不足可能是两部分均太短造成的。

d)面下 1/3 侧面

e)面下 1/3 侧面的垂直范围与正面相同,包括鼻尖和颏下点。角度包括 45° 与 90°。

1)45° 面下 1/3 侧面

- 人中:观察人中与人中嵴(人中两侧各有一条与其平行的皮肤嵴)是否向内塌陷、下垂、不对称。如果人中部分丰满度不足,可以通过适当厚度的基托回复面容外形。

- 颏唇沟:观察下唇与颏部之间的横形凹陷是否塌陷。

2)90° 面下 1/3 侧面

- 侧三停:以耳屏中心为顶点,分别向发际中点、眉间点、鼻尖点和颏前点做连线,形成三个夹角,其夹角差小于 10° 则符合审美要求。

- Ricketts 审美线:将患者鼻尖与颏前点连接构成直线,下唇应该位于该直线上。

- 鼻唇角:鼻小柱与上唇构成的夹角,正常范围在 90°~100°。是判断上唇是否恢复丰满度的一个标志。

- 鼻颏角:在恢复面下 1/3 垂直距离高度时,可以由鼻颏角判断恢复位置。由鼻尖分别至鼻根点和颏前点连线,两线相交形成鼻颏角,正常范围在 120°~132°。

6.2.2 笑容分析

完成对患者的息止面容分析后,进行的第二步工作是笑容分析。观察微笑暴露区,确定美学区域牙位,为美观基牙的选择提供依据。

a)面下 1/3 正面

通过观察患者修复前的微笑暴露区,首先判断笑线类型,然后分析微笑暴露区的暴露量(牙体组织和软组织),记录美学区域牙位,最后根据缺牙间隙位置初步判断美观基牙。

b)面下 1/3 侧面

45°、90° 面下 1/3 侧面是正面特写的辅助参考。通过确认患者微笑时口角延伸到的美学区域牙位,侧面观察美观基牙的暴露情况。此外还可以观察患者微笑时颜面部的表面标志。

c)动态笑容分析

在分析完患者的静态口腔暴露区,医师可以通过与患者交谈的方式,观察患者自然开闭口、言语、微笑等动作时口腔暴露情况,进一步确定要放置卡环的基牙,判断美观卡环的类型与种类。

由于动态笑容的多变性,我们也可以使用数码摄像机进行动态记录,信息量将更加丰富、准确。固定相机使之与患者面下 1/3 保持同一水平,正面与 45° 侧面都应拍摄。让患者阅读一段文字,或者通过与患者对话,拍摄口唇动态影像。经过仔细审看录像,可以有助于医师与技师判断义齿的挑选、卡环的位置与种类、基托的颜色等等。

影像记录是患者重要的修复病例资料,也是将来再次接受修复治疗的参考。

6.2.3 牙列分析

6.2.3.1 分析设计工作的第三部分是牙列分析,即分析患者的研究模型。首先判断患者是何种牙列缺损类型,不同的缺损情况有不同的设计原则。然后依据美观基牙结合研究模型,最终确认基牙。基牙要通过模型观测确定美观固位区。最后根据美观固位区挑选合适的美观卡环。

6.2.3.2 牙列缺损类型及其设计原则

牙列缺损的范围包括缺失一颗牙到剩余一颗牙,分型方法有很多种,不可能逐一详解。我们在这里主要根据 Kennedy 牙列缺损分类法,阐述设计要点:

a)肯氏Ⅰ类、Ⅱ类游离缺失

1)当缺牙较多并且基牙无法承担较大咬合力时,可以设计活动义齿的支持方式为黏膜支持式——黏膜承担起主要支持作用。为了减少牙槽嵴所受压力,可以减小义齿颊舌径宽度、高度甚至数量,或者增大基托面积以分散殆力。

2)余留牙较多且口腔组织情况良好时,活动义齿的支持方式可为混合支持式——黏膜和天然牙共同支持殆力。混合支持式义齿的设计最为复杂,设计不当可能会导致基牙松动、黏膜压痛、牙槽骨加速吸收等后果。在设计此类型牙列时要注意以下三个"减少":

①减少下沉:缺隙近中端基牙上的殆支托,要尽量设计在近中,形成费力杠杆;可以联合缺隙近中端两个基牙卡抱固位体,提高固位力;游离端缺牙区要压力取模;义齿使用一段时间后要及时重衬组织面。

②减少旋转:在支点的对侧放置间接固位体,位置要尽可能远离游离鞍基;可以适当扩大基托面积,使牙弓两侧基托互相制约。

③减少摇摆:刚性连接的大连接体可以抵抗扭转;减少人工牙的颊舌径宽度、牙尖高度;在缺隙近中端基牙远中面设计邻面板。

b)肯氏Ⅲ类非游离缺失

肯氏Ⅲ类缺失牙列的缺隙前后都有基牙,即义齿为牙支持式。此种支持方式通常能提供良好的固位、支持、稳定作用。需要注意一点:除非缺隙较小可以选择隐形义齿修复,活动义齿要尽量避免设计成单侧义齿——仅牙弓一侧有义齿,以免义齿的冠状面旋转。

c)肯氏Ⅳ类前牙缺失

肯氏Ⅳ类牙弓缺失了前牙,美观基牙一般都位于美学区域牙位。从美观的角度考虑,缺隙侧基牙上要避免设计颊侧卡环,可以使用邻面固位美观卡环。邻面固位美观卡环必须搭配其他卡环一起使用否则不能满足固位力需求。可以在非美观区域牙位上放置传统卡环。

缺失牙不多,可以只在缺隙侧基牙上放置邻面板。缺失牙较多时,为了避免义齿下沉,要在基牙上放置支托。

6.2.3.3　选择基牙

a)首先选择邻近缺隙的基牙,提升固位力、稳定性,并缩小义齿结构尺寸;

b)当患者余留牙较少时(不大于四颗),要尽可能利用每一个可能的基牙。余留牙数量较多、条件较好时,基牙数量最好不要超过 4 个。太过复杂的支架结构不利于患者摘戴和清洁。并且由于侧向力增加,可能造成牙周创伤;

c)基牙的分布要尽可能满足三点面式分布,直接固位体的连线形成的平面的中心要尽可能位于义齿的中心,达到理想的稳定性;

d)在合理设计的基础上,尽量使用非美观区域牙位的卡抱式卡环;

e)尽量选择牙周膜面积较大的基牙,例如尖牙、第一前磨牙。要选择牙周健康良好的基牙。如果患者有牙结石或牙周病,建议进行牙周治疗后再行修复治疗。基牙牙体长轴方向应尽可能与咬合力垂直,增大牙周潜力,并且减少基牙所受的多余负荷;

f)尽可能选择牙冠完整、固位形好的牙齿作为基牙,具备一定的倒凹深度和倒凹坡度。对于有龋坏的牙齿,卡环的卡抱会影响其自洁作用而加速龋坏进程,必须先进行治疗再做基牙。有缺损的基牙在放置固位体前应该先用嵌体或充填等方式恢复外形;

g)患有牙髓病的牙齿必须经过根管治疗后才能选为基牙;死髓牙牙体硬组织强度较低,固位体的施力可能会导致其发生断裂,所以死髓牙应用桩核、冠等修复体加强强度后再放置固位体。牙本质过敏的牙齿如果经过脱敏治疗后仍对外界刺激敏感,则要避免选作基牙。

6.2.3.4　模型观测

利用模型观测仪确定可摘局部义齿的就位道,并控制影响就位道方向的因素的过程,称为观测。观测是医师设计活动义齿的关键步骤。美观卡环修复技术中的模型观测流程,最主要的目的是确定美观固位区。

a)定位美观就位道。美观就位道的主要影响因素有 3 个:固位区、干扰区、美观。

1)固位区:倒凹的存在提供了固位力。各基牙倒凹区的量要分配均匀,意思就是不能这个基牙上的倒凹特别深,而在另一个基牙上特别浅。此外导平面通过与牙体摩擦也能提供部分固位力。导平面要与就位道平行,互相之间也要平行。

2)干扰区:口腔软硬组织上影响就位的区域称为干扰区,常见的干扰区包括牙体舌倾区域,一般可以通过调磨消除就位影响,但如果磨除的量实在太多则建议全冠修复,或者更改义齿部件的放置位置。

3)美观:对于前牙缺失,如果缺隙侧基牙邻面倒凹较大,可以通过调整就位道减少不美观的缝隙。

b)描绘美观观测线

就位道一旦确定,整副义齿的设计也就基本确定了。观测线是连接牙齿或软组织上最高点的连线。一副模型上可以有多种多样的观测线,选择哪一种观测线取决于医师的经验和义齿设计的侧重点。

义齿没有弹性的部分都位于观测线以上,卡环尖等弹性部分才能进入观测线以下。如果就位道和脱位道不在同一个方向,卡环尖进入两者共同的倒凹区。

c)确认美观固位区

根据美观观测线确定美观固位区位置。一般临床上常用的美观固位区包括颊轴嵴远中、颈 1/3 和邻面。

6.2.3.5 选择美观卡环

根据美观观测线确定美观固位区位置。一般临床上常用的美观固位区包括颊轴嵴远中、颈 1/3 和邻面。

6.3 填画工作授权书

完成美观卡环的挑选后,在预备基牙之前应该先把设计单画好,以便备牙时检查核对(见图 12、图 13)。

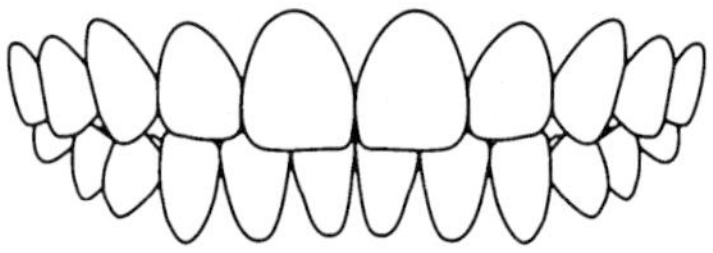

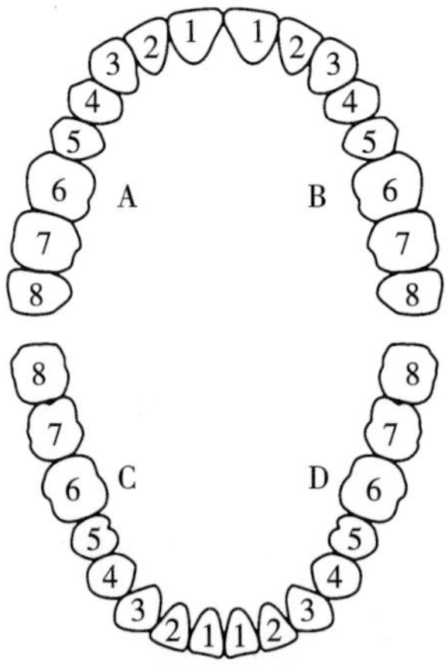

图 12 美观卡环修复技术工作授权书(正面)

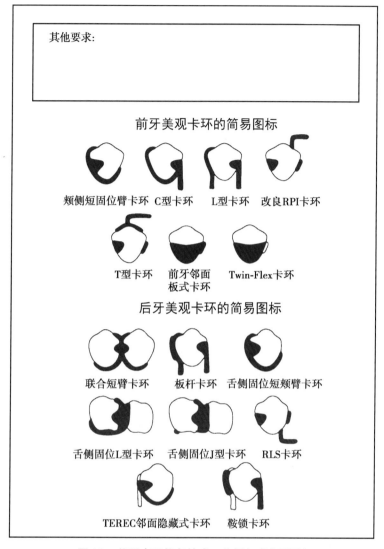

其他要求：

前牙美观卡环的简易图标

颊侧短固位臂卡环   C型卡环   L型卡环   改良RPI卡环

T型卡环   前牙邻面板式卡环   Twin-Flex卡环

后牙美观卡环的简易图标

联合短臂卡环   板杆卡环   舌侧固位短颊臂卡环

舌侧固位L型卡环   舌侧固位J型卡环   RLS卡环

TEREC邻面隐藏式卡环   鞍锁卡环

图13 美观卡环修复技术工作授权书（反面）

6.4 制作个别托盘

由于个体之间存在差异，诊室内的托盘常常不可能适合所有患者的多样个体情况。患者的个体差异包括牙弓形状和大小、牙齿排列、系带等软组织情况。为了取得完整且精确的印模，对于大部分患者来说（尤其是缺失牙较多的患者），制作个别托盘是非常有必要的。本部分将介绍如何使用自凝树脂快速制作个别托盘。

6.4.1 描绘模型

用软质铅笔在研究模型上描绘出托盘边界。注意要离开黏膜转折处一段距离，要给印膜材料的溢出留出通道。

6.4.2 填倒凹与缓冲

将模型浸泡在清水中1分钟，烫热蜡刀，充填模型倒凹部分。对于牙槽嵴上的尖锐骨突，可预先用0.5mm蜡片进行覆盖缓冲。

6.4.3 覆盖蜡层

将2层红蜡片烤软,覆盖在模型上。有余留牙的部位较厚(约4~5mm),黏膜部位较薄(约2~5mm),这样取印模时材料不容易流失。注意不要遮盖住铅笔边界线。

6.4.4 涂分离剂

将分离剂涂布到模型上自凝树脂可能接触到的部分。在蜡层表面一定要涂够分离剂,否则会给接下来的打磨修整工作带来困难。

6.4.5 制备自凝树脂材料

自凝PMMA牙托树脂材料分为牙托水和牙托粉,按照厂家指示用量倒取牙托粉,将牙托水滴入容器中直到粉剂完全浸没,静置到面团期即可取出塑形。

6.4.6 压制薄片

使用手或光滑的小木棍对树脂团进行压制,厚度最好小于2mm。

6.4.7 覆盖并切割

将树脂片覆盖到蜡层表面,轻轻按压使之均匀贴合。按照边缘线的指示切割掉多余的材料。

6.4.8 制作把手

将多余的材料捏成需要的形状,连接端口浸湿牙托水,安放在托盘上,也可用旧的托盘把手,但注意把手不能妨碍口唇运动。

6.4.9 打磨与抛光

等待20~30分钟,待树脂完全凝固,小心地将托盘与模型分离。清洁干净多余的蜡和分离剂后,用砂轮打磨掉菲边。注意系带等软组织部分的避让。最后用棉布轮对托盘表面抛光,以免刮伤患者的口腔黏膜。

6.4.10 试戴

最后一步工作就是将制作好的个别托盘放入患者口内,检查边缘是否有足够空隙,托盘是否影响软组织活动。

6.5 牙体预备

完成个别托盘后即可开始牙体预备。预备基牙的目的是为活动义齿提供更可靠的支持、固位和稳定效果。

6.5.1 预备𬌗支托凹

𬌗支托是活动义齿上提供支持力的重要部件。𬌗支托与基牙𬌗面相贴合,将𬌗力沿牙体长轴传导至基牙上,不损伤支持组织。

基牙上的𬌗支托凹给支托提供了空间,保证金属厚度。𬌗支托凹的位置对于𬌗力的正确传导具有重要意义。

• 𬌗支托凹:呈圆钝三角形,从𬌗面边缘嵴向中部逐渐变窄,尖端指向正中。宽为边缘嵴1/3~1/2,长为牙体近远中径1/3~1/4。支托凹的边缘要圆滑,与边缘嵴自然过渡为一体,避免锐利的线角。

支托凹的深度控制在1mm以上,以保证支托金属强度,但也要避免过度切割牙体组织。

可以让患者咬住烤软的蜡片检测厚度;也可用刻度车针进行精准预备。支托凹的底面要向牙中心倾斜,与邻面形成交角,角度可小于 90°。这样预备的目的是确保主动就位,义齿不会沿着远离基牙的方向滑动。

- 舌支托凹:制备前牙舌支托凹时尽量选择牙根粗壮、舌隆突釉质饱满的尖牙。理想的舌支托凹位置位于对颌牙接触区的根方。

使用球形金刚砂钻头,起始于基牙边缘嵴,止于舌隆突切方,从舌面观察沟呈半月形。支托凹在边缘嵴处要适当加宽,边缘打磨圆滑。

此外,还有另外一种舌支托凹,位于舌隆突龈方,沿着舌隆突呈现 U 形,要求基牙牙体有一定高度。这种𬌗支托凹除了将𬌗力沿着牙体长轴传递外,还起到对抗臂的作用,提升义齿的稳定性。

6.5.2 扩大外展隙

备牙时要考虑留给金属支架的空间是否足够,例如卡环肩、小连接体等可能影响咬合的结构。使用细的锥形金刚砂车针磨除少量牙釉质,线角圆钝。

6.5.3 预备导平面

导平面一般位于缺隙侧基牙的邻面(缺隙侧),引导义齿的戴入和摘出,与义齿就位道和脱位道平行。活动义齿上与导平面接触的部位为邻面板。由于导平面和邻面板相接触产生摩擦力,所以导平面也有提供固位力的作用。制备要点:

- 使用圆柱形金刚砂车针沿着牙体外形进行预备,要均匀、最少量地磨除牙体,尽量维持牙体的外形而不是单纯磨成一个平面,并抛光;也可用高刃数的钨钢车针一次完成。
- 后牙导平面宽度约等于颊舌尖距离,高度约为 2~4mm。
- 前牙导平面位于邻舌面,不要影响唇面近远中。

6.5.4 预备轴面

预备轴面的目的在于降低观测线,改善卡环的位置。倾斜移位的牙齿使得观测线的位置不合适,卡环无法卡抱在理想固位区,整体义齿就位受影响。

首先参考研究模型上的观测线。选用圆柱形金刚砂车针或钨钢车针,放置在牙釉质表面上,微微倾斜形成新的角度。磨除牙釉质直到形成新的外形高点。注意保护牙体,表面应抛光或经过矿化、脱敏处理。如果倾斜角度过大导致牙体修改量大,理想方案是先对基牙实施全冠修复。

6.6 取模

我们以目前临床上最常用的藻酸盐印模材料为例,介绍取模的操作要点。首先介绍两种不同的印模。

6.6.1 解剖式印模和功能性印模

- 解剖式印模:记录的是口腔软硬组织的静止状态。适用于牙支持式和黏膜支持式义齿。取解剖式印模时是一次性记录口腔解剖形态。
- 功能性印模:记录的是牙槽嵴承受𬌗力时的表面形态,意义在于更好地保护软硬组织。适用于混合支持式义齿,多用于 Kennedy Ⅰ 类和Ⅱ类游离缺失牙列。游离缺失牙列佩戴义齿受力时,基牙与黏膜上的义齿下沉程度不同,按照解剖式印模制作的义齿会使基牙承受较大的扭转力,因而需要制备功能性印模。

取功能性印模时可以使用选择性加压法。通过控制印模材料的流动性,获得主承托区(游离端牙槽嵴上黏膜)的支持力。

在个别托盘主承托区减少缓冲量(比如在组织面铺垫蜡层或其他非流动性材料)增加压力,非承托区部分打排溢孔或增大缓冲区减少压力。通过蜡型缓冲和增加排溢孔控制印模材料的流动性,可以形成不同的移位量,实现组织的功能状态记录。

6.6.2 操作步骤与要点

a）检查托盘:将个别托盘放入患者口内检查大小是否合适,边缘和手柄是否阻碍口唇运动;

b）调整椅位:为了避免患者有恶心呕吐反应,建议医师调整椅位,让患者牙弓𬌗平面与地面平行。患者漱口清除口内食物残渣等物体;

c）水粉调和:按照产品使用说明量取印模材料粉液,倒入橡皮碗内,用石膏调拌刀沿着同一方向快速调拌。呈光滑均匀糊状置入托盘;

d）取模:对于印模材料不易流到的地方,例如深倒凹、颊侧间隙等部位,可以用手指挖取印模材料先涂布在这些区域。口镜牵开口角一侧,托盘以侧向旋转方式送入口内。将个别托盘从后向前逐步就位。印模材料凝固前要进行肌功能整塑;

e）检查印模:等待印模材料固化完全,从口内取出,对照口内检查牙列形态是否完整,黏膜转折处是否取到位。小气泡可以重新调和印模材料填补,大气泡则需要重新取模。印模要立即送去灌注石膏模型。

6.7 工作模型

6.7.1 清洗与消毒

印模表面上的残余唾液会影响石膏模型的准确性,并有可能传播病菌,因而必须在灌注石膏前清洗,并用紫外线或臭氧等消毒模型。硅橡胶模型最好浸泡消毒。

6.7.2 灌模

a）按照产品说明精确称量石膏粉与水,将粉撒入水中,调拌约30秒直到形成光滑、有流动性的膏状物,中途不要再添加水或粉。使用真空搅拌机效果更理想;

b）橡皮碗在振荡器上震荡,使气泡溢出表面,然后从印模最高点处灌注。震荡印模并不断加入石膏,直到流满印模的各个部位;

c）形成底座,底座厚度不能小于16mm;

d）通常模型放置20分钟后初步凝固,2小时后硬度达到最高,即可将模型从印模中取出;

e）对于活动义齿的工作模型,黏膜转折处的记录非常重要,工作模型要延伸边缘至此部位。

7 美观卡环修复技术临床实施阶段:第二次就诊[26,27]

7.1 试戴支架

试戴支架步骤的目的是让支架顺利精确就位,同时不能影响咬合关系,并为下一步记录咬合关系做好准备。

7.1.1 就位

按照初诊时设计的就位道戴入支架。如果无法顺利戴入,使用咬合纸指示阻碍区域,用绿色磨石或其他粗磨车针打磨掉阻碍点。

7.1.2 调𬌗

支架上影响咬合高度的一般为支托和横跨𬌗面的卡环臂。用咬合纸印出咬合高点,先调正中𬌗,再调前伸𬌗和侧方𬌗。如果上下颌都要戴支架,先调整一副再调另一副,最后两个一起检查。调磨时注意要用卡尺测量金属厚度,以免局部过薄导致强度不足。

7.1.3 检查

所有调磨工作结束后要再次检查支架是否与基牙贴合,包括支托凹、卡环臂、卡环尖、小连接体、前牙舌面板等。调磨过的部位要抛光打亮。

7.2 确定颌位关系

7.2.1 缺失牙较少时

当缺失牙较少、颌位关系明确时,只需在模型上确认咬合关系即可。

另外一种情况是尽管缺失牙不多,垂直距离可以确定,但无法确定明确的颌位关系,此时可以使用咬合印记材料,例如蜡片或印模材料,让患者在正中关系咬合。

7.2.2 缺失牙较多时

当缺失牙较多时,例如游离缺失,垂直高度无法确定,则需要使用蜡堤记录咬合关系。

a)浸湿工作模型表面,将已经试戴好的支架戴入模型就位,观察支架组织面的空隙大约有多少;

b)小蜡刀烫热,在支架末端网状上滴蜡,让流动的蜡充填满支架的组织面。注意必须确保蜡层不影响支架恢复正确就位(没有升高、扭转支架)。支架下无明显间隙后,可取下支架查看,补好蜡不足处。在模型上还原支架;

c)使用红色蜡片,烤软折叠 8~10mm 宽蜡片,长度为缺隙长度,根据颌间距离调整蜡堤高度,通常约为 12~14mm。烫热蜡堤底部并黏附在支架缺失牙区上,烫牢接好后,在蜡还是软的时候,戴入患者口内检查高度、宽度是否合适,末端边缘是否影响咬合。不合适处应该尽快修改;

d)若蜡变硬,可加热大蜡刀烫软蜡堤𬌗面,戴入患者口内做正中咬合;

e)取出后在冷水中冷却、清洗,然后放回口内再次确认咬合,避免蜡堤因冷却产生变形。

国内大部分工厂和医院都是用简单𬌗架,其他复杂的半可调或全可调𬌗架的使用差别很大,本指南不专门论述了。

7.3 设计人工牙

人工牙设计三要素包括颜色、形态和排列。技师可以根据模型上的余留牙确定牙齿的形态与排列。但是颜色信息只能依靠医师记录,或拍摄标准的余留牙照片传递给技师参考制作。

如果前牙缺失较多,信息量不足时,在参照口内余留牙的基础上,医师还可以根据天然牙颜色变化的规律、患者肤色以及个人喜好来综合考虑。随着年龄增加,牙齿透明度增加,明度降低,饱和度增加,色素沉着而变黄。

7.4 设计基托

基托设计包括两大要素——颜色、形态。同人工牙一样,技师可以通过参考工作模型上邻近的牙龈组织,模仿出龈缘、根部等形态,但基托颜色的信息要依靠医师记录、传递。

8 美观卡环修复技术临床实施阶段:第三次就诊[1,26,27]

8.1 调整就位与咬合

戴入义齿前,医师先检查义齿是否有锐利边缘或突起。检查义齿是否充分就位,包括卡环与基牙的密合度、基托与黏膜的密合度。主要调改树脂基托,检查患者是否有压痛。在牙槽嵴上涂布甲紫等指示剂,或在义齿上涂布压力指示剂,戴入义齿,取下后轻微磨除着色处,依然遵循"少量多次"原则。调改过长的基托边缘。使用咬合纸调整咬合。如果上下颌均为义齿,则先调一副再调另一副。顺序是牙支持式、混合支持式、黏膜支持式。

8.2 打磨抛光

经过调整后的义齿一定要用棉布轮打磨抛光,并清洁干净咬合纸印记。

8.3 医嘱

戴上义齿先练习说话,慢慢克服异物感,说话顺畅后就开始吃粥等流质食物。吃流质食物都没问题了,再开始吃固体食物。不要啃硬东西。活动义齿比不上天然牙齿,咀嚼效率的恢复有限,要有耐心。

吃完东西取下来冲一冲,用软毛的牙刷轻轻刷一刷,抛光面和组织面的沟沟缝缝都要刷到。晚上睡觉前最好要取下义齿,泡在冷水里或者使用假牙清洁片;也可擦干后干放。有两副义齿的也可以白天晚上或按周按月交替更换戴用义齿。

不要自己修改义齿,觉得不舒服就及时去医院调改。建议半年复查一次。

参 考 文 献

［1］于海洋.口腔活动修复工艺学［M］.北京:人民卫生出版社,2014:40-43.
［2］于海洋,黄文静.美观卡环的分类设计与临床应用［J］.华西口腔医学杂志,2012,30(5):447-452.
［3］张倩倩,陈昕,赵雨薇,等.3D打印在口腔美学修复中的应用［J］.华西口腔医学杂志,2018,36(6):656-661.
［4］徐明明,刘峰.CAD/CAM技术在口腔修复中的应用［J］.中国实用口腔科杂志,2013(6):321-326.
［5］FUEKI K, OHKUBO C, YATABE M, et al. Clinical application of removable partial dentures using thermoplastic resin-part Ⅰ: definition and indication of non-metal clasp dentures［J］. Journal of Prosthodontic Research, 2014, 58(1):3-10.
［6］FITTON J S, DAVIES E H, HOWLETT J A, et al. The physical properties of a polyacetal denture resin［J］. Clinical Materials, 1994, 17(3):125-129.
［7］张小军,石连水.缩醛树脂卡环与钴-铬卡环的固位力和形变的比较［J］.国际口腔医学杂志,2007,34(6):404.

［8］ ZOIDIS P, PAPATHANASIOU I, POLYZOIS G. The use of a modified poly-ether-ether-ketone (PEEK) as an alternative framework material for removable dental prostheses. A clinical report［J］. Journal of Prosthodontics, 2016, 25 (7): 580-584.

［9］ BRIDGEMAN J T, MARKER V A, HUMMEL S K. Comparison of Ti and Co-Cr RPD claps［J］. The Journal of Prosthetic Dentistry, 1997, 78 (2): 187-193.

［10］ 贾爽, 王德芳, 叶荣荣. 钴铬合金、钛合金与高钴铬钼合金铸造卡环循环疲劳的研究［J］. 上海交通大学学报 (医学版), 2013, 33 (6): 782.

［11］ BUDKIEWICZ A, MACHNIKOWSKI I, GŁADKOWSKI J, et al. Minimalization of the proper parts of retention arms［J］. Protetyka Stomatologiczna, 1990, 40 (4): 154-157.

［12］ PARDO-MINDAN S, RUIZ-VILLANDIEGO J C. A flexible lingual clasp as an esthetic alternative: a clinical report［J］. The Journal of Prosthetic Dentistry, 1993, 69 (3): 245-246.

［13］ BELLES D M. The Twin-Flex clasp: an esthetic alternative［J］. The Journal of Prosthetic Dentistry, 1997, 77 (4): 450-452.

［14］ CHU C H, CHOW T W. Esthetic designs of removable partial dentures［J］. General Dentistry, 2003, 51 (4): 322-324.

［15］ BRUDVIK J S, PALACIOS R. Lingual retention and the elimination of the visible clasp arm［J］. Journal of Esthetic and Restorative Dentistry, 2007, 19 (5): 247-254.

［16］ 于海洋. 美观活动义齿修复方案设计［J］. 中国实用口腔科杂志, 2012, 5 (2): 72-75.

［17］ AVIV I, BEN-UR Z, CARDASH H S. RLS-the lingually retained clasp assembly for distal extension removable partial dentures［J］. Quintessence International, 1990, 21 (3): 221-223.

［18］ ARAS M A, CHITRE V. Direct retains: esthetics solutions in the smile zone［J］. Journal of Indian Prosthodontic Society, 2005, 5 (1): 4-9.

［19］ BEAUMONT A J. An overview of esthetics with RPDs［J］. Quintessence International, 2002, 33 (10): 747-755.

［20］ CHITTARANJAN B, KAR A K, TARUNA M. Management of a case of partial edentulism with esthetic flexible dentures［J］. Indian Journal of Dental Advancements, 2009, 1 (1): 60-62.

［21］ TRAN C, LABARRE E, LANDESMAN H M. A removable partial denture using an esthetically designed round-rest distal clasp on maxillary anterior abutment teeth: a clinical report［J］. The Journal of Prosthetic Dentistry, 2009, 102 (5): 286-289.

［22］ OH W S, BASHO S. Esthetic removable partial denture design in replacing maxillary antetior teeth［J］. General Dentistry, 2010, 58 (6): 252-256.

［23］ PEREZOUS L F. The twin-flex clasp: an esthetic removable partial denture approach［J］. Journal of Prosthodontics, 2003, 12 (4): 325.

［24］ MCMILLAN A S, NORMAN H. An esthetic denture clasp for maxillary canine teeth［J］. The Journal of Prosthetic Dentistry, 1997, 78 (3): 330.

［25］ SOO S, LEUNG T. Hidden clasps versus C clasps and I bars: a comparison of retention［J］. The Journal of Prosthetic Dentistry, 1996, 75 (6): 623-625.

［26］ JEPSON N J A. 可摘局部义齿［M］. 王家伟, 译. 北京: 人民军医出版社, 2006.

［27］ 赵铱民. 口腔修复学［M］. 北京: 人民卫生出版社, 2003.

附加说明: 图 1~ 图 13 分别见书末彩图 2-3~ 彩图 2-15。

ICS 11.060.01

CCS C05

中华口腔医学会

团 体 标 准

T/CHSA 029—2021

老年患者口腔修复指南

Prosthodontics guidelines for the aged

2021-06-25 发布
2021-07-01 实施

中华口腔医学会　发布

目　　次

前　　言

本文件按照 GB/T 1.1—2020《标准化工作导则　第 1 部分：标准化文件的结构和起草规则》的规定起草。

本文件由中华口腔医学会口腔修复学专业委员会提出。

本文件由中华口腔医学会归口。

本文件起草单位：中国人民解放军总医院、首都医科大学附属北京口腔医院、北京医院。

本文件主要起草人：刘洪臣、李鸿波、时权、郑东翔、陆支越、顾斌、刘娜、王东胜、王俊成、张戎、刘乙颖。

引　言

　　本指南主要针对老年患者的各种牙体缺损、牙列缺损、牙列缺失,及全身情况特点,供口腔修复医师、口腔种植医师、全科口腔医师等相关临床医务工作者参考使用,推荐临床修复治疗,提高临床修复效果,有利于临床、科研和教学工作的开展。

　　我国正在进入老龄化社会,人均寿命不断延长,目前我国社会老龄化加速发展的问题不容忽视。老年患者的牙体缺损、牙列缺损、牙列缺失发病率高[1],患者人数激增,并且其生理、病理状况复杂,对口腔修复的期望值也在不断增加,是口腔修复学面临的巨大挑战,因此必须制定相关的标准与指南。尤其是近年来,广大医务工作者越来越多地接触到口腔修复治疗的老年患者,相关的证据与经验等不断地积累,因此制定相关的标准与指南的要求更加迫切。

　　本指南所列的为常见老年口腔修复患者的临床处理建议,如临床中遇到罕见或者特殊病例,应视具体情况并按照相应的原则进行诊治。本指南将在临床推广与应用中不断完善,在未来的循证证据支持下定期修订。

老年患者口腔修复指南

1 范围

本指南给出了关于临床老年患者进行常规的口腔修复的治疗原则、诊治技术要点的建议及注意事项。

本指南适用于从事临床老年口腔修复治疗的相关医师、医学生的培训、考核及临床应用参照。

2 规范性引用文件

本文件没有规范性引用文件。

3 术语和定义

下列术语和定义适用于本文件。

3.1

老年人 the aged

在我国,60周岁以上的人群被定义为老年人。

3.2

牙体缺损 tooth defect

由于各种原因引起的牙体硬组织不同程度的外形和结构的破坏与异常,表现为牙体失去了正常的生理解剖外形,造成正常牙体形态、咬合及邻接关系的破坏。

3.3

牙列缺损 dentition defect

由于部分牙齿缺失导致的恒牙牙列不完整。

3.4

牙列缺失 edentulism

由于各种原因导致的上颌和/或下颌牙列的天然牙全部缺失,当上下颌牙列中都无天然牙时又称为无牙颌。

3.5

知情同意 informed consent

患者对自己的病情和医生据此作出的诊断与治疗方案明了和认可。

3.6

患者评估 patient assessment

是指通过病史询问、体格检查、辅助检查等手段,对患者的心理、生理、社会、经济条件、疾病严重程度等做综合评价。

4 老年患者口腔修复总原则

4.1 安全

口腔修复治疗前应对患者的全身状况及风险进行评估,进行全面综合考虑,选择合适的治疗时机和治疗方案,修复治疗过程应注意安全。

4.2 有效

制定适合患者自身特点的修复方案,修复方式侧重恢复咀嚼功能并尊重患者意愿,兼顾舒适、美观、经济。

4.3 微创

治疗过程需时刻遵循微创理念,操作精细精准,减少疼痛或者不适,缩短治疗周期及每次治疗时间。

4.4 健康

修复体的设计制作等应有利于维护口腔健康,便于清洁,利于老年患者根面龋、牙周病的防治,并应将口腔卫生宣教贯穿始终。

4.5 知情同意

治疗前应取得患者知情同意;高龄老人可取得其直系亲属或监护人的知情同意;对于有认知功能障碍的老年患者,应取得其直系亲属或监护人的知情同意。

4.6 姑息治疗

对于老年口腔修复治疗的患者,必要时可行姑息治疗,适当恢复患者牙列的形态与功能。

5 老年患者口腔修复基本流程

5.1 老年患者修复前全身情况评估

5.1.1 系统性疾病、慢性疾病评估

老年患者由于年龄偏大,生理器官逐渐衰退,常常伴随其他全身性疾病,且有时是多种疾病并存,而多数疾病对患者的口腔修复有影响[2]。此外,还应对患者营养状况进行评估。因此进行口腔治疗前,必须对患者的疾病史有全面的了解,必要时请相关专科进行会诊,不但有助于修复治疗,也可避免不必要的纠纷[3,4]。

常见的老年修复患者相关系统性疾病有[5]:

a)心血管系统疾病:如高血压、冠心病等,此类患者可能在治疗中因局麻药影响或疼痛刺激等发生血压变化、心率失常等,对患者生命安全造成影响;

b)内分泌系统疾病:如糖尿病,骨质疏松,甲状腺疾病等,此类疾病可能导致老年患者的种植治疗的失败,尤其是血糖控制不良、严重骨质疏松的老年患者;

c)呼吸系统疾病:如肺炎、支气管炎、哮喘等,此类患者在修复治疗时,容易受到水气等影响发生呛咳,修复治疗过程中应注意患者体位,避免误吸;

d）消化系统疾病：如肝炎、肝硬化等，此类疾病可能影响患者的凝血功能，对于有创操作应注意，而对于病毒性肝炎推荐按常规传染病的治疗程序进行，如果是在急性期、传染期，应暂缓口腔治疗；

e）神经系统疾病：如阿尔茨海默病、帕金森病等，对于认知障碍的应对其家属或监护人做好知情同意；而对于肢体有不自主震颤的可能影响临床操作；

f）泌尿系统疾病：如前列腺增生、肾功能不全等，老年男性前列腺疾病的患者，修复治疗过程应简短，避免长时间操作；而肾功能不全则可能影响种植手术；

g）免疫系统疾病：如系统性红斑狼疮等，此类疾病患者需长期服用免疫抑制剂类药物影响机体功能，如需进行种植操作等需慎重。

5.1.2 用药史、过敏史、全身治疗史

对老年患者的用药史应有全面的了解，尤其是正在服用的，药物治疗史不但有助于了解患者目前身体情况，也有助于帮助修复医师选择合适的治疗方案，常见的药物有[5]：

a）抗凝药物：应检测患者的凝血功能，避免因有创的修复操作引起术后持续性出血；

b）激素类药物、免疫调节类药物：此类药物及原发疾病可影响患者免疫力及机体功能，避免为此类患者选择创伤较大的修复方式；

c）镇静安眠药物：此类患者的最好选择为固位力相对可靠的修复体，并强调勿戴可摘义齿睡觉，避免发生误吞；

d）双膦酸盐药物：对正在服用此类药物或近期内服用过的患者应严禁进行颌骨手术，例如拔牙或植牙。

对于过敏史，也应全面了解，尤其是以前进行口腔治疗时相关的过敏史，避免因局麻药物等选择不当引起过敏。

应全面了解患者的全身治疗史主要有以下几项：

a）放化疗：口腔有创操作，例如老年患者修复前的拔牙、种植治疗等操作可能导致患者出现伤口不愈合、骨坏死等；

b）心脏支架：有心脏支架的患者常规服用抗血小板药物或抗凝药物，进行有创操作（例如修复前拔牙、牙槽嵴修整术、种植手术等）前应检测其凝血功能，必要时进行相关专科会诊；

c）心脏起搏器：此类患者不建议进行超声波洁牙、根测仪测量根长操作，如需要时可咨询心内科医师；高速涡轮机产生的噪音也可能对此类患者有影响；

d）助听器：超声波洁牙操作对部分助听器也可能产生影响，对于听力受损的患者同时建议对其家属做好知情同意。

必要时可查看患者3个月内相关检查报告。

5.1.3 口腔治疗史

多数老年人进行过多次的口腔治疗，了解患者的既往口腔治疗史，尤其是修复相关的病史，将有助于医生帮助患者有效地选择适合患者的修复方法。

着重了解患者对既往口腔治疗或修复方式的感受与评价，明确患者的期望值，有利于修

复方案的制定。

5.2 老年患者修复前口腔检查

老年患者的口腔情况复杂,存在与其他修复患者不同的情况,因此在治疗前对其进行详细的检查十分必要,目的是帮助患者选择合适种类、合适固位方式的修复体。

5.2.1 临床口腔检查

修复开始前,医师应对患者的口腔进行全面的检查与评估,老年患者口腔常常存在增龄性变化,除了常规口腔修复前检查外,还要注意老年患者口腔增龄性变化[5-9]:

a)牙体:余留牙常常有重度磨耗、松动或楔状缺损;

b)牙周:牙龈退缩明显,临床牙冠增长;牙槽骨吸收明显;

c)牙列:缺牙数目较多,甚至是无牙颌;

d)咬合关系:垂直距离降低、面下 1/3 高度降低、咬合紊乱;

e)腺体:唾液分泌减少,口腔自洁能力有限;

f)黏膜:可能伴有口腔黏膜的病变、黏膜感觉异常;

g)颞下颌关节:颞下颌关节可能存在退行性改变。

治疗前仔细询问是否有不良的口腔习惯,如夜磨牙等;如患者口内尚有固定修复体,则对其进行全面的检查与评估。

5.2.2 放射线检查

修复前应对患者进行必要的放射线检查,对于老年患者,推荐优先使用曲面体层片、CBCT。由于老年患者多数存在咽反射明显、各种原因导致的肢体震颤,常规的根尖片可能引起患者恶心、呕吐,不能被老年患者所接受,或不能良好的成像。

对于需要种植的老年患者建议常规进行 CBCT 检查,由于颌骨吸收严重,老年患者术区解剖结构可能发生变化,CBCT 可以明确术区的解剖情况,明确有无病变,避免损伤重要的神经、血管等。

5.2.3 模型检查与照相

老年修复患者口腔情况复杂,部分患者合并咬合及颞下颌关节问题,必要时对患者取研究模型,以了解患者咬合、邻牙、以及正中关系,对患者进行有效的评估与设计。有条件的情况下,尤其是种植治疗时,应做好照相工作,保留相关的资料。

5.2.4 治疗方案评估

在对患者的情况评估后,医师可以根据情况选择一般修复治疗还是姑息治疗。

5.3 修复前沟通以及知情同意

在修复开始前,需要充分了解患者的期望值与依从性,与老年口腔修复患者进行充分沟通,明确其迫切需要解决的诉求,了解其对功能、美观、材料、价格等方面的要求,这样才有助于实现有效的修复治疗[8]。

与临床其他病人类似,老年患者在修复方式上并无太大差异,同样分为可摘义齿修复(局部、全口)、固定义齿修复、种植修复等,与患者沟通后,结合实际,选择合适修复方案[8,10]。

对于有创操作、价格昂贵的修复,告知患者治疗程序、周期及复诊次数,做好知情同意工作,对修复治疗操作引起不适、疼痛等刺激可能诱发心脑血管、呼吸系统症状甚至是急症,同时对患者的直系亲属或监护人做好知情同意。

对于认知障碍的患者、高龄老人等患者,对其家属或监护人做好知情同意并签字。

5.4 老年患者修复前处理

5.4.1 控制全身疾病与不良习惯

对于身体状况不良的患者,尤其是需要种植的患者,应首先控制基础疾病,必要时与内科医师会诊,调整用药。控制抽烟等不良习惯。

5.4.2 修复前口腔处理

身体条件允许情况下,可根据修复方式进行下列处理:

a）拔除不能保留的患牙、残根、残冠;

b）对龋齿等进行充填治疗;

c）对牙周黏膜疾病的治疗;

d）磨改过长牙,过锐牙尖等;

e）调整咬合,处理食物嵌塞、早接触等;

f）修整牙槽嵴、前庭沟。

无法进行有创操作的患者:

a）对症治疗;

b）残根、残冠保存治疗。

5.4.3 口腔健康宣教

对患者进行宣教需贯穿整个修复治疗,保持良好口腔卫生习惯,建立义齿终身维护、定期复查观念,对于肢体行动不便的老年患者,同时对其家属或监护人做好宣教[11]。

尤其叮嘱可摘义齿修复患者睡觉时勿戴用修复体,如果老年患者自我不能摘戴,可由家属等帮助进行修复体摘戴及清洗等工作。

5.5 口腔修复设计与操作

5.5.1 修复治疗注意事项

按照既定方案,对患者进行相应设计与相关操作,操作时密切注意观察老年患者的体征、表情变化,避免呛咳、误吸、误吞,确保患者安全。对于在局麻下、有创操作、患者过度紧张时建议在心电监护下进行。

5.5.2 修复的形式[12-15]

a）固定修复体:条件允许情况下,尽量选择固定修复体,包含:贴面,嵌体,部分冠,全冠,桩核冠,固定桥等,但要考虑好修复体与咬合力分布,修复体的边缘位于龈上或齐龈,利于修复后维护与保健。

b）可摘局部义齿:应合理利用基牙与口腔黏膜,基托及连接体的设计应尽可能简单,卡环的数量、固位力应与老年患者的手部操作能力相适应,适当恢复咀嚼功能,改善美观与发音。老年人由于牙周萎缩等原因,易食物嵌塞,所以老年人中的修复可推荐防嵌设计。

　　c）全口义齿：应仔细注意患者牙槽嵴形态，相比于其他患者，老年患者尤其需要良好印模，尤其是对于牙槽骨吸收严重或余留牙槽嵴形态不规则的患者，应仔细检查印模的边缘情况，保证更高的义齿边缘封闭性，对义齿排牙、基托边缘等应合理设计与制作，良好恢复垂直、水平颌位关系。

　　d）附着体义齿：根据老年患者情况，综合设计。

　　e）种植义齿：老年患者口腔解剖结构、上下颌骨形态及特性，都与年轻人不同，术前应仔细分析，避免损伤重要结构，且手术过程中应把握微创原则[16]。对于有控制不良的糖尿病、心脏病、高血压、放疗史、双膦酸盐服用史、干燥综合征、肿瘤放化疗史、肝肾功能不全、器官移植等患者，应慎重选择。

5.5.3　戴牙后指导

　　常规对患者进行全面的指导，使患者可以正确佩戴、使用、维护义齿。必要时同时对患者的家属、陪护人员做好指导工作[16]。

5.6　修复后复诊与维护

　　口腔卫生宣教与维护推荐贯穿整个治疗的始终[17, 18]。

　　与患者建立定期复查制度，维护修复体功能[18, 19]。

　　全面检查患者余留牙及口腔组织，预防疾病，促进健康[20, 21]。

6　老年患者进行口腔修复治疗时的注意事项

　　1）老年患者常有孤独失落感，因此治疗过程中应礼貌对待，细致检查，热情耐心，体现对他们的关怀，这也有助于取得患者信任与配合，提高修复效果[8, 22, 23]。

　　2）老年患者口腔条件及环境特殊，且随着社会发展，时代进步，老年修复的要求不仅仅是功能，发音、美观的需求也日益增加，因此对老年人修复的设计宜综合考虑与分析。

　　3）对老年患者修复时，如身体条件不佳，耐受性差，应选择治疗时间相对较短的修复方法，对于可摘义齿，推荐将摘戴的便利性放在重要位置[24]。

　　4）固定修复与种植修复时间长，操作复杂，老年人可能身体机能差而不能耐受，此时推荐选择可摘修复。

　　5）对修复材料及方式的选择应与患者充分沟通，部分材料会影响核磁共振检查成像形成伪影，对于需进行头颅部位核磁检查的患者需慎重。

　　6）对于可摘义齿修复，尤其是全口义齿，提前告知患者戴用过程中需要适应过程，并需要多次调改，才能实现良好的使用，避免造成不必要的误解。

　　7）对于要求种植治疗的老年患者严格掌握适应证，禁忌证及相对禁忌证。

　　8）口腔卫生宣教与维护应贯穿治疗的始终，预防疾病，促进老年患者的口腔健康，提高生活质量。

　　9）在患者上下牙椅时，叮嘱其缓慢、平和，避免造成体位性血压变化。

　　10）治疗过程中需防止患者出现误吞、呛咳等，同时备好相关急救设备与药品[25]。

　　11）高龄老人（一般大于80岁），或老年患者的智力、听力、认知等躯体功能有明显障碍的，建议同时取得其直系亲属或监护人知情同意，必要时全程陪同。

12）注意对老年修复患者治疗中的体位，一般选择半卧或端坐位，降低误吸、呛咳的风险；缓慢调整椅位，避免引起血压变化或脑部缺血[26]。

13）与患者沟通用语勿过激，以防引起血压变化。

参 考 文 献

［1］王兴.第四次全国口腔流行病学调查报告［M］.北京：人民卫生出版社，2018.

［2］刘洪臣，储冰峰，王燕一.老年口腔修复的特点［J］.中华老年口腔医学杂志，2004，2（2）：44-47.

［3］IACOPINO A M, WATHEN W F. Geriatric prosthodontics: an overview. Part Ⅰ. Pretreatment considerations ［J］. Quintessence International, 1993, 24（4）: 259-266.

［4］CHÁVEZ E M, WONG L M, SUBAR P, et al. Dental care for geriatric and special needs populations［J］. Dental Clinics of North America, 2018, 62（2）: 245-267.

［5］刘洪臣.老年口腔医学［M］.北京：人民军医出版社，2002.

［6］储冰峰，刘洪臣.老年口腔保健［M］.北京：人民卫生出版社，2011.

［7］刘洪臣，王培欢.上颌骨结构变化对老年人种植修复的影响［J］.中华老年口腔医学杂志，2018，16（1）：1-5.

［8］王燕一，刘洪臣，郭贵华，等.1 197 例老年修复病例的临床分析［J］.口腔颌面修复学杂志，2000，1（1）：43-45.

［9］PAREDES-RODRÍGUEZ V M, TORRIJOS-GÓMEZ G, GONZÁLEZ-SERRANO J, et al. Quality of life and oral health in elderly［J］. Journal of clinical and experimental dentistry, 2016, 8（5）: 590-596.

［10］张辉.老年患者口腔修复的临床治疗特点和效果研究［J］.全科口腔医学电子杂志，2017，4（11）：49，51.

［11］赖薇，徐英杰.健康教育对老年无牙颌患者全口义齿满意度的影响［J］.全科口腔医学电子杂志，2018，5（18）：79-80.

［12］李亚男.高龄患者义齿修复设计原则［J］.口腔颌面修复学杂志，2013，14（1）：54.

［13］赵铱民.口腔修复学［M］.6 版.北京：人民卫生出版社，2008.

［14］IACOPINO A M, WATHEN W F. Geriatric prosthodontics: an overview. Part Ⅱ. Treatment considerations［J］. Quintessence International, 1993, 24（5）: 353-361.

［15］HAUG S P. Prosthodontics and the aging patient［J］. Journal Indiana Dental Association, 1997, 76（4）: 21-24.

［16］刘兴容.老年口腔疾病治疗中微创技术应用［J］.中国实用口腔科杂志，2016，9（8）：463-467.

［17］宫琦玮，李亚男.口腔健康教育在老年全口义齿修复患者中的作用［J］.军医进修学院学报，2010，31（12）：1233-1234.

［18］刘洪臣，时权，王俊成，等.人工种植牙的保健与维护［J］.口腔颌面修复学杂志，2018，19（3）：129-132.

［19］时权，刘洪臣.种植牙的专业维护［J］.中华老年口腔医学杂志，2019，17（5）：292-297.

［20］刘洪臣.老年人口腔健康的 10 项指标［J］.中华老年口腔医学杂志，2019，17（1）：24.

［21］刘洪臣.老年人口腔健康指导［M］.北京：人民卫生出版社，2011.

［22］黄靖茹.护患沟通技巧在老年患者口腔修复中的应用观察［J］.实用临床护理学电子杂志，2018，3（50）：59，61.

［23］PATIL M S, PATIL S B. Geriatric patient-psychological and emotional considerations during dental treatment ［J］. Gerodontology, 2009, 26（1）: 72-77.

［24］李线绒,白乐康. 老年缺牙患者口腔健康与就医心理调查分析［J］. 中华老年口腔医学杂志,2010,8（4）:196-198.

［25］王海鹰,齐仕珍. 老年口腔修复临床常见问题与对策［J］. 口腔颌面修复学杂志,2000,1（2）:120-121.

［26］刘洪臣. 老年口腔医学进展［J］. 中华老年口腔医学杂志,2003,1（1）:7-9.

ICS 11.060.01

CCS C05

中华口腔医学会

团 体 标 准

T/CHSA 030—2021

牙齿漂白治疗技术操作指南

Guideline of tooth bleaching technology

2021-06-25 发布

2021-07-01 实施

中华口腔医学会   发布

目　　次

前　言

本文件按照 GB/T 1.1—2020《标准化工作导则　第 1 部分：标准化文件的结构和起草规则》的规定起草。

本文件由中华口腔医学会口腔修复学专业委员会提出。

本文件由中华口腔医学会归口。

请注意本文件的某些内容可能涉及专利。本文件的发布机构不承担识别专利的责任。

本文件起草单位：武汉大学口腔医院、四川大学华西口腔医院、北京大学口腔医院、空军军医大学第三附属医院、中国人民解放军总医院、上海交通大学医学院附属第九人民医院、中山大学附属口腔医院、天津医科大学口腔医院、福建医科大学附属口腔医院、大连市口腔医院。

本文件主要起草人：王贻宁、李继遥、梁珊珊、彭梦东、周毅、蒋滔、赵熠。

引　言

牙齿漂白是口腔美学的重要内容,是治疗牙齿着色的有效方法之一。牙齿漂白因具有安全、高效和方便的特点,越来越受到患者和医生的青睐。近年来,高科技医疗设备和医疗材料的飞速发展,促使漂白产品层出不穷,漂白方式不断翻新。目前文献资料报道显示,不同国家和地区在牙齿漂白技术上,其概念、适应证、操作标准、评价效果和安全性等方面存在差异。

随着循证医学的提出和发展,采用循证医学的方法制定的指南在广泛收集临床证据的基础上,按照循证医学的方法开发出临床指导意见,结合相关的专业知识以确保制定的指南的针对性、科学性和权威性。因此,本指南以实验研究为基础,以临床和循证医学结果为依据[1-4],指导和推荐牙齿漂白的临床诊疗行为,以提高牙齿漂白的临床诊疗水平和牙齿漂白疗效,有效降低漂白剂的临床不良反应,促进牙齿漂白技术的临床推广。

牙齿漂白治疗技术操作指南

1 范围

本指南制定了牙齿漂白技术的临床操作指南。

本指南适用于各级口腔医院及口腔诊所的口腔执业医师进行牙齿漂白治疗。

2 规范性引用文件

本文件没有规范性引用文件。

3 术语和定义

下列术语和定义适用于本文件。

牙齿漂白　tooth bleaching

牙齿漂白是通过漂白剂的作用改变由疾病（氟斑牙、四环素牙、牙髓坏死等）、年龄增长、食物和饮料染色以及抽烟等原因导致的牙齿结构着色的一种方法[5,6]。

4 牙齿着色类型

4.1 外源性着色

外源性着色物质主要包括进入口腔的外来色素（如：茶、咖啡、烟草、洗必泰、金属盐离子等）或口腔中细菌产生的色素，通过吸附于牙齿及获得性膜表面形成牙齿着色，即染色牙、着色牙。

4.2 内源性着色

内源性着色主要指牙釉质与牙本质中引起光吸收和发散物质等性能发生改变引起的牙齿变色，通常与遗传因素、牙齿发育时期某些药物元素的沉积、牙体损伤以及其他疾病的并发症有关。比如：在牙齿发育期间服用四环素族药物而导致"四环素牙"；在牙齿发育矿化期摄入过多的氟元素导致"氟斑牙"；随着年龄增长导致牙体硬组织透光性发生改变等。各种不同原因所导致的牙齿颜色异常和变化见表1。

表1　各种不同原因所导致的牙齿颜色异常和变化

原因	牙齿颜色变化
外源性着色（直接着色）	
茶、咖啡等饮食	褐色,甚至黑色
香烟、烟草、雪茄等	黄色/褐色,甚至黑色

原因	牙齿颜色变化
菌斑/结石	黄色/褐色
外源性着色（间接着色）	
多价金属盐和氧离子防腐剂（例如：洗必泰）	黑色和褐色
内源性着色	
代谢性（例如：先天性红细胞生成性卟啉症）	紫色/褐色
遗传性（例如：牙釉质/牙本质发育异常）	褐色或黑色（可有条带状）
医源性（例如：四环素牙）	黄色、褐色、灰色或黑色
地方性（例如：氟牙症）	白垩色、黄色、棕色或黑色
牙髓病变	
牙根吸收	黄色，粉色
牙髓坏死	灰、黑色
创伤性（例如：外伤导致牙髓出血）	粉红色
增龄性	黄色
龋病	橙色，甚至棕色
修复材料（银汞等）	褐色、灰色、黑色

5 临床基本条件

5.1 临床适应证

a）外源性因素引起的牙齿色泽改变，经机械洁治抛光之后仍无改善者；

b）内源性因素引起的牙齿色泽改变，不伴有形态和结构缺损者。例如：轻中度四环素牙和氟斑牙、外伤引起的牙齿变色；

c）增龄性因素引起的牙齿色泽改变；

d）先天牙色偏黄；

e）配合其他口腔治疗而需要调整牙齿颜色，如正畸治疗后的牙色提升，树脂、贴面、全冠修复之前的基牙颜色调整，传统义齿修复及种植修复前后邻牙颜色的调整等。

5.2 临床非适应证

a）对漂白效果期望值过高者；

b）不能遵从医嘱或不能完成临床操作配合者；

c）冠边缘微渗漏、牙周炎、龋病、牙颈部敏感、牙隐裂等[7]；

d）孕期及哺乳期妇女；

e）对漂白治疗药物及相关制剂或材料过敏者；

f）不能接受为使残留漂白剂分解而推迟粘冠时间的患者[8]；

g）沉积于牙表面的色素不属于牙漂白范围,宜通过洁治和抛光去除,再考虑牙漂白治疗；

h）十八岁以下青少年,除外因牙齿着色引起社交、心理问题的患者[9]。

6 漂白剂的种类及安全性[10]

牙齿漂白治疗中使用的漂白剂必须是经过相关主管部门批准使用的产品,有口腔诊室漂白制剂与口腔医师指导使用的家用漂白制剂两种。患者自行购买和使用的非处方（OTC）类美白产品,不属本指南涉及的范围。

一般临床漂白药物分为过氧化氢（hydrogen peroxide, HP）和过氧化脲（carbamideperoxide, CP）2 类[11]。HP 性能活跃,pH=5,作用时间 30 分钟至 1 小时,其通过自由基释放,去除牙齿内部的着色和变色基团,进而改变牙色。CP 由过氧化氢和尿素合成,其中漂白有效成分 HP 占 36%。当与水接触即分解为尿素和过氧化氢,10% 过氧化脲可产生 3.6% 的过氧化氢,pH>8,作用时间 6~10 小时。

一般高浓度漂白剂（25%~40%HP）用于隔离状态下的诊室漂白,低浓度（3.0%~7.5%HP,10%~20%CP）多用于口腔专业人员指导下的家庭漂白中。

低浓度过氧化物对全身是安全的,没有致癌作用,对牙齿结构影响较低。高浓度过氧化物的漂白速度较快,但发生牙本质敏感的可能性也较大。

漂白剂会引起复合树脂材料粘接强度的下降,因此漂白治疗结束后需要延长至少两周,待颜色和粘接强度稳定后再行后期充填修复[12]。

7 牙齿漂白治疗前的准备

7.1 术前沟通

治疗前,专业人员根据患者的需求和牙齿的具体情况,介绍适合的漂白方法和漂白剂的种类及安全性,讲解相关的牙齿漂白原理、操作步骤、预期效果、治疗局限以及可出现的问题及处置方法,如可能出现牙齿敏感症状等,最终的治疗方案得到患者同意并签署知情同意书。

7.2 术前检查

分析牙变色的原因,制定治疗方案,对预期的漂白效果进行评估。排查口腔其他疾病。

7.3 口腔基础治疗

a）口腔卫生指导：术前全面评估患者的口腔卫生状况,提出口腔保健方法,并在复诊时检查口腔卫生改善情况。对于无法完成既定口腔卫生保健措施者延缓漂白治疗；

b）牙周治疗：漂白治疗前先完成牙周基础治疗，以洁治和抛光去除外源性沉积物，如烟斑、结石等；

c）牙体治疗：漂白前首先治疗龋病、根尖周病以及容易导致牙敏感的非龋性缺损；

d）其他口腔疾患的治疗：例如酸蚀症、牙隐裂等。

8 牙齿漂白方法及注意事项[13]

8.1 诊室漂白治疗

治疗方法：

a）已完成口腔基础治疗；

b）检查并记录患者漂白前的牙齿颜色：可采用拍摄数码照片、比色板或者比色仪来记录；

c）完成漂白前的准备：口腔软组织的隔离保护，交叉感染防护；

d）按照诊室漂白产品的使用说明和操作流程，由口腔专业人员进行指导操作。如配合使用冷光、激光等辅助光源或加热装置时，按照使用说明进行操作；

e）诊室漂白结束后，彻底去除漂白剂，清洁口腔，必要时使用牙齿脱敏剂；

f）术后医嘱，24h 内避免冷、热、酸等饮食；

g）按照术前记录的方法记录治疗后的牙齿颜色。

注意事项：

a）牙漂白治疗无法改变修复体的颜色，牙齿漂白后患牙的颜色与原充填体或修复体的颜色不相匹配，必要时更换充填体或修复体；

b）漂白前首先治疗龋病、根尖周病以及容易导致牙敏感的非龋性缺损、酸蚀症、牙本质敏感、牙隐裂等；

c）诊室漂白过程中注意软组织的隔离保护，若术中出现明显的牙龈和软组织不适宜立即检查并去除软组织上附着的漂白剂，彻底清洁口腔，必要时停止使用。术中与术后的轻微不适一般无须处理，症状可在数日内消退；

d）如果使用辅助光源，医患双方宜佩戴专业防护眼镜；

e）在诊室漂白治疗的中后期及漂白结束后的 24h 内可能出现不同程度的牙齿敏感症状，因此在此过程中要避免冷、热、酸等饮食。

8.2 口腔专业人员指导下的家庭漂白治疗

治疗方法：

a）已完成口腔基础治疗；

b）检查并记录患者漂白前的牙齿颜色：可采用拍摄数码照片、比色板或者比色仪来记录；

c）制取印模，灌注石膏模型，制作漂白托盘。根据托盘边缘是否按照龈缘的位置和形态修剪，漂白托盘可分为非扇形托盘和扇形托盘；

d）口腔专业人员指导患者如何在漂白托盘内加入适量漂白药物及如何戴用、清洗和保养托盘等；

e）医嘱：睡觉前戴入，第二日晨起后取出，以清水漱口并清洁托盘。如果在白天使用，戴用托盘期间勿饮水、进食及漱口等，如有不适立即向医生汇报或就诊；

f）术后定期复诊，并记录漂白疗效。

注意事项：

a）术前宜告知患者，家庭漂白治疗的效果与漂白时间和漂白药物剂量有关，也取决于患者牙齿着色类型和程度以及对漂白药物的敏感性等因素。此外，相比诊室漂白剂，家庭漂白药物的浓度低，因此需要较长的时间才能获得比较明显的漂白效果；

b）在家庭漂白治疗过程中可能出现不同程度的牙齿敏感症状，因此在此过程中要避免冷、热、酸等饮食，必要时可暂停治疗并更换低浓度的漂白剂；

c）在家庭漂白期间，尽可能避免各种外源性的染色因素，尤其注意饮食来源的色素；

d）避免用烫水冲刷或浸泡漂白托盘；

e）托盘的制作厚度要结合患者的关节或肌肉的状态。托盘就位后，患者不宜出现开放性前牙咬合。如果出现这种情况，需将对应后牙的托盘末端裁除，直到达到合适的咬合。

8.3 无髓牙漂白治疗

无髓牙漂白治疗主要分为冠内漂白和冠外漂白。

冠内漂白治疗方法：

a）术前医患沟通，并拍摄 X 线片检查患牙的牙根情况及是否完善根管治疗；

b）检查并记录患者漂白前的牙齿颜色：可采用拍摄数码照片、比色板或者比色仪来记录；

c）沿着根管治疗的开髓孔进入，去净釉牙骨质界下 2~3mm 的髓腔修复材料及牙胶等充填物，以玻璃离子或者树脂水门汀封闭根管口并形成屏障；

d）干燥髓腔并把漂白药物（过氧化氢或过氧化脲等）封于髓腔内，以暂时充填材料，如加强型氧化锌丁香油或玻璃离子等封闭开髓孔；

e）3~7 天复诊，更换漂白剂，可重复多次；

f）漂白结束后冲洗髓腔，在髓腔内进行氢氧化钙封药，然后用玻璃离子暂封窝洞，至少两周后用复合树脂充填窝洞。

冠内漂白注意事项：

a）漂白期间，尽可能避免各种外源性的染色因素，尤其注意饮食来源的色素；

b）若封闭开髓孔的暂时性充填材料脱落，及时复诊更换漂白剂及充填材料；

c）无髓牙漂白的主要并发症是牙颈部外吸收及牙再着色。

冠外漂白治疗方法：

a）已完成口腔基础治疗；

b）检查并记录患者漂白前的牙齿颜色：可采用拍摄数码照片、比色板或者比色仪来记录；

c）制取印模,灌注石膏模型,制作不影响邻牙的针对单颗牙的漂白托盘;

d）口腔专业人员指导患者仅在漂白托盘内颜色深的牙齿位置加入适量漂白药物,指导如何戴用、清洗和保养托盘等;

e）医嘱:睡觉前戴入,第二日晨起后取出,以清水漱口并清洁托盘。如果在白天使用,戴用托盘期间勿饮水、进食及漱口等,如有不适立即向医生汇报或就诊;

f）术后定期复诊,并记录漂白疗效。

冠外漂白注意事项:

术前宜告知患者,冠外漂白治疗的效果与漂白时间和漂白药物剂量有关,若变色牙与其余牙颜色相匹配,牙齿漂白即完成。若治疗后,该单颗变色牙颜色比口内其余牙颜色浅,可以根据患者需求使用全口漂白托盘漂白其他牙齿,使颜色达到颜色一致。其余注意事项参见"口腔专业人员指导下的家庭漂白"部分。

8.4 联合漂白治疗

治疗方法:

a）已完成口腔基础治疗;

b）检查并记录患者漂白前的牙齿颜色:可采用拍摄数码照片、比色板或者比色仪来记录;

c）制取印模,灌注石膏模型,制作漂白托盘;

d）首先进行诊室漂白,具体治疗过程参见"诊室漂白";

e）在诊室漂白结束后可进行后续的家庭漂白。口腔专业人员指导患者如何在漂白托盘内加入适量漂白药物及如何戴用、清洗和保养托盘等,其余医嘱参见"口腔专业人员指导下的家庭漂白";

f）术后定期复诊,并记录漂白效果。

注意事项:

参见"诊室漂白"和"口腔专业人员指导下的家庭漂白"部分。

9 漂白方法的选择和治疗时长

诊室漂白和口腔专业人员指导下的家庭漂白主要优缺点如表2所示。

表2 诊室漂白和口腔专业人员指导下的家庭漂白对比

	优点	缺点
诊室漂白	无需制作漂白托盘 漂白效果即刻可见	就诊次数较多,占用较多椅旁操作时间 颜色反弹快,易导致牙本质敏感 医师操作需小心,以免造成软组织损伤
口腔专业人员指导下的家庭漂白	在家中完成,操作简便 减少医师椅旁操作时间,费用较低 较少出现牙本质敏感	需要使用较长时间才能获得较明显的漂白效果 对患者依从性要求较高

诊室漂白的优点在于无须制作漂白托盘,漂白是否有效以及漂白效果即刻可见。缺点是就诊次数较多,常需要患者就诊 2~6 次(平均 3 次)才能达到最终的效果。同时诊室漂白占用医师较多的椅旁操作时间,而且漂白后颜色反弹较快,易导致患者牙本质敏感。另外,医师的操作需十分小心,以避免造成软组织损伤。

口腔专业人员指导下的家庭漂白的优点是整个过程由患者在家中完成,操作简便,减少了医师的椅旁操作时间,费用较低,较少出现牙本质敏感。缺点是患者需使用较长时间才能获得较明显的漂白效果,同时对患者的依从性要求较高。

按照安全有效及经济简便的标准进行选择,目前理想的漂白方法是口腔专业人员指导下的 10%CP 家庭夜间漂白。

对于部分希望快速漂白、受工作性质限制、依从性差的患者,建议诊室漂白。若患者经济条件许可,又无牙本质敏感病史,则建议联合漂白治疗,即可首先采用诊室漂白,然后追加口腔专业人员指导下的家庭漂白。

对于单颗着色牙的漂白治疗,可根据患者牙髓活力、是否行根管治疗、变色程度和要求等选择冠内漂白,冠外漂白或者冠内外漂白联合使用。

引起牙齿着色的原因不同,牙齿漂白的显效速度也不同。根据牙齿着色的类型和位置、患者的依从性以及牙齿或牙龈的敏感程度,每个患者的治疗时间有所不同。临床上完成漂白有两个参考标准:一是漂白牙与巩膜颜色一致,即达到好莱坞白(Hollywood white);二是尖牙与切牙亮度一致。每颗牙齿都有最大的漂白极限,当患者连续治疗后牙齿没有继续变更白,达到极限后继续漂白没有作用,所以漂白的标准宜灵活掌握。在漂白治疗完成后,患者颜色会有轻微回弹[14]。

使用口腔专业人员指导下的 10%CP 家庭夜间漂白对不同牙齿着色情况的治疗时长建议如表 3。

表 3 使用 10%CP 治疗不同牙齿着色情况的时长

着色牙类型	治疗时长(每晚)
普通黄牙	3 天 ~6 周
吸烟导致牙齿着色	1~3 个月
四环素着色牙	2~12 个月(平均 3~4 个月)
单颗着色牙	2 个月或更长(使用单颗着色牙漂白托盘)
氟斑牙	6~8 周(必要时结合微打磨治疗)
釉质发育不全导致的白斑	6 周(通过使牙齿背景变亮,降低对比度而淡化白斑)

10 配合其他口腔治疗的漂白

10.1 牙体缺损修复治疗前的漂白治疗

对有牙体组织缺损的变色患牙,在进行复合树脂直接粘接修复或冠桥间接修复之前,为使修复治疗的比色结果更加准确,可以先行漂白治疗,2 周后患牙及其邻牙的色泽稳定后,再行比色及修复治疗。

10.2 牙列缺损修复治疗前的漂白治疗

为使种植体支持的冠桥或传统可摘、固定修复体与邻牙色彩更为协调,可根据需要选择性地对邻牙进行漂白治疗。

10.3 正畸治疗后的漂白治疗

正畸治疗结束后需要漂白治疗时,将粘固托槽的牙面上的粘接剂彻底清除抛光并完成基础治疗后,再进行漂白治疗。

11 牙齿漂白后常见问题及处理

11.1 牙齿敏感

在诊室漂白治疗的中后期和口腔专业人员指导下的家庭漂白治疗的早期,可能出现轻到中度的牙齿敏感症状[15],是牙齿漂白最常见的不良反应。

处理方法如下:

a)漂白治疗期间及治疗后 24h 避免进食过冷及过热食物;

b)口腔专业人员指导下的家庭漂白引起的牙齿敏感,可以采用减少使用频率、缩短漂白时间和降低漂白剂浓度等,如将每天使用改成隔天使用,每次漂白时间在 1~8h 内调整,选择 10% 或者更低浓度的 CP 等缓解措施;

c)使用含有 3% 硝酸钾(potassium nitrate, PN)及 0.11% 氟化物的牙膏和脱敏剂可有效预防或降低牙齿敏感的发生[16,17]。如在漂白前用含硝酸钾的牙膏刷牙两周,并根据需要在托盘中涂抹硝酸钾(牙膏或专业产品)10~30 分钟;

d)避免使用薄荷或其他具有刺激性味道的漂白材料,特别是对食物过敏的病人;

e)诊室漂白发生的牙齿敏感,建议在漂白前和漂白中使用非类固醇抗炎止痛药,如布洛芬等;两次诊室漂白间隔至少 1 周。

11.2 牙龈及软组织不适

漂白剂对牙龈和软组织有轻微刺激作用,可产生术中或术后不适症状[18]。

处理方法如下:

a)术中症状明显时,宜检查并去除牙龈上附着的漂白剂;

b)口腔专业人员指导下的家庭漂白时制作扇形托盘,减少托盘边缘对软组织的刺激;

c)选择低浓度漂白制剂,彻底清洁口腔,必要时停止使用;

d)术中与术后的轻微不适一般无须处理,症状可在数日内消失。

12 牙齿漂白疗效评价及维护

12.1 牙齿漂白疗效评价

漂白治疗前后的比色结果、照片、色度计或分光光度计可作为判别疗效的参考,但牙齿的漂白效果受到多种因素的影响,如环境、期望值等,评价时着眼于治疗前后的对比。为此,要保留治疗前后的牙齿色彩记录,为必要时制定进一步的漂白计划提供依据。

12.2 牙齿漂白效果维护

a）常规维护：患者保持良好的口腔卫生和饮食习惯,避免食用或少食用可导致牙齿着色的食物、药物和其他含色素物质;

b）定期维护：每隔6个月进行牙齿洁治与抛光等辅助维护措施;

c）巩固治疗：根据患者的口腔卫生状况以及饮食习惯,漂白治疗可以间隔1~3年重复进行。

参 考 文 献

[1] MATIS B A. Evidence based facts about tooth whitening[EB/OL].（2019-05）[2021-02-05]. http://www.bamatis.com.

[2] GREEMWALL L. Bleaching techniques in restorative dentistry[M]. London: Martin Dunitz Ltd, 2001.

[3] GOLDSTEIN R E, GARBER D A. Complete dental bleaching[M]. Chicago: Quintessence Publishing Co Inc., 1995.

[4] HAYWOOD V B. Tooth whitening: indications and outcomes of nightguard vital bleaching[M]. Chicago: Quintessence Publishing Co Inc., 2007.

[5] 王贻宁. 浅谈牙齿漂白[J]. 中华口腔医学杂志, 2009, 44（11）: 653-657.

[6] FORNAINI C, LAGORI G, MERIGO E, et al. Analysis of shade, temperature and hydrogen peroxide concentration during dental bleaching: in vitro study with the KTP and diode lasers[J]. Lasers in Medical Science, 2013, 28（1）: 1-6.

[7] OVERLOOP K, BLUM R, VERHEYEN P. Esthetic dentistry with smart bleach: an overview of clinical cases[J]. Journal of Oral Laser Applications, 2002, 2（2）: 129-134.

[8] WALSH L, LIU J, VERHEYEN P. Tooth discolouration and its treatment using KTP laser-assisted tooth whitening[J]. Journal of Oral Laser Applications, 2004, 4（1）: 7-21.

[9] GREENWALL-COHEN J, GREENWALL L, HAYWOOD V, et al. Tooth whitening for the under-18-year-old patient[J]. The Journal of the British Dental Association, 2018, 225（1）: 19-26.

[10] 中华口腔医学会"非侵入性牙齿美白治疗指南"编写组. 非侵入性牙齿美白治疗指南（讨论稿）[J]. 中华口腔医学杂志, 2012, 47（6）: 321-323.

[11] JOINER A. The bleaching of teeth: a review of the literature[J]. Journal of Dentistry, 2006, 34（7）: 412-419.

[12] HAYWOOD V B, SWORD R J. Tooth bleaching questions answered[J]. The Journal of British Dental Association, 2017, 223（5）: 369-380.

[13] 中华口腔医学会. 临床技术操作规范: 口腔医学分册（2017修订版）[M]. 北京: 人民卫生出版社, 2017.

[14] HAYWOOD V B, FARAWATI F A. Bleaching update and the future impact on prosthodontics[J]. The Journal of British Dental Association, 2019, 226（10）: 753-760.

[15] MEIRELES S S, SANTOS I S, BONA A D, et al. A double-blind randomized clinical trial of two carbamide peroxide tooth bleaching agents: 2-year follow-up[J]. Journal of Dentistry, 2010, 38（12）: 956-963.

[16] WANG Y, GAO J, JIANG T, et al. Evaluation of the efficacy of potassium nitrate and sodium fluoride as desensitizing agents during tooth bleaching treatment: a systematic review and meta-analysis[J]. Journal of Dentistry, 2015, 43（8）: 913-923.

[17] FARIA-E-SILVA A L, NAHSAN F P, FERNANDES M T, et al. Effect of preventive use of nonsteroidal anti-

inflammatory drugs on sensitivity after dental bleaching: a systematic review and meta-analysis [J]. Journal of the American Dental Association, 2015, 146(2): 87-93.

[18] UYSAL T, ER O, SAGSEN B, et al. Can intracoronally bleached teeth be bonded safely [J]. American Journal of Orthodontics and Dentofacial Orthopedics, 2009, 136(5): 689-694.

ICS 11.060.01

CCS C05

中华口腔医学会

团 体 标 准

T/CHSA 035—2022

赝复体修复眶缺损的专家共识

Expert consensus on prosthetic restoration for orbital defects

2022-01-17 发布

2022-02-01 实施

中华口腔医学会　发布

目　次

前　言

本文件按照 GB/T 1.1—2020《标准化工作导则　第 1 部分：标准化文件的结构和起草规则》的规定起草。

本文件由中华口腔医学会口腔颌面修复专业委员会提出。

本文件由中华口腔医学会归口。

本文件起草单位及主要起草人：空军军医大学第三附属医院负责起草，中国人民解放军总医院、北京大学口腔医院、上海交通大学附属第九人民医院、中山大学光华口腔医学院·附属口腔医院、首都医科大学附属北京口腔医院、南京市口腔医院、东部战区总医院、空军军医大学第一附属医院参加起草。

本文件主要起草人：赵铱民、冯志宏、白石柱、董岩、李亚楠、叶红强、周恬、李彦、吴淑仪、任卫红、吴国峰、金磊、王雨生。

引　言

　　指眼球、眼眶内容物、眼睑部均缺失导致的缺损,也包括眶骨(额骨、颧骨、上颌骨、蝶骨、泪骨及腭骨构成眼眶的部分)及其覆盖软组织的缺损,但不超出眶骨的解剖范围,通常由眼部肿瘤切除或严重眼部创伤引起[1,2]。会造成严重的容貌毁损,部分患者常常会产生严重的心理障碍。眶缺损目前尚不能通过手术进行满意地重建修复,故均以眶赝复体(以下简称义眶)进行修复。但如何精确、快速地重建患者容貌,并获得良好的固位与稳定,实现形态仿真、色彩仿真、质感仿真仍是一个国际难题,缺乏相应的专家共识。

　　本共识将综合眶缺损修复的基本原则、修复材料、修复技术和计算机技术,制定赝复体修复眶缺损的专家共识,有助于在全国范围内指导更多的修复医生了解和掌握这些知识和技术。通过该共识,使眶缺损的精确修复成为可能。从而提高我国在眶缺损修复重建领域的整体水平,提升该类患者的生存及生活质量,更好地为广大患者服务。

赝复体修复眶缺损的专家共识

1 范围

本专家共识给出了眶缺损赝复体修复的基本原则、材料和技术。

本专家共识适用于眶缺损的赝复体修复。

2 规范性引用文件

本文件没有规范性引用文件。

3 术语和定义

下列术语和定义适用于本文件。

3.1

眶缺损　orbital defects

指眼球、眼眶内容物、眼睑部均缺失导致的缺损,也包括眶骨(额骨、颧骨、上颌骨、蝶骨、泪骨及腭骨构成眼眶的部分)及其覆盖软组织的缺损,但不超出眶骨的解剖范围。如缺损累计额骨本体及其覆盖软组织,则称为眶及额部的联合缺损,如缺损累计颧骨本体及其覆盖软组织,则称为眶及颧部的联合缺损。如缺损累计鼻部,则称为眶及鼻部的联合缺损,以此类推(图1)。

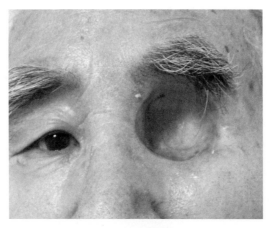

图 1　左侧眶缺损

3.2

眶赝复体(义眶)　orbital prostheses

以人工材料制作的用以修复眶缺损的假体。

4 义眼固位方式

根据固位方式不同,义眼分为粘贴式义眼和种植辅助式义眼。粘贴式义眼采用专用生物胶将其粘贴在眶缺损腔。种植辅助式义眼通过在眶周骨内植入种植体,并将种植体通过(或不通过)金属支架连接在一起,然后在支架(种植体)上设置磁性附着体或杆卡附着体等,利用种植附着体将义眼固位在缺损腔[2]。

5 义眼制作材料

眼球建议采用高分子树脂。眶腔及周围组织建议采用颜面赝复体用硅橡胶制作。种植辅助式义眼建议颅面种植体,如有需要,尚须制作固定附着体的树脂支架、连接种植的金属支架。

6 有助于提高义眼修复效果的眶部手术注意事项

6.1 皮片衬垫眶腔

如眼睑尚未被肿瘤组织侵及,能够保存,则眶内容物摘除同时,修去上下睑睫毛,将上下眼睑衬以眶周骨壁,并以纱布加压,使眼睑与眶周骨壁结合在一起。如眼睑同期切除,则根据眶腔创面情况,考虑行刃厚、中厚甚至全厚皮片移植衬垫眶腔,确保愈合后创面较耐摩擦,防止配戴义眼摩擦引起疼痛。有时,眶内容物摘除后,眶周骨壁先被新生肉芽组织覆盖,慢慢自行上皮化,不需行皮片移植。

6.2 避免眉毛移位、变形

在眶缺损患者,眉毛的移位变形多为向眶腔移位,部分甚至全部眉毛移位至眶腔上壁的外侧部分。此时,如采用粘贴式义眼修复,则因眉毛恰好处在眶上缘的粘贴范围内,眶赝复体无法与此处皮肤达到很好的密合,常导致固位不良。如预采用种植式义眼修复,则眶上缘外侧部分恰好是眶部种植体最佳的植入位点,而种植体是不宜经含有毛囊的皮肤穿出的。因此,眉毛向下移位、变形会对义眼修复带来很大的影响。为避免眉毛移位,在将眼睑或移植皮片衬垫眶腔时,建议避免对眉毛造成牵拉,甚至在眉毛下缘做松弛切口,弥补皮片愈合时的收缩,减小对眉毛的牵拉[3]。

6.3 移位眉毛的处理

针对眉毛已经变形移位患者,可考虑以下两种处理方法:

a)含眉毛的皮瓣转移。将包含眉毛的皮瓣自骨膜上翻开,转移至与健侧对称的位置。暴露的创面采用皮片移植或待其自行上皮化;

b)眉毛电解。将已经变形移位的眉毛电解,保证能够在该区植入种植体及眶赝复体能够与皮肤紧密贴合。在与健侧眉毛对称位置的皮肤上纹眉,或者将眶赝复体覆盖与健侧眉毛对称区域,通过染色,在赝复体上染出眉毛的颜色即形状。

6.4 不保留眼睑

如眶内容物已全部摘除,即使眼睑未被肿瘤侵及,则不建议保留眼睑。因眼睑缺乏支撑结构,会塌陷,收缩,最终导致眼睑畸形。双侧睑裂也不再对称。即使采用义眼修复,也不能取得良好地修复效果。针对这类患者,可考虑重行手术,将眼睑加压衬垫于眶腔内壁后,再行义眶修复。

6.5 不以肌皮瓣充填眶缺损腔

目前,尚无法通过手术重建具有正常功能的眼睑,所以,通过肌皮瓣充填眶缺损腔、待肌皮瓣移植成功后再重建眼睑的作法暂不可取。且导致没有足够的空间进行义眶修复。这类患者,必须再行手术去除局部肌皮瓣,只保留表层皮肤,并将其衬垫于眶腔内壁。为进行义眶修复开辟足够空间[4]。

7 义眶修复原则

单侧眶缺损,义眶建议与健侧对称。虽然人本身不是完全对称的,但针对单侧眶缺损患者,其特别注意义眶与健侧眶部是否对称,如不对称,患者就会感觉眶赝复体没有做好,不满意修复效果。所以,单侧眶缺损患者建议尽可能与健侧对称。

双侧眶缺损时,义眶建议与患者面型相协调,并特别注重参考原有照片及患者与家属的意见,尽可能恢复其原外形。

针对外伤导致的眶缺损,合并眶骨骨折时,待骨折愈合后即可进行修复。如不合并眶骨骨折,可在术后6~8周软组织肿胀消退、缺损腔稳定不再变形后即可修复。如因肿瘤切除导致的眶缺损,不需放疗时,术后6~8周软组织肿胀消退、缺损腔稳定不再变形后即可修复。如需放疗,则需放疗结束后8~10周,放疗水肿反应消退后再行修复。预行种植式义眶修复时,外伤致眶缺损者,需在骨折愈合后再行眶周骨植入种植体[5]。不需放疗的肿瘤患者,可在肿瘤手术同期植入眶部种植体,也可在肿瘤手术后6~8周再行眶部种植体植入。需放疗者不建议再行种植体植入,建议行粘贴式义眶修复[6,7]。

8 粘贴式义眶

8.1 眶缺损印模制取及工作模型灌注

印模建议包括健侧眶部、额部及鼻背等,以为制作义眶蜡型提供较多的参考。印模前,患者取端坐位,平视前方,以面中线为参考,在缺损侧眶下皮肤上标记出与健侧内眦、瞳孔及外眦对称的位置。这些标记将会被翻制到工作模型上,作为眼球定位的参考。

以湿棉球或混合医用凡士林的小纱布块填塞眶腔内不需要的倒凹区。如采用调拌的流动性较好的藻酸盐印模材制取印模,则患者取水平仰卧位,就位硬纸圈或框架,限制印模材过多地流于印模区外。患者自然闭眼,医用凡士林涂抹于眉毛、睫毛等区域。制取印模过程中,嘱患者保持表情自然,避免因面部表情的变化导致印模失真。按照第三章讲述的印模技术,逐步加载印模材、棉絮或纱布、以抗膨胀液调拌的快速结固石膏。完成印模制取,并分层灌注获取超硬石膏工作模型(图2~图4)。

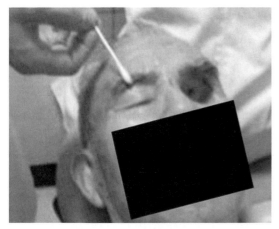

图2 眉毛涂抹凡士林

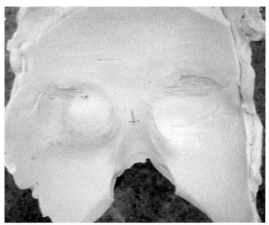

图3 硅橡胶印模

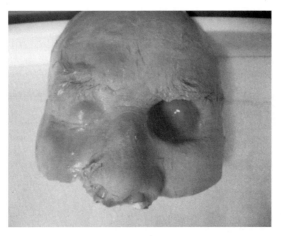

图4 石膏模型

8.2 义眶蜡型雕塑及试戴

根据健侧虹膜及瞳孔的大小、颜色,巩膜的颜色,选择一适宜的人工眼球。比对人工眼球与眶腔的大小,对人工眼球进行必要的调磨。

眶腔操作区内,涂抹一层分离剂,保证义眶蜡型能够便于从工作模型上取下。以齿科蜡衬垫眶腔,按照工作模型上所做的标记线,将人工眼球定位于齿科蜡上,就位于患者的眶缺损腔内,从不同角度观察人工眼球的位置及角度,并作出必要的调整,确保与健侧眼球的对称性。眼球定位后,逐步雕塑除义眶蜡型。特比注意观察以下特征:

a)睑裂大小与健侧的对称性;

b)上下眼睑弧度与健侧的对称性;

c)上下眼睑睑缘与虹膜的关系;

d)重睑与健侧的对称性;

e)眼睑、眼袋突度及其上皮纹与邻近皮肤的衔接过度;

f)外眦皮纹与邻近皮肤的衔接过度。

完成的义眼蜡型为患者试戴,按上述特征逐一检查,并争取患者及家属的意见,并在椅旁进行调整。患者可佩戴自己的眼镜,观察义眼边缘与眼镜框缘的相对关系,在满足外形修复的前提下,尽可能将义眼边缘设计在眼镜框内,以更好地隐藏义眼边缘,达到更好的修复效果。

试戴完成,蜡型复位于模型上,沿其边缘在模型上画线,此线以内5~8mm范围作为最小的粘贴面积,有可能该粘贴范围已扩展至眶腔内壁。此时,义眼将利用倒凹和粘贴两种固位方式。将该范围内的石膏模型均匀刮除约0.1~0.2mm,以保证义眼与皮肤紧密贴合。在内边缘线以内,将工作模型磨透。在粘贴范围内,义鼻蜡型烫实在工作模型上,重新修整被破坏的部分蜡型,如毛孔、皮纹等。然后从组织面将蜡型烫实封闭在工作模型上,并以蜡将人工眼球包绕约2~3mm。酒精喷灯喷光组织面。

制作1~2根自凝树脂棒,并粘接在暴露的人工眼球背面。如采用一根自凝树脂棒时,宜做成椭圆形。树脂棒不宜超出石膏工作模型的厚度。树脂棒用来固定眼球的位置。在后期装盒后,自凝树脂棒及工作模型将被包埋固定在型盒内的石膏中。烫型盒冲蜡后,包绕人工眼球的蜡将全部去除,如没有该自凝树脂棒将人工眼球固定在型盒内的石膏中,人工眼球将成为游离物。至此,蜡型完成(图5,图6)。

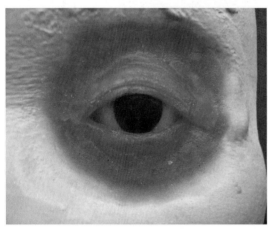 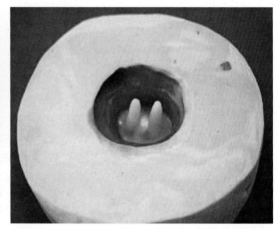

图5　义眼蜡型正面观　　　　　　　　　图6　义眼蜡型背面观

8.3　蜡型装盒,烫盒及冲蜡

义眼蜡型装盒采用两瓣装盒法,类似义鼻蜡型装盒。

调磨工作模型,并观察粘接在人工眼球背面自凝树脂棒的长度,使其能完全置于型盒内。由于义眼蜡型厚度有限,所以,就位上半型盒后,基本均能保证蜡型最高点距上半型盒上缘的距离在1cm以上(图7)。

真空调拌适量超硬石膏,在振荡器震荡下首先从背面将石膏灌注于磨开的孔洞内,保证灌注的石膏与义眼蜡型组织面间不存在空隙。如存在空隙,将最终成为硅橡胶,从而改变了义眼组织面形态,设置会妨碍最终硅橡胶义眼的准确就位。所开孔洞完全灌注后,置于已盛有石膏的下半型盒内,就位上半型盒,观察蜡型最高点距上半型盒上缘的距离,并及时调整蜡型在型盒内的深度。石膏初步结固后,以金属调拌刀和/或流水冲洗下以毛刷及时清理掉覆盖在义眶蜡型上的石膏,特别是潜藏在重睑及眼睑与人工眼球间狭窄间隙内的石膏。这是义眶蜡型装盒的第一瓣,此时义眶蜡型建议完全暴露(图8~图10)。

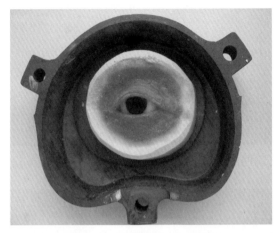

图7　义眶蜡型置于型盒内

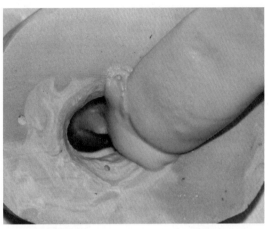

图8　石膏灌注于背面的开孔

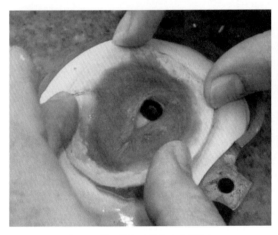

图9　蜡型置于型盒内石膏中

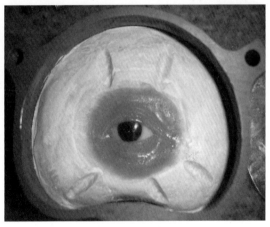

图10　完成装盒

　　第一瓣石膏完全结固,仅在石膏上涂一层分离剂,禁止涂于义眶蜡型表面。真空调拌适量超硬石膏,以毛刷、棉签或手指蘸取石膏,施加一定的压力涂抹于义眶蜡型表面,确保将石膏压入蜡型表面的皮纹、毛孔内,特别是重睑、眼睑与人工眼球间的间隙内。就位上半型盒,在振荡器振荡下注满石膏,盖严型盒盖,石膏初步结固后,流水清洗干净型盒表面的石膏,此为义鼻蜡型装盒的第二瓣。义鼻蜡型装盒结束(图11~图13)。

　　装盒石膏完全结固后,置于流水烫蜡箱(或在开水锅内)5~8min左右,义眶蜡型软化后即可取出,打开型盒,去掉蜡型。打开的型盒再次置于烫蜡箱内,热流水充分冲洗余留的蜡,并以高压气枪将石膏表面的蜡及分离剂充分清理干净。以无水酒精对石膏型腔组织面充分脱脂,并待无水酒精充分挥发、石膏冷却后进行下一步充胶操作。此时,人工眼球通过自凝树脂棒被完全固定在型盒内的石膏中,确保人工眼球在义眶中的位置不会发生变化(图14)。

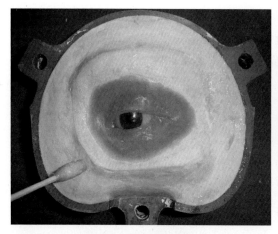

图 11 石膏涂抹分离剂

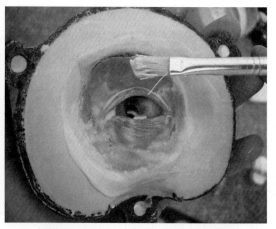

图 12 毛刷将石膏加压涂抹于蜡型

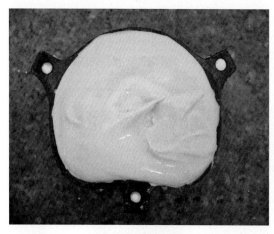

图 13 完成装盒

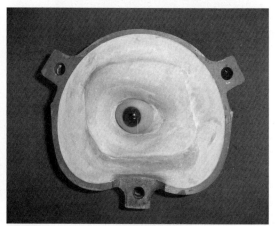

图 14 蜡型烫盒、冲蜡

8.4 硅橡胶配色、充胶及固化

由于硅橡胶的流动性有限,其不易充满人工眼球下方与石膏间狭窄的间隙。所以,需要以细长探针将硅橡胶充填进该间隙内(图 15)。

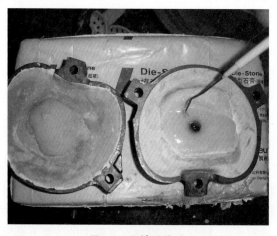

图 15 充填硅橡胶

硅橡胶固化后,打开型盒。注意避免将位于人工眼球下方较薄的硅橡胶撕裂及将人工眼球从石膏中取出。修剪打磨硅橡胶义眶。待已经制作足够的硅橡胶义眶后,从型盒内的石膏中取出人工眼球,并打磨抛光因粘接自凝树脂棒造成的粗糙面。借助硅橡胶的弹性将人工眼球就位于硅橡胶义眶内,获得未行外着色的硅橡胶义眶(图16~图19)。

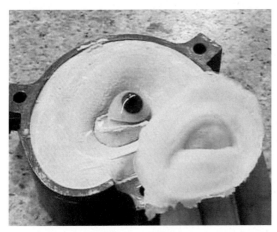

图16　取出硅胶眶

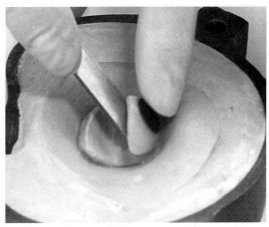

图17　取下眼球

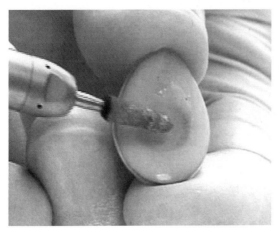

图18　打磨眼球背面多余树脂

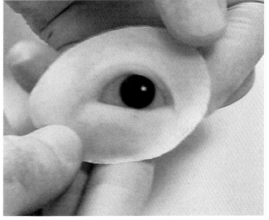

图19　眼球装入硅胶眶

8.5　义眶外着色

健侧纹眼线的女性患者,在义眶上下睑缘处染以黑色。根据健侧睫毛的长短,选取适宜长度的人工睫毛,并将其按健侧睫毛的方向栽于上下睑缘内。女性患者也可选择粘贴人工睫毛。在粘贴范围内,均匀涂抹一薄层硅橡胶赝复体专用粘接剂,准确粘贴于缺损区,完成粘贴式义眶修复(图20~图22)。

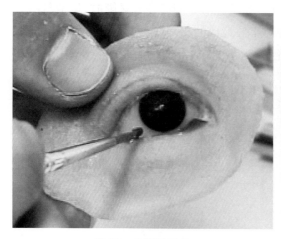

图 20 义眼外染色

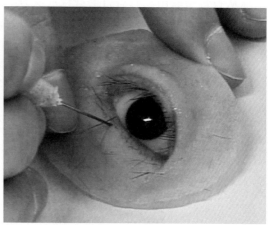

图 21 栽入睫毛

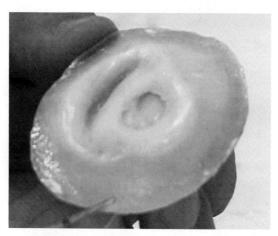

图 22 义眶背面粘贴范围内涂生物胶

9 种植式义眶

9.1 种植式义眶概述

一般于眶上缘、眶外缘下 1/2 及眶下缘外侧部分植入 2~5 枚颅面部种植体(图 23)。如眶周骨,特别是眶上缘骨壁骨量充足时,也可植入牙种植体。受眶周骨板的影响,种植体长轴向心性聚合,难以取得常规的共同就位道。因此,常在种植体的顶端设置磁性附着体衔铁,在眶修复体的相应部位设置闭路磁体,或在种植体顶端设置铸造杆式支架,再于杆式支架上设置磁性附着体衔铁,通过支架改变赝复体的固位方向。通过磁体与衔铁的吸引力使眶赝复体固位。这种设计固位可靠,摘戴方便,便于清洁等优点。适用于放疗术后 1 年以上,肿瘤无复发迹象,眶周骨组织健康,有适宜骨质、骨量的患者[5,8]。

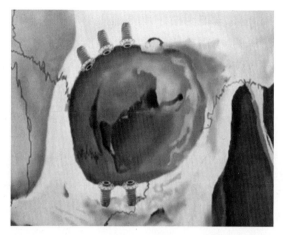

图 23　眶周骨植入种植体示意图

9.2　种植体的定位及植入

按照上述粘贴式义眶的制作方法及原则完成义眶蜡型,根据对眶周骨的影像学检查结果、义眶的外形和义眼的位置,确定种植体类型、数量、植入位点及固位支架的位置,并以透明塑料制作定位导板。种植体的长轴方向均建议朝向眶中心,切忌种植体及未来的支架超出眶缘[9]。由于眶赝复体保持在眶腔中,很少受到侧向力的作用,且眶赝复体必须便于摘戴,因而更适于使用磁性附着体。如果缺损区超出眼眶的范围,则可加用杆卡式固位体以对抗侧向力。一般情况下,无论是采用杆卡固位体还是采用磁性附着体,均建议在种植体上设置连接杆,再在连接杆上设置磁性附着体的衔铁[10]。

常规采用二期手术法植入种植体,一期术后 4~6 个月,行二期手术。选择适当长度的愈合基台,使基台穿出皮肤 1mm,并以中心螺丝固定。修剪皮下组织,减少皮肤组织厚度以减少软组织的移动性,增加皮肤与种植体的附着,建立良好的皮肤 - 种植体界面[11-13]（图 24）。

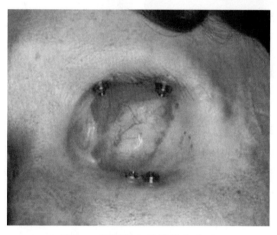

图 24　眶部植入种植体愈合后

9.3　眶缺损区种植体印模制取与工作模型灌注

二期手术后 2~3 周即可进行印模制取,具体要视种植区如组织愈合情况。选择适宜的取模柱接于种植体顶端。由于种植体均朝向眶中心,所以,制取印模前,建议检查取模柱间有无相互阻挡,及取模柱固定螺丝能否松开,以保证能够顺利取下印模。以湿棉球或混合医用凡士林的纱布块填塞过深的、不需要的倒凹。纱布建议离开种植体一定距离,以确保制取清晰的种植体印模。以硅橡胶印模材料或藻酸盐印模材料常规制取缺损区印模[14-16]。将种植体替代体复位于印模中,灌注超硬石模工作型(图25~图28)。

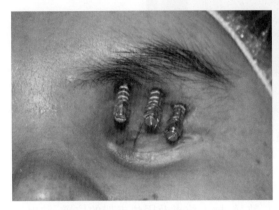

图25　接入印模杆

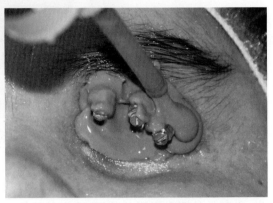

图26　硅橡胶印模

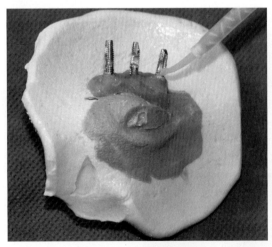

图27　注射牙龈硅橡胶

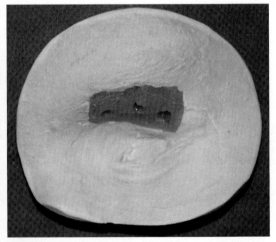

图28　石膏模型

9.4　义眶蜡型制作及试戴

由于种植手术对眶腔、眶周组织造成不同程度的形态改变。因此,需要对用以定位种植体的义眶蜡型进行必要的修整,以使蜡型满足形态改变后的眶缺损区。并为患者试戴,根据医师的观察、患者及家属的意见进行必要的椅旁修整。

9.5　义眶固位支架制作

将桥架接圈固定于种植体顶端,以蜡条连接包裹各种植体接圈。按照种植术前的设计,制作连接支架,并将磁性固位体衔铁固定于支架适宜的位置上。支架建议宽3mm,厚2mm,并距皮肤约1.5~2.0mm,有足够的强度和清洁间隙。支架上通常设置2~3个衔铁,位置尽可能分散,避免呈线形分布,最好是三角形分布(图29)。

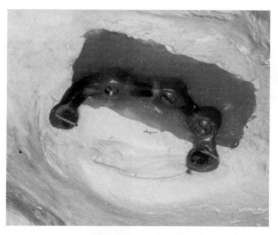

图 29 制作连接杆蜡型

尝试将完成的义眶蜡型就位于工作模型上,观察义眶蜡型与连接杆蜡型间是否存在阻挡。并需要考虑是否有足够的空间容纳用以固位磁体的树脂基板。如预期将树脂基板包裹在义眶中,则需观察义眶蜡型的厚度能否容纳下树脂基板,并保证树脂基板外面有足够的硅橡胶厚度。如义眶蜡型厚度不足以容纳树脂基板,则考虑改变连接杆的设计,将衔铁与磁体设计在与义眼相对应的位置,最终磁体固定义眼球背面(图30,图31)。常规包埋铸造,打磨抛光后,为患者试戴。如不能被动就位,则行切开后激光焊接[17]。

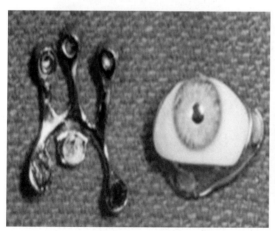

图 30 制作的金属连接杆和义眼球

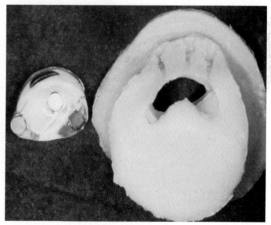

图 31 制作的硅橡胶义眶

9.6 树脂基板制作

将支架用螺丝钉固定于工作模型缺损区的种植体顶端,以蜡将磁体替代体固定在支架的衔铁上。在预期的树脂基板范围内,衬垫1.5~2.0mm厚的基板蜡。就位义眶蜡型,观察其与基板蜡之间是否存在阻挡,并检查义眶蜡型是否有足够的厚度再容纳基板蜡以上2~3mm厚的树脂基板。如义眶蜡型具有足够的厚度,则在基板蜡上铺以自凝树脂,树脂需包裹磁体替代体,并保证2~3mm的厚度(图32,图33)。如欲制作多个义眶,此时需制作相应的树脂基板数量。树脂完全结固后取下,磨去较锐的边缘部分,为增大其与硅橡胶的接触面积,可在树脂基板上钻孔[18-20]。

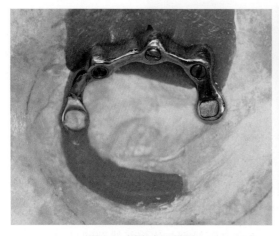

图 32　树脂支架蜡型

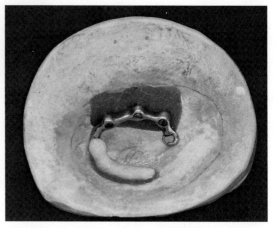

图 33　完成的树脂支架

根据种植体的不同位置、方向,树脂基板可有不同的设计(图 34,图 35)。

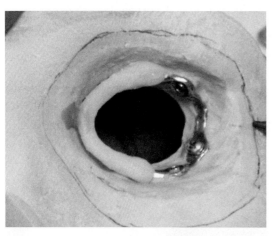

图 34　不同的支架设计

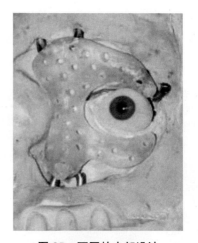

图 35　不同的支架设计

9.7　义眶制作

义眶蜡型就位于工作模型,画出其边缘线,修去义眶边缘覆盖区域的石膏约 0.1~0.2mm,以便增加义眶与皮肤组织的密合性,并磨透石膏工作模型。按粘贴式义眶制作方法,将带有固位基板的义眶蜡型烫实封闭于模型上,修整边缘及表面毛孔皮纹。并在义眼球背面粘接用于固定义眼球位置的自凝树脂柱。按上述方法装盒、冲蜡、硅橡胶配色、树脂基板喷砂处理、并涂抹树脂硅橡胶粘接剂和偶联剂、充胶固化。出盒后进行外着色处理。如预制作多个义眶,则暂不取出金属支架,将复制的树脂基板喷砂、偶联剂粘接剂处理后,就位在型盒石膏内的金属支架上,重行充胶固化。

9.8 试戴义眶

从模型上卸下支架,将其用螺丝固定在种植体顶端。磨除树脂基板内的磁体替代体,稍扩大磁体窝。将磁体吸附在衔铁上,填去相应区域金属支架下方的倒凹。在赝复体基板上的磁体窝中加入少许调拌好的自凝树脂,就位义眶。待自凝树脂结固,闭路磁体便被固定在基板内。取下义眶,修整多余的自凝树脂,并抛光。从型盒内取出义眼球,打磨抛光粘接自凝树脂柱区域后,装入义眶,常规外着色、栽入睫毛。借助磁体与衔铁的吸引力,义眶能够准确而方便的就位(图36~图38)。

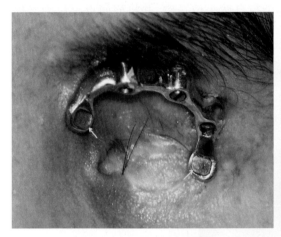

图36 连接杆就位于眶部

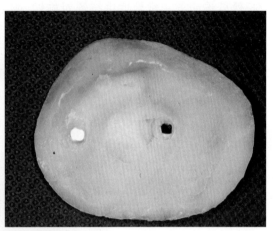

图37 完成的义眶

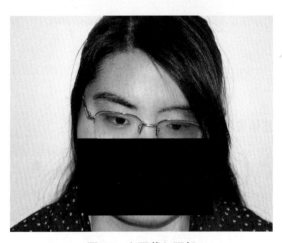

图38 义眶戴入眶部

种植式义眶修复患者,建议特别注意种植体的维护。由于单侧眼球缺失,导致患者的深度感觉较差,往往不能精确定位。不能很好地清洁连接杆下方及种植体周围的角质蛋白等分泌物。这种情况特别容易出现在修复早期。所以,必要时可培训患者家属对种植体的清洁,并进行及时随访,观察种植体的卫生状况。针对年龄较大、行动不便患者,建议加强随访,防止种植体周炎的发生[21,22]。

10 眶缺损修复的智能化设计与快速制作

10.1 颜面部软组织三维模型的建立

患者静止坐于 3DSS-Ⅱ光学扫描系统之前，保持头位固定，面部表情自然放松，进行面部扫描过程中患者身体保持静止约 2 秒钟；获取三维点云数据，并以 ASCII 格式保存。在 Geomagic Studio 软件中读取点云数据，根据面部标志点进行配准拼接，将点云数据转换为三角面片，得到患者面部三维模型（图 39）。观察患者在自然放松状态下的面部形态，然后将面部三维数据进行绝对旋转，调整至与自然头位一致，并将眉间点定位为坐标原点。

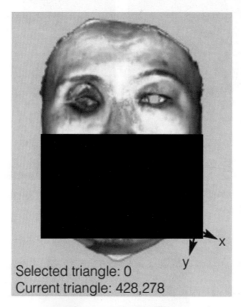

Selected triangle: 0
Current triangle: 428,278

图 39　三维面部模型

10.2 基于负型的眶赝复体智能化仿真设计

参照患者重睑实际形态，以雕刻刀工具修整重睑外形，复制该数据后，沿 YZ 坐标轴镜像翻转；选择镜像数据额部区域，与原有面部三维数据额部区域进行全局配准；调节患侧镜像数据位置，使双侧瞳孔、内外眦三维坐标的绝对值基本一致；得到镜像后的面部三维数据。以样条曲线在镜像数据上选择与赝复体范围一致的修复范围，得到赝复体的外边界，然后将该边界之外的数据删除；修整镜像数据外形，使外形平滑、自然；以雕刻刀工具对患侧眶部镜像区域进行修整，并在眼角处雕刻出皱纹，得到右侧眼眶赝复体数据。选择一个大小形态合适的义眼球，使用 3DSS-Ⅱ光学扫描系统扫描后在 Geomagic Studio 12.0 软件中得到眼球的三维模型；将眼球模型与镜像过来的眼眶部模型匹配，位置调整合适。将右侧眼眶部结构与义眼球合并，得到三维数据即为最终赝复体模型[23,24]。在保证足够黏结强度的前提下，较小的黏结面积可减轻患者的不适感。以 Factor Ⅱ系列黏结剂为例，1cm 宽度的黏结面积已可以保证足够的黏结强度[25]。在负型设计时以外边界向内延伸 1cm 左右宽度区域为黏结区。把黏结区后部的空腔数据封闭后,使用变形工具前推至距离眼球后壁 2mm 左右,以达到尽量减轻赝复体重量的目的。并设计出赝复体的负形(图 40,图 41)。

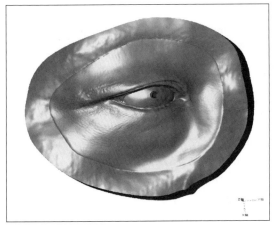
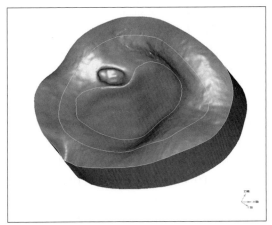

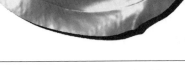
图 40 眶赝复体负型上半型盒　　　　　　图 41 眶赝复体负型下半型盒

10.3 眶赝复体的快速制作

　　将设计完成的赝复体负型导入 AFS-360 快速成型机中加工,经过后处理就得到了上下半盒的树脂实体。然后将义眼球代型沿瞳孔处定位孔装入赝复体上半盒中,稳定就位后,将已经内着色的 ZY-1 硅橡胶注入负型中,上下半盒定位榫与定位孔相对合成一体,采用 Parafilm 封口膜封闭负型衔接处升温,固化后取出(图 42),取出义眼球代型,放入选择好的义眼球,经外着色后,眶赝复体制作完成[26,27]。

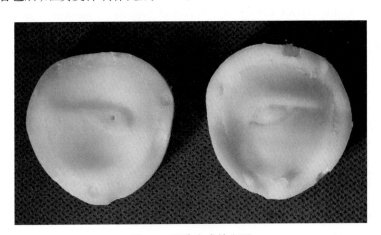
图 42 制造完成的义眶

参 考 文 献

[1] 李春武,奚寿增.眼科显微手术学[M].上海:上海科学技术文献出版社,1999.
[2] 李冬梅.眼部整形美容手术图谱[M].北京:人民卫生出版社,2008.
[3] ALLEN L, WEBSTER H E. Modified impression method of artificial eye fitting[J]. Am J Ophthalmol, 1969, 67(2):189-218.

[4] KRASTINOVA D, KELLY M B, MIHAYLOVA M. Surgical management of the anophthalmic orbit. Part 1: congenital[J]. Plast Reconstr Surg, 2001, 108 (7): 817-822.

[5] CUSTER P L, KENNEDY R H, WOOG J J, et al. Orbital implants in enucleation surgery: a report by the american academy of aphthalmology[J]. Ophthalmology, 2003, 110 (4): 2054-2057.

[6] CLAUSER I, SARTI E, DALLERA V, et al. Integrated reconstructive strategies for treating the anophthalmic orbit[J]. J Cranio-maxillofacial Surg, 2004, 32 (5): 279-283.

[7] SHAIKH S R, PATIL P G, PURI S. A modified technique for retention of orbital prostheses[J]. Indian J Dent Res, 2011, 22 (4): 863-865.

[8] GUTTAL S S, ALVA B, NADIGER R K. Use of a stud attachment to retain a silicone orbital prostheses: a clinical report[J]. J Prosthodont, 2012, 21 (4): 317-321.

[9] MORRIS C L, SINGER M, FLEMING J C. Enhanced enlargement of silicone ocular prostheses achieved by silicone gel (MED-361)[J]. Ophthal Plast Reconstr Surg, 2010, 26 (5): 379-381.

[10] GOIATO M C, HADDAD M F, DOS SANTOS D M, et al. Orbital implants insertion to improve ocular prostheses motility[J]. J Craniofac Surg, 2010,(3): 870-875.

[11] OSBORN K L, HETTLER D. A survey of recommendations on the care of ocular prostheses[J]. Optometry, 2010, 81 (3): 142-145.

[12] PRITHVIRAJ D R, GUPTA V, MULEY N, et al. Custom ocular prostheses: comparison of two different techniques[J]. J Prosthodont Res, 2013, 57 (2): 129-134.

[13] VEERAREDDY C, NAIR K C, REDDY G R. Simplified technique for orbital prostheses fabrication: a clinical report[J]. J Prosthodont, 2012, 21 (7): 561-568.

[14] KARAKOCA S, AYDIN C, YILMAZ H, et al. An impression technique for implant-retained orbital prostheses [J]. J Prosthet Dent, 2008, 100 (1): 52-55.

[15] CERVELLI V, BOTTINI D J, ARPINO A, et al. Orbital reconstruction: bone-anchored implants[J]. J Craniofac Surg, 2006, 17 (5): 848-853.

[16] MAVRIKAKIS I, MALHOTRA R, SHELLEY M J, et al. Surgical management of the severely contracted socket following reconstruction[J]. Orbit, 2006, 25 (3), 215-219.

[17] TANG S, QIU G, WANG P, et al. Management of post-traumatic aniridia with retinal detachment[J]. Yan Ke Xue Bao, 2001, 17 (1): 35-38.

[18] KARAKOCA-NEMLI S, AYDIN C, YILMAZ H, et al. A method for fabricating an implant-retained orbital prostheses using the existing prostheses[J]. J Prosthodont, 2011, 20 (7): 583-586.

[19] VERIGO E N, TUCHIN V A, PRIAKHINA I A. Historical aspects of eye prosthetics[J]. Vestn Oftalmol, 2012, 128 (5): 44-47.

[20] OZCELIK T B, YILMAZ B. Two-piece impression procedure for implant-retained orbital prostheses[J]. Int J Oral Maxillofac Implants, 2012, 27 (5): e93-e95.

[21] SHAIKH S R, PATIL P G, PURI S. A modified technique for retention of orbital prostheses[J]. Indian J Dent Res, 2011, 22 (6): 863-865.

[22] BI X, ZHOU H, LIN M, et al. One-stage replacement surgery of orbital implants with noninfectious complications[J]. J Craniofac Surg, 2012, 23 (2): e146-e149.

[23] PADMANABHAN T V, MOHAMED K, Parameswari D, et al. Prosthetic rehabilitation of an orbital and facial defect: a clinical report[J]. J Prosthodont, 2012, 21 (3): 200-204.

[24] GUIGNIER B, DESJARDINS L, BOURAHLA K. Fibrovascular tissue of hydroxyapatite ocular implant visualized in SPECT-CT with ^{99m}Tc biphosphonates[J]. J Fr Ophtalmol, 2011, 34 (1): 70-72.

[25] SADIQ S A, MENGHER L S, LOWRY J, et al. Integrated orbital implants-a comparison of hydroxyapatite and porous polyethylene implants[J]. Orbit, 2008, 27 (1): 37-40.

［26］LIANG T, ZHAO G Q, MENG X X, et al. Clinical analysis of hydroxyapatite orbital implantation after ocular trauma in 211 cases［J］. Chin J Traumatol, 2006, 9（5）: 282-287.

［27］YEATTS R P, GRIM W, STANTON C, et al. Injectable hydroxyapatite paste as an option for ocular implantation after evisceration［J］. Ophthalmology, 2002, 109（11）: 2123-2128.

附加说明: 图 1~ 图 42 分别见书末彩图 2-16~ 彩图 2-57。

ICS 11.060.01

CCS C05

中华口腔医学会

团 体 标 准

T/CHSA 037—2022

舌黏膜鳞状细胞癌外科治疗的专家共识

Expert consensus on surgical treatment of
tongue squamous cell carcinoma

2022-01-17 发布

2022-02-01 实施

中华口腔医学会　发布

目　次

前　言

本文件按照 GB/T 1.1—2020《标准化工作导则　第 1 部分：标准化文件的结构和起草规则》的规定起草。

本文件由中华口腔医学会口腔颌面 - 头颈肿瘤专业委员会提出。

本文件由中华口腔医学会归口。

本文件起草单位：上海交通大学医学院附属第九人民医院、四川大学华西口腔医院、中国医科大学附属口腔医院、北京大学口腔医院、中山大学光华口腔医学院·附属口腔医院、空军军医大学第三附属医院、南京市口腔医院、浙江大学医学院附属口腔医院、武汉大学口腔医院、郑州大学第一附属医院、山东省立医院、重庆医科大学附属口腔医院、福建医科大学第一附属医院、中南大学湘雅口腔医院、首都医科大学附属北京口腔医院。

本文件主要起草人：张陈平、李龙江、蔡志刚、孙长伏、廖贵清、魏建华、尚政军、孙坚、唐瞻贵、韩正学、季平、林李嵩、何巍、王慧明、王志勇、张东升、李一、季彤、彭歆、王成、冯芝恩、曹巍、杨溪。

引　言

口腔癌在世界范围内的年发病人数为 300 400 例,5 年生存率为 50%~60%,每年造成 14.54 万人死亡,其中舌癌占比近 40%[1]。虽然舌癌的存在个体差异,以及常常伴有合并性疾病,手术仍然是治疗舌癌的第一选择[1]。舌癌手术的效果会直接决定患者的生存时间,带来的损伤严重影响患者的外观和语言、咀嚼和吞咽等生理功能,舌癌的外科治疗必须要兼顾功能重建,以提高生存质量。在过去的几十年里,舌癌的诊断和治疗取得了许多进展,但临床上的仍存在着诸多争论。因此,本专家共识总结了舌癌外科诊疗的进展和有争议的热点,主要涵盖了术前诊断评估、外科处理要点和术后功能康复等内容。

舌黏膜鳞状细胞癌外科治疗的专家共识

1 范围

本专家共识结合中国的口腔癌治疗现状,提供了舌黏膜鳞癌诊断分期评估和外科手术治疗的一般建议,由于肿瘤治疗存在着个体差异,因此本共识并不计划涵盖临床治疗上的所有问题,而是着重于舌黏膜鳞癌诊疗中的一些关键问题和争议问题。

本专家共识适用于口腔颌面外科、头颈外科、耳鼻咽喉科、修复重建外科医师和专业护士等多学科团队环境中工作的临床医生使用,并希望肿瘤放疗、肿瘤内科、放射影像科、康复科医师予以参考。

2 规范性引用文件

本文件没有规范性引用文件。

3 术语和定义

3.1

口腔黏膜潜在恶性病变　oral potential malignant disorders,OPMDs

将所有具有癌变风险的临床表现统一划归为新的术语"口腔潜在恶性疾患",涵盖了之前被归为口腔癌前病变和口腔癌前状态的所有疾病。该术语包含有以下两方面的含义:一是并非所有包含在该术语下的病变都会转变为癌,而是在这类病变中,仅有一部分形态学的变化具有增高的癌变潜能。

3.2

NCCN:美国国立综合癌症网络　National Comprehensive Cancer Network

21 家世界顶级癌症中心组成的非营利性学术联盟,其制定的《NCCN 肿瘤学临床实践指南》不仅是美国肿瘤领域临床决策的标准,也已成为全球肿瘤临床实践中应用最为广泛的指南。

3.3

下颌骨暂时离断　temporarily mandibulectomy

当肿瘤位于舌根深面、咽旁等区域时,肿瘤前外侧面受下颌骨阻挡,术野不好,且经口腔入路、颈部侧方入路暴露困难,难以达到完整切除肿瘤的要求,可将下颌骨自正中、颏孔前的旁正中或升支区域,进行下颌骨暂时性切开,将两端外旋,获得理想手术直视视野,在切除及重建术后,可通过接骨板进行骨内固定,恢复下颌骨的连续性。

3.4

下颌骨舌侧 "pull-through" 入路   mandibular lingual "pull through" approach

经口外颈部切除口内口底、舌等区域肿瘤的一种外科入路方法,下唇正中不切开,不进行下颌骨截骨,在颈清后,于患侧颌下切断下颌舌骨肌,切开患侧颌舌沟,充分松解下颌骨舌侧,将舌从颌下区拉出,暴露原发灶,当舌自患侧舌下拉出后,肿瘤后界暴露充分,手术切除在直视下进行,显露充分后,可切除范围包括同侧下颌舌骨肌、颏舌肌、舌骨舌肌、茎突舌肌以及舌下腺等原发肿瘤与颈淋巴结之间的潜在侵袭通道,对于肿瘤位置偏后者,根据切除范围先在口内行舌中线切开,便于牵拉。

3.5

间室切除   compartmental surgery

根据肿瘤所在解剖部位所形成的天然屏障,将位于屏障内的肿瘤连同所在间室屏障内的所有组织予以局部扩大根治术切除的一种手术方法。间室外科自在四肢的恶性肿瘤中应用以来,局部控制率和生存率得到了明显提高。

3.6

肿瘤侵袭深度   depth of invasion

肿瘤侵袭深度是一个病理学专业的名称,是指肿瘤从最表浅的真皮乳头的上皮-间质连接处至最深侵袭点的距离,要注意与肿瘤厚度的却别。

3.7

口底淋巴结   lymph node of the mouth floor

口底淋巴结是存在于口底或颈部上段的一些微小淋巴结,接近 30% 的人有口底淋巴结,并对其进行了详细的描述,认为口底淋巴结被划分成两组,一组是靠近舌体中线分布(15.1%),另一组是靠近舌侧缘分布(30.2%)。

3.8

救治性外科   salvage surgery

通常是指针对那些用外科手术以外的方法治疗无效的患者所采用的外科手术方法。接受口腔颌面头颈部的就执行外科治疗的患者一般都患有晚期恶性肿瘤,往往危及生命,累及重要的解剖结构或器官。

4 舌癌的组织病理学检查

临床检查配合影像学等辅助检查对于舌癌的诊断是有非常有效的,尤其对于典型的伴有明显侵袭块或者菜花样肿物的病例,多数外科医生更倾向于术中冰冻活检,而不是门诊活检进行确诊。但在施行颈部淋巴清扫、范围较大的切除以及累及颌骨切除等情况时,在术前或术中冰冻切片组织病理学诊断明确后再开展手术,但术中冰冻存在诊断的准确性和时间等待的问题,在术前做好充分的沟通。目前而言,传统的病变组织活检在确诊口腔癌方面仍然是不可取代的[2,3]。

值得临床中特别注意的是,与舌癌发生密切相关的口腔黏膜癌前病变,如红斑、白斑、扁平苔藓、口腔黏膜下纤维化、盘状红斑狼疮和光化性角化病的诊断由于长期随访跟踪,容易忽视组织学诊断的问题。早期诊断和处理舌癌可提高生存率,降低复发率[4]。在口腔黏膜癌前病变和早期舌癌的诊断方面,许多技术都取得了进展,如活体染色、口腔细胞学、光照检测、口腔光谱学以及血液和唾液分析,虽然无创技术在临床研究中显示出不同程度的敏感性和特异性,有望为口腔癌的诊断提供更有效的方法,但在口腔黏膜癌前病变的阶段性治疗当中,这些无创检查依然不能替代组织学检查以实现确诊[5]。

虽然活检是一种简单常规的操作,但仍有一些要点值得再次强调:

a)尽量选择舌神经的阻滞麻醉;

b)活检组织选择肿瘤与正常组织交界区域,避免坏死区域,大小不小于 5mm,至少包括黏膜下层及肌层;

c)为防止肿瘤的播散,活检创面压迫止血即可,不需要也不建议对创面进行缝合[6]。

5 影像学评估分期

5.1 CT 扫描检查在舌癌评估中作用

CT 增强扫描是舌癌分期中最常用的横断面影像学检查方法之一,能提供原发肿瘤范围、颈淋巴结转移和骨侵犯的信息,扫描时间短。但 CT 软组织分辨率较低,更容易出现金属伪影和辐射暴露的风险[7]。

5.2 MRI 在舌癌术前评估中的作用

与传统的 CT 相比,MRI 具有良好的软组织分辨率,在软组织受累严重的舌癌中,MRI 更适合于准确的 T 分期[8]。在评估肿瘤厚度时,术前 MRI 厚度与组织学厚度趋于一致,而且术前 MRI 阈值明显高于组织学厚度[9],尤其是肿瘤侵袭深度(depth of invasion, DOI)已经成为了 TNM 分期的指标,并作为选择性颈淋巴清扫开展的重要依据,因此增强 MRI 越来越被推荐。MRI 受金属伪影的影响较小,在需要减少金属伪影的情况下,首先考虑 MRI 进行精确的标记。由于较长的检查前等待时间和经济成本,现在依然是限制其广泛应用的一个重要因素。

5.3 PET/CT 在术前评估中的作用

PET/CT 被推荐用于晚期口腔癌的评估,因为它在准确检测区域 / 远处转移和第二原发癌方面优于传统 CT 或 MRI。但不能为手术计划提供足够的信息,它不能勾勒出一些对手术计划至关重要的参数,如解剖细节和肿瘤的范围[10]。但 PET/CT 在很多方面具有无可比拟的优势,目前仍然建议用于晚期、复发的舌癌,而不是作为常规的检查,不能取代 CT 和 MRI 作为口腔癌分期的首选方法。

5.4 超声在舌癌术前评估中的作用

与其他成像技术相比,超声在头颈部肿瘤评估方面具有一些优势,因为它广泛普及、价格合理、无辐射、容易被患者所接受,并可与超声引导下的细针抽吸相结合[11]。近年来,口内超声多普勒血流检测有助于预测舌癌患者原发肿瘤的侵袭深度,以预测颈淋巴结转移[12]。就目前的情况而言,超声检查在舌癌的诊断和分期中,一般不单独应用,往往在诊断和随访过程中作为评估颈部淋巴结的补充手段。

常用影像学方法包括 CT、MRI、超声和 PET 在淋巴结转移的诊断方面具有相似的高灵敏度和特异性,因为需要同时评估原发肿瘤和颈淋巴结的状态,建议使用增强 CT 和增强磁共振作为口腔癌的分期和处理评价手段;基于对肿瘤侵袭深度广泛重视,增强 MRI 优先于增强 CT 被推荐用于口腔癌的原发灶分期和术前评估。

6 舌癌的外科治疗

6.1 外科入路的选择

口腔癌手术通常会影响患者外观和功能问题,患者希望尽可能的减少疤痕,尽可能的保留诸如咀嚼和吞咽等功能,因此肿瘤入路选择时容易受到这些因素的干扰,但无论如何,肿瘤充分显露,能够完整切除才是外科入路考虑的第一要素。选择入路是口腔癌手术计划的第一步,目标是获得足够的手术安全边缘,并且作到首次切缘阴性。根据侵袭部位和范围、侵袭深度、下颌骨的邻近程度等因素来指导手术决策。在选择手术入路时,还考虑口腔条件,如是否存在牙关紧闭、口腔大小、牙列情况、舌头的大小及活动度。

6.2 常用外科入路介绍

6.2.1 经口入路

推荐于肿瘤位于口腔舌体前方且较为局限的肿瘤。但这种方法不适用于深度侵袭或张口受限的患者。对于晚期口腔癌,如果口腔无法指示,考虑下唇裂开和/或下颌骨切开术,这需要一个中线下唇正中切口,以获得清晰的手术边缘,一般此切口继续横向进入颈部,用于暴露和颈部淋巴组织清扫[13]。

下颌骨切开(暂时离断)入路:通常包括下唇裂开,并且由于它可以提供良好的暴露于口腔和口咽,因此在晚期口腔癌患者中是首选方法[14]。下颌骨暂时性截断的部位包括下颌骨侧方截开,下颌骨正中截开以及下颌骨旁正中截开。下颌骨侧方截开时颌骨的截开位置位于术后放射区域易导致放射性骨坏死,且截骨过程中切断了下牙槽神经血管束,目前此截开方法已基本不作为常规选择。下颌骨正中截开以及下颌骨旁正中截开可以有效避免下颌骨侧方截开的缺点。下颌骨旁正中截开通常使截骨线位于侧切牙与尖牙牙根间隙中间,可作"远中 - 近中的折线型"或"阶梯型",与下颌骨正中截开相比,更具有以下优点:避免了拔牙,以及避免了离断二腹肌前腹,颏舌骨肌以及颏舌肌的附着,对吞咽功能保存较好。暂时性截开的下颌骨可以用小型接骨板或重建接骨板固位[15]。但下颌骨切开术可能会导致许多不利的并发症,虽然概率较低,但值得重视如金属固定板暴露、瘘形成、固定失败、放疗后骨坏死、也可能会出现口腔功能紊乱和颞下颌关节问题[16](图 1)。

6.2.2 下颌骨舌侧 "Pull-through" 入路

为了减少无下颌骨直接受侵犯的情况下颌骨的并发症问题,对于口底黏膜无明显侵犯的患者,可根据实际情况考虑下颌骨舌侧松解等下颌骨保存方法。避免下唇正中切开,在颈清后,颌下切开下颌舌骨肌,口内切口患侧颌舌沟,充分松解下颌舌侧,将舌从颌下区拉出(可用纱布包饶原发灶),肿瘤后界可在直视下依据间室外科原则予以切除,将同侧下颌舌骨肌、颏舌肌、舌骨舌肌、茎突舌骨肌及舌下腺一并切除。肿瘤靠近后方者,可在口内将中线侧

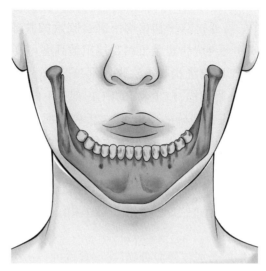

图 1 下颌骨离断的推荐方式

切开便于牵拉。舌侧 "Pull-through" 入路减少了下颌骨切开所带来的骨不连,放射性骨髓炎等并发症[17]。

6.2.3 舌骨上咽侧入路

此入路适用于舌根部正中或一侧范围较小的肿瘤,较下颌骨切开入路而言,创伤较小。需要在舌骨上离断二腹肌中间腱、舌骨舌肌、颏舌骨肌,保护舌下神经及舌动脉,进入咽侧黏膜,将舌体自口内牵至口外,予以完整切除[18]。

6.3 舌癌的切除范围

手术切缘是影响无病生存和局部复发的独立预后因素。手术边缘充分的患者 5 年和 10 年的手术成功率分别为 72% 和 64%,而切缘不足的患者 5 年和 10 年的手术成功率分别为 21% 和 0[19]。病理医生将阳性边缘定义为小于 1mm,临近边缘定义为小于 5mm,并将大于 5mm 的边缘指定为阴性切缘[20,21]。由病理医生分析肿瘤标本的数据显示,肿瘤切除边缘状态是复发的重要预测因素,切除边缘 <5mm 的复发率显著高于边缘 >5mm 的复发率[20]。

在切除范围上病理医生和外科医生得出的切缘阈值并不相同,主要原因是切除后边缘缩小约 20%~25%),福尔马林固定术后进一步减少约 10%[22]。因此,福尔马林固定和玻片制备可使黏膜边缘减少约 30%~50%。从而病理医生评判的肿瘤病理边缘约为 5mm,外科医生测量边缘为 10mm。对于外科肉眼可见的边缘距肿瘤边缘至少 10mm,当发现显微镜下残留肿瘤或边缘接近时,考虑再次切除或辅助治疗。值得注意的是,10mm 的边缘是在宏观及可触及的口腔舌癌周围的所有平面上进行的[20],近年来在肝癌、结肠癌获得成功的 ICG 荧光可实现口腔癌及正常组织的实时显影定位,有助于引导舌癌切除范围的控制[21]。

6.4 舌癌累及下颌骨的处理

下颌骨的处理是舌癌手术的一个非常重要的组成部分,它可以决定能否完整切除肿瘤,但颌骨切除后并会严重影响术后外观和功能情况,因此需要慎重对待。在处理下颌骨之前,确定下颌骨是否真的受到了侵犯,还是仅仅与肿瘤相邻。

下颌骨侵犯的临床评估可通过双手初诊与下颌骨临近的肿瘤区域的活动度来初步完成,下牙槽神经感觉异常或病理性骨折也是下颌骨侵犯的高度可疑征象,临床评估的敏感度在 32% 到 96% 之间[22]。对于影像学检查方法来鉴别口腔癌下颌骨受累的手段选择,各种成像技术,包括平片、CT、MRI、骨扫描、ECT 和 PET/CT,都有不同程度的敏感性和特异性[23]。

临床实践中,下颌骨虽然没有明确的侵犯,但与舌癌相邻,肿瘤靠近下颌骨牙龈或附着在牙槽骨骨膜上,由于关闭创口的需要,边缘型下颌骨切除术也是舌癌一种合理的手术。在无牙颌或之前照射过的下颌骨计划边缘型切除要慎重,因为存在着较大的骨折或放射性骨坏死的风险,剩余下颌骨高度不足 1cm 时,需要进行节段型切除[24]。

在舌癌的治疗中,我们一般通过临床检查和影像学相结合的方式来确定下颌骨受累,处理意见基本可以达到共识的是:

a)如果肿瘤没有突破皮质骨或仅侵犯骨膜,建议首选进行边缘型下颌骨切除术。

b)对于有突破皮质骨侵犯的患者,进行节段型下颌骨切除术;对放射治疗后或无牙颌下颌骨,为避免病理性骨折,虽无直接侵犯,亦可实施节段性切除。

c)为彻底显露舌根部肿瘤,建议进行旁中线的暂时性离断(操作见 6.1,6.2 部分)。

6.5 舌癌切除的手术要点

舌癌侵袭生长方式是沿着肌束方向或者神经血管束间隙前进的。单纯传统的距肿瘤边缘 1cm 扩大切除未能切除深面肌束,再加上术中肌肉痉挛并收缩到深面易被遗留残余肿瘤细胞。肌肉区域收缩程度要大于黏膜区域,舌黏膜区域平均收缩为 30.7%,收缩最大的部分为肌肉区域 34.5%,以肿瘤为中心的三维视点上看,肌肉收缩面则是肿瘤的深面或底切缘[25]。舌癌阳性切缘发生于下切缘,又称外侧黏膜边缘(口底)(31.7%)最为频繁,其次为深部/底切缘(肌肉部分,26.7%);再次分别为后(11.9%)、上/内侧(10.9%)和前切缘(5.9%),说明了传统的 1~2cm 盲目扩大切除仍有不足之处,安全缘的可靠性不佳。因此,我们提出舌癌的切除遵循"间室切除"的概念。舌体由左右对称的肌肉器官组成,舌体与口底相连,解剖边界为下颌骨膜(外界和前界)、舌骨(下界)及舌中隔(内界)。舌肌由舌内外肌组成。舌外肌的其中一头附着于骨面(包括下颌骨、舌骨和茎突);而舌内肌则起始及附着点均位于舌体。舌内肌束走向及其密集分布的神经血管束使舌比其他口腔组织利于肿瘤向深层侵袭[26]。

舌中隔解剖非常明确,内部几乎未能见任何神经血管束穿过;它因此形成隔离膜,阻止感染或肿瘤超越此界,并且其其解剖位置恒定,有助于规范性的半舌切除。旁中隔是另一个明确的隔膜,紧贴颏舌肌外侧向后、向外延伸形成斜面三角形,较宽的底位于后部,狭窄部分位于前下部,随后附着于中线隔膜和舌骨,其隔膜外侧有纵向肌群(包括舌上纵肌、舌下纵肌、茎突舌肌和舌骨舌肌)[27,28],舌动脉及伴行静脉位于此隔膜中。晚期舌癌一旦侵犯舌外肌,则以前述的下颌骨骨膜和舌骨作为间室的边界进行切除[28]。

T1 期的舌癌侵袭仍处于浅表位置。结合舌神经肌肉组织学和临床表现,沿旁中隔将其隔膜外侧的纵向肌肉群进行长轴间室切除,且能彻底切除肿瘤及其潜在的侵袭途径(图 2)。

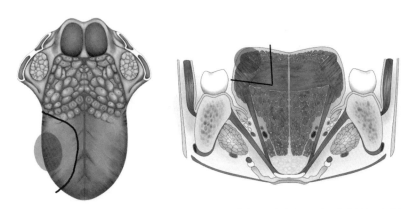

图 2　T1 期舌癌,肿瘤侵袭深度不足 5mm,未侵犯舌纵行肌,切除范围示意图

　　T2 期以上的舌癌则更提倡屏障切除,在颈清完成后,原发灶切除始于下颌舌骨肌、颏舌骨肌和下颌舌骨肌于舌骨骨面离断,舌动静脉在舌骨水平结扎后,清扫舌淋巴结。如肿瘤已侵袭深部舌肌达到 T4 期,除受累肌肉外,将舌骨及附丽的舌骨上肌群将一并切除。随后,紧贴下颌骨内侧离断下颌舌骨肌的起始点,进入口底区域,切除口底(外)、人字沟(后)、舌中线(内)和舌系带(舌腹内侧)的黏膜切除,将舌原发灶连同舌下腺、周围附着肌肉及颈部纤维脂肪组织整块切除(图 3~ 图 5)。

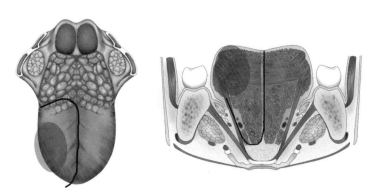

图 3　T2 期舌癌,肿瘤侵袭深度超过 5mm,已侵犯舌纵行肌切除范围
包括至舌动脉及伴行静脉深部组织

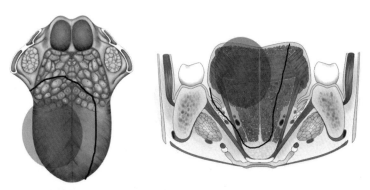

图 4　T3 期舌癌,肿瘤侵袭深度超过 10mm,已侵犯舌纵行肌或 T4a 期舌癌,
侵犯舌外肌切除范围包括同侧舌外肌(舌骨舌肌)起止点

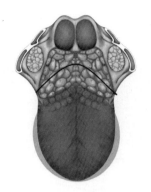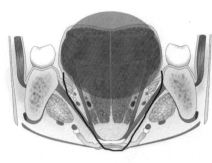

图5 T4a 期舌癌，广泛侵犯舌外肌、口底区域切除范围
包括双侧舌外肌、口底肌群起止点以及部分舌骨

舌癌切除需遵循解剖间室切除原则，这使得原发肿瘤和颈部淋巴组织之间潜在的侵袭途径（包含了下颌舌骨肌、舌神经血管束及舌下腺等）可以被完整的切除。间室切除显著提高局部控制率，其生存率为 76%，高于传统扩大切除（53%）相比。

6.6 肿瘤侵袭深度对治疗计划的影响

2017 年新修订的美国癌症联合委员会（AJCC）第 8 版在 T 分类法中引入了侵袭深度（DOI）的概念：T1 定义为 <5mm，T2 定义为 >5mm，T3 定义为 >10mm。DOI 在组织学上是指从周围正常组织的基底膜到肿瘤最深处的距离。在关于口腔舌癌肿瘤厚度和淋巴结转移频率的研究中，有 26% 的隐匿淋巴结转移率是在肿瘤厚度大于等于 2mm 的患者身上报告的，也有研究报告显示，根据 4.0~7.5mm 的标准，淋巴结转移率有显著差异[29,30]。

由于舌主要由肌肉组织组成，没有阻止肿瘤扩散的解剖边界，因此舌癌比其他口腔癌可能更容易扩散。一般来说，由于手术切除是从舌癌的表面开始的，因此在病理标本上，在舌癌的基底部容易造成切除边缘不足或靠近，基底部是外科治疗最具挑战性的区域，该部位的安全边缘不足与原发肿瘤的局部复发和颈淋巴结转移密切相关，对于治疗结果和预后有着很大的影响[31,32]。

术前可通过触诊、术前影像学检查和术中超声等手段尽可能的来准确评估肿瘤厚度，以确保口腔舌癌有足够的深度切除边缘。如果术后组织病理学检查显示有明显的 DOI 大于 4mm，考虑补充的治疗，如选择性颈淋巴清扫或放射治疗等。

7 舌癌的颈部处理意见

7.1 舌癌患者口底淋巴组织的处理

舌癌患者施行选择性颈淋巴清扫时，不能忽略口底淋巴结的问题。口底淋巴结存在率为 30.2%~32.9%，可分布在舌中隔和颏舌肌之间，也可分布在颏舌肌两侧或在舌骨舌肌的表面与舌下腺直接相连。有研究提出，舌部和舌下区域的淋巴管顺着舌动脉延伸，其中一部分被口底淋巴结阻断，另外一部分汇入深部的颈淋巴链。口底位于舌部和颈部之间可能是肿瘤转移最先到达的区域，如果侵犯口底淋巴结有可能造成转移，由于淋巴结较小，临近肿瘤组织，病理容易误认为原发灶的直接侵犯，并且淋巴转移存在着跳跃转移的现象,因而缺乏大样本数据支持,但小样本数据显示口底淋巴结转移率可达 16.7%。临床中,舌癌患者舌部扩大切除及颈淋巴清扫都很彻底,并未出现复发转移,但术后口底区域复发,因此口底淋巴结的存在提供了合理的解释。针对原发病灶和颈部淋巴组织进行连续根治性手术,有利于降低术后的复发概率,说明肿瘤的复发可能与存在于口底的淋巴组织有关[27,28]。

因此,对于舌癌患者,注重口底淋巴组织的清扫及探查,实践经验显示,舌 - 口底 - 颈的连续整块切除有助于降低复发率。

7.2 临床阴性 cN0 舌癌患者的颈部处理

在关于早期口腔癌的研究中,经常根据临床 T 分期预测隐匿性淋巴结疾病的概率[29]。在普遍应用选择性颈部治疗的系列病例中,T1 型口腔癌隐匿阳性淋巴结的发生率在 6.0%~11.3% 之间,T2 型口腔癌隐匿阳性淋巴结的患病率在 20%~32% 之间[30-32]。而国内研究在基础上发现,舌癌侵袭前沿如存在肿瘤出芽(tumor budding)和神经侵犯等,早期舌癌的颈淋巴结隐匿性转移率显著上升[33,34]。

原发性口腔癌 DOI 对隐匿性淋巴结的扩散有显著影响,尤其是在舌癌中相关性更为显著。DOI 大于 4mm 与隐匿性颈淋巴结转移的风险增加相关。在多变量分析中,大于 4mm 的 DOI 可预测颈淋巴结转移,相对风险比为 9.4[35,36]。由于这些发现,NCCN 建议当 DOI 超过 4mm 时,进行颈部淋巴结预防性处理,而新修订的 AJCC 分期系统报告 DOI 超过 5mm 的肿瘤现在被分为 T2 类。在临床实践中,T2 的病例多数需要修复重建的参与,需要进行颈淋巴清扫。

因此,一般情况下,我们对于 cT2 舌癌患者和具有肿瘤出芽、神经侵犯等不良病理因素的 cT1 舌癌病例建议进行选择性颈淋巴清扫为主的颈部预防性处理。

7.3 颈部淋巴结临床阴性舌癌患者的清扫范围

当外科医生决定对 cN0 口腔癌患者实施选择性颈清时,清扫范围是很重要的。根据 Shah 的研究[37],同侧 I、II 和 III 区是晚期口腔癌颈部转移最常见的部位,IV 区(4.7%)和 V 区(3.8%)很少与口腔癌有关[38]。很多研究表明,由于 IV 区和 V 区较低的转移率,择区型颈清(I~III 区)和改良根治型颈清患者的总生存期 OS 没有差异,因此,I~III 区的择区型颈清的手术标本为舌癌患者提供有价值的颈部病理结信息,而且手术有着较低并发症率和高效的治疗效果,推荐 I~III 区择区型 ND 作为 cN0 舌癌选择性清扫推荐方法[39]。

根据现有报道,口腔癌患者对侧淋巴结转移的隐匿率为 4.1%~11.0%[40,41],排除靠近中线的原发性口腔癌后,隐匿率降至 2.9%[42]。对侧淋巴结转移与多个阳性淋巴结(两个以上)存在相关,单个阳性淋巴结基本不伴有对侧转移。由于口腔癌患者的对侧转移的低发生率相关,对于单侧舌癌患者,对侧选择性颈清并不被常规考虑,只有同侧存在多个淋巴结转移时或影像学怀疑时才考虑对侧颈淋巴组织清扫。值得注意的是,舌动静脉周围淋巴结是 Ib 区的亚单位之一,这些血管周围淋巴结可能是口腔癌的主要转移区域。Agarwal 等人[43]分析了口腔癌伴 N0 的病例,报告 231 例中 19 例(8.22%)有孤立的舌血管周围淋巴结转移。在实施选择性清扫时,对舌动静脉区域的淋巴组织进行必要的探查或清扫。

7.4 颈部淋巴结临床阳性的舌癌患者处理

颈淋巴结转移被认为是口腔癌患者最重要的预后因素之一,发现淋巴结转移预示着生存率下降 50%。研究表明,淋巴结转移数量及密度越高,生存率越差[44,45],因此清除转移性淋巴组织是口腔癌淋巴结阳性患者最重要的手术之一。

转移性淋巴结的治疗根据临床阳性颈淋巴结的累及程度进行,范围上大于Ⅰ~Ⅲ区,根据淋巴结是否存在包膜外科转移和转移数量情况,综合考虑进行Ⅰ~Ⅴ区的根治性颈淋巴清扫术或改良根治性颈淋巴清扫术等,但对于如晚期 T 分期、多个临床阳性淋巴结和包膜外转移等情况,患者常转移到Ⅳ~Ⅴ区以及较高的颈部区域复发率,在患者的个体情况允许的情况下,需要进行Ⅰ~Ⅴ区颈清扫[46,47]。

8 舌癌术后缺损的修复方法

在舌癌在内的口腔癌的外科治疗中,修复重建是非常重要的,而重建手段通常是根据手术切除的部位和范围来决定的。修复重建的质量可影响患者的生存时间和生存质量。对于舌癌所致软组织缺损,显微游离皮瓣移植技术是必不可少的修复重建手段,而局部皮瓣方法并不能解决所有的缺损[48]。

软组织瓣重建的目的是保持残舌的活动性,恢复舌体以获得适当的语言和吞咽功能。对于不到 1/3 的活动舌缺损,通常不采用显微游离软组织瓣修复。如果切除 50% 以上的舌体组织,需要显微游离皮瓣重建或其他原位皮瓣的重建[49]。有两个回顾性病例对照研究直接比较了半舌切除术后游离皮瓣重建和一期关闭的功能结果。在吞咽方面,与半舌切除术后的一期关闭相比,皮瓣重建患者的功能预后更好,而与一期关闭相比,皮瓣重建组的语言清晰度改善并不显著[50]。涉及对于前舌 1/2 以下的部分舌切除缺损是否需要游离皮瓣重建仍存在争议,可供选择的重建方案包括一期缝合、二期修复、皮肤移植和皮肤移植替代物(如异体真皮),可为少于 1/2 的活动性缺损提供相对良好的功能结果。对于全舌切除甚至包含舌骨切除的病例,重建需要游离皮瓣来重建更大的切除体积,常用的是股前外侧这样具有一定组织量的供区皮瓣,修复后吞咽效果相对较好,82%~97% 的患者在舌大部或全部切除缺损的皮瓣重建术后 1 年恢复口服喂养,而参加术后吞咽和言语康复治疗的患者显示出优越的功能结果和改善的生存质量评分[51]。对于修复重建的手段选择,我们可以给予对于普遍情况的建议:

a)对于接近半舌或半舌以上的部分舌切除缺损,建议采用皮瓣重建,以提供更好的包括吞咽在内的多种生理功能;

b)建议对累及口底缺损进行皮瓣重建,以防止颈部和口腔之间的沟通,并保持舌体的活动性,以便充分说话和吞咽;

c)股前外侧游离皮瓣和前臂桡侧皮瓣是口腔软组织缺损的首选重建方法,而其他类型的重建手术可根据一期切除的范围、患者的发病率和外科医生偏好进行。

9 患者术后随访

9.1 随访时间计划表

口腔癌患者的治疗后随访有重要的作用：早期发现局部复发、监测和处理并发症、优化康复、鼓励戒烟和避免过量饮酒，为患者及家人提供精神支持。每个病人的都制定随访计划，定期检查肿瘤情况、生存质量、营养状况、语言吞咽功能、牙齿状况以及治疗后并发症的调查，也包括吸烟和饮酒等生活习惯纠正。

建议口腔癌患者在治疗后需要经常就诊，尤其是前两年，超过80%局部复发在此阶段发生。如果没有复发的迹象，可以在以后减少随访次数，并在第5年前完成后续措施。晚期疾病或特定肿瘤患者、需要持续特殊康复的患者以及其他需要较长时间随访的患者可能会接受更长时间的随访，甚至可能终生接受检查[52]。参考美国头颈外科学会（American Society for Head and Neck Surgery）的随访建议建议[53]及国内专家的随访实践进行如下推荐：

a）第一次随访一般在治疗后第4周至第6周之间进行；

b）治疗后的12个月内，每1个月随访一次；

c）治疗后12个月至2年期间，每2个月随访一次；

d）治疗后3至5年每4~6个月随访一次；

e）治疗后5年后至终身每6个月随访一次。

9.2 随访期间的检查

舌癌患者随访方案包括与潜在症状、复发迹象相关的患者教育计划，告知可能出现的疼痛、硬块等自觉症状，便于及时就诊。随访期间，对原发口腔部位及颈部淋巴结进行仔细触诊。同时，定期的牙科检查对舌癌患者也同样重要，尤其是那些接受放疗的患者，因口腔放疗并发症可受多种因素的影响，其中最可控的因素之一是治疗开始前的牙齿和口腔卫生，龋齿可增加放射性骨坏死的风险[54]。

在接受放射治疗的患者中，CT、MRI和US等影像学检查不能明确区分放射后水肿和复发。因此，为获得参考图像，CT、MRI、US或PET-CT在治疗后3~6个月内形成完成。晚期舌癌在术后放射治疗或联合治疗后的3~6个月，常规采集患者CT或MRI基线图像，用于与随后的图像进行比较，以便早期发现异常[55]。胸片检查作为舌部肿瘤随访常规方案的一部分，以检测肺转移，但在评估中晚期舌癌患者时，推荐使用胸部CT而不是胸部X线摄影更加有效。

尽管手术治疗后的最佳随访策略仍有待商榷，但如果临床检查有阳性结果怀疑，则进行仔细的临床检查有怀疑病灶的存在，需要仔细对比基线期的CT和MRI检查。超声和超声引导下的细针吸取细胞学检查可为检测颈淋巴复发提供了重要信息。PET-CT是目前癌症患者最有效的远处转移的诊断手段，而且在诊断复发或第二原发性恶性肿瘤方面显示出优越的性能[56]。PET-CT推荐用于晚期口腔癌手术后和/或放疗及放化疗（CRT）手术患者后再复发的转移筛查。根据国内现在诊疗现况和各单位的诊疗实际，我们建议：

a）为提供参考图像，建议在治疗后6个月内进行包括颅底至颈根区域的基线图像资料（增强CT或MRI），术后2年内每6个月建议进行一次增强CT或MRI检查，术后3~5年至少每年进行一次；

  b）PET-CT 主要可用于检测远处转移、复发和第二原发性肿瘤；

  c）每年建议 1 次胸部 X 线或 CT 检查以检测肺转移和第二原发性肺肿瘤；

  d）每次随访在仔细的临床体检外，考虑进行超声检查颈部淋巴结情况。

10 术后功能康复

10.1 吞咽功能康复

吞咽障碍是由于下颌、双唇、舌、软腭、咽喉、咽喉、食管等器官结构和 / 或功能受损，不能安全有效地把食物由口送到胃内的一种临床表现。口腔颌面部头颈肿瘤手术和放化疗的患者，吞咽障碍多发生在口腔准备期 / 推送期和咽期（进食开始的 15s 内）。大部分手术的患者经过一段时间伤口愈合，瘢痕形成后，3~6 个月基本可以恢复部分吞咽功能，但由于一些器官如舌大部的缺损，尤其是颌骨缺损的患者，进食能力、咀嚼功能能力和咬合能力下降，虽然皮瓣修复可以补偿由于病变切除导致的结构缺损，但由于不能恢复肌肉和神经，所以皮瓣并不能感觉和运动，因此不能完全恢复进食普通饮食和正常咀嚼吞咽功能。早期干预比延迟干预更为有利。越来越多有限的数据表明证据表明，吞咽功能障碍的最大获益出现在的治疗后 3 个月，考虑到纤维化的进程，是可能的"机会之窗"[57]。

涉及口腔颌面头颈区的患者，医护团队需要对其术后吞咽功能障碍进行术前预判。在患者入院后会对患者进行一个初步的评判，主要包括病史的询问、营养状态、心理问题，对于潜在的吞咽功能障碍患者和术后可能影响到吞咽言语功能患者进行相关的问询和测试，并对潜在节段性切除颌骨术后下颌骨偏斜、上颌骨洞穿性缺损的患者术前进行取模。

吞咽障碍的评估主要包括筛查、临床功能评估和仪器检查。筛查可采用以初步了解患者是否存在吞咽障碍以及障碍的程度，如咳嗽、食物是否从气管套管溢出等表现。其主要目的是找出吞咽障碍的高危人群，决定是否需要作进一步检查。

评估方法包括以反复唾液吞咽试验、饮水试验、染料测试和进食评估问卷调查为代表的临床吞咽评估和仪器评估。目前应用最为广泛的吞咽造影检查，而软式喉内窥镜吞咽功能检查是吞咽障碍的金标准。

吞咽障碍的治疗包括多个方面，以团队合作模式完成，医生、护士、治疗师各司其责，同时密切配合，主要方法包括：

a）促进吞咽功能恢复

通过改善生理功能来提高吞咽的安全性和有效性，如提高吞咽肌肉力量、速率和肌肉的协调能力来进行安全有效的吞咽。推荐使用的训练与治疗手段有：口腔感觉训练、口腔运动训练、气道保护手法、低频电刺激、表面肌电生物反馈训练、球囊扩张术、针刺治疗、通气吞咽说话瓣膜的应用、深层咽肌神经刺激疗法、改良振动棒深感觉训练。口腔颌面 - 头颈肿瘤的患者多为口腔、口咽部组织器官的损伤，造成口腔内食物运送功能的障碍，所以早期术后患者多采用鼻饲或胃造瘘进食，但在康复早期即手术后或治疗后，可以在鼻饲或胃造瘘期间进行空吞咽和吞咽唾液训练。随着手术伤口愈合到一定程度，术后两周开始尤其出院后可以开始进行吞咽训练。

b）代偿性方法

用一定方式代偿口咽功能，改善食团摄入，而并不会改变潜在的吞咽生理的治疗技术。于口腔颌面头颈肿瘤患者口腔颌面部组织的缺损，不太适合治疗后早期康复期的普通饮食，所以大部分患者采用流质饮食，存在呛咳误吸的患者可考虑禁止流质饮食，加入增稠剂的食物。口腔颌面头颈部肿瘤患者术后可采用姿势调整适应进食，使吞咽通道的走向、腔径的大小和某些吞咽器官的组成结构（如喉、舌、杓状软骨）的位置有所改变和移动，避免误吸和残留。大部分舌缺损和两侧舌下神经麻痹和一些严重腭咽闭合功能不全者，可通过置舌接触辅助器进行修复。

c）外科手术

对于经康复治疗无效／代偿无效的严重的吞咽障碍以及误吸，可以采取外科手术，可改善误吸，重建气道保护，主要方法包括：

1）气管切开术＋带气囊套管置入　适用于近期内无法解决的严重误吸，肺部感染，分泌物多，自主咳嗽咳痰能力差；呼吸功能减退，需要呼吸机辅助通气的患者，可以有效避免误吸的发生，预防吸入性肺炎。

2）喉气管离断术　适应证同喉关闭术，手术分成为气管上断端与食道吻合分流和不分流两种类型。前者有助于潴留于咽部的唾液和液体经过喉腔分流到食管。和喉关闭术不同，一旦原发病好转、喉防御功能恢复，离断的气管可以重新端端吻合，恢复上气道的正常通气功能。但对于晚期口腔癌患者累及会厌可采用喉气管离断术来保护吞咽功能。

口腔颌面头颈肿瘤患者出现吞咽障碍的同时，会伴随语音障碍。所以对于吞咽障碍的患者，积极加强吞咽功能的训练一定程度上对语音功能的恢复也有促进作用。而通常意义上的言语治疗师，言语病理学家将对患者言语和吞咽同时进行评估和训练。

10.2　言语障碍纠正

言语由四个相独立又相互关联的过程产生：呼吸、发声、共鸣、构音语音。广义的言语障碍，包括器质性、功能性和神经运动性病变。临床上常见的言语障碍，也称为运动性构音障碍，主要是由于神经病变，导致与言语有关的肌肉麻痹、收缩力或运动不协调，可视为狭义的言语障碍。口腔颌面 - 头颈肿瘤治疗后的言语障碍大多数属于器质性言语障碍。舌癌是口腔颌面头颈肿瘤中最常见的恶性肿瘤，由于肿瘤根治导致舌体缺损、神经改变，引起的语音障碍是常见的并发症之一，会直接影响患者的生存质量。尤其舌晚期肿瘤需要广泛切除舌组织的情况下，导致有限的舌头移动和清晰度降低，游离组织移植重建可以通过减少瘢痕挛缩和体积丢失的可能性来减轻这些功能问题，腔颌面头颈肿瘤术后患者多发生单纯构音障碍。

针对言语表现进行治疗，按评定结果选择治疗顺序，选择适当的治疗方法和强度。口腔颌面部头颈肿瘤患者的改善构音训练方法可以从伤口基本愈合即术后四周开始训练，主要训练方法如下：

a）呼吸训练：呼吸控制训练是改善发声的基础。口腔颌面头颈肿瘤患者术后由于结构组织的缺损,部分为重度构音障碍患者,会出现呼吸差,呼气相短而弱。因此,未气切的患者可以口鼻呼吸训练,而气切患者可考虑经气套管呼吸。患者伤口愈合到一定程度,建议患者学会腹式呼吸法。

b)构音改善的训练:①下颌、唇、舌的训练:口腔颌面头颈患者治疗后的训练原则是尽可能将残留组织的力量发挥到最大,尽可能减少组织器官失用而引起肌肉萎缩,运动障碍。舌可以进行前、后、左、右、上、下各方向运动。对于组织缺损无法完成这些动作的患者,康复师可以戴上指套或用压舌板协助患者,尽量调动唇颊和舌的动作。另外可以进行冰块的刺激训练。②语音训练:患者进行唇舌下颌的运动时,尽量长时间保持这些动作。原则先发元音,然后发辅音等,部分口腔颌面头颈肿瘤患者由于唇舌下颌运动障碍并不能很准确地发出这些音,可以引诱患者试图发出这些单元音。先进行单音节训练,然后学会的元音和辅音结合,例如"ba""pa""ma"等,最后还有双元音,如"ai""ei"等。③减慢言语速度:部分口腔颌面头颈肿瘤患者诊治后由于身体和心理的原因,言语速度还是一如术前一样,但明显语音不清,这时需要放慢速度,一个字一个词地学会说清楚。④音辨别训练:患者手术后对自己发音的改变不是很了解,可以通过口述或放录音,也可以采取小组训练形式,由患者说一段话,让其他患者评议,最后康复师纠正,效果很好。

而半舌,甚至近全舌缺损,通过皮瓣移植,并重建舌体和颌舌沟往往也可取得较好的语音效果。而全舌缺损往往术后语音功能恢复差。此外,治疗同时也重视声音可塑性和动态范围。过度辅音等辅助技术,尽管声音质量差也可以用来促进更好的语音清晰度。但是对于范围广的部分喉切除术,患者语音治疗的目标根据缺陷的严重程度调整,沙哑声音通常是一个可以接受的目标。在严重的语音障碍,包括全喉切除,需要使用经喉或经口电子后颈,以及训练特殊的气管或食管发声。

10.3 肩部康复

在接受侧颈淋巴清扫的患者中,手术会造成脊髓副神经(SAN)的损伤,因此,近70%患者会存在不同程度肩关节功能障碍和疼痛,诱发肩袖肌腱炎、粘连性关节炎、肌筋膜疼痛等临床症状,可能持续数月甚至数年的时间。放射疗法同样会对SAN和其他与肩部运动有关的神经肌肉结构造成损伤。因此,在接受颈清和/或术后放疗的患者中,定期随访评估肩部关节疼痛或功能损害情况,如果存在肩部疾病,考虑早期康复[58]。

康复的治疗方法主要如下:

a)伸展同侧胸大肌以恢复肩胛的回缩运动范围;

b)活化牵拉肩胛骨,加强菱形肌和剩余有功能的斜方肌肌纤维;

c)尽可能小的伸展肩关节囊,限制使用患侧手臂举/搬/推等动作;

d)避免达到/超过肩膀的高度,以避免肩袖位于肩峰和肱骨头之间受到撞击;

e)用扶手支撑手臂的重量;

f)避免使用吊索,因为吊索会导致胸骨挛缩、肱骨内旋和肩胛前缩;

g)肩胛骨的矫正器,压缩背心或服装有时是有用的,但患者可能不能忍受支撑肩胛骨所需的局部胸部压力。

11 舌癌复发患者的救治性外科治疗

11.1 救治性外科对复发舌癌的作用及影响因素

对于复发性口腔癌,如果可行的话,考虑施行救治性外科治疗。荟萃分析发现,1 692 例口腔癌患者的总复发率为 26%,复发患者术后 5 年生存率为 37.5%~42.9%[59]。与化疗和/或放疗相比,接受救治性手术的患者显示出更好的生存率。临床早期的患者,范围局限的口腔癌(小于 4cm)或无骨侵犯迹象的肿瘤,比临床晚期患者显示出更好的生存率[60]。较晚复发或无病间隔超过 1 年的患者比较早复发或无病间隔少于 1 年的患者显示出明显的更好的生存率。救治性手术的总并发症报告率为 37.0%~60.7%,远高于原发性手术,常见的并发症包括伤口感染、口瘘、伤口裂开和/或皮瓣坏死[61],但救治性手术仍然是挽救复发舌癌最为可靠的手段。

11.2 复发舌癌临床颈部阴性患者的处理

对于局部复发性头颈癌患者的 N0 颈部的处理,目前还没有一致的意见。在临床上颈部为 N0 的局部复发性口腔癌中,颈部隐匿性转移的风险约为 7.5%~17.0%。在以下临床发现的基础上,多数专家除推荐同期进行选择性颈淋巴清扫:

a)复发肿瘤的生物学行为意味着淋巴结转移的风险更高;

b)在最初的放疗或放化疗后,颈部可能有残留的微小转移灶;

c)晚期舌癌局部复发后,切除后多数需要复杂的(游离皮瓣)重建,这使得解剖血管时必须暴露颈部,颈清带来创伤可以忽略不计[60, 61]。

因此,对于复发性舌癌患者,如颈部未进行处理,推荐进行选择性颈淋巴清扫术,但由于导致舌癌复发的可能因素较多,在考虑病人的接受程度和全身情况后,最终取决于外科医生与患者的共同决定。

参 考 文 献

[1] CHI A C, DAY T A, NEVILLE B W. Oral cavity and oropharyngeal squamous cell carcinoma: an update[J]. CA Cancer J Clin, 2015, 65(5): 401-421.

[2] 中华口腔医学会口腔颌面外科专业委员会肿瘤学组. 口腔颌面部恶性肿瘤治疗指南[J]. 中国口腔颌面外科杂志, 2010, 3(7): 395-403.

[3] 张陈平. 关于舌癌治疗的几点建议[J]. 中国实用口腔科杂志, 2010, 3(7): 385-387.

[4] ROGERS S N, BROWN J S, WOOLGAR J A, et al. Survival following primary surgery for oral cancer[J]. Oral Oncol, 2009, 45(3): 201-211.

[5] FORMAN M S, CHUANG S K, AUGUST M. The accuracy of clinical diagnosis of oral lesions and patient-specific risk factors that affect diagnosis[J]. J Oral Maxillofac Surg, 2015, 73(10): 1932-1937.

[6] 张志愿, 张陈平. 口腔颌面部肿瘤学[M]. 济南: 山东科技出版社, 2004.

[7] LIAO C T, CHANG J T, WANG H M, et al. Analysis of risk factors of predictive local tumor control in oral cavity cancer[J]. Ann Surg Oncol, 2008, 15(3): 915-922.

[8] PARK J O, JUNG S L, JOO Y H, et al. Diagnostic accuracy of magnetic resonance imaging(MRI)in the assessment of tumor invasion depth in oral/oropharyngeal cancer[J]. Oral Oncol, 2011, 47(5): 381-386.

［9］LAM P, AU-YEUNG K M, CHENG P W, et al. Correlating MRI and histologic tumor thickness in the assessment of oral tongue cancer［J］. AJR Am J Roentgenol, 2004, 182（3）: 803-808.

［10］NG S H, YEN T C, LIAO C T, et al. 18F-FDG PET and CT/MRI in oral cavity squamous cell carcinoma: a prospective study of 124 patients with histologic correlation［J］. J Nucl Med, 2005, 46（7）: 1136-1143.

［11］GEETHA N T, HALLUR N, GOUDAR G, et al. Cervical lymph node metastasis in oral squamous carcinoma preoperative assessment and histopathology after neck dissection［J］. J Maxillofac Oral Surg, 2010, 9（1）: 42-47.

［12］YAMAMOTO C, YUASA K, OKAMURA K, et al. Vascularity as assessed by doppler intraoral ultrasound around the invasion front of tongue cancer is a predictor of pathological grade of malignancy and cervical lymph node metastasis［J］. Dentomaxillofac Radiol, 2016, 45（3）: 20150372.

［13］DEVINE J C, ROGERS S N, MCNALLY D, et al. A comparison of aesthetic, functional and patient subjective outcomes following lip-split mandibulotomy and mandibular lingual releasing access procedures［J］. Int J Oral Maxillofac Surg, 2001, 30（3）: 199-204.

［14］SATPATHY S, DAM A, HOSSAIN M A, et al. Double mandibular osteotomy with segmental mandibular swing approach to parapharyngeal space［J］. Natl J Maxillofac Surg, 2014, 5（2）: 213-216.

［15］SHAH J P, KUMARASWAMY S V, KULKARNI V. Comparative evaluation of fixation methods after mandibulotomy for oropharyngeal tumors［J］. Am J Surg, 1993, 166（4）: 431-434.

［16］DZIEGIELEWSKI P T, O'CONNELL D A, RIEGER J, et al. The lip-splitting mandibulotomy: aesthetic and functional outcomes［J］. Oral Oncol, 2010, 46（8）: 612-617.

［17］李华, 杨彬, 李金忠, 等. 下颌舌侧松解入路在舌癌间室性切除中的应用研究［J］. 北京口腔医学, 2015, 3: 149-152.

［18］黄志翔, 胡永杰. 舌骨上咽侧进路切除舌根部肿瘤的临床应用［J］. 口腔颌面外科杂志, 2008, 5: 348-351.

［19］LING W, MIJITI A, MOMING A. Survival pattern and prognostic factors of patients with squamous cell carcinoma of the tongue: a retrospective analysis of 210 cases［J］. J Oral Maxillofac Surg, 2013, 71（4）: 775-785.

［20］AL-RAJHI N, KHAFAGA Y, EL-HUSSEINY J, et al. Early-stage carcinoma of oral tongue: prognostic factors for local control and survival［J］. Oral Oncol, 2000, 36（6）: 508-514.

［21］WANG Y, XIE D, WANG Z, et al. Kinetics of indocyanine green: optimizing tumor to normal tissue fluorescence in image-guided oral cancer surgery applications［J］. Head Neck, 2018, 41（4）: 1032-1038.

［22］RAO L P, SHUKLA M, SHARMA V, et al. Mandibular conservation in oral cancer［J］. Surg Oncol, 2012, 21（2）: 109-118.

［23］LUBEK J E, MAGLIOCCA K R. Evaluation of the bone margin in oral squamous cell carcinoma［J］. Oral Maxillofac Surg Clin North Am, 2017, 29（3）: 281-292.

［24］WAX M K, BASCOM D A, MYERS L L. Marginal mandibulectomy vs segmental mandibulectomy: indications and controversies［J］. Arch Otolaryngol Head Neck Surg, 2002, 128（5）: 600-603.

［25］MU L, SANDERS I. Human tongue neuroanatomy: nerve supply and motor endplates［J］. Clin Anat, 2010, 23（7）: 777-791.

［26］BELLO I O, SOINI Y, SALO T. Prognostic evaluation of tongue: means, markers, perspectives［J］. Oral Oncol, 2010, 46: 630-635.

［27］CALABRESE L, BRUSCHINI R, GIUGLIANO G, et al. Compartmental tongue surgery: long term oncologic results in the treatment of tongue cancer［J］. Oral Oncol, 2011, 47（3）: 174-179.

［28］张陈平. 舌癌的间室外科［J］. 中国癌症杂志, 2013, 23（12）: 937-941.

［29］温玉明, 张陈平, 郭传瑸, 等. 口腔颌面部恶性肿瘤颈淋巴结转移的外科诊治指南［J］. 中国口腔颌面

外科杂志, 2005（1）: 3-9.

[30] FENG Z, LI J N, LI C Z, et al. Elective neck dissection versus observation in the management of early tongue carcinoma with clinically node-negative neck: a retrospective study of 229 cases [J]. J Craniomaxillofac Surg, 2014, 42: 806-810.

[31] YANG X, TIAN X, WU K, et al. Prognostic impact of perineural invasion in early-stage oral tongue squamous cell carcinoma: results from a prospective randomized trial [J]. Surg Oncol, 2018, 27: 123-128.

[32] NAN X, CHENG W, LIU X, et al. Tumor budding correlates with occult cervical lymph node metastasis and poor prognosis in clinical early-stage tongue squamous cell carcinoma [J]. J Oral Pathol Med, 2015, 44（4）: 266-272.

[33] 康非吾, 吴正华, 黄欣, 等. 口腔鳞癌患者颈淋巴结 cN0 的处理 [J]. 华西口腔医学杂志, 2003, 21（4）: 298-300.

[34] XIE N, YU P, LIU H, et al. Validation of the international tumor budding consensus conference（ITBCC 2016）recommendations in oral tongue squamous cell carcinoma [J]. J Oral Pathol Med, 2019, 48（6）: 451-458.

[35] FASUNLA A J, GREENE B H, TIMMESFELD N, et al. A meta-analysis of the randomized controlled trials on elective neck dissection versus therapeutic neck dissection in oral cavity cancers with clinically node-negative neck [J]. Oral Oncol, 2011, 47（5）: 320-324.

[36] SHAH J P, CANDELA F C, PODDAR A K. The patterns of cervical lymph node metastases from squamous carcinoma of the oral cavity [J]. Cancer, 1990, 66（1）: 109-113.

[37] PANTVAIDYA G H, PAL P, VAIDYA A D, et al. Prospective study of 583 neck dissections in oral cancers: implications for clinical practice [J]. Head Neck, 2014, 36（10）: 1503-1507.

[38] FENG Z, LI J N, NIU LX, et al. Supraomohyoid neck dissection in the management of oral squamous cell carcinoma: special consideration for skip metastases at level Ⅳ or Ⅴ [J]. J Oral Maxillofac Surg, 2014, 72（6）: 1203-1211.

[39] HAO S P, TSANG N M. The role of supraomohyoid neck dissection in patients of oral cavity carcinoma [J]. Oral Oncol, 2002, 38（3）: 309-312.

[40] KOO B S, LIM Y C, LEE J S, et al. Management of contralateral N0 neck in oral cavity squamous cell carcinoma [J]. Head Neck, 2006, 28（10）: 896-901.

[41] FENG Z, NIU L X, YUAN Y, et al. Risk factors and treatment of contralateral neck recurrence for unilateral oral squamous cell carcinoma: a retrospective study of 1482 cases [J]. Oral Oncol, 2014, 50（11）: 1081-1088.

[42] HABIB M, MURGASEN J, GAO K, et al. Contralateral neck failure in lateralized oral squamous cell carcinoma [J]. ANZ J Surg, 2016, 86（3）: 188-192.

[43] AGARWAL S K, ARORA S K, KUMAR G, et al. Isolated perifacial lymph node metastasis in oral squamous cell carcinoma with clinically node-negative neck [J]. Laryngoscope, 2016, 126（10）: 2252-2256.

[44] LIAO C T, HSUEH C, LEE L Y, et al. Neck dissection field and lymph node density predict prognosis in patients with oral cavity cancer and pathological node metastases treated with adjuvant therapy [J]. Oral Oncol, 2012, 48（4）: 329-336.

[45] ONG W, ZHAO R, LUI B, et al. Prognostic significance of lymph node density in squamous cell carcinoma of the tongue [J]. Head Neck, 2016, 38（S1）: E859-E866.

[46] ANDERSEN P E, WARREN F, SPIRO J, et al. Results of selective neck dissection in management of the node-positive neck [J]. Arch Otolaryngol Head Neck Surg, 2002, 128（10）: 1180-1184.

[47] 孙明磊, 王昌美, 温玉明, 等. 舌癌颈淋巴清扫术不同术式的疗效 [J]. 临床口腔医学杂志, 2002, 1: 22-23.

［48］RAGBIR M, BROWN J S, MEHANNA H. Reconstructive considerations in head and neck surgical oncology: United Kingdom national multidisciplinary guidelines［J］. J Laryngol Otol, 2016, 130: 191-197.

［49］KAO S S, PETERS M D, KRISHNAN S G, et al. Swallowing outcomes following primary surgical resection and primary free flap reconstruction for oral and oropharyngeal squamous cell carcinomas: a systematic review［J］. Laryngoscope, 2016, 126(7): 1572-1580.

［50］HSIAO H T, LEU Y S, CHANG S H, et al. Swallowing function in patients who underwent hemiglossectomy: comparison of primary closure and free radial forearm flap reconstruction with video fluoroscopy［J］. Ann Plast Surg, 2003, 50(5): 450-455.

［51］MANRIQUE O J, LELAND H A, LANGEVIN C J, et al. Optimizing outcomes following total and subtotal tongue reconstruction: a systematic review of the contemporary literature［J］. J Reconstr Microsurg, 2017, 33 (2): 103-111.

［52］DIGONNET A, HAMOIR M, ANDRY G, et al. Post-therapeutic surveillance strategies in head and neck squamous cell carcinoma［J］. Eur Arch Otorhinolaryngol, 2013, 270(5): 1569-1580.

［53］MARCHANT F E, LOWRY L D, MOFFITT J J, et al. Current national trends in the posttreatment follow-up of patients with squamous cell carcinoma of the head and neck［J］. Am J Otolaryngol, 1993, 14(2): 88-93.

［54］EPSTEIN J B, THARIAT J, BENSADOUN R J, et al. Oral complications of cancer and cancer therapy: from cancer treatment to survivorship［J］. CA Cancer J Clin, 2012, 62(6): 400-422.

［55］ISLES M G, MCCONKEY C, MEHANNA H M. A systematic review and meta-analysis of the role of positron emission tomography in the follow up of head and neck squamous cell carcinoma following radiotherapy or chemoradiotherapy［J］. Clin Otolaryngol, 2008, 33(3): 210-222.

［56］UL-HASSAN F, SIMO R, GUERRERO-URBANO T, et al. Can(18)F-FDG PET/CT reliably assess response to primary treatment of head and neck cancer?［J］. Clin Nucl Med, 2013, 38(4): 263-265.

［57］LOGEMANN J A, PAULOSKI B R, RADEMAKER A W, et al. Swallowing disorders in the first year after radiation and chemoradiation［J］. Head Neck, 2008, 30(2): 148-158.

［58］CARVALHO A P, VITAL F M, SOARES B G. Exercise interventions for shoulder dysfunction in patients treated for head and neck cancer［J］. Cochrane Database Syst Rev, 2012, 4: CD008693.

［59］GONZALEZ-GARCIA R. The role of salvage surgery in oral squamous cell carcinoma［J］. Plast Aesthet Res, 2016, 3: 189-196.

［60］LIAO C T, CHANG J T, WANG H M, et al. Salvage therapy in relapsed squamous cell carcinoma of the oral cavity: how and when?［J］. Cancer, 2008, 112(1): 94-101.

［61］JONES A S, TANDON S, HELLIWELL T R. Survival of patients with neck recurrence following radical neck dissection: utility of a second neck dissection?［J］. Head Neck, 2008, 30(11): 1514-1522.

附加说明: 图 1~ 图 5 分别见书末彩图 2-58~ 彩图 2-62。

ICS 11.060.01
CCS C05

中华口腔医学会

团 体 标 准

T/CHSA 039—2022

全口义齿修复的印模与模型制作规范

Specification of complete denture impression and cast

2022-01-17 发布 2022-02-01 实施

中华口腔医学会 发布

目　次

前　言

本文件按照 GB/T 1.1—2020《标准化工作导则　第 1 部分：标准化文件的结构和起草规则》的规定起草。

本文件由中华口腔医学会口腔修复学专业委员会提出。

本文件由中华口腔医学会归口。

本文件起草单位：由空军军医大学第三附属医院负责起草，（以下按论证专家姓氏笔画为序）四川大学华西口腔医院、武汉大学口腔医院、北京大学口腔医院、中国人民解放军总医院、空军军医大学第三附属医院、上海交通大学医学院附属第九人民医院、浙江大学医学院附属口腔医院参与论证。

本文件主要起草人：张玉梅、冯志宏、白石柱、董岩、张燕、宋文、李艳。

本文件起草论证专家（按姓氏笔画为序）：于海洋、王贻宁、冯海兰、刘洪臣、陈吉华、张少锋、赵铱民、高勃、蒋欣泉、傅柏平。

引　言

全口义齿是无牙颌患者的一种修复方式。

全口义齿是一种技术敏感性很强的修复体,每一临床操作步骤都会影响到修复体的最终质量。无牙颌印模及模型的制取会最终影响到全口义齿的固位、稳定、美观、以及最后的咀嚼效能。因此无牙颌印模及模型的制作规范是保证全口义齿修复质量的前提。

本标准通过对无牙颌印模及模型制取过程中每一操作步骤进行规范,确保临床全口义齿修复过程中印模及模型的质量,从而提高全口义齿修复质量。

本标准不包含全口义齿数字化制作内容。

全口义齿修复的印模与模型制作规范

1 范围

本标准给出了全口义齿修复的印模与模型制作的临床操作规范。

本标准适用于全口义齿及全口覆盖义齿。

2 规范性引用文件

本文件没有规范性引用文件。

3 术语和定义

下列术语和定义适用于本文件。

3.1

全口义齿 complete denture

采用人工材料替代缺失的上颌或下颌完整牙列及相关组织的可摘义齿修复体。

3.2

印模 impression

用可塑性印模材料取得的无牙颌上、下颌牙槽嵴和周围软硬组织的解剖和功能形态的阴模。

3.3

模型 cast

灌注模型材料（例如石膏或人造石）于印模内形成的物体原型。

4 全口义齿初印模与初模型的制作规范[1]

4.1 初印模托盘的选择

制取初印模可选择成品无牙颌托盘。在口内试戴托盘,通常托盘应比牙槽嵴宽 2~3mm,周围边缘高度应离开黏膜反折处约 2~3mm。选择下颌托盘时,托盘后缘必须要盖过磨牙后垫,远中舌侧的区域超过下颌舌骨嵴;选择上颌托盘时,唇颊系带处应呈切迹,后缘需盖过两侧翼上颌切迹,后部可以延伸至腭小凹后 3~4mm。

4.2 初印模材料的选择

初印模可用临床常用藻酸盐类印模材即可。

4.3 初印模制取的方法

4.3.1 制取下颌初印模

在下颌托盘上涂一层藻酸盐粘接剂,在等待粘接剂干燥的同时让患者漱口。用边缘圆钝的调拌刀调拌藻酸盐印模材料,形成均匀的奶油状形态,期间注意排尽气泡。之后迅速地将印模料放置到托盘上,覆盖托盘的边缘以及远中舌侧的区域以保证印模能有很好的延伸。

取模时站在患者的右前方(习惯使用左手的医生站在相反的方向),使用右手拇指、食指和中指拿稳托盘,用口镜或者左手食指牵拉患者左侧的口角和邻近的嘴唇,从牵拉开的口角处旋转就位托盘。用左手或者口镜牵拉开下唇,使托盘柄对准面部中线,覆盖牙槽嵴。嘱患者抬舌,随后轻轻下压托盘,在前部托盘就位时使舌头轻触前部托盘顶部,然后就位后部托盘。使用口镜或者食指将颊侧软组织牵拉出,以防在颊棚区和托盘之间形成肥厚的软组织垫。嘱患者像平常一样进行闭口运动,越自然越好。医生在脸颊部(较托盘边缘稍高的位置)和唇部做肌功能修整。然后用双手食指压住托盘前磨牙位置,大拇指放在下颌骨下缘。印模结固的整个过程都需要用手扶住并且保持稳定。完全凝固后,用水气枪轻吹印模边缘,以水气轻轻分离印模边缘与黏膜,使印模易于取下。

4.3.2 制取上颌初印模

托盘表面涂藻酸盐印模料粘接剂,嘱患者漱口,调拌藻酸盐,将印模材料放置到托盘内(具体操作同下颌)。

站在患者的右后方(习惯使用左手的医生站在相反的方向),用椅位的头枕部支撑患者头部,防止其过度向后仰。左手绕过患者头部,用口镜或者手指牵拉患者上唇和左侧口角。用右手拇指、食指和中指抓紧托盘旋转就位,托盘后缘、翼上颌切迹的位置先就位,然后旋转就位托盘前部。托盘手柄应与面中线对齐。牵开左侧颊部,确认藻酸盐印模材料包裹了托盘后部全部边缘,同样的方式检查右侧。牵开嘴唇,让藻酸盐流入唇侧前庭沟,防止产生气泡。嘱咐患者在不接触下颌牙槽嵴的情况下尽可能地做闭口运动。医生应在唇部、颊部区域的托盘边缘下方做肌功能修整,让患者轻轻左右移动下颌。保持托盘稳定直至藻酸盐印模材料完全凝固,用水气枪轻吹印模边缘,以水气轻轻分离印模边缘与黏膜,使印模易于取下。

4.4 对初印模的要求

印模完整,边缘光滑伸展到位。印模应覆盖主要的解剖结构,包括下颌的磨牙后垫、下颌舌骨嵴后凹、外斜嵴等,上颌的上颌结节、腭小凹、翼上颌切迹等。

4.5 初模型的灌制

用缓慢流动的自来水冲洗净印模组织面的唾液并用面巾纸吸干水分,喷涂消毒剂。模型灌制前将印模表面的消毒剂冲洗干净,并吹掉多余的水分,切勿过于干燥以免藻酸盐印模变形。藻酸盐印模必须在 5 分钟内灌制。

可采用二次灌注法进行初模型的灌制。首先,将印模冲洗干净并吸干水分,用变色笔沿印模边缘外侧下方 3mm 处画线。之后,采用牙科模型石膏粉进行模型灌制。按照说明书的水粉比例调拌适量的石膏,用调刀取少量石膏置于印模组织面最高处,轻轻振动托盘,使石膏先覆盖整个印模组织面和边缘至画线处,然后继续灌注石膏至适当厚度,使石膏表面保留数个凸起以便在二次灌注时形成支撑。待印模组织面向上放置的石膏充分硬固后,重新调拌适量的石膏,将其堆放于水平放置的玻璃板上,将部分灌制完成的印模和模型向下翻转,石膏面向下水平置于新调拌的石膏上,并使石膏包裹至印模边缘画线位置,宽度约 3~5mm,

模型最薄处的厚度大于 10mm。待石膏充分硬固后,再将印模与模型分离。下颌印模灌注模型时特别需要注意的是:印模的后部、磨牙后垫的位置应该有足够的石膏支持,印模舌侧的区域应该平坦,形成完整、丰满的舌侧区域。

4.6 对初模型的要求

用模型修整器修整模型,确保模型周围有宽度为 3~5mm 围堤,围堤与模型间有深约 2~3mm 的沟槽。下颌形成低平的中央“舌体”区域。在有明显倒凹的地方添加基板蜡,为下一步制作个别托盘、制取终印模做准备。

5 全口义齿终印模与终模型的制作规范

5.1 个别托盘的制作方法与要求

制取二次印模的方法不同,有不同的个别托盘制作方法。在此以常规个别托盘为例。

5.1.1 初模型的分析和划线

对模型的软硬组织进行分析,标志出需要缓冲区域。用带颜色的铅笔分别画出模型的黏膜反折线及个别托盘的边缘线。个别托盘边缘线比黏膜反折线短 2mm 左右,上颌后缘区在腭小凹后 3~4mm,下颌后缘覆盖磨牙后垫。

5.1.2 初模型的局部缓冲处理

以下区域需要衬垫一层薄蜡,进行局部缓冲。下颌磨牙后垫、上颌模型切牙乳头和腭皱的区域、所有的隆突、移动度过大的软组织及尖锐、突出的骨性部位,例如狭窄牙槽嵴顶、突出的下颌舌骨嵴或者是颊侧的骨性突起等。

5.1.3 个别托盘的材料

可以采用光固化树脂材料或丙烯酸树脂材料(本规范以光固化树脂材料为例)。

5.1.4 个别托盘的制作方法

均匀地在模型上涂一层分离剂,干燥后将树脂材料均匀铺在模型上,用均匀的压力使树脂片与模型紧密贴合,保持树脂片厚度均匀约 2mm。按照个别托盘的边缘线切割多余的树脂材料。然后用切割下来的树脂材料制作托盘把手。上颌托盘把手在尺寸、位置和方向上应该和上中切牙相似,下颌托盘把手应该朝上放置在下前牙的位置上,高约 15mm,宽约 10mm。下颌托盘在下颌第一磨牙处放置狭长的指支托,制取印模时要用双手食指扶住这个位置防止边缘变形。指支托的高度最好与殆平面平齐,长度相当于下颌第一磨牙和第二前磨牙的近远中向的宽度。树脂完全硬固后,取下个别托盘,小心地修整托盘边缘。唇、颊系带的部位用树脂磨石磨出较多的空隙。制作完成的个别托盘应该干净、表面光滑。

5.2 边缘整塑材料的选择

通常选用边缘整塑蜡,也可选择边缘整塑硅橡胶。

5.3 边缘整塑的方法

5.3.1 检查个别托盘

在口内检查个别托盘的边缘延伸和外形。托盘边缘应比前庭沟深度短约 2mm。所有系带的部分要留有 2mm 的空间，检查舌系带（颏舌肌附着部位），嘱患者舔上唇并且从一侧向另一侧移动，如果托盘随着移位，则要磨改托盘至稳定为止。下颌托盘后缘覆盖磨牙后垫，颊侧不能超过外斜线，舌侧后缘延伸至下颌舌骨嵴后凹。上颌托盘后缘在腭小凹后 3~4mm。检查托盘手柄有无过长、是否舒适、易于把持。

5.3.2 边缘整塑

采用边缘整塑蜡进行整塑。将其烤软后粘在托盘边缘，经水浴定温后放入口内进行边缘整塑。边缘整塑最好分段进行，边缘整塑时必须保证托盘完全就位和稳定不动，整塑蜡不能进入托盘组织面与黏膜之间，进入组织面的整塑蜡可用锐利的手术刀刮除。

下颌根据图 1 所示分区添加边缘整塑蜡，一次只在一侧进行整塑。

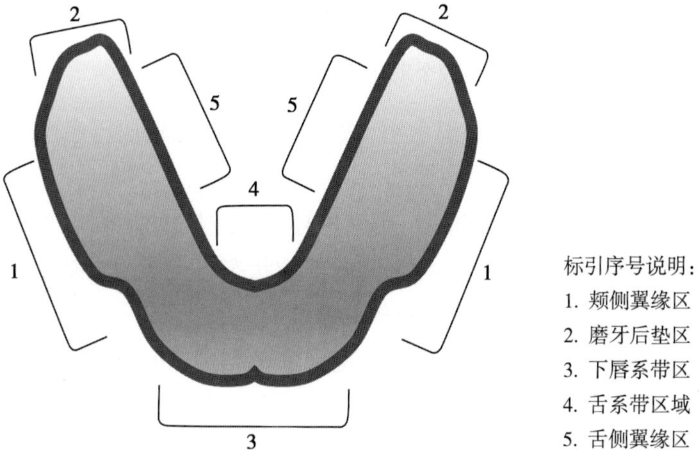
2
2
5
5
4
1
1
3
标引序号说明：
1. 颊侧翼缘区
2. 磨牙后垫区
3. 下唇系带区
4. 舌系带区域
5. 舌侧翼缘区

图 1　下颌个别托盘边缘整塑顺序

区域 1：在此区域添加边缘整塑蜡后，将托盘完全就位，嘱患者做噘嘴及闭口运动，医生用手指轻轻的按压面颊部，注意不要按压边缘整塑蜡的部位。

区域 2：添加大量的整塑蜡，恒水浴，小心地旋转托盘放入口内，待托盘就位后嘱患者闭口，保持食指扶在指支托上，抵抗闭口的力，成形颊肌、咬肌周围区域和磨牙后垫区域。

区域 3：添加薄层的整塑材料，恒温水浴，小心地放入口内，嘱患者轻咬放在指支托上的手指，成形唇缘及系带。

区域 4：托盘边缘添加整塑蜡，小心地就位。医生将手指置于下颌切牙区域，嘱咐患者用舌头轻推手指。

区域 5：放置较多的整塑蜡，小心地就位，嘱咐患者用舌头轻推放在前牙区的手柄或者手指，并作吞咽动作。在放入托盘时，需要用口镜推开舌体。可重复加热整塑，直至边缘形状不再改变。

在每一个阶段都应用锐利的手术刀片修去个别托盘组织面多余的整塑蜡，直至整塑蜡与托盘形成光滑移行的对接。边缘整塑蜡只用于明确边缘延伸范围。

上颌按照图 2 所示的区域依次添加边缘整塑蜡，一次只在一侧进行整塑。

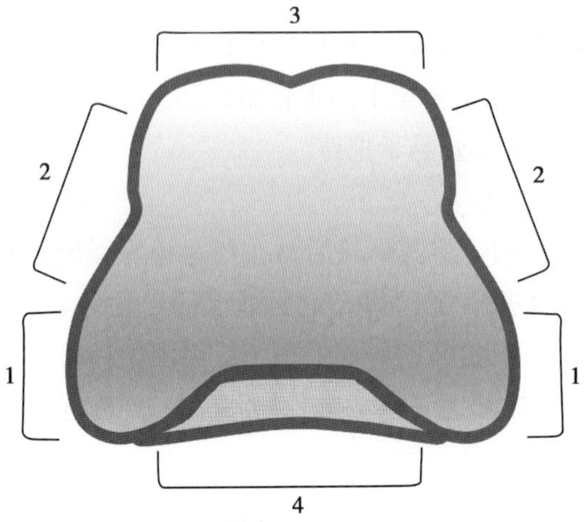

图 2　上颌个别托盘边缘整塑顺序

区域 1：添加较高、宽的整塑蜡，恒温水浴，放置到口内。轻轻按压患者面颊部同时嘱咐患者左右移动下颌。

区域 2：在闭口的状态下进行边缘整塑，用手指轻轻的按压面颊部，嘱患者做噘嘴动作。

区域 3：嘱患者做吸吮动作和医生牵拉上唇向下的状态下完成边缘整塑。

在这一步完成后小心地去除流到托盘内部的整塑蜡。

区域 4：在托盘后部组织面侧添加厚度 2~3mm 的整塑蜡，进行后部边缘封闭。就位托盘，用手指下压该区域。将托盘取出，冷却。用锋利的小刀去除因挤压溢出托盘以及托盘内部覆盖在上颌结节区域的整塑蜡，整塑蜡应该只到达翼上颌切迹和腺体区域。

5.4　终印模的制取

5.4.1　个别托盘的准备

除上颌后腭部的边缘封闭区外，将边缘整塑蜡在宽度和高度上均匀回切 1mm，在系带处加深 1mm。在上颌中央腭皱区用圆形磨石磨出印模材料溢出孔。如果骨性隆突的部位软组织较薄，则要在这个隆突的部位制备印模料溢出孔。如果牙槽嵴顶存在较厚的、活动性强的软组织，相对的托盘内部应留出间隙加以缓冲或者托盘开窗，防止软组织移位、变形。干燥托盘，在托盘组织面和边缘处均匀的涂上一层托盘粘接剂。

5.4.2　选取终印模材料

可选择有弹性的、流动性好的聚醚硅橡胶或轻体硅橡胶印模料。也可以选择藻酸盐类材料，但要控制水粉比和流动性。

5.4.3　制取下颌终印模

将调拌好的终印模材均匀地涂布于托盘整个组织面，直至托盘边缘的外侧。调拌的同时让患者漱口后，用纱布快速地擦去明显的唾液。旋转放入托盘，当医生轻压托盘后部时让患者轻轻地抬起舌头，然后使全部托盘就位，让患者放松舌头。牵拉起唇部、颊部，排出前庭沟处的气泡。双手食指放在后牙区指支托上稳定托盘，进行肌功能修整。①轻轻按压颊部和嘴唇；②让患者用舌头稳定地轻压前牙区手柄；③让患者围绕医生手指做撅嘴、吮吸的动作;④让患者闭口轻咬放在指支托上的手指,做吞咽动作。在制取印模的过程中,反复多次的重复这些动作。制取的整个过程都应该用手指扶稳,不要向下推托盘。印模材料凝固后,放松嘴唇和颊部,取出印模。

5.4.4 制取上颌终印模

用纱布快速地擦去牙槽嵴和上腭的唾液。旋转放入托盘,向上、向后完全就位托盘后部,牵拉起嘴唇和颊部有利于前庭沟的空气排出,使印模材料能很好的向上流动,而不是向下流入咽部。确保托盘的手柄和面中线在一条直线上。中指按压在上腭中央靠近腭腺的位置保持托盘的稳定。用另外一只手向下牵拉患者嘴唇,轻轻按压面部帮助边缘成形。嘱咐患者做撅嘴和左右移动下颌的动作,重复做几次,保持托盘稳定、不移动,直至印模料凝固从口内取出。

5.5 对终印模的要求

表面没有气泡,边缘没有缺损,印模材料应有 1~2mm 的厚度,印模材料覆盖的范围包括磨牙后垫和下颌舌骨嵴后部的间隙。印模消毒方法同 4.5。

5.6 终模型围模灌制的方法

5.6.1 划线

在印模周围用标记笔标记出围模的范围,一般为印模边缘高点以下 3mm。

5.6.2 蜡条和蜡片围模法

沿着围模标记线涂抹熔蜡,用蜡条封闭标记线形成围堤,宽约 3~5mm,用蜡片封闭下颌印模舌体的区域,用蜡片围绕印模形成盒状。所有的连接处必须用热蜡封闭,防止石膏在震动的时候流出到工作台上。

5.6.3 石膏和蜡片围模法

在操作台上以 1:1 的比例调拌石膏和细砂。将印模组织面向上放入调拌好的石膏内,然后用调拌刀围绕印模堆砌石膏,在标记线下用石膏形成围堤,宽约 3~5mm。当石膏完全硬固,用模型修整器修整石膏,在印模的周围包裹上一圈蜡片,用熔蜡封闭石膏和蜡板间的缝隙。

以上两种方法中,制作包围圈的蜡片必须至少超过印模最顶端 10mm,给模型留有足够厚度的底座。

5.7 终模型的灌制

按使用说明的水粉比真空混合线固化膨胀系数小于等于 0.15% 牙科石膏后,用震动机震动石膏调拌碗,排除气泡。沿着颊侧的固定位置边震动边缓慢加入石膏,速度要缓慢稳定,这样才能将气泡排出。静置 45 分钟,将模型放入热水 5 分钟,使边缘整塑蜡软化,小心地将托盘从模型上分离,蜡刀去除所有多余的印模材料,注意不要损伤模型组织面。

5.8 对终模型的要求

用模型修整机小心地平整底座,使其和牙槽平面平行,底座的厚度最少应该有 10mm,以防止模型的折裂。模型外围边缘有均匀的 3~5mm 宽度的围堤,围堤与模型边缘间的沟槽保持均匀的 2~3mm 深度。用磨头或锋利的小刀小心地平整围堤边缘,形成从边缘向沟槽侧的光滑斜面。注意不要碰到基托覆盖范围内的终模型表面。下颌模型磨牙后垫形态完整。平整舌体区域的石膏,使操作时容易到达舌侧的倒凹部位。上颌模型有清楚的翼上颌切迹和腭小凹的形态。终模型上明显的倒凹应该用基板蜡填补,防止损坏。

参 考 文 献

[1] 赵铱民.口腔修复学[M].7版.北京:人民卫生出版社,2012.

———————————————

附加说明:图1、图2分别见书末彩图2-63、彩图2-64。

ICS 11.060.01

CCS C05

中华口腔医学会

团 体 标 准

T/CHSA 045—2022

选择性激光熔化金属修复技术的
临床应用专家共识

Guideline for selective laser melting（SLM）metal prostheses

2022-01-17 发布   2022-02-01 实施

中华口腔医学会   发布

目　次

前　言

本文件按照 GB/T 1.1—2020《标准化工作导则　第 1 部分：标准化文件的结构和起草规则》的规定起草。

本文件由中华口腔医学会口腔颌面修复专业委员会提出。

本文件由中华口腔医学会归口。

本文件起草单位：由北京大学口腔医院负责起草，空军军医大学第三附属医院、四川大学华西口腔医院、上海交通大学医学院附属第九人民医院、武汉大学口腔医院、中山大学光华口腔医学院·附属口腔医院、中国人民解放军总医院、首都医科大学附属北京口腔医院、天津医科大学口腔医院、南京大学医学院附属口腔医院参与起草。

本文件主要起草人：周永胜、孙玉春、陈虎、叶红强、刘云松、张磊。

参与起草人：刘洪臣、陈吉华、于海洋、蒋欣泉、李彦、黄翠、江青松、李长义、白石柱、吴国峰、李亚男、焦婷。

引　言

　　近年来,随着修复工艺的不断发展,口腔修复体的制作技术也逐渐向数字化方向迈进。作为增材制造技术的一种,选择性激光熔化技术因其具有快速、准确、质量稳定等优点,逐渐被应用于口腔金属修复体的制作。

　　选择性激光熔化金属修复技术与传统修复的区别主要体现在以下三个方面:印模方法采用直接或间接数字化印模技术、通过软件完成修复体设计、材料选择金属粉末以及使用选择性激光熔化设备制作金属修复体。适应证的把握、材料选择、牙体预备、数字化印模制取以及修复体设计参数的设定等是决定选择性激光熔化金属修复能否成功的关键环节,以上任何一个环节出现问题都可能影响修复体就位、适合性、修复体强度等。近年数字化技术发展迅速,但对于选择性激光熔化金属修复技术的操作和应用缺乏参考标准,制定选择性激光熔化金属修复技术临床应用专家共识势在必行。

　　本专家共识旨在通过推荐选择性激光熔化金属修复技术应用的规范性共识,提高选择性激光熔化金属修复治疗的质量和长期成功率。

选择性激光熔化金属修复技术的
临床应用专家共识

1 范围

本文件给出了选择性激光熔化金属修复技术的临床应用的专家共识。

本文件适用于选择性激光熔化金属修复体,包括金属嵌体和高嵌体、金属全冠、烤瓷熔附金属基底冠、金属桩核、金属固定桥、烤瓷熔附金属固定桥基底、可摘局部义齿支架、全口义齿支架、颌面赝复体支架等。

2 规范性引用文件

下列文件中的内容通过文中的规范性引用而构成本文件必不可少的条款。其中,注日期的引用文件,仅该日期对应的版本适用于本文件;不注日期的引用文件,其最新版本(包括所有的修改单)适用于本文件。

WS 506—2016 口腔医疗器械消毒灭菌技术规范

3 术语和定义

下列术语和定义适用于本文件。

选择性激光熔化 selective laser melting,SLM[1-4]

一种金属增材制造技术。该技术原理如下:将计算机辅助设计(computer-aided design,CAD)的三维零件模型切片离散并规划扫描路径,通过扫描振镜控制激光束选择性地熔化金属粉末材料并快速冷却,加工完一层后,铺粉辊将粉末从粉缸刮到成形平台上,激光将新铺的粉末熔化,与上一层熔为一体,重复上述过程,直至成形过程完成,得到与三维模型相同的金属零件。

4 适应证的选择

4.1 适应证(不同修复体类型的适应证见表1)

适用于不宜采用贴面等更加微创修复技术的牙体缺损、畸形牙或过小牙、邻接不良、牙色异常等情况;适用于牙列缺损、牙列缺失、颌面缺损的修复等。

表 1　不同修复体类型的常见适应证

适应证 / 修复类型	金属 嵌体	金属 高嵌体	金属 全冠	烤瓷熔附 金属全冠 （基底冠）	金属 桩核	金属 固定桥	烤瓷熔 附金属 固定桥 （基底）	可摘 局部 义齿 金属支架	全口 义齿金 属支架	颌面赝 复体金 属支架
前牙牙体 缺损				√	√					
后牙牙体 缺损	√	√	√	√	√					
前牙畸形 牙或过小 牙				√						
后牙畸形 牙或过小 牙			√	√						
前牙邻接 不良				√						
后牙邻接 不良			√ #	√						
牙色异常				√						
前牙牙列 缺损							√	√		
后牙牙列 缺损						√	√	√		
牙列缺失									√	
颌面缺损								√ *	√ *	√

* 指颌骨缺损修复时与阻塞器联合形成颌骨缺损等赝复体；# 指修复后不显露金属的后牙。

4.2　适应证选择的注意事项

下列临床情况慎用：

a）对金属中某元素过敏者不宜使用该金属；

b）患者主观上不愿接受金属或含金属的修复体。

5　一般操作流程[5,6]

5.1　固定修复

根据临床适应证选择可以行选择性激光熔化金属修复的病例,选择材料,牙体预备,制取直接（口内扫描）或间接数字化印模,比色,计算机辅助设计,选择性激光熔化成型金属修复体,修复体后处理（成形后的热处理、线切割、去支撑、喷砂、打磨抛光）,修复体后续制作（主要指烤瓷熔附金属全冠或固定桥基底上的烤瓷）,临床试戴、粘接。除牙体预备、比色、修复体后续制作、临床试戴和粘接以外,其他步骤与传统修复均有一定区别。

5.2 可摘局部义齿修复

根据临床适应证选择可以行选择性激光熔化金属修复的病例,选择材料,牙体预备,制取直接(口内扫描)或间接数字化印模,数字化模型观测,可摘局部义齿金属支架数字化设计,选择性激光熔化成形金属支架,支架后处理,临床试戴支架、制作殆记录和选牙,可摘局部义齿后续制作(排牙、制作基托蜡型、装盒装胶、打磨抛光),义齿初戴。除临床试戴支架、制作殆记录和选牙、可摘局部义齿后续制作、义齿初戴以外,其他步骤与传统修复均有一定区别。

5.3 全口义齿修复

根据临床适应证选择可以行选择性激光熔化金属修复的病例,选择材料,制取传统初印模,制作传统个别托盘,或制取间接数字化印模,应用计算机辅助设计和 3D 打印个别托盘,制取传统终印模,灌注石膏工作模型,制取颌位关系记录,扫描印模或工作模型,计算机辅助设计并应用选择性激光熔化技术打印全口义齿支架,支架后处理,全口义齿后续制作(排牙、制作基托蜡型、装盒装胶、打磨抛光),临床试戴全口义齿,除制取传统初印模、制作传统个别托盘、制取传统终印模、灌注出石膏工作模型、制取颌位关系记录、全口义齿后续制作和临床试戴全口义齿以外,其他步骤与传统修复均有一定区别。

5.4 颌面缺损修复

主要涉及上下颌颌骨缺损赝复体可摘局部义齿支架部分、全口义齿支架部分的制作;也可用于颜面部赝复体金属支架部分的制作等。具体程序、流程可参考前述内容。

6 选择性激光熔化金属修复材料的选择

6.1 常用选择性激光熔化金属修复材料的分类

目前国内已获得注册证的选择性激光熔化金属修复材料包括钴铬合金和钛合金粉末[7-9]。不同品牌的钴铬合金和钛合金的物理机械性能存在差异,具体使用时请参照相应制造商说明[10-12]。

6.2 选择性激光熔化金属修复材料推荐应用的修复类型

不同金属粉末材料的性能存在差异,推荐使用的修复类型也有差别,其具体适用的修复类型见表 2。临床使用时还请参照相应材料注册证上指明的适用范围 / 预期用途。

表 2 选择性激光熔化金属修复材料推荐应用的修复体类型

修复类型 / 材料	钴铬合金	钛合金
金属嵌体	+	+
金属高嵌体	+	+
金属全冠	+	+
烤瓷熔附金属基底冠	++	+
金属桩核	+	+

修复类型 / 材料	钴铬合金	钛合金
金属固定桥	+	+
烤瓷熔附金属固定桥基底	++	+
可摘局部义齿支架	++	++
全口义齿支架	++	++
颌面赝复体支架	++	++
注:(＋)可以使用,但不推荐;(++)推荐		

7 选择性激光熔化金属修复技术的牙体预备原则

a）依据固定修复、可摘局部义齿修复、颌面缺损修复原则对修复牙或基牙进行预备;

b）不同修复体类型和部位的最小厚度要求见表3,临床上可依据修复体最小厚度要求进行牙体预备。

表 3 不同修复体类型或部件建议的厚度

修复类型 / 材料	钴铬合金或钛合金
金属嵌体	洞型预备深度 1.5~2.0mm
金属高嵌体	𬌗面 1.0~1.5mm（非功能尖 1.0mm,功能尖 1.5mm）
金属桩核	牙本质肩领（修复后的全冠边缘所包绕的剩余牙体组织）高度至少为 1.5~2.0mm;桩长至少与冠长相等,达到根长的 2/3~3/4,在牙槽骨内桩的长度宜大于牙槽骨内根长的 1/2,桩的末段与根尖孔至少保留 3~5mm 的根尖封闭区
金属全冠或固定桥	𬌗面 1.0~1.5mm（非功能尖 1.0mm,功能尖 1.5mm）,肩台 0.3~0.5mm 或刃状边缘
烤瓷熔附金属全冠或固定桥	𬌗面 / 切端 2.0mm,唇颊侧肩台 1.0mm,舌侧、邻面肩台 0.5mm,唇面 1.4mm,舌面 0.7~1.0mm
可摘局部义齿（含赝复体的可摘局部义齿部分）	𬌗支托厚度为 1.0~1.5mm,舌隆突支托厚度为 1.0~1.5mm,隙卡在通过隙卡沟的厚度和宽度为 1.0~1.5mm

8 数字化印模的制取要求[5,6,13]

8.1 直接数字化印模的制取步骤

8.1.1 扫描仪准备

扫描前宜按照制造商的要求对扫描头进行定期校准。当系统启动后,扫描头还需按照制造商的要求做到防雾化（例如预热）的准备。

扫描头属于中度危险口腔器械,在每次使用后,均需对扫描头进行清洁和消毒。使用者宜按照制造商设备说明书进行消毒灭菌,或在使用时采用屏障保护措施（扫描头保护罩等）。

8.1.2 口内准备

a）固定修复：口内预备体宜保持干燥；边缘宜暴露清晰，确保无渗出、无遮挡，必要时使用排龈线使边缘完整暴露。

b）可摘局部义齿修复：余留牙保持干燥，无唾液覆盖、无其他遮挡。

8.1.3 摄像头操作

a）固定修复：

整体扫描程序依据扫描工作牙列、对颌牙列和咬合关系的顺序进行。

口内单牙列扫描的顺序，建议按照制造商推荐路径进行操作。如制造商未推荐明确的操作路径，建议按殆面、唇（颊）侧/舌侧和邻接面的顺序进行扫描。当遇到隔湿困难的情况时，也可从隔湿困难的地方开始扫描。

b）牙支持式可摘局部义齿修复：

口内单牙列扫描的顺序，建议按照制造商推荐路径进行操作。如制造商未推荐明确的操作路径，建议按舌侧、殆面、唇（颊）侧的顺序扫描剩余牙列[14]。如果遇到隔湿困难的情况，也可从隔湿困难的地方开始扫描。

8.2 间接数字化印模的制取步骤

8.2.1 扫描仪准备

扫描前按制造商要求进行定期校准。

8.2.2 石膏模型准备

具体原则和要求同传统修复。

8.2.3 扫描操作

a）固定修复

整体扫描程序：工作牙列石膏模型（和代型）、对颌石膏模型、咬合关系。

b）可摘局部义齿修复

整体扫描程序：工作牙列石膏模型、对颌石膏模型、咬合关系。

c）全口义齿修复

整体扫描程序：上、下颌石膏模型。

d）颌面缺损修复

整体扫描程序：具有颌骨缺损或颜面部缺损的石膏模型。

8.3 扫描数据的质量检查

8.3.1 固定修复

预备体边缘完整，预备体表面无孔洞、无缺损，表面光滑连续；邻牙近基牙侧表面完整；对颌牙殆面完整；咬合关系与口内或石膏模型一致。

8.3.2 可摘局部义齿修复

模型表面基牙和缺牙区、大小连接体覆盖区无孔洞、无缺损，表面光滑连续。

8.3.3 全口义齿修复

模型表面无孔洞、无缺损，表面光滑连续。

8.3.4 颌面缺损修复

模型表面无孔洞、无缺损,表面光滑连续。

9 选择性激光熔化金属修复体形态设计

9.1 固定修复

9.1.1 模板匹配法

在牙颌模型三角网格上定义就位道和标记预备体的边缘线,软件根据预备体表面生成修复体组织面,将标准牙齿自动变形贴附到预备体三角网格上,操作者在此基础上进行参数调整、雕刻、局部变形、回切等操作形成磨光面。此方法可用来生成嵌体/高嵌体、解剖型基底冠、桥体、全冠等。

9.1.2 偏移法(offset)

在牙颌模型三角网格上定义就位道和标记预备体的边缘线,软件根据预备体表面生成修复体组织面,并偏移一定的厚度形成修复体磨光面。此方法可用来生成基底冠等。

9.1.3 镜像法

指将同一牙弓对侧同名牙的形态经镜像复制翻转至修复牙位,以获得固定修复体的形态。此方法具有更好的个性化对称特征,但需要患者对侧同名牙的形态完整,牙列基本对称。镜像法适用于一些对侧同名牙形态和位置较理想的患者,建议用于前牙固定修复体形态的辅助设计。

9.1.4 复制法

指通过复制牙体预备前的形态或诊断蜡型、诊断饰面(mock up)的形态获得固定修复体形态。其生成的虚拟修复体外形准确,在软件中需要调整的量较小,但需要基牙牙体预备前形态完好或事先制作诊断蜡型/饰面。此方法适用于前牙、后牙固定修复体的形态设计,特别是多颗前牙的外形设计。

9.2 可摘义齿修复

9.2.1 体素建模法

此方法使用虚拟黏土或虚拟蜡这一体素对象。在牙颌模型上绘制大连接体、基托固位网的轮廓线、舌杆、卡环臂、外终止线的引导线等3D曲线。在大连接体轮廓线内部生成凸起,在基托固位网轮廓线内部生成浮雕,根据引导线和相应的剖面线生成舌杆、卡环臂、外终止线等凸起,最后添加支托和导平面板,完成支架的造型。

9.2.2 多边形建模法

指在牙颌模型三角网格上绘制3D曲线,绘制出支架组织面的轮廓线,并转为边界,将支架组织面三角网格抽壳出支架壳体。此方法简单,但生成的支架不够精细,后期处理过程较费时。

9.2.3 曲面建模法

指在牙颌模型三角网格上绘制3D曲线,根据相关三角网格重建基托固位网、大连接体、小连接体、支托、舌杆、卡环臂等组件的组织面曲面,将基托固位网、大连接体、小连接体、支托组织面曲面偏移成磨光面曲面,放样出舌杆、卡环臂磨光面曲面,封闭各组件曲面创建实体,再将各实体组件合并成支架主体。

9.2.4 模板匹配法

在患者牙颌模型三角网格上标记缺牙区和余留牙的关键解剖特征点后,软件自动从模板库中筛选出最匹配的牙颌模型三角网格和相应支架组件控制点,并将这些控制点贴附到患者牙颌模型三角网格上,操作者只需略微调整控制点即可。此方法依赖于模板库和变形算法。

10 修复体设计和打印参数的设置[9,13,15]

修复体参数设置与选择性激光熔化固定修复体的就位、固位、邻接、咬合、边缘适合性和强度,可摘修复体的支持、固位、稳定和强度密切相关,所以合理的参数设计有利于提高修复体的精度和质量。具体设计参数包括固定修复体的邻接触松紧度,咬合接触松紧度,咬合面和轴壁最小厚度,粘接剂厚度,间隙厚度等;可摘修复体的大连接体、支托、花纹厚度,舌杆、小连接体、卡环臂、外终止线的宽度和厚度,基托固位网的厚度及其下方缓冲蜡的厚度,修复体组织面与模型的间隙厚度等。具体 SLM 参数包括摆放角度、支撑参数、层厚、激光功率、扫描速度、扫描间距、光斑直径等。在应用过程中,除按制造商说明设置参数外,建议按照每套设备制作的修复体实际情况进行微调。如需进行修复体咬合调整,还可使用虚拟𬌗架。

11 修复体打印后处理[13,15]

11.1 喷砂

对修复体表面进行喷砂处理,去除其表面残留的金属粉末。

11.2 热处理

如果制造商推荐进行热处理,则宜按照制造商设备说明书中规定的热处理条件进行热处理,以消除修复体的内应力,防止变形。

11.3 再次喷砂和去支撑

将基板从热处理炉中取出后,对修复体进行二次喷砂处理,去除热处理过程中修复体表面产生的氧化物。使用线切割机沿着基板平面切断大面积的支撑结构。采用适合工具去除修复体表面的支撑结构。

11.4 打磨和抛光

具体原则和要求同传统金属修复。

参 考 文 献

［1］GRANT G T, CAMPBELL S D, MASRI R M, et al. Glossary of digital dental terms：american college of prosthodontists［J］. Journal of prosthodontics-implant esthetic and reconstructive dentistry, 2016, 25（S2）：S2-S9.

［2］全国增材制造标准化技术委员会. 增材制造 术语：GB/T 35351—2017［S］. 北京：中国标准出版社, 2017：2.

［3］ The glossary of prosthodontic terms: ninth edition［J］. Journal of Prosthetic Dentistry, 2017, 117（5S）: e1-e105.

［4］ 中华口腔医学会. 口腔医学交叉学科的数字化词汇和专业术语: T/CHSA 009—2019［S/OL］.（2019-12-31）［2020-07-08］. http://www. cndent. com/archives/66756.

［5］ TAMIMI F, HIRAYAMA H. Digital restorative dentistry: a guide to materials, equipment, and clinical procedures［M］. Cham: Springer International Publishing AG, 2019.

［6］ 周永胜. 口腔修复学［M］. 3 版. 北京: 北京大学医学出版社, 2020.

［7］ 林红. 口腔材料学［M］. 2 版. 北京: 北京大学医学出版社, 2013.

［8］ SAKAGUCHI R L, FERRACANE J L, POWERS J M. Craig's restorative dental materials［M］. 14th, ed. Amsterdam: Elsevier, 2019.

［9］ 全国口腔材料和器械设备标准化技术委员会. 牙科学　增材制造　口腔固定和活动修复用选区激光熔化金属材料: Y/T 1702—2020［S］. 北京: 中国标准出版社, 2020: 11.

［10］ KOUTSOUKIS T, ZINELIS S, ELIADES G, et al. Selective laser melting technique of Co-Cr dental alloys: a review of structure and properties and comparative analysis with other available techniques［J］. Journal of Prosthodontics-implant Esthetic and Reconstructive Dentistry, 2015, 24（4）: 303-312.

［11］ REVILLA-LEON M, ÖZCAN M. Additive manufacturing technologies used for 3D metal printing in dentistry［J］. Current Oral Health Reports, 2017, 4（3）: 201-208.

［12］ KONIECZNY B, SZCZESIO-WLODARCZYK A, SOKOLOWSKI J, et al. Challenges of Co-Cr alloy additive manufacturing methods in dentistry: the current state of knowledge（systematic review）［J］. Materials, 2020, 13（16）: 3524.

［13］ 周永胜, 佟岱. 口腔修复工艺学［M］. 3 版. 北京: 北京大学医学出版社, 2020.

［14］ LATHAM J, LUDLOW M, MENNITO A, et al. Effect of scan pattern on complete-arch scans with 4 digital scanners［J］. Journal of Prosthetic Dentistry, 2020, 123（1）: 85-95.

［15］ 魏青松, 宋波, 文世峰. 金属粉床激光增材制造技术［M］. 北京: 化学工业出版社, 2019.

ICS 11.060.01
CCS C05

中华口腔医学会

团 体 标 准

T/CHSA 046—2022

树脂陶瓷复合材料椅旁 CAD/CAM
修复技术指南

Guidelines for chairside CAD/CAM rehabilitation
with resin-ceramic composites

2022-01-17 发布

2022-02-01 实施

中华口腔医学会 发布

目　次

前　　言

本文件按照 GB/T 1.1—2020《标准化工作导则　第 1 部分：标准化文件的结构和起草规则》的规定起草。

本文件由中华口腔医学会口腔修复学专业委员会提出。

本文件由中华口腔医学会归口。

本文件起草单位：由北京大学口腔医院负责起草，空军军医大学口腔医院、中国人民解放军总医院、四川大学华西口腔医院、上海交通大学医学院附属第九人民医院、武汉大学口腔医院、首都医科大学附属北京口腔医院、中山大学附属口腔医院、浙江大学医学院附属口腔医院、天津医科大学口腔医院、福建医科大学附属口腔医院、温州医科大学附属口腔医院、大连市口腔医院参与起草。

本文件主要起草人：周永胜、杨坚、张磊、叶红强、刘云松、韩建民、孙玉春、刘洋、潘韶霞、吕珑薇、陈立、张晓。

参与起草人：刘洪臣、陈吉华、于海洋、蒋欣泉、黄翠、江青松、李彦、傅柏平、李长义、程辉、麻健丰、陈小冬。

引　言

　　近年来出现了一些结合树脂和陶瓷特点的树脂陶瓷复合材料,该类材料具有良好的可切削性能,不需要进一步的烧结或热处理,成为椅旁快速加工、快速制造的一类重要材料。新的材料对椅旁 CAD/CAM 技术提出了新的要求,树脂陶瓷复合材料椅旁 CAD/CAM 修复技术与全瓷椅旁 CAD/CAM 修复技术的主要区别包括:适应证的选择、材料块切削后的处理、修复体粘接时表面的处理,以上三个方面也是决定树脂陶瓷复合材料椅旁 CAD/CAM 修复技术能否成功的重要环节。目前树脂陶瓷复合材料椅旁 CAD/CAM 修复技术的操作和应用缺乏参考标准,制定树脂陶瓷复合材料椅旁 CAD/CAM 修复技术指南势在必行。

　　本指南旨在推荐树脂陶瓷复合材料椅旁 CAD/CAM 修复技术,提高树脂陶瓷复合材料椅旁 CAD/CAM 修复治疗的质量和长期成功率。

树脂陶瓷复合材料椅旁 CAD/CAM 修复技术指南

1 范围

本指南给出了树脂陶瓷复合材料椅旁 CAD/CAM 修复技术的临床技术指南。

本指南适用于树脂陶瓷复合材料椅旁 CAD/CAM 贴面、嵌体、高嵌体、全冠、种植单冠修复。

2 规范性引用文件

下列文件中的内容通过文中的规范性引用而构成本文件必不可少的条款。其中，注日期的引用文件，仅该日期对应的版本适用于本文件；不注日期的引用文件，其最新版本（包括所有的修改单）适用于本文件。

WS 506—2016　口腔医疗器械消毒灭菌技术规范

3 术语和定义

下列术语和定义适用于本文件。

3.1

椅旁 CAD/CAM 技术　chairside CAD/CAM（ computer aided design/computer aided manufacturing ）technique[1-6]

利用口内扫描获取数字印模，使用计算机辅助设计软件进行修复体设计，并通过数控切削技术制作修复体；通常在门诊完成，对于适合的病例可以实现一次就诊完成修复治疗。

3.2

可切削树脂陶瓷复合材料　machinable resin-ceramic composites[6-9]

是由树脂和无机陶瓷组成的、经预先固化成形的可切削块状复合材料。其中树脂作为连续相起到连接的作用，赋予材料一定的强度和形状；无机陶瓷主要起到增强的作用。该材料机械强度、美学性能接近传统玻璃陶瓷，同时在一定程度上兼具树脂和陶瓷材料的特点。有学者称之为树脂基陶瓷（ resin-matrix ceramics ）或混合陶瓷（ hybrid ceramics ），甚至把其归为一种特殊的全瓷材料。但从材料学的角度划分，该材料属于陶瓷增强的树脂基复合材料，主要包括可切削复合树脂和可切削树脂渗透陶瓷。

3.2.1

可切削复合树脂　machinable composite resin

是指一种预先固化的颗粒增强型聚合物基复合材料。它是以有机树脂为基质，混合高比例无机填料，预先固化而成的致密可切削块状材料。

3.2.2

可切削树脂渗透陶瓷 machinable polymer infiltrated ceramic networks（PICNs）

是将树脂通过毛细管作用渗入长石质陶瓷骨架中,经加温加压固化成型的一种树脂和陶瓷互穿网络结构的复合材料。因其特殊的微观结构,大部分学者把该类复合材料归为特殊的一类,称之为树脂渗透陶瓷,但其本质为树脂陶瓷复合材料。

4 适应证的选择[1-3,6,9]

4.1 适应证（不同修复体类型的适应证见表1）

椅旁CAD/CAM树脂陶瓷复合材料适用于牙体缺损、畸形牙或过小牙、牙间隙、轻中度牙色异常、轻度牙列不齐的修复,还可应用于牙列缺损的种植单冠修复（表1）。

表1 不同修复体类型的常见适应证

适应证／修复类型	贴面	嵌体	高嵌体	全冠	种植单冠
牙体缺损	√	√	√	√	
畸形牙或过小牙	√			√	
牙间隙	√			√	
轻、中度的牙色异常	√			√	
轻度牙列不齐	√			√	
牙列缺损					√

4.2 适应证选择的注意事项

下列临床情况慎用:①应用贴面修复重度异色牙;②存在磨牙症等口腔副功能;③易染色的口腔环境;④美学要求高的情况;⑤患者有树脂过敏史。

5 一般操作流程

一般操作流程包括:根据临床适应证选择适宜病例、选择材料、牙体预备、获取数字印模、比色、CAD设计、数控机床切削修复体、修复体切削后处理、临床试戴和粘接等。

6 椅旁CAD/CAM树脂陶瓷复合材料的选择[6]

椅旁CAD/CAM树脂陶瓷复合材料包括可切削复合树脂和可切削树脂渗透陶瓷,结合材料成分和临床应用情况,具体分类见表2。

表2 常用的椅旁CAD/CAM树脂陶瓷复合材料

材料类型	弯曲强度 * MPa	弹性模量 * GPa
可切削复合树脂	146-204	12-16
可切削树脂渗透陶瓷	130-140	26-30
* 根据目前常用材料公开的数据获得		

不同材料的强度、美观性不一样,推荐使用的修复类型也有差别,其具体适用的修复类型见表3。

表3 椅旁CAD/CAM树脂陶瓷复合材料推荐应用的修复体类型

修复类型	贴面	嵌体	高嵌体	全冠	种植单冠
推荐程度	+	+++	++	+	+

注:(−)不建议使用;(+)可以使用、但不推荐;(++)推荐;(+++)非常推荐

7 树脂陶瓷复合材料椅旁CAD/CAM修复技术的牙体预备要求[1,6,10]

树脂陶瓷复合材料椅旁CAD/CAM修复技术的牙体预备要符合生物学、机械力学和美学原则。要确保预备体最小外形尺寸处不小于数控机床切削车针的最小直径,以确保切削车针能够顺利切削出与预备体形态精准适合的修复体。需根据不同修复体类型的最小厚度要求(见表4)进行牙体预备;当轴面倒凹较大时,轴面预备量会相应变大。

表4 不同修复体类型建议的最小厚度

贴面	嵌体/高嵌体	全冠
肩台0.2~0.4mm,唇面0.4~0.6mm,切端1mm,𬌗面1mm(𬌗贴面)	𬌗面深度1.5mm,𬌗面最小宽度1.5mm	𬌗面/切端1.0~1.5mm、肩台0.8~1.0mm、轴面1.0~1.5mm

注:舌贴面的厚度要求同𬌗贴面;涉及轴面预备时,预备量(修复体厚度)需依据去除倒凹量、保证聚合度及肩台宽度的要求来适当调整。

8 椅旁CAD/CAM数字印模的制取要求

8.1 扫描仪器准备

为了获得精准的数字印模,在扫描前宜按厂家要求进行定期校准;扫描启动后,扫描头需按照厂家要求先做预热等防雾化准备。根据口腔器械消毒灭菌技术操作规范(WS 506—2016),扫描头属于中度危险口腔器械,在每次使用后,均需对扫描头进行清洁和消毒。宜按照行业标准进行消毒灭菌,或在使用时采用屏障保护措施(扫描头保护罩等),达到灭菌或高水平消毒。

8.2 口内准备

口内预备体宜保持干燥,边缘宜暴露清晰,无渗出和遮挡,必要时可以使用橡皮障或排龈线排龈,使边缘暴露清楚。某些情况下需要在扫描前对预备体表面进行喷粉。

8.3 摄像头操作

摄像头整体扫描一般按照工作牙列、对颌牙列、咬合关系的顺序进行。对口内单牙列进行扫描时,建议按照扫描设备出厂时的推荐路径或顺序操作。如未推荐明确操作路径,建议按照𬌗面、颊侧/舌侧、邻接面的顺序进行扫描。如果遇到隔湿困难的情况,也可从隔湿困难的地方开始扫描。

8.4 扫描数据的质量检查

数字印模需达到的质量要求包括：预备体表面光滑连续，无缺损和孔洞；预备体边缘完整且光滑连续；对𬌗牙的𬌗面完整且保持与口内一致的咬合关系；邻牙近基牙侧表面完整。

9 椅旁 CAD/CAM 修复体形态设计[11]

树脂陶瓷复合材料椅旁 CAD/CAM 修复的修复体形态设计同全瓷椅旁 CAD/CAM 修复。椅旁 CAD/CAM 系统修复体外形的设计主要有 3 种方式（表 5）：数据库法、镜像法和复制法。

表 5　三种修复体外形设计方式对比

设计方式	特点	优点	缺点	适用情况
数据库法	以剩余牙体组织的外形、邻牙外形为约束条件，从设计软件自带的标准牙数据库中选取合适的标准牙，并生成修复体外形	简单易行，高效	设计的外形受基牙剩余牙体组织形态轮廓、邻牙形态及位置的影响，个性化程度稍差，前牙修复体形态，尤其是细节和纹理等个性化特征不易模拟	主要用于后牙
镜像法	将同一牙弓对侧同名牙的形态经镜像复制翻转至修复牙位，以获得修复体的形态	易塑造个性化对称特征	要求对侧同名牙形态完整，牙列基本对称	一些对侧同名牙形态和位置较理想的前牙
复制法	通过复制牙体预备前的形态或诊断蜡型、诊断饰面的形态获得修复体形态	其生成的虚拟修复体外形准确，在软件中需要调整的量较小	需要基牙牙体预备前形态完好或事先制作诊断蜡型/饰面	前后牙均可，尤其是多颗牙同时设计

10 椅旁 CAD/CAM 树脂陶瓷复合材料切削后处理[12]

10.1 抛光[13]

指通过逐级机械摩擦的方法使可切削树脂陶瓷复合材料修复体表面光滑。当修复体目标颜色与可切削材料颜色相近时，常可通过选择合适颜色和半透明性的树脂块进行加工，然后抛光即可获得合适的美学效果。

10.2 上釉/染色

上釉和外染色都是通过在修复体表面涂刷一层可光固化的上釉树脂或染色树脂后，光固化灯光照固化，提高修复体表面光洁度和/或赋予表面一定的色彩。对于修复体颜色与邻牙颜色不匹配或邻牙表面有特征色的患者，修复体外染色是一种较常用的后期美学处理方法。前牙贴面或全冠修复时建议常规采用外染色的方法；对后牙美观要求高的患者也可采用上釉（外染色）的方法。

10.3 光固化形态微调

如果修复体外形缺陷或者邻接点接触不良需要少量修复，可采用相应产品配套的光固化树脂进行修补。一般添加流动性较好的树脂,在添加树脂之前,宜根据材料具体要求进行喷砂、涂布硅烷偶联剂和/或粘接剂等修复体表面预处理操作。

11 椅旁 CAD/CAM 树脂陶瓷复合材料粘接前处理[12,14,15]

这类材料表面多采用喷砂处理,部分复合材料表面也推荐 5% 氢氟酸酸蚀的方法处理,具体可根据专业要求操作。喷砂或氢氟酸酸蚀后建议超声荡洗后吹干,再进行下一步操作。

宜使用不大于 50μm 的氧化铝微粒在 0.2MPa 的压力下进行喷砂,以粗化修复体的组织面,增加粘接强度。5% 氢氟酸酸蚀的时间一般为 60 秒。粗化处理完成后的修复体表面常规需要硅烷化偶联处理 60 秒,然后再涂布树脂粘接剂。

12 修复体破损或脱落后的处理

椅旁 CAD/CAM 树脂陶瓷复合材料修复体局部破损后可以进行修理。主要步骤为:①破损表面粗化;②硅烷化偶联处理 60 秒;③涂布树脂粘接剂;④复合树脂修补。修复体脱落后如果能重新粘接也可以采取上述 4 个步骤处理修复体组织面后粘接。表面粗化可用氧化铝喷砂(≤50μm,0.1MPa;戴用橡皮障)或者金刚砂车针(>150μm 粒度)研磨的方法。螺丝固位的树脂渗透陶瓷种植单冠粗化也可采用口外 5% 氢氟酸酸蚀 60 秒的方法。含有氧化锆成分的复合材料,建议使用含有 10- 甲基丙烯酰氧葵基二羟基磷酸酯(methacryloyloxydecyl dihydrogen phosphate,MDP)的树脂粘接剂。修理时选择的复合树脂材料颜色宜匹配。

参 考 文 献

[1] 周永胜. 口腔修复学[M]. 3 版. 北京:北京大学医学出版社,2020.

[2] 赵铱民. 口腔修复学[M]. 8 版. 北京:人民卫生出版社,2020.

[3] 冯海兰,徐军. 口腔修复学[M]. 2 版. 北京:北京大学医学出版社,2013.

[4] 周永胜,佟岱. 口腔修复工艺学[M]. 2 版. 北京:北京大学医学出版社,2020.

[5] OTTO T. Up to 27-years clinical long-term results of chairside CEREC 1 CAD/CAM inlays and onlays[J]. International Journal of Computerized Dentistry, 2017, 20(3): 315-329.

[6] 刘峰. 椅旁数字化修复实战:从入门到精通[M]. 北京:人民卫生出版社,2017.

[7] SILVA L H D, LIMA E, MIRANDA R B P, et al. Dental ceramics: a review of new materials and processing methods[J]. Brazilian Oral Research, 2017, 31(suppl 1): e58.

[8] ZHANG Y, KELLY J R. Dental ceramics for restoration and metal veneering[J]. Dental Clinics of North America, 2017, 61(4): 797-819.

[9] LAMBERT H, DURAND J C, JACQUOT B, et al. Dental biomaterials for chairside CAD/CAM: state of the art[J]. Journal of Advanced Prosthodontics, 2017, 9(6): 486-495.

[10] ARNETZL G V, ARNETZL G. Reliability of nonretentive all-ceramic CAD/CAM overlays[J]. International Journal of Computerized Dentistry, 2012, 15(3): 185-197.

[11] 杨坚,冯海兰. 椅旁计算机辅助设计与辅助制作技术在前牙美学修复中的应用要点[J]. 中华口腔医学杂志,2018,53(4):217-220.

[12] VENTURINI A B, PROCHNOW C, PEREIRA G K R, et al. Fatigue performance of adhesively cemented glass-, hybrid- and resin-ceramic materials for CAD/CAM monolithic restorations[J]. Dental Materials, 2019, 35(4): 534-542.

[13] The glossary of prosthodontic terms: ninth edition[J]. Journal of Prosthetic Dentistry, 2017, 117(5S): e1-e105.

[14] CEKICAGAS I, ERGUN G, EGILMEZ F, et al. Micro-shear bond strength of different resin cements to ceramic/glass-polymer CAD-CAM block materials[J]. Journal of Prosthodontic Research, 2016, 60(4): 265-273.

[15] IOANNIDIS A, MUHLEMANN S, ÖZCAN M, et al. Ultra-thin occlusal veneers bonded to enamel and made of ceramic or hybrid materials exhibit load-bearing capacities not different from conventional restorations[J]. Journal of the Mechanical Behavior of Biomedical Materials, 2019, 90: 433-440.

ICS 11.060.01
CCS C05

中华口腔医学会

团 体 标 准

T/CHSA 047—2022

椅旁 CAD/CAM 全瓷修复技术指南

Guideline for Chairside CAD/CAM all ceramic rehabilitation

2022-01-17 发布　　　　　　　　　　　　　　2022-02-01 实施

中华口腔医学会　发布

目　次

前　言

本文件按照 GB/T 1.1—2020《标准化工作导则　第 1 部分：标准化文件的结构和起草规则》的规定起草。

本文件由中华口腔医学会口腔修复学专业委员会提出。

本文件由中华口腔医学会归口。

请注意本文件的某些内容可能涉及专利，本文件的发布机构不承担识别专利的责任。

本文件起草单位：由北京大学口腔医院负责起草，空军军医大学第三附属医院、中国人民解放军总医院、四川大学华西口腔医院、上海交通大学医学院附属第九人民医院、武汉大学口腔医院、首都医科大学附属北京口腔医院、中山大学光华口腔医学院·附属口腔医院、浙江大学医学院附属口腔医院、天津医科大学口腔医院、福建医科大学口腔医学院、温州医科大学附属口腔医院、大连市口腔医院参加起草。

本文件主要起草人：周永胜、杨坚、张磊、叶红强、孙玉春、刘洋、潘韶霞、陈立、刘云松、谭建国、刘峰、韩建民。

参与起草人：刘洪臣、陈吉华、于海洋、蒋欣泉、黄翠、江青松、李彦、傅柏平、李长义、程辉、麻健丰、陈小冬。

引　言

椅旁 CAD/CAM 修复技术具有快速、准确、质量稳定等优点,已成为现代口腔修复的重要技术之一。

椅旁 CAD/CAM 全瓷修复技术与传统修复的区别主要体现在以下四个方面:印模方法采用口内三维扫描、材料选择预成可切削瓷块、通过软件完成修复体设计以及使用数控机床切削制作修复体。适应证的把握、材料选择、牙体预备、数字印模制取以及修复体设计的参数设定等是决定椅旁 CAD/CAM 修复能否成功的关键环节,以上任何一个环节出现问题都可能影响修复体就位、边缘适合性、修复体强度及美观效果等。近年数字化技术发展迅速,但对于椅旁 CAD/CAM 的操作和应用缺乏参考标准,制定椅旁 CAD/CAM 修复技术指南势在必行。

本指南旨在通过推荐椅旁 CAD/CAM 全瓷修复技术,提高椅旁 CAD/CAM 全瓷修复治疗的质量和长期成功率。

椅旁 CAD/CAM 全瓷修复技术指南

1 范围

本指南给出了椅旁 CAD/CAM 全瓷修复技术的临床技术指南。

本指南适用于椅旁 CAD/CAM 全瓷贴面、嵌体、高嵌体、全冠、固定桥修复。

注：本指南所指 CAD/CAM 技术为计算机辅助设计与计算机辅助制造技术,其中的计算机辅助制造技术主要指数控切削技术。因椅旁三维打印全瓷技术尚未成熟,不在本指南介绍范围之内。

2 规范性引用文件

本文件没有规范性引用文件。

3 术语和定义

下列术语和定义适用于本文件。

3.1

椅旁 CAD/CAM 技术 chairside CAD/CAM（computer aided design/computer aided manufacture）technique[1-4]

利用口内扫描获取数字印模,使用计算机辅助设计软件进行修复体设计,并通过数控切削技术制作修复体,通常在门诊完成,对于适合的病例可以实现一次就诊完成修复治疗。

3.2

贴面 laminate veneer[2,5,6]

在不磨牙或少量磨牙的情况下,应用粘接技术,将瓷修复材料覆盖在牙体表面的饰面结构,可以用于修复牙体缺损、改善牙色、改善畸形牙形态、关闭牙间隙以及改善轻度牙列不齐等;通常情况下的贴面指的是唇侧或颊侧贴面;主要覆盖后牙𬌗面、依靠粘接固位的为𬌗贴面;主要覆盖前牙舌侧、依靠粘接固位的为舌贴面。

4 适应证的选择[2,3,5]

4.1 适应证（不同修复体类型的适应证见表1）

a）牙体缺损

b）畸形牙或过小牙

c）牙间隙

d）轻、中度的牙色异常

表 1 不同修复体类型的常见适应证

适应证 / 修复类型	贴面	嵌体	高嵌体	全冠	固定桥
牙体缺损	√	√	√	√	
畸形牙或过小牙	√				√	
牙间隙	√			√	
轻、中度的牙色异常	√			√	
轻度牙列不齐	√			√	
牙列缺损					√

e）轻度的牙列不齐

f）牙列缺损

4.2 适应证选择的注意事项

下列临床情况慎用：a）重度异色牙；b）存在紧咬牙、磨牙症等口腔副功能。

5 一般操作流程

根据临床适应证选择可以行椅旁 CAD/CAM 全瓷修复技术的病例，选择材料，牙体预备，取光学印模，比色，计算机辅助设计，数控机床切削修复体，修复体切削后处理，临床试戴、粘接。整个操作流程通常在门诊完成，对于适合的病例可以实现一次就诊完成修复治疗。除比色、临床试戴、粘接以外，其他步骤与常规固定修复均有一定区别。

6 椅旁 CAD/CAM 全瓷修复材料的选择[1-3,5,7]

6.1 常用椅旁 CAD/CAM 全瓷修复材料

椅旁 CAD/CAM 全瓷修复材料包括长石质瓷、玻璃陶瓷、氧化锆陶瓷等，结合材料成分和临床应用情况，具体分类见表2。

表 2 常用的椅旁 CAD/CAM 全瓷修复材料

材料类型	弯曲强度 MPa	弹性模量 GPa
长石质瓷和白榴石增强长石质瓷	100~160	45~62
二硅酸锂增强玻璃陶瓷	300~420	70~95
氧化锆陶瓷	>800[a]	210

[a] 部分美学或高透氧化锆材料的弯曲强度低于800MPa。

6.2 椅旁 CAD/CAM 全瓷修复材料推荐应用的修复类型

不同材料的强度、美观性不一样，推荐使用的修复类型也有差别，其具体适用的修复类型见表3。

表 3　椅旁 CAD/CAM 可切削全瓷材料推荐应用的修复体类型

材料 / 修复类型	贴面	嵌体	高嵌体	全冠	固定桥
长石质瓷和白榴石增强长石质瓷	+++	++	+	+++（前牙） ++（前磨牙） －（磨牙）	（－）
二硅酸锂增强玻璃陶瓷	+++	+++	+++	+++（前牙、前磨牙） +（磨牙）	+（前牙、前磨牙三单位） （－）（含磨牙或超过三单位）
氧化锆陶瓷 a	+	+	+	+（前牙） ++（前磨牙） +++（磨牙）	++（不含磨牙） +++（含磨牙）
注:（－）不建议使用;（+）可以使用、但不推荐;（++）推荐;（+++）非常推荐 a 固定桥修复时建议前牙区不要超过四单位,后牙区不要超过三单位					

6.3　可切削瓷块半透明性的选择[8,9]

可切削瓷块半透明性常见的有高半透明性（简称高透）、低半透明性（简称低透）之分,高透瓷块的半透明性高、饱和度和明度低;低透瓷块半透明性低、饱和度和明度高。为了提高美学效果,嵌体和高嵌体推荐选择高透瓷块;贴面如需遮色推荐选择低透瓷块,不需遮色则高透、低透均可;全冠和固定桥推荐选择低透瓷块。近年来,中半透明性（简称中透）瓷块、漂白色瓷块和多层色瓷块开始出现。中透瓷块半透明性、饱和度和明度位于高透和低透瓷块两者之间,为临床提供了高透和低透之间过渡的选择。漂白色系列瓷块,虽也有高透、低透之分,但遮色性能均比低透瓷块更好,半透明性更低,临床一般用于基牙遮色需求相对较高或者患者自愿选择的情况。多层色瓷块是在同一瓷块中能呈现类似牙釉质、牙本质和牙颈部等不同区域颜色的特征,或者是局部加强了荧光效果或者增强了饱和度等美学特征,将它用于美学要求较高的区域时可减少切削后外染色等步骤,但在应用时对修复体颜色梯度的把控要求较高。

7　椅旁 CAD/CAM 全瓷修复的牙体预备原则[3,5,8,10]

椅旁 CAD/CAM 全瓷修复牙体预备要考虑两个因素:一是修复体制作方式为机器切削;二是修复材料为全瓷材料。所以牙体预备更加强调保留釉质和减少基牙和修复体应力集中,不过于强调机械固位和点线角清晰锐利,这和金属修复体牙体预备要求有明显区别。椅旁 CAD/CAM 全瓷修复的牙体预备原则是:

　　a）预备体边缘要清晰明确、光滑连续,尽量位于有牙本质支持的牙釉质上;

　　b）预备体在轴面就位方向上无倒凹;

　　c）预备体点线角圆钝,防止出现应力集中;

　　d）嵌体预备时不需预备洞缘斜面;

　　e）牙体预备可不扩展到邻面自洁区,但邻面龈方边缘应与邻牙界限分明;

f）尽可能保证瓷的厚度均匀一致，避免出现瓷层厚度突然的变化；

g）尽可能保留活髓，并保留足够的牙本质厚度；

h）预备体最小外形尺寸处不小于数控机床切削车针的最小直径，以确保切削时车针能够进入并形成与预备体形态精准适合的修复体；

i）根据所选择的全瓷材料确定不同修复体类型的最小厚度（见表4），临床可依据修复体最小厚度要求进行牙体预备；当轴面倒凹较大时，轴面预备量会相应变大；同时兼顾修复体自身的牙体预备要求。

表4　不同材料的修复体类型建议的最小厚度

材料类型	贴面	嵌体/高嵌体	全冠	固定桥
长石质瓷和白榴石增强长石质瓷	肩台0.5mm，唇面0.5~0.8mm，切端1.5mm，殆面2mm（殆贴面）	殆面深度1.5~2.0mm（牙尖处2mm），殆面最小宽度1.5mm	殆面/切端2mm、肩台1mm、轴面1.0~1.5mm	（–）
二硅酸锂增强玻璃陶瓷	肩台0.3~0.5mm，唇面0.5~0.8mm，切端1.0~1.5mm，殆面1.0~1.5mm（殆贴面）	殆面深度1.0~1.5mm，殆面最小宽度1.0~1.5mm	殆面/切端1.5mm、肩台0.8~1.0mm、轴面1.0~1.5mm	殆面/切端1.5mm、肩台0.8~1.0mm、轴面1.0~1.5mm
氧化锆陶瓷	肩台0.3mm，唇面0.5mm，切端1mm，殆面1mm（殆贴面）	殆面深度1mm，殆面最小宽度1mm	殆面1.0~1.5mm、肩台0.5mm，轴面0.8~1.2mm	殆面1.0~1.5mm、肩台0.5~1.0mm、轴面0.8~1.2mm

注：所有修复类型所用材料均默认为单层材料；舌贴面的厚度要求同殆贴面；涉及轴面预备时，预备量（修复体厚度）需依据去除倒凹量、保证聚合度及肩台宽度的要求来适当调整。

8　椅旁CAD/CAM数字印模的制取要求

8.1　扫描仪器准备

扫描前按厂家要求进行定期校准。系统启动后，扫描头按照厂家要求做防雾化准备（例如预热）。

根据口腔器械消毒灭菌技术操作规范（WS 506—2016）[11]，扫描头属于中度危险口腔器械，在每次使用后，均需对扫描头进行清洁和消毒。按照厂家设备说明书进行消毒灭菌，或在使用时采用屏障保护措施（扫描头保护罩等），达到灭菌或高水平消毒。

8.2　口内准备

口内预备体干燥，边缘暴露清晰（必要时可以使用排龈线等），无渗出、无遮挡。

8.3　摄像头操作

整体扫描顺序：①工作牙列；②对殆牙列；③咬合关系。

口内单牙列扫描顺序，建议按照设备出厂时的推荐路径操作。如未推荐明确操作路径，建议扫描按以下顺序进行：①殆面；②颊侧/舌侧；③邻接面。

口扫如果遇到隔湿困难的情况也可从隔湿困难的地方开始扫描。

8.4 扫描数据的质量检查

扫描获得的数字印模应达到下列要求：预备体边缘完整,预备体表面光滑连续、无孔洞、无缺损,邻牙近基牙侧表面完整,对𬌗牙𬌗面完整,咬合关系与口内一致。

9 椅旁 CAD/CAM 修复体形态设计[9]

9.1 数据库法

指根据剩余牙体组织的外形、邻牙外形为约束条件,从设计软件自带的标准牙数据库中选取合适的标准牙,并生成修复体外形的设计方法。特点是简单易行,能较快获得修复体外形,但设计的修复体外形受基牙剩余牙体组织的形态轮廓、邻牙形态及位置的影响,修复体形态个性化程度稍差,前牙修复体形态设计时常需在软件中进行大量的修改,且较多形态的细节和纹理等个性化特征的模拟稍差。此方式建议用于后牙修复体形态设计。

9.2 镜像法

指将同一牙弓对侧同名牙的形态经镜像复制翻转至修复牙位,以获得修复体的形态。此方法具有更好的个性化对称特征,但需要患者对侧同名牙的形态完整,牙列基本对称。镜像法适用于一些对侧同名牙形态和位置较理想的患者,建议用于前牙修复体形态的辅助设计。

9.3 复制法

指通过复制牙体预备前的形态或诊断蜡型、诊断饰面的形态获得修复体形态。其生成的虚拟修复体外形准确,在软件中需要调整的量较小,但需要基牙牙体预备前形态完好或事先制作诊断蜡型/饰面。此方法适用于前牙、后牙修复体的形态设计,特别是多颗前牙的外形设计。

10 修复参数的推荐

修复体参数设置与 CAD/CAM 修复体的就位、固位、邻接、咬合、边缘适合性和强度密切相关,所以合理的参数设计有利于提高修复体的精度和质量。具体参数包括邻接触松紧度、咬合接触松紧度、咬合面和轴壁最小厚度、粘接剂厚度、间隙厚度等。在应用过程中,除按厂家说明设置参数外,建议按照每套设备制作的修复体实际情况进行微调。

11 修复体切削后处理[7,9]

11.1 再结晶

有的椅旁全瓷修复材料是完全结晶的状态,切削后无需结晶,可以直接进行美学处理;有的材料是半结晶状态,如二硅酸锂基陶瓷和氧化锆材料,切削完成后需再次烧结进行结晶,才能获得正常的颜色和足够的强度;有的材料可以选择性结晶,结晶前强度较低,适用于修复体强度要求不高的病例,结晶后强度高,适用于修复体强度要求高的病例。

11.2 抛光

指通过逐级机械摩擦的方法使修复体表面光滑。当修复体目标颜色与可切削瓷块颜色较接近时,常可通过选择合适颜色和半透明性的瓷块进行加工,然后抛光即可获得较理想的美学效果。

11.3 上釉(外染色)

通过在修复体表面涂刷一层釉液后烧结,使修复体表面光滑。通常情况下,上釉和抛光后的修复体美学效果并无明显区别,但上釉的优势在于,可以有效弥合修复体调磨时导致的微裂纹[12],并可通过接触点加瓷或外染色对修复体的邻接关系和颜色进行微调,对于邻牙颜色与瓷块颜色不匹配或邻牙表面有特征色的患者,修复体外染色是一种较常用的后期美学处理方法。前牙建议常规采用外染色的方法,但是外染色次数不宜超过 2 次,多次外染色容易导致美观性下降[13]。后牙美观要求高的患者也可采用上釉(外染色)的方法。氧化锆修复体的咬合区域(窝沟点隙除外)不建议上釉,否则容易导致表面釉层后期剥脱形成粗糙面[14]。

11.4 切端回切、加饰瓷

指先切削成全解剖冠,然后将切端 1/3 回切后加饰瓷。对于低半透明性的瓷块虽然饱和度和明度能与天然牙匹配、但切端半透明性不够的情况,切端回切加饰瓷可较好地达到美学效果。椅旁 CAD/CAM 修复切端回切加瓷操作过程较复杂,需要技师配合和额外的技工设备。部分 CAD 软件也具备此种功能,可直接设计并切削出切端形态呈指突状的修复体,有利于后期切端直接加饰瓷。对于部分美观要求较高或切端透明性较高的情况,切端回切加饰瓷可获得更好的美学效果。

参 考 文 献

[1] 周永胜,佟岱. 口腔修复工艺学[M]. 2 版. 北京:北京大学医学出版社,2020.

[2] 赵铱民. 口腔修复学[M]. 8 版. 北京:人民卫生出版社,2020.

[3] 刘峰. 椅旁数字化修复实战:从入门到精通[M]. 北京:人民卫生出版社,2017.

[4] OTTO T. Up to 27-years clinical long-term results of chairside CEREC 1 CAD/CAM inlays and onlays[J]. International Journal of Computerized Dentistry, 2017, 20(3): 315-329.

[5] 周永胜. 口腔修复学[M]. 3 版. 北京:北京大学医学出版社,2020.

[6] The glossary of prosthodontic terms: ninth edition[J]. Journal of Prosthetic Dentistry, 2017, 117(5S): e1-e105.

[7] LAMBERT H, DURAND J C, JACQUOT B, et al. Dental biomaterials for chairside CAD/CAM: state of the art[J]. Journal of Advanced Prosthodontics, 2017, 9(6): 486.

[8] 杨坚,冯海兰,魏秀霞,等. CEREC 3D 全瓷冠在前牙修复中的美学效果观察[J]. 中华医学杂志,2012, 92(12): 845-847.

[9] 杨坚,冯海兰. 椅旁计算机辅助设计与辅助制作技术在前牙美学修复中的应用要点[J]. 中华口腔医学杂志,2018, 53(4): 217-220.

[10] ARNETZL G V, ARNETZL G. Reliability of nonretentive all-ceramic CAD/CAM overlays[J]. International Journal of Computerized Dentistry, 2012, 15(3): 185-197.

[11] 口腔器械消毒灭菌技术操作规范:WS 506—2016[J]. 中国感染控制杂志,2017, 16(8): 784-792.

[12] HUNG C Y, LAI Y L, HSIEH Y L, et al. Effects of simulated clinical grinding and subsequent heat treatment on microcrack healing of a lithium disilicate ceramic[J]. International Journal of Prosthodontics, 2008, 21 (6): 496-498.

[13] CHO M S, LEE Y K, LIM B S, et al. Changes in optical properties of enamel porcelain after repeated external staining[J]. Journal of Prosthetic Dentistry, 2006, 95 (6): 437-443.

[14] JANYAVULA S, LAWSON N, CAKIR D, et al. The wear of polished and glazed zirconia against enamel[J]. Journal of Prosthetic Dentistry, 2013, 109 (1): 22-29.

第三章

口腔颌面外科专业

ICS 11.060.01

CCS C05

中华口腔医学会

团 体 标 准

T/CHSA 001—2018

"导航引导单侧陈旧性颧骨骨折整复术 技术流程及操作"的专家共识

Expert consensus on "Navigation-guided unilateral delayed zygomatic fracture reconstruction techniques"

2018-12-07 发布   2018-12-07 实施

中华口腔医学会   发布

目　次

前　言

本标准按照 GB/T 1.1—2009 给出的规则起草。

本标准由中华口腔医学会提出并归口。

本标准由北京大学口腔医院负责起草,空军军医大学第三附属医院、武警总医院、武汉大学口腔医院、四川大学华西口腔医院、中国医科大学附属口腔医院、上海交通大学医学院附属第九人民医院参加起草。

本标准主要起草人:贺洋、张益、俞光岩、郭传瑸、彭歆、刘筱菁、王晶、章文博、刘彦普、顾晓明、田卫东、卢利、李祖兵、张诗雷。

引　言

颧骨位于面中外侧部,支撑面中部轮廓,位置突出,易受外伤。颧骨骨折移位后,会造成面部塌陷畸形。当颧骨颧弓骨折情况并不复杂且治疗时间及时(通常短于 3 周),可通过骨折断端进行拼接,达到解剖复位。一旦治疗不及时成为陈旧性骨折,由于骨质改建、错位愈合,手术复位时缺少可参照的断面解剖标记,术后很难取得良好的面中部轮廓三维对称效果,传统手术方法治疗效果不稳定。

随着数字技术的发展,借助数字外科软件,在手术导航的辅助下,可以在术前实现面部头颅的三维重建,虚拟设计规划,术中手术导航系统辅助下精准复位,从而达到精确、可控的骨折复位效果[1-11]。

中华口腔医学会口腔颌面外科专委会组织专家经过充分讨论,制定了"导航引导单侧陈旧性颧骨骨折整复术技术操作"的专家共识,以规范该技术的临床操作流程,促进推广应用。

"导航引导单侧陈旧性颧骨骨折整复术技术流程及操作"的专家共识

1 范围

本标准给出该技术的适应证：

a）单侧陈旧性颧骨骨折；

b）颅骨及面上部除颧眶区无明显不对称及大范围骨缺损。

2 术语及定义

2.1

计算机断层扫描 computed tomography，CT

计算机断层扫描是用X线束对人体检查部位一定厚度的层面进行扫描，由探测器接收该层面上各个不同方向的人体组织对X线的衰减值，经模/数转换输入计算机，通过计算机处理后得到扫描断面的组织衰减系数的数字矩阵，再将矩阵内的数值通过数/模转换，用黑白不同的灰度等级在荧光屏上显示出来，即构成CT图像[12]。

2.2

外科手术导航系统 surgical navigation system

外科手术导航系统由计算机工作站、定位装置、示踪装置和显示器组成[13]。

2.3

三维重建 3D reconstruction

三维重建是指对三维物体建立合适计算机表示和处理的数学模型，是在计算机环境下对其进行处理、操作和分析的基础，也是在计算机中建立表达客观世界的虚拟现实的关键技术。分为体绘制重建和表面绘制重建[13]。

2.4

图像分割 image segmentation

图像分割是根据目标与背景的先验知识，将图像中的目标、背景进行识别、标记，将目标从背景或其他伪目标中分离出来的过程[13]。

2.5

医学数字图像和通讯格式 digital imaging and communication in medicine，DICOM

医学数字成像和通信，是医学图像和相关信息的国际标准（ISO 12052）[13]。

2.6

鼻根点 nasion，N

鼻额缝的最前点。面部与颅部结合处，位于正中矢状面上[13]。

2.7

蝶鞍中心点　sella，S

蝶鞍影像的中心，位于正中矢状面上[13]。

2.8

耳点　porion，P

外耳道的最上点，是构成 Frankfort 平面的标志点之一[13]。

2.9

眶耳平面　frankfort horizontal plane，FH

由耳点和眶点连线构成。在正常头位时，眶耳平面与地面平行[13]。

3　技术使用所需设备

3.1　数据采集设备

计算机断层扫描（computed tomography，CT）数据是骨组织手术常用数据，颌面部手术一般要求层厚达到≤1.25mm，可满足颌面手术精度要求。

3.2　数字外科软件

数字外科软件主要用于外科导航手术术前手术规划和术后验证。导航手术相关数字外科软件具备以下功能：

a）数据的三维重建和测量，包括长度、角度和容积测量。

b）手术方案的规划，包括分割、融合、移动、镜像等多种功能模块。

c）术后手术精度及手术效果评价。导航手术术后需要对比术后骨块移动位置和术前设计位置以评价手术精度，通常使用对称性测量和三维色谱分析。

3.3　外科手术导航系统

外科手术导航系统是导航手术的核心部件，目前国内外已有多家手术导航系统面世。被动式红外线定位方法更方便灵活，也是目前最为常用的定位方法。

手术导航空间配准方式目前主要为配准点的点对点转换（fiducial-based paired-point transformation）即坐标配准、表面轮廓匹配（surface contour matching）即非坐标配准、以及二者的联合应用。几种方法均可满足颌面部导航手术要求。

4　术前数据采集

4.1　术前数据采集

患者术前采集螺旋CT资料，扫描数据以医学数字图像和通讯格式（digital imaging and communication inmedicine，DICOM）导出。

根据采用配准方式不同，数据采集中需要有以下注意点：

a）采用面部表面轮廓扫描配准方式，数据采集时间尽量临近手术时间，扫描范围须包括配准区域，一般采用颅顶至舌骨范围；

b）采用点对点配准方式，则需在CT检查时已经标记配准点，通常采用预植入颌骨的金属螺钉、预置金属标记物的上颌颌板、粘贴于皮肤表面的金属标记物以及颌面部骨组织已有标记点,布点范围尽量靠近手术操作区域。

4.2 术前设计

将术前 CT 数据导入数字外科软件后,开始进行术前设计。术前设计分为三个步骤:

a)患侧颅面部骨骼三维重建,颧骨、颧弓骨折骨段分割;

b)将健侧颅颌面数据镜像至患侧;

c)参照健侧镜像位置模拟复位并形成导航计划。

4.2.1 三维重建和骨段分割

调整 CT 显像阈值至骨窗范围,完成颌面部三维重建,使用数字外科软件中的分割功能对骨折移位的颧骨颧弓块依次完成分割,并以不同颜色、名称标记。为使导航手术更为快速和精确,可在移位骨块上制作人工标记点[2,7,10]（见图 1）。

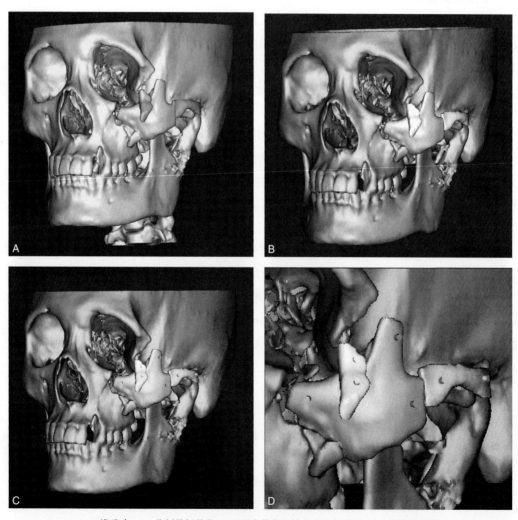

A. 三维重建　B. 分割骨折骨段　C. 可在骨段上植入人工标志物　D. 局部放大图。

图 1　三维重建和分割

4.2.2 镜像

调整患者头位,选择鼻根点、蝶鞍中心点和双侧耳点连线中点形成的平面为正中矢状面。使用软件中的镜像功能,将患者健侧三维数据镜像至患侧,调整镜像数据与患侧未骨折移位骨段匹配。

4.2.3 骨段模拟复位

然后参考镜像数据颧骨颧弓区域轮廓,移动颧骨颧弓骨折骨块(如使用人工标志点辅助复位,则该骨段此时已包括标志点信息)与其相匹配,模拟手术复位位置,形成导航手术计划(见图2)。

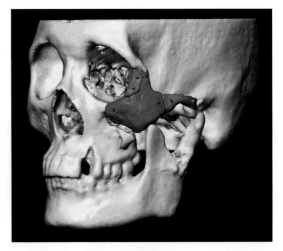

图2 骨折块模拟复位

5 导航手术

5.1 配准

将患者导航数据导入导航工作站,完成全麻,在头顶部行约1cm小切口,在顶骨部位安装导航参考架固定装置,上方安装反光球。参考架安装要牢固,避免术中松动,固定部位应避开天然骨缝。然后将红外探测装置对准术区,探测区域应同时显示参考架和术区。然后开始配准操作,可选择点配准和面配准两种方式。

5.2 标志点定位

暴露颧骨颧弓骨折区域,如使用人工标志点导航方法,在复位前,参考预先植入骨折骨段上的标记点指示探针引导下找到各骨段标记点位置,电钻打孔标记定位[10](见图3)。

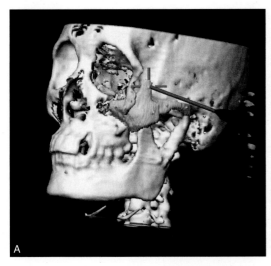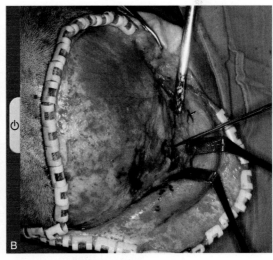

A. 导航显示位置定点　B. 实时指示位置,电钻打孔标记。

图3 导航引导下标记人工标志点

5.3 导航引导下复位骨块

松解骨折移位骨段，将骨折骨段复位后，使用导航指示探针探测骨折骨段表面，调整骨段位置，直至与术前计划复位位置一致，从骨段高度、突度、宽度三维方向比对，逐步复位固定。如使用颧骨表面人工标记点复位方法，可在人工标记点位置引导下从上至下、从前到后依次复位各个骨段，然后固定（见图4）。

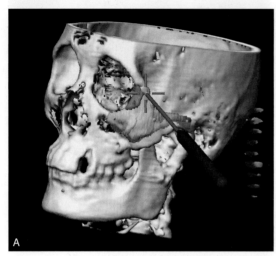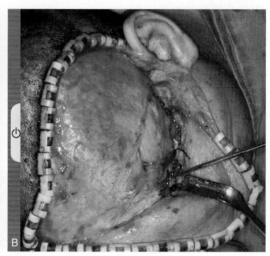

注：术中复位颧骨；B 图指示颧骨表面标志点位置，与 A 图术前模拟位置重合后固定。

图4 人工标志点导航引导下复位颧骨

6 术后评价

患者术后再次进行 CT 检查。使用两种方法评价手术效果，包括导航精度和颧骨对称性测量。导航精度用于评价导航组手术导航精度，使用 CT 测量双侧颧骨对称性评价两组治疗效果。

6.1 导航精度评价

获取 CT 数据，完成颧眶部三维重建导出 STL 格式数据。将术前设计数据与术后数据输入数字外科软件，面部多点配准后对齐二者三维坐标，融合术前术后数据，比较二者位置差异度以评价手术导航的精确性（见图5）。

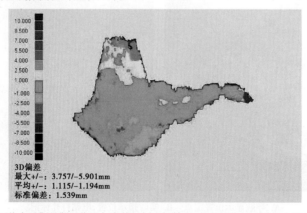

注：评价术后颧骨颧弓位置与术前规划之间精度，蓝色部分显示误差小于 1mm。

图5 色谱分析

6.2 颧骨 CT 对称性测量

将术后 CT 数据导入数字外科软件中,设置眶耳平面和正中矢状面为参考平面,在颧弓轴位上以正中矢状线为 Y 轴,其与颅底相交点为原点,建立坐标系,分别测量双侧颧骨最突点至原点距离和双侧颧弓最宽点至 Y 轴垂直距离,比较二者差值,评价术后颧骨颧弓的对称性(见图 6)。

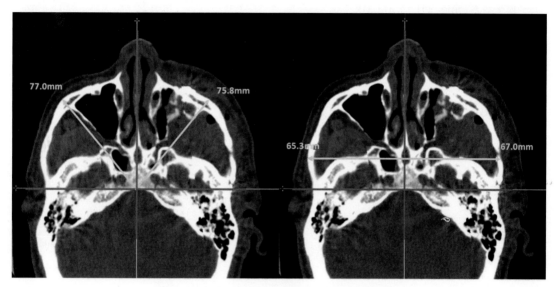

图 6   CT 对称性评价双侧颧骨突度和宽度差异

参 考 文 献

[1] WESTENDORFF C, GULICHER D, DAMMANN F, et al. Computer-assisted surgical treatment of orbitozygomatic fractures [J]. J Craniofac Surg, 2006, 17 (5): 837-842.

[2] KLUG C, SCHICHO K, PLODER O, et al. Point-to-point computer-assisted navigation for precise transfer of planned zygoma osteotomies from the stereolithographic model into reality [J]. J Oral Maxillofac Surg, 2006, 64 (3): 550-559.

[3] UECHI J, OKAYAMA M, SHIBATA T, et al. A novel method for the 3-dimensional simulation of orthognathic surgery by using a multimodal image-fusion technique [J]. Am J Orthod Dentofacial Orthop, 2006, 130 (6): 786-798.

[4] PHAM A M, RAFII A A, Metzger M C, et al. Computer modeling and intraoperative navigation in maxillofacial surgery [J]. Otolaryngol Head Neck Surg, 2007, 137 (4): 624-631.

[5] OGINO A, ONISHI K, MARUYAMA Y. Intraoperative repositioning assessment using navigation system in zygomatic fracture [J]. J Craniofac Surg, 2009, 20 (4): 1061-1065.

[6] TERAJIMA M, NAKASIMA A, AOKI Y, et al. A 3-dimensional method for analyzing the morphology of patients with maxillofacial deformities [J]. Am J Orthod Dentofacial Orthop, 2009, 136 (6): 857-867.

[7] XIA J J, GATENO J, TEICHGRAEBER J F. A new paradigm for complex midface reconstruction: a r eversed approach [J]. J Oral Maxillofac Surg, 2009, 67 (3): 693-703.

[8] BELL R B, MARKIEWICZ M R. Computer-assisted planning, stereolithographic modeling, and intraoperative navigation for complex orbital reconstruction: a descriptive study in a preliminary cohort [J]. J Oral Maxillofac Surg, 2009, 67 (12): 2559-2570.

［9］YU H, SHEN G, WANG X, et al. Navigation-guided reduction and orbital floor reconstruction in the treatment of zygomatic-orbital-maxillary complex fractures［J］. J Oral Maxillofac Surg, 2010, 68（1）: 28-34.

［10］HE Y, ZHANG Y, AN J G, et al. Zygomatic surface marker-assisted surgical navigation: a new computer-assisted navigation method for accurate treatment of delayed zygomatic fractures［J］. J Oral Maxillofac Surg, 2013, 71（12）: 2101-2114.

［11］冯志强, 贺洋, 刘筱菁, 等. 计算机导航辅助矫治单侧陈旧性颧骨骨折的疗效对比研究［J］. 中华口腔医学杂志, 2012, 47（7）: 414-418.

［12］金征宇, 龚启勇. 医学影像学［M］. 3 版. 北京: 人民卫生出版社, 2015.

［13］张震康, 俞光岩. 口腔颌面外科学［M］. 2 版. 北京: 北京大学医学出版社, 2013.

附加说明: 图 1~ 图 6 分别见书末彩图 3-1~ 彩图 3-6。

ICS 11.060.01

CCS C05

中华口腔医学会

团 体 标 准

T/CHSA 002—2018

"导航引导单侧眼眶骨折重建术
技术操作"的专家共识

Expert consensus on "Navigation-guided unilateral orbital fracture and
orbital floor reconstruction techniques"

2018-12-07 发布

2018-12-07 实施

中华口腔医学会　发布

目　次

前　言

本标准按照 GB/T 1.1—2009 给出的规则起草。

本标准由中华口腔医学会提出并归口。

本标准由北京大学口腔医院负责起草,空军军医大学第三附属医院、武警总医院、武汉大学口腔医院、四川大学华西口腔医院、中国医科大学附属口腔医院、上海交通大学医学院附属第九人民医院参加起草。

本标准主要起草人:贺洋、张益、俞光岩、郭传瑸、彭歆、刘筱菁、王晶、章文博、刘彦普、顾晓明、田卫东、卢利、李祖兵、张诗雷。

引　言

眼眶骨折眶壁重建手术术野暴露有限,手术风险大[1]。外科手术导航具备实时定位、显像功能,应用于眼眶重建手术中,既可以实时探测手术位置,规避风险,又可以在术前手术计划的帮助下,辅助定位重建位置,确保眼眶重建精确度,已有大量文献报告证实其应用效果[1-16]。单侧眼眶骨折眼眶重建手术也是颌面部手术中导航技术应用最早、最广泛的术式之一[17]。

中华口腔医学会口腔颌面外科专委会组织专家经过充分讨论,制定了"导航引导单侧眼眶骨折重建术技术操作"的专家共识,以规范该技术的临床操作流程,促进推广应用。

"导航引导单侧眼眶骨折重建术技术操作"
的专家共识

1 范围

本标准给出该技术的适应证：

a）经 CT 检查确诊为单侧眼眶骨折，存在较大面积眼眶骨折（50% 以上眶壁骨折，或 $2cm^2$ 以上的眶壁缺损）；

b）被动牵拉试验阳性，CT 显示眼外肌嵌顿，影响眼球运动，产生持续性复视；

c）2mm 以上的眼球内陷。

2 术语及定义

2.1

被动牵拉试验　forced duction test

两眼对照检查，发现是否有眼球运动限制因素以及限制因素部位。医生用镊子抓住被测肌肉附着点或相应的角膜缘处结膜，向不同方向转动眼球，令受检者向眼球转动方向注视，二者方向一致。牵拉转动眼球时有阻力，则试验结果为阳性。该试验可用于鉴别眼球运动障碍的原因是神经肌肉麻痹还是机械性限制，并判断眼外肌嵌顿程度[18]。

2.2

计算机断层扫描　computed tomography，CT

计算机断层扫描是用 X 线束对人体检查部位一定厚度的层面进行扫描，由探测器接收该层面上各个不同方向的人体组织对 X 线的衰减值，经模/数转换输入计算机，通过计算机处理后得到扫描断面的组织衰减系数的数字矩阵，再将矩阵内的数值通过数/模转换，用黑白不同的灰度等级在荧光屏上显示出来，即构成 CT 图像[19]。

2.3

外科手术导航系统　surgical navigation system

外科手术导航系统由计算机工作站、定位装置、示踪装置和显示器组成[20]。

2.4

三维重建　3D reconstruction

三维重建是指对三维物体建立合适计算机表示和处理的数学模型，是在计算机环境下对其进行处理、操作和分析的基础，也是在计算机中建立表达客观世界的虚拟现实的关键技术。分为体绘制重建和表面绘制重建。（张震康，俞光岩.口腔颌面外科学.2版.北京：北京大学医学出版社，2013.）

2.5

图像分割　image segmentation

图像分割是根据目标与背景的先验知识,将图像中的目标、背景进行识别、标记,将目标从背景或其他伪目标中分离出来的过程。(张震康,俞光岩.口腔颌面外科学.2版.北京:北京大学医学出版社,2013.)

2.6

医学数字图像和通讯格式　digital imaging and communication in medicine, DICOM

医学数字成像和通信,是医学图像和相关信息的国际标准(ISO 12052)(张震康,俞光岩.口腔颌面外科学.2版.北京:北京大学医学出版社,2013.)

3　技术使用所需设备

3.1　数据采集设备

计算机断层扫描(computed tomography, CT)数据是骨组织手术常用数据,颌面部手术一般要求层厚达到≤1.25mm,可满足颌面手术精度要求。

3.2　数字外科软件

数字外科软件主要用于外科导航手术术前手术规划和术后验证。导航手术相关数字外科软件具备以下功能:

a)数据的三维重建和测量,包括长度、角度和容积测量。

b)手术方案的规划,包括分割、融合、移动、镜像等多种功能模块。

c)术后手术精度及手术效果评价。导航手术术后需要对比术后骨块移动位置和术前设计位置以评价手术精度,通常使用对称性测量和三维色谱分析。

3.3　外科手术导航系统

外科手术导航系统是导航手术的核心部件,目前国内外已有多家手术导航系统面世。被动式红外线定位方法更方便灵活,也是目前最为常用的定位方法。

手术导航空间配准方式目前主要为配准点的点对点转换(fiducial-based paired-point transformation)即坐标配准、表面轮廓匹配(surface contour matching)即非坐标配准、以及二者的联合应用。几种方法均可满足颌面部导航手术要求。

3.4　眼眶重建材料

钛网因其便于塑形、生物相容性好,近年来成为眼眶重建的主要重建材料。应用于眼眶重建的钛网有个性化术前预制钛网,也有标准型眼眶重建钛网,均可满足眼眶重建需要。其他眼眶重建材料还包括 medpor 等非金属材料。

4　术前手术设计

4.1　术前数据采集

患者术前采集螺旋CT资料,扫描数据以医学数字图像和通讯格式(digital imaging and communication inmedicine, DICOM)导出。

根据采用配准方式不同,数据采集中需要有以下注意点:①采用面部表面轮廓扫描配准方式,数据采集时间尽量临近手术时间,扫描范围须包括配准区域,一般采用颅顶至舌骨范围;②采用点对点配准方式,则需在CT检查时已经标记配准点,通常采用预植入颌骨的金属螺钉、预置金属标记物的上颌颌板、粘贴于皮肤表面的金属标记物以及颌面部骨组织已有标记点,布点范围尽量靠近手术操作区域。

在术前CT检查中,测量患侧眼球内陷度、下陷程度,观察是否存在眼外肌嵌顿,观察眼眶缺损范围。

4.2 三维重建和健侧眼眶分割

将术前CT数据导入导航术前设计软件。调整CT显像阈值至骨窗范围,完成颌面部骨三维重建。使用术前设计软件中的分割功能对健侧眼眶进行分割,需要包括整个眼眶四壁、完整眶缘、眼眶后部视神经孔部分,并标记。

4.3 镜像健侧眼眶数据、调整

调整患者头位,选择鼻根点、蝶鞍中心点和双侧耳点连线中点形成的平面为正中矢状面。使用软件中的镜像功能,将患者健侧眼眶数据镜像至患侧,调整镜像数据与患侧眶缘和未骨折眶壁匹配,这样即可显示眼眶骨折缺损区域和需要重建的位置,最后形成导航计划并导出,待导航手术用。

需要注意的是,对于非单纯性眼眶骨折,需要首先复位固定眶周骨折,眶缘完整后再行眼眶重建,术前设计也是一样,首先分割眶周骨块,模拟复位后再行镜像操作(见图1)。

5 导航手术

5.1 配准

将患者导航数据导入导航工作站,完成全麻,在头顶部行约1cm小切口,在顶骨部位安装导航参考架固定装置,上方安装反光球。参考架安装要牢固,避免术中松动,固定部位应避开天然骨缝。然后将红外探测装置对准术区,探测区域应同时显示参考架和术区。然后开始配准操作,可选择点配准和面配准两种方式。

5.2 眼眶重建手术

眼眶骨折手术通常选择眶周小切口入路(经结膜、经皮或经外伤创口)。仔细分离,暴露骨折眶壁,还纳疝出的眼眶内容物。分离达眼眶深部时,使用导航指示探针探测手术实时位置,充分暴露缺损范围,直达缺损后界。

将个性化预成型钛网、或者标准型三维眼眶钛网植入缺损区,在导航系统中显示患侧眼眶重建数据,以导航探针指导植入物就位。通常检测眶底后部钛网位置是否偏下或偏上,眶内壁钛网是否偏内或偏外,钛网位置应与术前设计眶壁位置重合,其边界覆盖全部缺损范围(见图2)。

术中注意避免视神经损伤,眶壁手术的"安全距离"应控制在眶缘后方35mm以内。钛网位置满意后,以钛钉固定于眶缘(见图3),导航即刻评价重建位置。

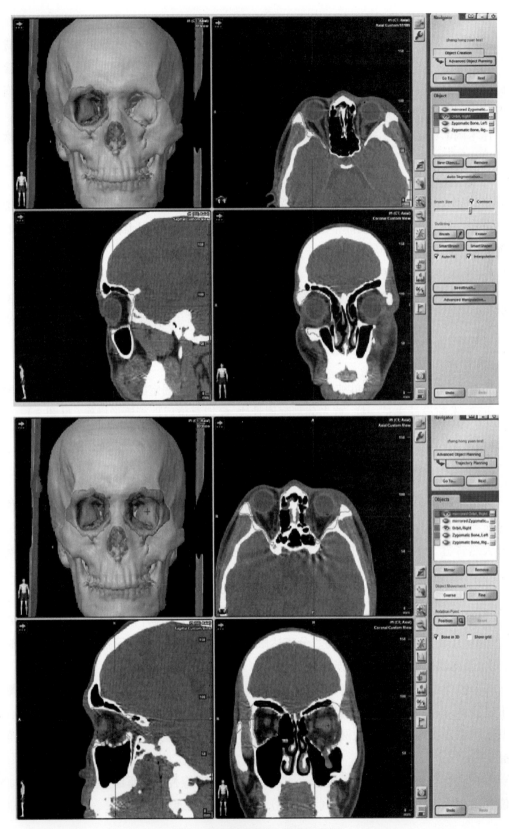

图1　分割健侧眼眶,镜像至患侧

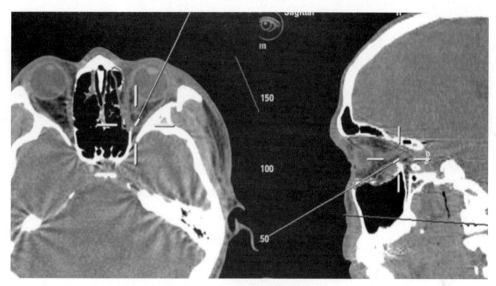

图 2　导航引导眼眶重建

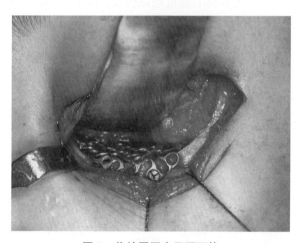

图 3　将钛网固定于眶下缘

6　术后评价

眼眶骨折后复视、眼球内陷等临床症状治疗效果影响因素较多,这里选取影像学眼眶重建效果评价和眼球内陷度作为主要评价方法。

6.1　眼眶重建效果评价

术后再次 CT 扫描,从轴位、冠状位、矢状位上观察钛网重建效果。冠状位上总体观察钛网位置和形态,高度是否与未骨折区域重合,内下壁交界位置角度是否与健侧匹配;轴位上观察眶内壁钛网重建效果,矢状位上观察眶底重建效果,观察眶内组织是否还纳完全,钛网是否覆盖缺损范围,有无植入过深、偏内或上抬。将术后 CT 与术前规划数据匹配,观察钛网位置、深度与术前规划之间是否存在明显偏差(见图 4)。

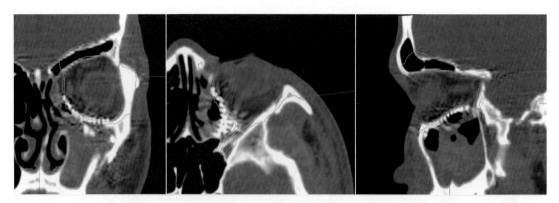

图4　术后观察钛网位置与术前设计之间关系

6.2　眼球内陷度（即双侧眼球突度差）

将患者术后3个月以上CT数据导入数字外科软件，设置眶耳平面和正中矢状面为参考平面，在软件界面的轴位CT上，选取眼球直径最大层面，以健侧眶外缘最突点至中线的垂线为测量基线，测量眼球最突点到该基线的垂直距离。如果CT中线偏斜，则以鼻中隔和鞍背中点为参考重设中线，并在此基础上测量眼球突度，术后双侧眼球突度之差即为眼球内陷值，应小于2mm（见图5）。

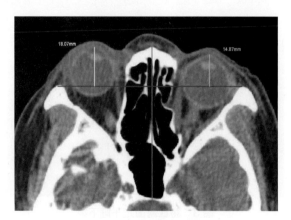

图5　眼球突度测量

参 考 文 献

［1］张益. 数字化外科技术及眼眶骨折精确重建［J］. 中华口腔医学杂志，2012，47（8）：463-465.

［2］张智勇，冯志强，巩玺，等. 计算机导航在单侧眼眶骨折眶壁重建中的应用评价［J］. 中华口腔医学杂志，2012，47（11）：657-661.

［3］贺文鹏，张益，贺洋，等. 导航辅助眼眶骨折继发眼球内陷的治疗［J］. 中华口腔医学杂志，2014，49（11）：641-644.

［4］张益，刘筱菁. 数字技术改变着现有的诊疗思维和模式：从外科谈起［J］. 中华口腔医学杂志，2016，51（4）：205-209.

［5］YU H, SHEN G, WANG X, et al. Navigation-guided reduction and orbital floor reconstruction in the treatment of zygomatic-orbital-maxillary complex fractures［J］. J Oral Maxillofac Surg, 2010, 68（1）：28-34.

［6］ BELL R B, MARKIEWICZ M R. Computer-assisted planning, stereolithographic modeling, and intraoperative navigation for complex orbital reconstruction: a descriptive study in a preliminary cohort［J］. J Oral Maxillofac Surg, 2009, 67（12）: 2559-2570.

［7］ 李寅炜, 范先群. 导航手术系统在眼眶外科中的应用［J］. 中华眼科杂志, 2011, 47（8）: 759-761.

［8］ BLY R A, CHANG S H, CUDEJKOVA M, et al. Computer-guided orbital reconstruction to improve outcomes ［J］. JAMA Facial Plast Surg, 2013, 15（2）: 113-120.

［9］ YU H, SHEN G, WANG X, et al. Navigation-guided reduction and orbital floor reconstruction in the treatment of zygomatic-orbital-maxillary complex fractures［J］. J Oral Maxillofac Surg, 2010, 68（1）: 28-34.

［10］ BELL R B, MARKIEWICZ M R. Computer-assisted planning, stereolithographic modeling, and intraoperative navigation for complex orbital reconstruction: a descriptive study in a preliminary cohort［J］. J Oral Maxillofac Surg, 2009, 67（12）: 2559-2570.

［11］ NOVELLI G, TONELLINI G, MAZZOLENI F, et al. Virtual surgery simulation in orbital wall reconstruction: integration of surgical navigation and stereolithographic models［J］. J Craniomaxillofac Surg, 2014, 42（8）: 2025-2034.

［12］ WILDE F, SCHRAMM A. Intraoperative imaging in orbital and midface reconstruction［J］. Facial Plast Surg, 2014, 30（5）: 545-553.

［13］ BAUMANN A, SINKO K, DORNER G. Late reconstruction of the orbit with patient-specific implants using computer-aided planning and navigation［J］. J Oral Maxillofac Surg, 2015, 73（12 Suppl）: S101-S106.

［14］ RANA M, CHUI C H, WAGNER M, et al. Increasing the accuracy of orbital reconstruction with selective laser-melted patient-specific implants combined with intraoperative navigation［J］. J Oral Maxillofac Surg, 2015, 73（6）: 1113-1118.

［15］ SHIN H S, KIM S Y, CHA H G, et al. Real time navigation-assisted orbital wall reconstruction in blowout fractures［J］. J Craniofac Surg, 2016, 27（2）: 370-373.

［16］ AZARMEHR I, STOKBRO K, BELL R B, et al. Surgical navigation: a systematic review of indications, treatments, and outcomes in oral and maxillofacial surgery［J］. J Oral Maxillofac Surg, 2017, 75（9）: 1987-2005.

［17］ LUBBERS H T, JACOBSEN C, MATTHEWS F, et al. Surgical navigation in craniomaxillofacial surgery: expensive toy or useful tool? A classification of different indications［J］. J Oral Maxillofac Surg, 2011, 69（1）: 300-308.

［18］ 葛坚, 王宁利. 眼科学［M］. 3 版. 北京: 人民卫生出版社, 2015.

［19］ 金征宇, 龚启勇. 医学影像学［M］. 3 版. 北京: 人民卫生出版社, 2015.

［20］ 张震康, 俞光岩. 口腔颌面外科学［M］. 2 版. 北京: 北京大学医学出版社, 2013.

附加说明: 图 1~ 图 5 分别见书末彩图 3-7~ 彩图 3-11。

ICS 11.060.01

CCS C05

中华口腔医学会

团 体 标 准

T/CHSA 003—2018

"导航引导颌骨缺损重建技术流程及操作"
的专家共识

Expert consensus on "Techniques of navigation-guided
reconstruction of jaw defect"

2018-12-07 发布 2018-12-07 实施

中华口腔医学会 发布

目　次

前　言

本标准按照 GB/T 1.1—2009 给出的规则起草。

本标准由中华口腔医学会提出并归口。

本标准由北京大学口腔医院负责起草,空军军医大学第三附属医院、武警总医院、武汉大学口腔医院、四川大学华西口腔医院、中国医科大学附属口腔医院、上海交通大学医学院附属第九人民医院、中国人民解放军总医院参加起草。

本标准主要起草人:章文博、彭歆、于尧、王洋、刘筱菁、刘彦普、李祖兵、卢利、田卫东、沈国芳、张诗雷、顾晓明、胡敏、张陈平、郭传瑸、俞光岩。

引　言

外伤和肿瘤切除导致的颌骨缺损是口腔颌面外科常见疾病,是临床工作中的难点与研究热点。传统的颌骨重建手术缺乏术前个性化设计,主要依靠术者经验完成,操作复杂,不易控制,难以保证较高的修复精度[1]。随着生活水平的提高,颌骨重建术后外形与功能的恢复逐渐成为人们关注的重点,因此,颌骨缺损的个性化、精确化修复重建已成为临床治疗的新目标。

近年来,以手术导航为代表的数字化外科技术已广泛应用于颌骨缺损的修复重建手术中。该技术的优势在于:使复杂结构三维可视化;术前模拟手术有利于发现设计缺陷,及时改进手术方案;精确设计有助于减少手术并发症;提高手术精度和安全性;获得更好的临床效果。采用手术导航等数字化外科技术辅助手术,可显著提高颌骨缺损重建的精度,达到个性化、功能性重建的目标,提高患者术后的生活质量[2-10]。

中华口腔医学会口腔颌面外科专委会组织专家经过充分讨论,制定了"导航引导颌骨缺损重建术技术流程及操作"的专家共识,以规范该技术的临床操作流程,促进其推广应用。

"导航引导颌骨缺损重建技术流程及操作"的专家共识

1 范围

本标准给出该技术的适应证：

因上颌骨肿瘤需行上颌骨全切除或次全切除，并同期行游离腓骨瓣修复。

因下颌骨肿瘤需行节段性下颌骨切除，并同期行游离腓骨瓣或髂骨瓣修复。

2 术语及定义

2.1

计算机断层扫描 computed tomography, CT

计算机断层扫描是用 X 线束对人体检查部位一定厚度的层面进行扫描，由探测器接收该层面上各个不同方向的人体组织对 X 线的衰减值，经模/数转换输入计算机，通过计算机处理后得到扫描断面的组织衰减系数的数字矩阵，再将矩阵内的数值通过数/模转换，用黑白不同的灰度等级在荧光屏上显示出来，即构成 CT 图像[11]。

2.2

外科手术导航系统 surgical navigation system

外科手术导航系统由计算机工作站、定位装置、示踪装置和显示器组成[12]。

2.3

三维重建 3D reconstruction

三维重建是指对三维物体建立合适计算机表示和处理的数学模型，是在计算机环境下对其进行处理、操作和分析的基础，也是在计算机中建立表达客观世界的虚拟现实的关键技术。分为体绘制重建和表面绘制重建[12]。

2.4

图像分割 image segmentation

图像分割是根据目标与背景的先验知识，将图像中的目标、背景进行识别、标记，将目标从背景或其他伪目标中分离出来的过程[12]。

2.5

医学数字图像和通讯格式 digital imaging and communication in medicine, DICOM

医学数字成像和通信，是医学图像和相关信息的国际标准（ISO 12052）[12]。

2.6

计算机辅助设计和制作技术 computer aided design and manufacturing, CAD/CAM

计算机辅助制作技术是通过对 CT、MRI 图像中不同密度的组织，选择不同的窗位，根据体素堆积成像的原理，建立骨骼硬组织或软组织三维图像模型，并通过计算机辅助设计软件驱动计算机数控机床,生产出不同材料的三维实体模型[13]。

2.7

虚拟手术设计　virtual planning

虚拟手术设计是利用各种医学影像数据,使用虚拟现实技术在计算机中建立一个模拟环境,医师借助虚拟环境中的信息,进行手术计划、训练,在实际手术过程中引导手术,是计算机辅助外科的一种形式[13]。

3　技术使用所需设备

3.1　数据采集设备

计算机断层扫描(computed tomography,CT)数据是骨组织手术常用数据,颌面部手术一般要求层厚达到≤1.25mm,可满足颌面手术精度要求。

3.2　数字外科软件

数字外科软件主要用于外科导航手术术前手术规划和术后验证。导航手术相关数字外科软件具备以下功能:

数据的三维重建和测量,包括长度、角度和容积测量。

手术方案的规划,包括分割、融合、移动、镜像等多种功能模块。

术后手术精度及手术效果评价。导航手术术后需要对比术后骨块移动位置和术前设计位置以评价手术精度,通常使用对称性测量和三维色谱分析。

3.3　外科手术导航系统

外科手术导航系统是导航手术的核心部件,目前国内外已有多家手术导航系统面世。被动式红外线定位方法更方便灵活,也是目前最为常用的定位方法。

手术导航空间配准方式目前主要为配准点的点对点转换(fiducial-based paired-point transformation)即坐标配准、表面轮廓匹配(surface contour matching)即非坐标配准、以及二者的联合应用。几种方法均可满足颌面部导航手术要求。

4　术前数据采集及手术设计

4.1　术前数据采集

术前需获取患者的影像学数据,包括受区(头颈部)与供区(双下肢或骨盆)。受区与供区分别进行螺旋CT扫描,层厚≤1.25mm,数据以DICOM文件格式输出。受区扫描范围:眶上缘以上2cm至锁骨上水平。术前制作薄咬合板,维持患者正中关系的咬合位置,受区扫描时,患者佩戴咬合板,维持咬合处于正中关系。

根据采用配准方式不同,数据采集中需要有以下注意点:①采用面部表面轮廓扫描配准方式,数据采集时间尽量临近手术时间,扫描范围须包括配准区域,一般采用颅顶至舌骨范围;②采用点对点配准方式,则需在CT检查时已经标记配准点,通常采用预植入颌骨的金属螺钉、预置金属标记物的上颌颌板、粘贴于皮肤表面的金属标记物以及颌面部骨组织已有标记点,布点范围尽量靠近手术操作区域。

4.2 肿瘤的三维评估

4.2.1 上颌骨肿瘤的三维评估

将头颈部CT数据输入计划软件中,在CT的三维层面上分别对肿瘤范围进行逐层描绘,获得肿瘤的三维影像。同时,对与肿瘤关系密切的解剖结构(如:颈内动脉、颈内静脉、茎突等)进行标记。在软件中可获得上颌骨肿瘤与周围组织关系的三维图像(见图1)[14,15]。

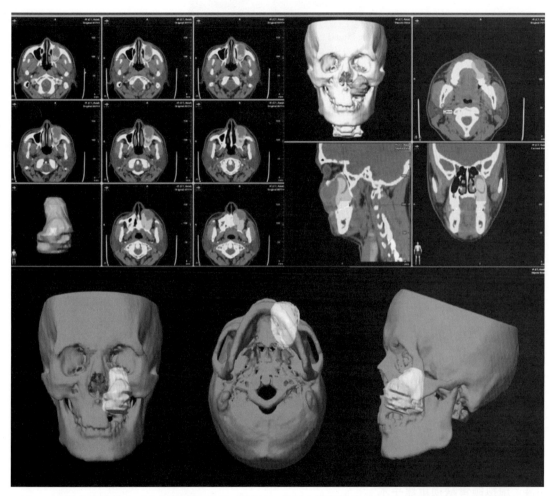

图1 在数字化软件中对上颌骨肿瘤进行三维标记,获得上颌骨肿瘤与周围组织关系的三维可视化图像

4.2.2 下颌骨肿瘤范围的评估

术前结合临床检查、曲面体层片及三维CT影像即可较为准确地判断肿瘤范围。

4.3 虚拟颌骨切除手术

4.3.1 虚拟上颌骨切除

将头颈部CT数据输入软件中。利用软件中的分割功能模块进行上下颌骨的分割。根据三维标记的肿瘤范围,利用软件中的截骨功能模块,设计上颌骨切除范围,进行虚拟上颌骨切除,获得上颌骨缺损的虚拟模型[16](见图2)。

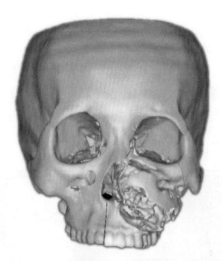

图 2　在数字化软件中,进行虚拟上颌骨切除

4.3.2　虚拟下颌骨区段切除

　　将头颈部 CT 数据输入软件中。利用软件中的分割功能模块进行上下颌骨的分割。根据肿瘤性质与范围确定截骨位置,进行虚拟下颌骨节段性切除,获得下颌骨缺损的虚拟模型[17](见图 3)。在进行虚拟下颌骨切除的同时,可利用数字化软件设计下颌骨截骨导板,用于术中更加精确的定位截骨线位置。

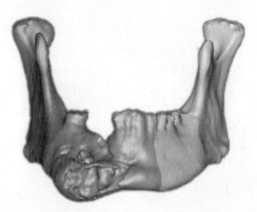

图 3　在数字化软件中,进行虚拟下颌骨肿瘤切除及下颌骨区段截骨

4.4　虚拟颌骨缺损重建手术

4.4.1　虚拟游离腓骨瓣重建上颌骨缺损

　　进行双下肢螺旋 CT 扫描,将 DICOM 格式数据输入软件中,分割出供区腓骨数据。利用重建功能模块,在软件中虚拟腓骨重建上颌骨牙槽突缺损,根据牙弓形态及咬合关系对腓骨进行分段并调整至理想位置[16]。

　　当缺损范围累及上颌窦前壁、眶底、颧骨时,采用镜像技术,将健侧上颌骨镜像至患侧,恢复患侧上颌骨、眶底及颧骨外形[18]。

　　将上颌骨缺损模型数据、镜像数据以及重建腓骨数据进行融合,获得理想的上颌骨重建模型(见图 4)。

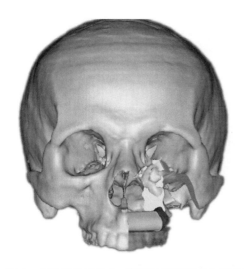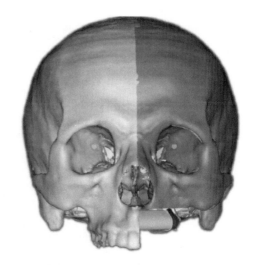

图4　在数字化软件中,模拟腓骨瓣重建上颌骨牙槽突缺损;采用镜像术,虚拟恢复患侧上颌骨外形

4.4.2　虚拟游离腓骨瓣重建下颌骨缺损

进行双下肢螺旋CT扫描,将DICOM格式数据输入软件中,分割出供区腓骨数据。利用重建功能模块,在软件中虚拟腓骨重建下颌骨缺损,根据牙弓形态及咬合关系对腓骨进行分段并调整至理想位置(见图5)。

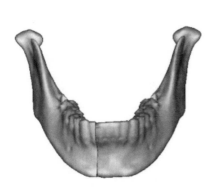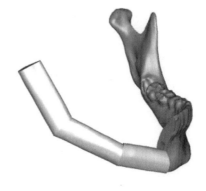

图5　在数字化软件中,镜像设计,模拟游离腓骨瓣重建下颌骨缺损

当病变突破下颌骨下缘或者颊舌侧皮质骨时,采用镜像技术,将健侧下颌骨镜像至患侧,恢复患侧下颌骨的外形轮廓。

将下颌骨缺损模型数据、镜像数据以及重建腓骨数据进行融合,获得理想的下颌骨重建模型[17]。

4.4.3　虚拟游离髂骨瓣重建下颌骨缺损

进行骨盆螺旋CT扫描,将DICOM格式数据输入软件中,分割出供区髂骨数据。在软件中虚拟髂骨瓣重建下颌骨缺损,根据牙弓形态及咬合关系进行分段并调整至理想位置(见图6)。

当病变突破下颌骨下缘或者颊舌侧皮质骨时,采用镜像技术,将健侧下颌骨进行镜像,恢复患侧下颌骨的外形轮廓。将下颌骨缺损模型数据、镜像数据以及重建髂骨数据进行融合,获得理想的下颌骨重建模型[19,20]。

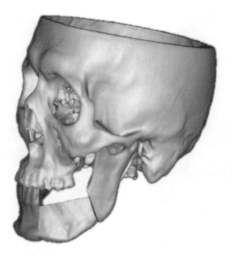

图 6 在数字化软件中,模拟游离髂骨瓣修复下颌骨缺损

4.5 三维模型与个性化钛网／重建钛板设计

4.5.1 上颌骨模型与个性化钛网设计

将理想的上颌骨重建模型数据以 STL 文件格式输出,通过 3D 打印技术,采用医用树脂进行打印,获得上颌骨重建模型。采用颅颌面接骨钛网(厚度 0.6mm),在模型上预弯成形修复眶底及上颌骨前壁的个性化钛网修复体[16,18](见图 7)。

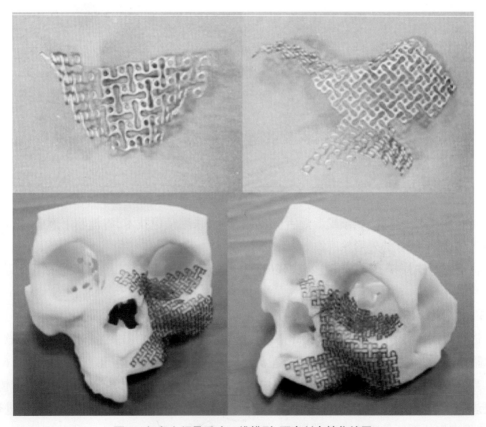

图 7 打印上颌骨重建三维模型,预弯制个性化钛网

同时,在软件中根据重建后的腓骨形态,设计腓骨塑形导板或模板,以 STL 文件格式输出,进行 3D 打印,获得腓骨塑形导板或模板。

4.5.2　腓骨瓣重建下颌骨模型设计

将理想的下颌骨重建模型数据以 STL 文件格式输出,通过 3D 打印技术,采用医用树脂进行打印,获得腓骨瓣重建下颌骨重建模型,指导术中腓骨瓣塑形[17]。

4.5.3　髂骨瓣重建下颌骨模型与个性化重建钛板设计

将理想的下颌骨重建模型数据以 STL 文件格式输出,通过 3D 打印技术,采用医用树脂进行打印,获得髂骨瓣下颌骨重建模型。使用下颌骨重建模型预弯重建钛板(厚度 2.4mm)用于术中固定两端下颌骨,支撑下颌骨外形。将带有重建钛板的模型进行 CT 扫描,数据导入软件中,分离出重建钛板数据,用于制定导航计划,术中精确定位重建钛板位置[19,20](见图 8)。

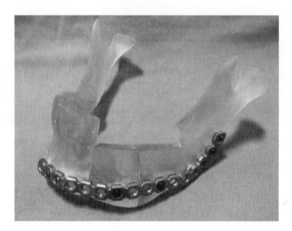

图 8　打印下颌骨重建三维模型,预弯制个性化重建钛板

同时,将髂骨模型数据以 STL 文件格式输入软件,设计髂骨截骨与塑形导板,通过 3D 打印技术,采用医用树脂进行打印,获得髂骨截骨导板与重建导板。

5　手术实施

5.1　系统注册与配准

将患者导航数据导入导航工作站,完成全麻,在头顶部行约 1cm 小切口,在顶骨部位安装导航参考架固定装置,上方安装反光球。参考架安装要牢固,避免术中松动,固定部位应避开天然骨缝。然后将红外探测装置对准术区,探测区域应同时显示参考架和术区。然后开始配准操作,配准方式可选择激光面部轮廓配准或点对点配准,具体方式可参考不同导航系统操作说明[21]。

5.2　导航辅助颌骨切除手术

5.2.1　导航辅助上颌骨切除手术

术区暴露后,使用导航探针分别定位上颌骨各截骨线位置,同时标记截骨线位置,按照术前设计的截骨线位置进行上颌骨截骨,精确切除上颌骨[16](见图 9)。

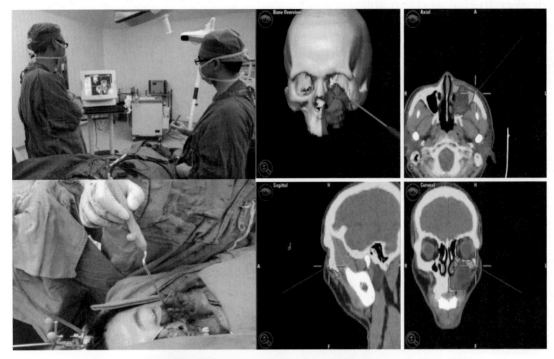

图9　术中采用导航按照术前设计精确定位各截骨线位置,精确切除上颌骨

5.2.2　导航辅助下颌骨区段切除手术

戴入薄咬合板,保证咬合处于正中关系的前提下,使用导航探针分别定位下颌骨各截骨线位置,同时标记截骨线位置,按照术前设计的截骨线位置进行下颌骨截骨,精确切除下颌骨[17]。

相对于上颌骨,下颌骨的位置稳定性较差,尤其在无稳定的咬合关系时,可3D打印术前设计的截骨导板,用于术中辅助导航系统更加精确的定位截骨线位置。

5.3　导航辅助颌骨缺损重建手术

5.3.1　导航辅助上颌骨缺损重建

采用术前预成形的个性化钛网修复眶底缺损,使用导航探针精确定位眶底位置,精确定位后将钛网固定于眶缘,固定后再次使用导航探针验证位置[16,18](见图10)。

将制备好的腓骨瓣按照术前设计的模板或导板进行三维塑形,转至受区。使用导航系统辅助精确定位腓骨段的三维位置,主要验证腓骨的水平位置、垂直距离与后端位置,尽可能使各段腓骨在三维位置上与术前设计吻合。利用钛板将腓骨固定于对侧牙槽突与同侧颧骨。固定完成后再次使用导航验证腓骨段位置[16](见图11)。

将术前预成形的修复上颌骨前壁外形的钛网修剪调整后就位,分别固定。

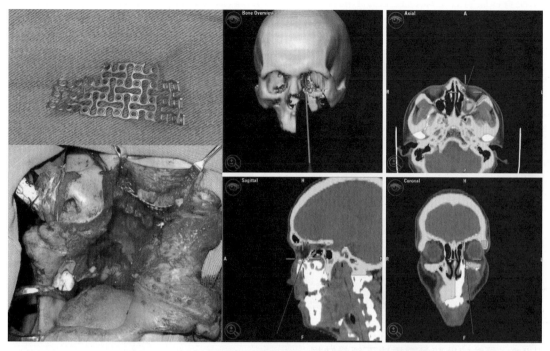

图10 术中采用导航辅助精确定位钛网位置,修复眶底缺损

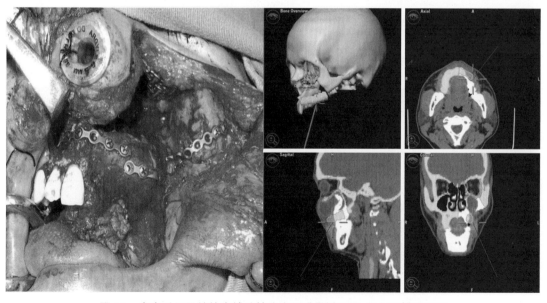

图11 术中采用导航技术辅助精确定位腓骨瓣位置,修复牙槽突缺损

注:对于上颌骨全切除术后形成的 Brown Ⅲ 类缺损,重建过程包括以上全部过程;而对于上颌骨次全切除术后形成的 Brown Ⅱ 类缺损,重建过程可仅包括腓骨瓣重建部分。

5.3.2 导航辅助腓骨瓣重建下颌骨缺损

行颌间固定。将制备好的腓骨瓣按照术前设计的模板或导板进行三维塑形,转至受区。使用导航系统辅助精确定位腓骨段的三维位置,主要验证下颌角与髁突位置的准确性,尽可能使各段腓骨在三维位置上与术前设计吻合。利用钛板将腓骨固定于剩余下颌骨。固定完成后再次使用导航验证腓骨段位置[17]（见图 12）。

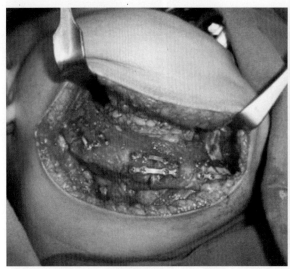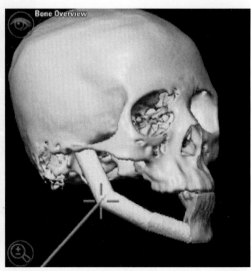

图 12　术中采用导航技术精确定位腓骨瓣位置，修复下颌骨缺损

5.3.3　导航辅助髂骨瓣重建下颌骨缺损

行颌间固定。将术前预弯制的个性化重建钛板贴合与缺损区两侧的下颌骨，利用导航辅助定位重建钛板在两侧下颌骨的固定位置，行坚固内固定（见图 13）。

根据术前设计的髂骨瓣截骨与塑形导板制备髂骨瓣并塑形，将塑形好的髂骨调整后置于下颌骨缺损区，验证髂骨段的三维位置，固定于重建钛板[19,20]。

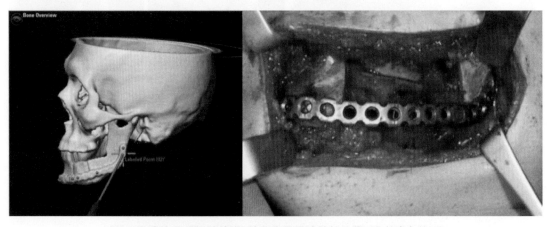

图 13　术中采用导航技术，精确定位重建钛板位置，固定咬合关系

6　术后评价

6.1　导航手术精度评价

采用数据融合的方法评价导航手术精度，获取术后 1 周螺旋 CT 数据，输入软件中，生成术后三维重建上颌骨模型，导出 STL 格式数据。将术前设计的理想颌骨重建模型数据与术

后实际的三维重建颌骨模型数据导入软件中,通过多点配准对齐坐标系,选择重建区域为目标区域,比较术前设计与术后实际的差异,从而评价导航手术的精确性[16,17](见图14)。

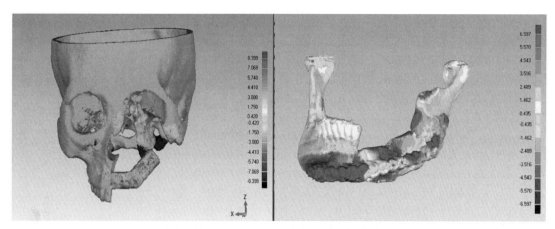

图14 术后在数字化软件中,采用色谱分析法,比较术前设计与术后实际的
重建效果差异,评价导航手术精度

6.2 上颌骨重建效果评价

获取术后1周螺旋CT数据,输入软件中,生成术后三维重建上颌骨模型,进行三维测量:

腓骨垂直向位置:重建区域颌间距离(尖牙区与第一磨牙区),与术前进行比较;

腓骨水平向位置:腓骨中心长轴与正常牙弓中心长轴的偏离位置距离;

腓骨后端位置:腓骨后端与对侧牙槽突的关系、与同侧喙突位置关系[16]。

6.3 下颌骨重建效果评价

获取术后的螺旋CT数据,输入软件中,生成术后三维重建上下颌骨模型,导入软件中,通过与术前CT配准进行三维测量:

腓骨重建髁突点位置偏移:术前髁突点与术后腓骨重建髁突点的距离。

腓骨重建下颌角点位置偏移:术前下颌角点与术后腓骨重建下颌角点的距离。

腓骨重建下颌角的角度变化:术前下颌角角度与术后腓骨重建下颌角角度的偏差。

下颌角宽度变化:手术前后双侧下颌角距离的变化[17]。

参 考 文 献

[1] 张益. 数字化技术及眼眶骨折精确重建[J]. 中华口腔医学杂志, 2012, 47(8): 463-465.

[2] FERNANDES R, DIPASQUALE J. Computer-aided surgery using 3D rendering of maxillofacial pathology and trauma[J]. Int J Med Robot, 2007, 3(3): 203-206.

[3] SCHUBERT W, GEAR A J, LEE C, et al. Incorporation of titanium mesh in orbital and midface reconstruction [J]. Plast Reconstr Surg, 2002, 110(4): 1022-1030.

[4] YU H, SHEN G, WANG X, et al. Navigation-guided reduction and orbital floor reconstruction in the treatment of zygomatic-orbital-maxillary fractures[J]. J Oral Maxillofac Surg, 2010, 68(1): 28-34.

[5] CORDEIRO P G, CHEN C M. A 15-year review of midface reconstruction after total and subtotal maxillectomy [J]. Plast Reconstr Surg, 2012, 129(1): 124-147.

［6］ NAKAYAMA B, HASEGAWA Y, HYODO I, et al. Reconstruction using a three-dimensional orbitozygomatic skeletal model of titanium mesh plate and soft-tissue free flap transfer following total maxillectomy［J］. Plast Reconstr Surg, 2004, 114（3）: 631-639.

［7］ HE Y, ZHU H G, ZHANG Z Y, et al. Three-dimensional model simulation and reconstruction of composite total maxillectomy defects with fibula osteomyocutaneous flap flow-through from radial forearm flap［J］. Oral Surg Oral Med Oral Pathol Oral Radiol Endod, 2009, 108（6）: 6-12.

［8］ HOHLWEG M B, SCHÖN R, SCHMELZEISEN R, et al. Navigational maxillofacial surgery using virtual models［J］. World J Surg, 2005, 29（12）: 1530-1538.

［9］ AUSTIN R E, ANTONYSHYN O M. Current applications of 3-d intraoperative navigation in craniomaxillofacial surgery: a retrospective clinical review［J］. Ann Plast Surg, 2012, 69（3）: 271-278.

［10］ BELL R B. Computer planning and intraoperative navigation in craniomaxillofacial surgery［J］. Oral Maxillofac Surg Clin North Am, 2010, 22（1）: 135-156.

［11］ 金征宇, 龚启勇. 医学影像学［M］. 北京: 人民卫生出版社, 2015.

［12］ 张震康, 俞光岩. 口腔颌面外科学［M］. 2 版. 北京: 北京大学医学出版社, 2013.

［13］ 邱蔚六, 张志愿, 俞光岩. 口腔颌面 - 头颈肿瘤学［M］. 北京: 人民卫生出版社, 2011.

［14］ DE ROSA V, IONNA F, MOZZILLO N, et al. 3D spiral computerized tomography in the reconstructive treatment of malignant maxillofacial tumors［J］. Radiol Med, 2000, 100（6）: 424-428.

［15］ 章文博, 于尧, 王佃灿, 等. 三维标记技术在上颌骨恶性肿瘤外科治疗中的应用［J］. 中华耳鼻咽喉头颈外科杂志, 2015, 50（5）: 378-382.

［16］ ZHANG W B, WANG Y, LIU X J, et al. Reconstruction of maxillary defects with free fibula flap assisted by computer techniques［J］. J Craniomaxillofac Surg, 2015, 43（5）: 630-636.

［17］ YU Y, ZHANG W B, LIU X J, et al. Three-dimensional accuracy of virtual planning and surgical navigation for mandibular reconstruction with free fibula flap［J］. Journal of Oral and Maxillofacial Surgery, 2016, 74（7）: 1503. e1-1503. e10.

［18］ ZHANG W B, MAO C, PENG X, et al. Outcomes of orbital floor reconstruction after extensive maxillectomy using the computer-assisted fabricated individual titanium mesh technique［J］. J Oral Maxillofac Surg, 2015, 73（10）: e1-e2065.

［19］ YU Y, ZHANG W B, WANG Y, et al. A revised approach for mandibular reconstruction with the vascularized iliac crest flap using virtual surgical planning and surgical navigation［J］. Journal of Oral and Maxillofacial Surgery, 2016, 74（6）: 1285. e1-1285. e11.

［20］ ZHANG W B, YU Y, WANG Y, et al. Improving the accuracy of mandibular reconstruction with vascularized iliac crest flap: role of computer-assisted techniques［J］. J Craniomaxillofac Surg, 2016, 44（11）: 1819-1827.

［21］ GUMPRECHT H K, WIDENKA D C, LUMENTA C B. Brainlab vectorvision neuronavigation system: technology and clinical experience in 131 cases［J］. Neurosurgery, 1999, 44（1）: 97-105.

附加说明: 图 1~ 图 14 分别见书末彩图 3-12~ 彩图 3-25。

ICS 11.060.01

CCS C05

中华口腔医学会

团 体 标 准

T/CHSA 004—2018

"导航引导下颅底肿瘤穿刺活检
技术流程及操作"的专家共识

Expert consensus on "Processes and operations of navigation-guided needle biopsy
techniques in skull base tumors"

2018-12-07 发布 2018-12-07 实施

中华口腔医学会 发布

目　次

前　言

本标准按照 GB/T 1.1—2009 给出的规则起草。

本标准由中华口腔医学会提出并归口。

本标准由北京大学口腔医院负责起草,空军军医大学第三附属医院、武警总医院、武汉大学口腔医院、四川大学华西口腔医院、中国医科大学附属口腔医院、上海交通大学医学院附属第九人民医院、北京大学第一医院参加起草。

本标准主要起草人:王晶、郭传瑸、朱建华、郭玉兴、俞光岩、贺洋、章文博、张益、彭歆、刘筱菁、刘彦普、顾晓明、田卫东、卢利、李祖兵、张诗雷、沈国芳、鲍圣德、李铁军、傅开元。

引　言

　　颅底外科是一门交叉学科,涉及神经外科、口腔颌面外科、耳鼻咽喉科、眼科、整形外科等。与口腔颌面外科相关的领域,主要包括咽旁间隙、颞下窝间隙和翼颌间隙。该区域位置深在、解剖结构复杂,毗邻通入颅内的重要血管神经,而且外侧有下颌升支、腮腺及面神经,不易暴露。由于颅内、颅外"一板之隔"的颅底毗邻诸多重要解剖结构,手术风险高,是最具有挑战性的手术区域之一。颅底区的病变,无论是术前活检还是手术治疗均存在较大的难度和风险[1]。

　　术前获得肿瘤的病理学信息有助于制定治疗方案。穿刺活检手术是目前以微创手段获得病理结果的主要途径之一。该技术在乳腺、肺部、肝部肿瘤诊断中均有广泛应用,其诊断特异度和灵敏度高,安全性高,风险较低,并发症发生率低[2-4],在头颈部肿瘤的诊断中也有较广泛的应用[5-7]。快速发展的导航技术为深部组织穿刺活检手术提供了可靠的辅助技术[8,9]。在神经外科脑部病变活检中应用立体定向或图像定位的方式更为常见[10,11]。

　　中华口腔医学会口腔颌面外科专委会组织专家,制定导航引导下颅底肿瘤穿刺活检技术操作的专家共识,来规范导航技术在颅底肿瘤穿刺活检中的应用,以利其进一步推广应用。

"导航引导下颅底肿瘤穿刺活检技术流程及操作"的专家共识

1 范围

1.1 适应证

本标准给出该技术的适应证,主要指颅底肿瘤穿刺活检术本身的适应证:

颅底及面侧深区肿瘤,需要病理诊断来指导治疗方案;

开放切口活检创伤大,操作困难者;

导航定位更适宜于以下这些情况:肿瘤压迫导致颈内动脉、静脉受压迫移位者;肿瘤体积小,难以定位的;肿瘤影像学显示质地不均匀,需要选择肿瘤内标本采集部位的。

1.2 禁忌证

a)肿瘤全部为囊性病变;

b)临床及影像学诊断倾向于良性多形性腺瘤。

2 术语及定义

2.1

颅底外科　skull base surgery

研究颅底区相关器官或组织的疾病现象、诊断和治疗及其科学基础的临床学科。(王正敏.颅底外科学.上海:上海科学技术出版社,1995.)

2.2

穿刺活检　needle biopsy

对触诊有波动感或非实质性含液体的肿块,可用注射针做穿刺,并将抽出物送病理或涂片检查。本专家共识中指用专用的活检吸取套管针穿刺获取标本,并将所取得的标本进行组织学检查。(张震康,俞光岩.口腔颌面外科学.2版.北京:北京大学医学出版社,2013.)

2.3

计算机断层扫描　computed tomography,CT

计算机断层扫描是用X线束对人体检查部位按一定厚度的层面进行扫描,由探测器接收该层面上各个不同方向的人体组织对X线的衰减值,经模/数转换输入计算机,通过计算机处理后得到扫描断面的组织衰减系数的数字矩阵,再将矩阵内的数值通过数/模转换,用黑白不同的灰度等级在荧光屏上显示出来,即构成CT图像。(金征宇,龚启勇.医学影像学.3版.北京:人民卫生出版社,2015.)

2.4

外科手术导航系统　surgical navigation system

指医生在术前利用医学影像设备和计算机图形学的方法,对患者多模式的图像数据进行三维重建和可视化处理,获得三维模型,制定合理、精确的手术计划,开展术前模拟。在术中通过注册操作,把三维模型与患者的实际体位、空间置换手术器械的实时位置统一在一个坐标系下,并利用三维定位系统对手术器械在空间中的位置实时采集并显示,医生通过视察三维模型中手术器械与病变部位的相对位置关系,对患者进行导航手术治疗。外科手术导航系统由计算机工作站、定位装置、示踪装置和显示器组成。(张震康,俞光岩.口腔颌面外科学.2 版.北京:北京大学医学出版社,2013.)

2.5

磁共振成像　magnetic resonance imaging(MRI)

又称核磁共振成像,是利用强外磁场内人体中的氢原子核即氢质子,在特定射频脉冲作用下产生磁共振现象,所进行的一种医学成像技术。(徐克,龚启勇.医学影像学.9 版.北京:人民卫生出版社,2018.)

2.6

三维重建　3D reconstruction

三维重建是指对三维物体建立合适计算机表示和处理的数学模型,是在计算机环境下对其进行处理、操作和分析的基础,也是在计算机中建立表达客观世界的虚拟现实的关键技术。分为体绘制重建和表面绘制重建。(张震康,俞光岩.口腔颌面外科学.2 版.北京:北京大学医学出版社,2013.)

2.7

图像分割　image segmentation

图像分割是根据目标与背景的先验知识,将图像中的目标、背景进行识别、标记,将目标从背景或其他伪目标中分离出来的过程。(张震康,俞光岩.口腔颌面外科学.2 版.北京:北京大学医学出版社,2013.)

2.8

医学数字图像和通讯格式　digital imaging and communication in medicine,DICOM

医学数字成像和通讯格式,是医学图像和相关信息的国际标准(ISO 12052)。它定义了质量能满足临床需要的可用于数据交换的医学图像格式。(张震康,俞光岩.口腔颌面外科学.2 版.北京:北京大学医学出版社,2013.)

2.9

图像配准　image registration

对于一幅医学图像寻求一种(或一系列)空间变换,使它与另一幅医学图像上的对应点达到空间上的一致。(刘树伟,尹岭,唐一源.功能神经影像学.济南:山东科学技术出版社,2011.)

2.10

图像融合　image fusion

是将来自相同或不同成像设备采集的同一组织或器官的相关图像,经过适当的空间配准和叠加,加以必要的变换处理,使其在空间位置、空间坐标上达到匹配。融合后的图像达到了信息互补,增加了信息量,形成了一个综合解剖结构和功能信息的新图像。(张震康,俞光岩.口腔颌面外科学.2版.北京:北京大学医学出版社,2013.)

2.11

细针吸活检　fine needle biopsy

对唾液腺肿瘤和某些深部肿瘤用6号针头行穿刺细胞学检查。(张震康,俞光岩.口腔颌面外科学.2版.北京:北京大学医学出版社,2013.)

2.12

粗针穿刺活检　core needle biopsy

对口腔颌面部的深部肿瘤,用专用的活检吸取套管针所取得的标本进行组织学检查。(张震康,俞光岩.口腔颌面外科学.2版.北京:北京大学医学出版社,2013.)

2.13

冰冻组织病理诊断　frozen tissue pathological diagnosis

是将术中取下的组织于 –20℃条件下制成冰冻切片用于病理诊断的方式,可在短时间内确定肿瘤的良恶性,具有使用简便、快速等优点。[徐庆阳.冰冻病理技术在甲状腺乳头状癌诊断中的应用.临床医学研究与实践,2018,3(18):151-153.]

3　技术使用所需设备

3.1　数据采集设备

计算机断层扫描(computed tomography,CT)数据是骨组织手术常用数据,颌面部导航手术一般要求层厚达到≤1.25mm,方可满足颌面手术精度要求。

3.2　数字化软件

数字外科软件主要用于外科导航手术术前规划。外科导航系统经常包含数字化设计软件,非导航系统的数字化软件也可使用。导航数字外科软件需要具备以下功能:

a)数据的三维重建和测量,包括长度、角度测量。

b)手术方案的规划,包括分割、融合、路径规划等多种功能模块。

c)手术方案的导出。

3.3　外科手术导航系统

外科手术导航系统是导航手术的核心部件,目前国内外已有多家手术导航系统面世。被动式红外线定位方法更方便灵活,也是目前最为常用的定位方法。

4　术前数据采集及手术设计

4.1　术前数据采集

为能够良好的显示颅底区域重要的动静脉和肿瘤的位置关系,建议采用静脉碘对比剂增强的螺旋CT。拍摄范围需包括自颅顶至锁骨上所有的面颈部组织,避免遗漏颅内外沟通的肿瘤边界,避免遗漏颈部转移性淋巴结。导航手术因注册需要,需包含完整的鼻尖。薄层的CT扫描有利于更好的辨识肿瘤边界、提高导航精度。CT层厚的最低要求在各个导航系统有差别,可参考不同导航系统的操作说明。扫描影像采用DICOM格式存储。若采用点对点配准注册方法,需要在拍摄影像时,佩戴含有配准点的咬合板、皮肤粘贴标记、标记钉等。配准点的数量一般不应低于4个,分布广泛,覆盖导航的中心区域;如果是皮肤粘贴标记,需要选择不易移动变形的部位,例如:额部、颧部、乳突等。

磁共振成像显示肿瘤更加清晰,可用于辅助诊断和导航术前设计[9]。

对于无法拍摄增强CT的患者,可采用平扫CT与磁共振图像融合的方式进行导航设计。

扫描数据以医学数字图像和通讯格式(DICOM)导出。

4.2　术前设计

4.2.1　导入数据和三维重建

获取DICOM数据,导入数字化软件中。如果采用点对点配准,需要预先识别标记配准点。采用阈值分割,重建颅骨。

4.2.2　分割、配准融合

根据阈值采用区域生长法分割颈内动脉、颈外动脉、颈总动脉、颈内静脉。在设计软件中采用分割工具勾画标记肿瘤范围,对肿瘤进行三维重建,获得三维可视化的肿瘤位置(见图1)。如果拍摄了两种不同的影像,可进行配准和融合,以获得更好的影像显示,便于肿瘤分割和三维重建。

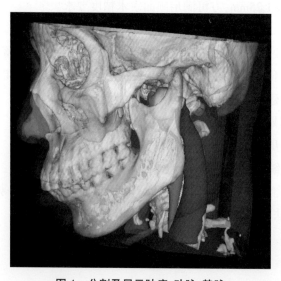

图1　分割及显示肿瘤、动脉、静脉

4.2.3 穿刺针直径的选择

针刺活检一般分为细针吸活检（fine needle biopsy）和粗针穿刺活检（core needle biopsy）。细针吸活检具有创伤小的优势，然而吸取标本量过少，一般仅能进行细胞学诊断，很难进行组织学诊断、免疫组织化学诊断，不能判断肿瘤的浸润情况[12]。粗针穿刺活检提供了灵敏度和特异度均更高的病理诊断[13]，可判断肿瘤浸润情况，能够提供决定临床治疗决策的预后信息[14]。

导航下颅底肿瘤穿刺活检一般采用粗针穿刺活检。粗针穿刺活检所用穿刺针和活检枪一般为配套使用，常用的穿刺针直径为18G~11G（大约为1.2~2.6mm）。需要根据肿瘤的大小、深度，选择合适直径的穿刺针。穿刺针不能太细，需要保证获取足够的组织量用于诊断，也避免穿刺过程中产生较大的弯曲变形，而导致穿刺尖端的导航位置与实际位置偏差过大。如果穿刺针尖端距离皮肤进针点较远，需要选择直径较粗的穿刺针，以减少针在软组织内的弯曲变形。

关于粗针穿刺活检的针道肿瘤细胞种植问题，在乳腺癌的研究较为充分，系统综述分析显示针道检出肿瘤细胞较常见，达到2%~63%，但由此引起种植复发、淋巴结转移和全身转移均罕见，且难以与肿瘤及手术治疗本身引起相区别，长期随访患者预后与未行穿刺活检的患者无差别[2]。在头颈部肿瘤粗针穿刺活检的研究较少，结论与上述类似[15]。由于针道肿瘤细胞检出率高，理论上发生局部复发和转移的风险是不能排除的。针的直径也可能是上述风险的危险因素之一。目前尚无可靠证据证实缩短与手术根治、放化疗根治之间的时间，针道切除等措施有利于减小风险[2]。

4.2.4 虚拟设计穿刺路径

在具有轴位、冠状位、矢状位和三维的多视图导航设计软件中，虚拟设计穿刺路径。将穿刺进入点置于皮肤，穿刺靶点置于肿瘤与正常组织的交界处，弹射路径位于穿刺路径的延长线上[8,16]（见图2）。

注意根据肿瘤的位置和大小选择不同的穿刺路径和弹射距离。推荐设计多条穿刺路径，从不同角度在肿瘤的不同位置取材。

常用穿刺途径为经乙状切迹和经下颌后窝两种[16]。穿刺路径需要避开骨质。穿刺活检的并发症之一是穿刺针进入血管和出血[17]。设计时务必要使穿刺路径和弹射路径均远离颈内动脉、颈内静脉、颈外动脉，避开图像上可见的任何知名血管。设计后注意采用多种视图角度仔细检查穿刺路径是否避开骨质遮挡、是否远离血管。尽量避免穿刺路径经过口内，如果必须经过口内，需在术前严格口内消毒。

导出导航专用格式用于术中导航。

5 导航的安装和注册

5.1 头带式头架安装

穿刺活检因时间较短，可采用无创式头带式头架进行导航。操作时将头带固定于患者额部，再连接头架与反光球，即可完成头架安装。

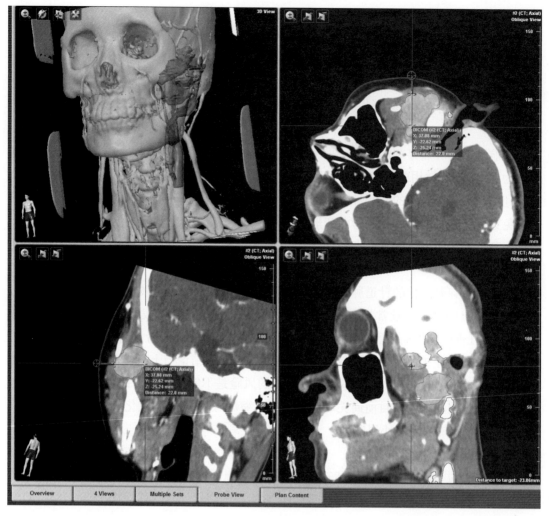

图 2   设计穿刺路径

头带式头架安装简单,要点是确保额部皮肤干燥,保证手术过程中头带固定不移动。推荐采用头巾包头利于固定。术中要保持头架稳定。

5.2   患者注册

根据不同的导航系统,注册方法有所不同,需要参照导航系统的使用说明进行规范操作。光学导航系统常用的注册方法有面部扫描注册和点对点注册。

5.3   穿刺针注册

在穿刺活检中,穿刺枪需要进行第三方注册,使得穿刺过程全程导航可视。第三方器械注册方法在不同的导航系统中多种多样,可根据导航系统说明书进行操作。

6   穿刺手术

6.1   穿刺前准备

患者可局麻下或镇静下手术。导航探针选择穿刺点,穿刺点位置以 2% 利多卡因行局部浸润麻醉,以尖刀行小切口。

6.2 穿刺过程

将穿刺针按设计轨迹送达肿瘤与正常组织边界进行穿刺,标本及时行冰冻病理检查,如冰冻未发现肿瘤组织,可在穿刺轨迹上调整角度重新穿取肿瘤组织。

采用不同的角度和深度,在肿瘤组织内多处取材,一般不少于 3 次,以提高病理诊断的准确率。

6.3 术中冰冻病理

推荐采用术中冰冻组织病理诊断,帮助判断是否采集到肿瘤组织。组织冰冻病理无法明确是否获取肿瘤组织时,可更换穿刺方向再次穿刺取材。

结束穿刺,确定穿刺伤口无活动出血,以无菌敷料覆盖并加压包扎。

7 效果评价

所取标本质量是评价指标之一,良好的标本要求每次穿刺所取标本为软组织实质,不小于 1cm 长度。评价穿刺活检效果的核心指标是能否获得可供术后病理诊断的标本,以及活检病理结果与手术肿瘤病理结果的一致性。

8 风险与并发症

导航下颅底肿瘤穿刺活检的风险与并发症主要是穿刺活检术的风险与并发症,导航仅为辅助。常见穿刺活检的并发症包括:出血、血肿、神经损伤、感染、伤口延迟愈合等[10,11,17]。注意避免穿刺针过深进入颅内,颅内出血风险度更高,有一定死亡率[10]。

参 考 文 献

[1] 郭玉兴,郭传瑸,俞光岩,等.影响颞下咽旁间隙恶性肿瘤预后的因素分析[J].中华神经外科杂志,2012,28(8):775-779.

[2] LIEBENS F, CARLY B, CUSUMANO P, et al. Breast cancer seeding associated with core needle biopsies: a systematic review[J]. Maturitas, 2009, 62(2): 113-123.

[3] SILVA M A, HEGAB B, HYDE C, et al. Needle track seeding following biopsy of liver lesions in the diagnosis of hepatocellular cancer: a systematic review and meta-analysis[J]. Gut, 2008, 57(11): 1592-1596.

[4] INOUE M, HONDA O, TOMIYAMA N, et al. Risk of pleural recurrence after computed tomographic-guided percutaneous needle biopsy in stage I lung cancer patients[J]. Annals of Thoracic Surgery, 2011, 91(4): 1066-1071.

[5] 张杰,郑磊,刘树铭,等.空心针穿刺活检在口腔颌面部肿瘤的应用[J].北京大学学报(医学版),2012,44(5):801-803.

[6] ORLANDI D, SCONFIENZA L M, LACELLI F, et al. Ultrasound-guided core-needle biopsy of extra-ocular orbital lesions[J]. European Radiology, 2013, 23(7): 1919-1924.

[7] FARRAG T Y, LIN F R, KOCH W M, et al. The role of pre-operative CT-guided FNAB for parapharyngeal space tumors[J]. Otolaryngology-Head and Neck Srugery, 2007, 136(3): 411-414.

[8] GRASSO R F, LUPPI G, CAZZATO R L, et al. Percutaneous computed tomography-guided lung biopsies: preliminary results using an augmented reality navigation system[J]. Tumori Journal, 2012, 98(6): 775-782.

[9] MOURAVIEV V, VERMA S, KALYANARAMAN B, et al. The feasibility of multiparametric magnetic

resonance imaging for targeted biopsy using novel navigation systems to detect early stage prostate cancer: the preliminary experience [J]. Journal of Endourology, 2013, 27 (7): 820-825.

[10] GILKES C E, LOVE S, HARDIE R J, et al. Brain biopsy in benign neurological disease [J]. Journal of Neurology, 2012, 259 (5): 995-1000.

[11] MALONE H, YANG J, HERSHMAN D L, et al. Complications following stereotactic needle biopsy of intracranial tumors [J]. World Neurosurgery, 2015, 84 (4): 1084-1089.

[12] SAUER T, MYRVOLD K, LØMO J, et al. Fine-needle aspiration cytology in nonpalpable mammographic abnormalities in breast cancer screening: results from the breast cancer screening programme in Oslo 1996-2001 [J]. Breast, 2003, 12 (5): 314-319.

[13] BRITTON P D. Fine needle aspiration or core biopsy [J]. Breast, 1999, 8 (1): 1-4.

[14] KAUFMANN M, HORTOBAGYI G N, GOLDHIRSCH A, et al. Recommendations from an international expert panel on the use of neoadjuvant (primary) systemic treatment of operable breast cancer: an update [J]. Journal Clinical Oncology, 2006, 24 (12): 1940-1949.

[15] SHAH K S, ETHUNANDAN M. Tumour seeding after fine-needle aspiration and core biopsy of the head and neck: a systematic review [J]. British Journal of Oral & Maxillofacial Surgery, 2016, 54 (3): 260-265.

[16] 郭传瑛, 郭玉兴. 外科导航技术引导的颅底肿瘤穿刺活检 [J]. 中国实用口腔科杂志, 2014, 7 (6): 321-324.

[17] 白玲, 杨涛, 唐英, 等. 超声引导下粗针经皮组织活检术并发症分析与预防 [J]. 南方医科大学学报, 2009, 29 (5): 1055-1059.

附加说明: 图 1、图 2 分别见书末彩图 3-26、彩图 3-27。

ICS 11.060.01
CCS C05

中华口腔医学会

团 体 标 准

T/CHSA 008—2019

下颌骨放射性骨坏死临床诊疗共识

Expert consensus of clinical diagnosis and treatment of
osteoradionecrosis of mandible

2019-12-31 发布

2020-01-31 实施

中华口腔医学会　发布

目　次

下颌骨放射性骨坏死临床诊疗共识

1 范围

本标准规定了下颌骨放射性骨坏死的术语和定义、病因学与高危因素、诊断要点、鉴别诊断、分类及分期、治疗推荐、疗效评价、预防方法。

本专家共识适用于中国各级医疗单位的医务人员对下颌骨放射性骨坏死疾病的诊断和治疗。

2 术语及定义

下列术语和定义适用于本文件。

2.1

放射性颌骨坏死 osteoradionecrosis of the jaw，ORNJ

受辐射区域内颌骨组织以炎症和坏死为基础的骨质病变伴随软组织的损伤，病程达 3 个月以上不能自行愈合，同时排除原发肿瘤复发，药物相关性骨病变以及放射线诱导的颌骨组织新生肿瘤。

2.2

放射诱导的纤维萎缩机制 radiation-induced fibrosis，RIF

2004 年由 Delanian 等提出的放射诱导组织纤维萎缩的新观点，认为放疗导致局部组织、内皮细胞等的损伤，受损的组织细胞释放大量的氧自由基（reactive oxygen species，ROS）诱发血管内皮急性炎症性反应，引起局部微血管栓塞，导致组织细胞缺血缺氧坏死。在 ROS 的作用下，血管内皮细胞通透性增加，导致大量细胞因子如转化生长因子 -β1、肿瘤坏死因子 -α、成纤维细胞生长因子 -β、结缔组织生长因子、白细胞介素 -1、白细胞介素 -4、白细胞介素 -6 等释放，这些细胞因子导致成纤维细胞异常增殖，并分泌大量细胞外基质成分，这些细胞外基质不断沉积从而吞噬周围组织，最终颌骨坏死发生。

2.3

放射治疗 radiotherapy

使用 X 射线和其他致电离辐射（ionizing radiation）形式治疗或缓解疾病的方法。

2.4

修复重建 reconstruction

将恢复结构、功能、形态三者有机结合，使创伤、感染、疾病或先天因素等引起的组织、器官缺损和结构异样、形态不良、功能障碍等恢复正常或接近正常的治疗方法。

2.5

高压氧治疗　hyperbaric oxygen therapy

通过高压氧舱将病人置于高于一个大气压环境中,使患者吸入高浓度(85%~99%)氧气,提高血氧张力、增加血氧含量的一种治疗方式。

3　病因学与高危因素

关于下颌骨 ORN 的发病机理研究报道很多,最早从上世纪 70 年代提出了放疗、感染和创伤"三要素"学说[1],并认为下颌骨 ORN 是由于放疗引起的颌骨组织活力丧失,然后细菌侵入并造成广泛组织破坏的感染性疾病。随后有研究认为,下颌骨 ORN 的发生是由于放疗照射对组织的直接杀伤,导致辐照组织内出现低氧、低血管密度以及低细胞的状态,即著名的"三低"学说[2]。最新研究认为放射诱导组织纤维萎缩在 ORNJ 的发生发展过程中起着重要作用[3,4]。下颌骨 ORN 的发病机理尚不明确但某些因素如高剂量、放疗后拔牙及手术创伤等是公认的下颌骨 ORN 发生的高危风险因素。下颌骨 ORN 的高危因素概括起来主要有以下三个方面[5-10]:①治疗相关因素;②原发肿瘤因素;③患者自身相关因素(见表1)。

表 1　ORNJ 相关高危因素

ORNJ 相关高危因素
辐射剂量 >60Gy
颌骨的急性创伤及外科手术
牙殆状态——牙源性和牙周疾病
下颌骨位于放疗范围内
不良的人工假体导致慢性创伤
不良的口腔卫生习惯比如吸烟、酗酒等
使用近距离放射治疗不规范
放疗技术水平参差不一
原发肿瘤的部位
下颌角及升支由于其本身的致密性更易出现坏死
营养状况
同期放化疗
晚期肿瘤
全身情况差

4　诊断和鉴别诊断

4.1　临床表现

主要为颌骨及周围软组织经放射线辐射后颌骨骨质发生进行性坏死及周围软组织损伤而表现出来的临床症状。下颌骨 ORN 病程进展缓慢,往往在放疗后数月乃至数十年才出现症状。早期呈持续性针刺样剧痛,由于放疗导致黏膜或皮肤破溃,至牙槽骨、下颌骨骨质暴露;继发感染后暴露的骨面长期溢脓,经久不愈。病变发生于下颌支时,因肌萎缩及纤维化可表现为不同程度的张口受限。放射后下颌骨的破骨细胞与成骨细胞再生能力低下,导致死骨分离困难,因此,死骨与正常骨往往界限不清。口腔及颌面部软组织受到射线损伤后导致局部血运障碍,主要表现为炎性肿胀、流脓、窦道形成、局部麻木感、口内外贯通逐渐扩大引起颌面部溃烂、颌骨骨质暴露[1,11]。临床患者多以颌面部肿痛、瘘管形成及不同程度的张口受限为主诉。

另外下颌骨 ORN 患者病程长,患者呈慢性消耗性进展,常表现为消瘦及贫血。

4.2 影像学表现

4.2.1 X 线片

推荐数字式口腔全景片。X 线片表现为骨质稀疏、缺损、破坏,早期骨质呈不规则疏松或破坏,中晚期疏松区域扩展呈融合性斑片状骨质破坏、缺损及死骨形成或病理性骨折。

4.2.2 电子计算机断层扫描或锥形束 CT

早期病变在电子计算机断层扫描(computed tomography,CT)上仅表现为局限性骨质密度减低,骨小梁稀疏;当病变进展时,CT 扫描示病灶内可见斑片状,虫蚀样骨质破坏吸收区,有死骨形成,死骨可呈斑点状、斑片状或条片状,呈高密度,境界清楚。部分病例可见病理性骨折。锥形束 CT(cone beam CT,CBCT)可获得更清晰的图像,可快速重建,获得各向空间的影像,还可清晰分辨颌骨病变和牙列的关系。

4.2.3 MRI

可作为早期下颌骨 ORN 的随访及筛查检查项目。主要因 MRI 在发现下颌骨 ORN 早期病变以及鉴别颌骨周围软组织影成像方面效果更佳[12]。MRI 可以较早发现下颌骨 ORN 骨髓腔里的骨髓水肿改变,T1 像主要表现为信号减低,而 T2 像表现为信号增高,而增强后可见强化影。

4.3 组织病理学

下颌骨 ORN 病变主要是颌骨的变性和坏死。下颌骨 ORN 的病理诊断标准为:板层骨纹理不清,松质骨处骨小梁萎缩、纤细,部分区域骨细胞消失,骨陷窝空虚,形成死骨,骨髓腔内纤维组织增生伴玻璃样变,替代正常骨髓组织,骨髓腔增大,细胞数量减少,可见散在纤维母细胞及纤维细胞,小动脉内膜、内弹力层消失,肌层纤维化,外膜增厚,管腔内血栓形成。炎症性变化多出现于外伤等骨组织暴露部位,呈骨髓炎表现,髓腔内大量炎细胞浸润,血管增生,肉芽组织形成及明显死骨形成,可见破骨及成骨现象。

4.4 诊断标准

目前下颌骨 ORN 的临床诊断主要依据以下几个方面:①放射治疗史;②临床上有下颌骨 ORN 放射后相关症状和体征,且病程大于 3 个月以上;③影像学上存在骨质改变或破坏;④组织病理学发现放射性骨坏死的典型表现。

临床诊断具备①、②及任何一项③、④即可诊断。

4.5 鉴别诊断

诊断本病时应与慢性化脓性骨髓炎、药物相关性颌骨坏死、颌骨结核、癌瘤复发、放射性骨肉瘤、转移瘤相鉴别。

5 BS 分类及分期

为规范并指导下颌骨 ORN 的治疗,既往研究提出了许多关于下颌骨 ORN 的分类分期[13-21],但均有其局限性。本共识经过专家讨论后采用"BS"分类分期[22,23]。"BS"分类分期方法是将影像学和临床检查相结合的一种分类分期方式。在 BS 分类分期中,"B"代表骨质破坏(bone destruction),通过在 CT 扫描上测量下颌骨病灶获得。如有 CT 三维重建的病例直接测量病灶最大直径代表骨质破坏程度。没有三维重建的病例,在下颌骨平扫 CT(骨窗)上测量下颌骨病灶大小,主要是通过横断面(测量骨坏死病灶的近远中向和颊舌向最大径)和冠状位(测量骨坏死病灶的近上下方向最大径),以最大径代表骨质破坏程度。"S"则代表软组织损伤(soft tissue injury),通过对患者进行临床检查获得(见表 2)。

表 2 下颌骨 ORN 临床 BS 分类分期

BS 分类	分期
骨质破坏(bone destruction)	0 期
B0:影像学上仅有轻微骨密度改变	B0S0
B1:影像学上骨坏死病变区 ≤2.0cm	I 期
B2:影像学上骨坏死病变区 >2.0cm	B1S0, B1S1, B1S2
B3:病理性骨折	II 期
软组织损伤(soft tissue injury)	B2S0, B2S1, B2S2
S0:皮肤、黏膜放疗无改变,但无破损	III 期
S1:黏膜或皮肤破损	B3S0, B3S1, B3S2
S2:黏膜和皮肤破损	

6 治疗

6.1 治疗原则

下颌骨 ORN 的治疗方案应根据病变分类及分期、患者年龄及职业、依从性、医院综合条件、医师临床技能等因素全面考虑,进行个体化选择。

根据 BS 分类分期所对应的治疗方法见表 3。0 期患者建议采取保守治疗的措施,门诊密切随访,如病情进展按 I~III 期处理。I 期患者建议采取病灶刮除的方法,如有皮肤黏膜瘘管可一并切除。II 期患者最多,除了极少数患者病灶主要集中在牙槽突未累及到下颌骨下缘的患者可以考虑边缘性切除坏死骨质外,其余的建议彻底切除坏死颌骨及不健康软组织,首选血管化骨组织瓣修复。III 期患者建议彻底切除坏死颌骨及坏死软组织,并根据患者全身及局部条件选择一期血管化骨组织瓣修复或软组织瓣修复或不修复[24,25]。对于双侧放射性下颌骨坏死的患者,为了保证其良好的咬合关系,建议分期手术治疗,先处理相对严重的一侧,再处理另外一侧。

表3 BS分类分期及治疗策略

分期	BS 分类	治疗策略
Stage 0	B0S0	保守治疗
Stage Ⅰ	B1S0，B1S1，B1S2	病灶刮除术 / 边缘性切除术
Stage Ⅱ	B2S0，B2S1，B2S2	边缘性切除术 / 截骨 + 血管化骨瓣
Stage Ⅲ	B3S0，B3S1，B3S2	截骨 + 血管化骨瓣 / 截骨 + 软组织瓣 / 截骨后不修复

6.2 下颌骨 ORN 保守治疗

6.2.1 口腔护理及创口处理

下颌骨 ORN 患者常有局部黏膜或皮肤破损、颌骨外露，手术治疗前可每天用生理盐水或 0.3% 过氧化氢溶液局部冲洗 2~3 次，保持口腔卫生，避免继发感染。对于已经继发创口感染，出现局部软组织肿胀、流脓、瘘道形成、死骨外露等表现的病例，应局部切开排脓，放置引流管，充分引流，待局部感染控制后再行手术治疗。对于口内外相通的情况，可在口内瘘口处填塞碘仿纱条，减少唾液流出，促进局部伤口肉芽生长。

6.2.2 高压氧治疗

高压氧治疗（hyperbaric oxygen，HBO）的机理基于创面愈合过程中需要氧的参与，HBO 可提高氧的渗透性，增加组织的有效含氧量，促进局部新生血管形成，从而改善放射损伤组织"低氧、低细胞、低血管"的"三低"状态[26]。另外，氧浓度的提高，还抑制了厌氧菌的生长繁殖，也对伤口感染控制起到一定的作用[27,28]。HBO 对于严重的下颌骨 ORN 患者治疗效果有限[29-31]。因此，HBO 只能作为一种辅助治疗方法，不能作为一种独立治疗手段，可以用于早期下颌骨 ORN 及手术患者的辅助治疗[32-34]。

6.2.3 中医中药治疗

中医中药主要功能为凉血止痛、清热解毒、活血化瘀改善下颌骨 ORN 区的微循环，促进局部新生血管的形成。临床常用单味中药制剂有紫草油、高山茶油、芦荟汁、獾油、金虎膏、龙血竭粉、黄芩水提物等。还可给予活血化淤方剂，如仙方活命饮，以改善 ORN 区的微循环，从而达到消炎、止痛的辅助目的。但对于肿瘤未控的患者，外敷中药要慎重。

6.2.4 其他治疗

如超声波、红外线、生长因子等可作为辅助治疗。

6.3 手术治疗

6.3.1 病灶刮除术

拔除松动Ⅱ度以上的病灶牙，咬除病变骨质，彻底清除病变颌骨直到颌骨创面新鲜出血，严密拉拢缝合，2 周后拆线；对于不能拉拢缝合的患者，可以局部覆盖碘仿纱条打包，8~10 天后拆除纱条，通过加强局部换药促进伤口愈合。此方法适用于 Stage Ⅰ和部分 Stage Ⅱ的患者。

6.3.2 下颌骨边缘性切除术

对于病损局限于牙槽骨且有足够的健康组织支撑（避免病理性骨折）者，可选择下颌骨边缘性切除术。此方法适用于 Stage Ⅰ 和部分 Stage Ⅱ 的患者。

6.3.3 下颌骨节段性切除术

对于下颌骨 ORN 骨损 >2cm，且深度超过下牙槽神经管的患者，不适宜行边缘性切除术，而全身条件差，不适合行骨组织瓣或软组织瓣修复时则可选择单纯节段性切除术。手术过程中应彻底切除病变软组织，切除病变骨质范围至新鲜出血部位。此方法适用于 Stage Ⅱ 和 Stage Ⅲ 的患者。

6.3.4 下颌骨节段性切除术 + 血管化组织瓣修复

重建首先选择血管化骨组织皮瓣，例如腓骨肌皮瓣，髂骨肌皮瓣或者肩胛骨皮瓣。因为血管化骨组织瓣不但可以恢复下颌骨的外形结构，同时也为后期的牙列修复提供了条件[35-38]。而游离骨移植于 ORN 病变区域存活率非常低[39]，因此不建议使用。对于不适宜应用骨组织瓣修复的患者，可行软组织瓣修复[36,40-42]。对于复杂缺损，如软硬组织均缺损较大的患者，单一骨瓣或软组织瓣不能满足需求时，可行血管化骨组织瓣 + 血管化软组织瓣串联修复[39,40,43]，此方法适用于 Stage Ⅱ 和 Stage Ⅲ 的患者。

6.3.5 下颌骨切除后重建修复的注意事项

下颌骨 ORN 患者手术需要重视的三个关键问题：

1）截骨范围：下颌骨截除的范围需参考术前影像学检查，术中须截至下颌骨断端有新鲜血液流出为止，这是彻底切除死骨的重要参考指标[16,44]。

2）受区血管：选择和制备受区血管的关键点在于受区血管蒂长度和血流动力学。由于受区软组织受放疗因素的影响，组织发生纤维化且粘连严重，因此制备血管蒂时必须小心谨慎，且制备的血管蒂长度要足够长，吻合时不能有张力，以免血管痉挛导致术后骨瓣坏死。放疗可引起受区血管内膜增厚和损伤从而引起血管部分或全部闭塞，建议术前行 B 超及 CTA 检查，充分做好术前评价从而降低修复重建风险。

3）气管切开术：下颌骨 ORN 手术气道管理非常重要，行半侧及以上截骨者，做好气管切开准备[45]。对于下颌骨切除范围不超过中线，患侧降颌肌群如二腹肌、颏舌骨肌、下颌舌骨肌附着保留两者以上的，可根据患者的全身情况和医疗单位的综合条件经鼻插管观察 1~2 天，如口底及咽旁无肿胀，吞咽功能正常即可拔除鼻插管。下颌骨 ORN 患者常伴有张口受限，对于拟行手术治疗的患者，术前常规行麻醉评估，如插管困难，可先行预防性气管切开，再行手术治疗。

6.4 全身支持治疗

6.4.1 营养支持治疗

下颌骨 ORN 患者常因张口重度受限、口腔皮肤瘘管、饱受疼痛折磨等因素导致进食困难，食欲下降，往往伴有营养不良，贫血，低蛋白血症。因此需改善患者的营养状况，加强营养支持治疗。营养支持治疗包括营养筛查，营养评估，营养实施及营养监测[46]。对于下颌骨 ORN 患者的营养治疗可遵循五阶梯治疗原则：首先选择营养教育或饮食指导，然后依次向上晋级选择口服营养补充、全肠内营养、部分肠外营养、全肠外营养；当下一阶梯不能满足 60% 目标能量需求 3~5 天时，应该选择上一阶梯[47]。

6.4.2 疼痛治疗

针对不同原因引起的下颌骨 ORN 局部疼痛，可以采用的镇痛方法主要包括抗感染治疗、药物治疗。抗感染治疗主要是杀灭致病细菌，减轻或避免炎症介质引起的疼痛刺激。除了抗感染治疗外，药物是下颌骨 ORN 镇痛治疗的主要方法之一。常用的镇痛药物包括对乙酰氨基酚、非甾体类抗炎药如布洛芬和尼美舒利，以及阿片类药物等。

镇痛药物的使用应遵循"由弱到强"原则，一般首选非阿片类药物，若非阿片类药物治疗剂量内无法止痛，则可提升到弱效阿片类药物。若仍无法止痛，则可使用强效阿片类药物。切忌不可长期、反复使用同一种镇痛药，防止产生药物耐受，可多种镇痛药交替使用。镇痛药物的使用剂量应从小到大，直到有效缓解疼痛，不可擅自加大药量，同时应注意预防药物副作用。

6.4.3 抗感染治疗

下颌骨 ORN 是慢性进行性发展的病变。对于病变部位可检出感染菌群的患者，其抗感染治疗应考虑局部及全身两个方面。对于未出现全身感染症状的患者，抗感染治疗侧重局部处理，主要是通过创口的清洁和外科介入方法，预防感染加重或控制局部症状。而对伴发全身感染症状、或局部软硬组织存在明显感染、或有多间隙感染的患者，为避免感染进一步扩散影响生命安全，在加强局部处理的同时，应考虑全身用药[48]。

下颌骨 ORN 患者需抗感染治疗时，建议对下颌骨 ORN 患者常规行创面分泌物培养及药敏试验，以明确引起感染的病原体，并选择最为敏感的药物进行治疗。抗菌药物的应用可参考《抗菌药物临床应用指导原则（2015 年版）》。

6.5 下颌骨 ORN 诊疗流程

下颌骨 ORN 患者的诊疗可参考诊疗流程图（见图 1）。

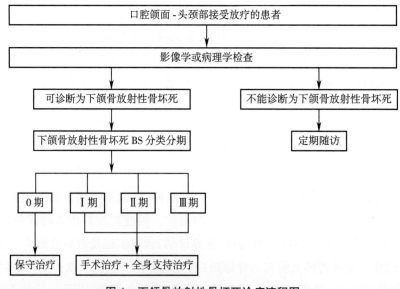

图 1 下颌骨放射性骨坏死诊疗流程图

7 疗效评价

下颌骨 ORN 为一慢性疾病,需终生定期随访,手术患者建议术后 6 个月进行疗效评价,随访时间最少 2 年。术后疗效评价通过疼痛、张口度、创口愈合以及影像学(包括 X 线片、CT、MRI)四个方面进行综合评价(见表 4)。

表 4　下颌骨放射性骨坏死术后疗效评价方法

	疼痛	张口度	创口愈合	影像学
治愈	无疼痛	改善≥1cm	完全愈合	无死骨和/骨质愈合良好
有效	疼痛缓解	改善≥0.5~1.0cm	基本愈合	无死骨和/骨质基本愈合
未愈	疼痛	改善<0.5cm	创口未愈	有死骨和/骨质愈合不良

8 下颌骨 ORN 的预防

8.1 手术预防措施

手术过程中,应尽可能保存颌骨及骨膜的完整性,并尽量保留下颌骨和周围软组织的连接[49]。行下颌骨边缘性切除的病人,应有良好血供的软组织覆盖;如行骨瓣移植修复的患者建议放疗时间延后至术后 4~6 周为宜;术中建议拔除智齿、龋齿、残根和残冠。

8.2 放疗前的准备措施

放疗前两周应清除口腔病灶,拆除活动性义齿,拔除残根、残冠及阻生智齿,龋齿填充,进行牙洁治术等,如有骨暴露创面时要等待愈合后才能进行放疗[6,50,51]。放射前应取出口腔内已有的金属义齿,活动义齿需在放疗结束后,经过一段时间再佩戴,以免造成黏膜损伤。

8.3 放疗过程中的预防措施

放疗中局部应用氟化物有预防放射后继发性龋的作用。对非照射区应用支架予以隔离保护,可以有效预防下颌骨放射性骨坏死的发生。

8.4 放疗后的预防措施

一旦发生牙源性炎症,必须进行手术或拔牙时,应尽量减少手术损伤;术前、术后均应使用有效的抗菌药物,避免可能发生的继发感染[52,53]。

8.5 放疗方法和技术的改进

从放疗方式来说:不论外照射(包括 X 线治疗、钴 60 治疗和电子直线加速器治疗)、近距离治疗(包括插植治疗和腔内治疗)、还是外照射和近距离治疗的结合都可能引起 ORNJ,术中放疗也会引起 ORNJ。对于肿瘤邻近下颌骨或肿瘤直接侵犯下颌骨的病例,对该部位的后装治疗(包括放射性粒子)应列为禁忌。放射线种类、照射野大小、不同剂量分割方式、投照技术优劣等也与 ORNJ 密切相关。因此精确定位、改进放疗技术、精确勾画靶区并对其剂量进行限定至关重要。其中剂量的正确限定又是最主要的因素[54-56]。

三维适形放疗(three-dimensional conformal radiation therapy, 3DCRT)、调强放射治疗(intensity modulated radiation therapy，IMRT）图像引导放疗（image-guided radiation therapy，IGRT）以及质子治疗作为划时代的放疗新技术，可在保证肿瘤靶区高剂量放射的同时，使肿瘤周围的正常组织（包括下颌骨及周围正常软组织）受到最小的照射剂量[6]。制订放疗计划时在保证靶区剂量条件下，尽量减少下颌骨照射体积和剂量，一般定为下颌骨最大剂量72Gy，平均剂量<60Gy，靶区外下颌骨平均剂量<30Gy。

参 考 文 献

［1］MEYER I. Infectious diseases of the jaws［J］. J Oral Surg, 1970, 28（1）: 17-26.

［2］MARX R E. Osteoradionecrosis: a new concept of its pathophysiology［J］. Journal of Oral and Maxillofacial Surgery, 1983, 41（5）: 283-288.

［3］DELANIAN S, LEFAIX J L. The radiation-induced fibroatrophic process: therapeutic perspective via the antioxidant pathway［J］. Radiotherapy and Oncology, 2004, 73（2）: 119-131.

［4］ZHUANG Q, ZHANG Z, FU H, et al. Does radiation-induced fibrosis have an important role in pathophysiology of the osteoradionecrosis of jaw?［J］. Medical Hypotheses, 2011, 77（1）: 63-65.

［5］KUMAR S, CHANDRAN C, CHACKO R, et al. Osteoradionecrosis of jaw: an institutional experience［J］. Contemp Clin Dent, 2018, 9（2）: 242-248.

［6］WANIFUCHI S, AKASHI M, EJIMA Y, et al. Cause and occurrence timing of osteoradionecrosis of the jaw: a retrospective study focusing on prophylactic tooth extraction［J］. Oral Maxillofac Surg, 2016, 20（4）: 337-342.

［7］DESHPANDE S S, THAKUR M H, DHOLAM K, et al. Osteoradionecrosis of the mandible: through a radiologist's eyes［J］. Clin Radiol, 2015, 70（2）: 197-205.

［8］CHRONOPOULOS A, ZARRA T, TROELTZSCH M, et al. Osteoradionecrosis of the mandible: a ten year single-center retrospective study［J］. J Craniomaxillofac Surg, 2015, 43（6）: 837-846.

［9］KOJIMA Y, YANAMOTO S, UMEDA M, et al. Relationship between dental status and development of osteoradionecrosis of the jaw: a multicenter retrospective study［J］. Oral Surg Oral Med Oral Pathol Oral Radiol, 2017, 124（2）: 139-145.

［10］SATHASIVAM H P, DAVIES G R, BOYD N M. Predictive factors for osteoradionecrosis of the jaws: a retrospective study［J］. Head Neck, 2018, 40（1）: 46-54.

［11］邱蔚六. 邱蔚六口腔颌面外科学［M］. 上海: 上海科学技术出版社, 2008.

［12］POORT L J, POSTMA A A, STADLER A A, et al. Radiological changes with magnetic resonance imaging and computed tomography after irradiating minipig mandibles: the role of T2-SPIR mixed signal intensities in the detection of osteoradionecrosis［J］. J Craniomaxillofac Surg, 2017, 45（5）: 607-613.

［13］MARX R E. A new concept in the treatment of osteoradionecrosis［J］. Journal of Oral and Maxillofacial Surgery, 1983, 41（6）: 351-357.

［14］EPSTEIN J B, WONG F L. Stevenson-Moore P. osteoradionecrosis: clinical experience and a proposal for classification［J］. Journal of Oral and Maxillofacial Surgery, 1987, 45（2）: 104-110.

［15］SCHWARTZ H C, KAGAN A R. Osteoradionecrosis of the mandible: scientific basis for clinical staging［J］. American Journal of Clinical Oncology, 2002, 25（2）: 168-171.

［16］KARAGOZOGLU K H, DEKKER H A, RIETVELD D, et al. Proposal for a new staging system for osteoradionecrosis of the mandible［J］. Medicina Oral Patologia Oral Cirugia Bucal, 2014, 19（5）: e433-e437.

［17］LYONS A, OSHER J, WARNER E, et al. Osteoradionecrosis: a review of current concepts in defining the extent of the disease and a new classification proposal［J］. The British Journal of Oral & Maxillofacial Surgery, 2014, 52（5）: 392-395.

［18］陈伟良,任材年,陈光晔,等. 颌骨骨髓炎的临床分类分期与治疗［J］. 临床口腔医学杂志, 1995（1）: 32-34.

［19］侯劲松,黄洪章,潘朝斌,等. 放射性颌骨坏死临床分期及疗效分析［J］. 临床口腔医学杂志, 2003（4）: 224-225.

［20］CIERNY G, MADER J T, PENNINCK J J. The classic: a clinical staging system for adult osteomyelitis［J］. Clinical Orthopaedics and Related Research, 2003（414）: 7-24.

［21］刘舒畅,胡静,侯劲松,等. 507 例放射性颌骨坏死回顾性分析及临床新分期的建立: 单一中心 20 年经验［J］. 中华口腔医学研究杂志（电子版）, 2016, 10（5）: 337-342.

［22］何悦,代天国,田卓炜,等. 一种新的放射性颌骨坏死的临床分类分期: 120 例临床分析［J］. 中国口腔颌面外科杂志, 2014, 12（3）: 215-222.

［23］HE Y, LU Z, TIAN Z, et al. Retrospective analysis of osteoradionecrosis of the mandible: proposing a novel clinical classification and staging system［J］. International journal of oral and maxillofacial surgery, 2015, 44（12）: 1547-1557.

［24］何悦,代天国,孙坚,等. 血管化骨组织瓣在下颌骨放射性骨坏死临床治疗中的应用研究［J］. 中国肿瘤临床, 2015, 42（16）: 827-833.

［25］何悦,刘忠龙,代天国,等. 放射性下颌骨坏死的 BS 临床分类及治疗策略［J］. 中国肿瘤临床, 2015, 42（16）: 817-826.

［26］MAINOUS E G, BOYNE P J, HART G B. Elimination of sequestrum and healing of osteoradionecrosis of the mandible after hyperbaric oxygen therapy: report of case［J］. J Oral Surg, 1973, 31（5）: 336-339.

［27］ÅEN H, ERBAÄ G, OVALI M A, et al. Investigation of endocrine and immunological response in fat tissue to hyperbaric Oxygen administration in rats［J］. Cell Mol Biol（Noisy-le-grand）, 2016, 62（5）: 15-19.

［28］BRAKS J A, SPIEGELBERG L, KOLJENOVIC S A, et al. Optical imaging of tumor response to hyperbaric oxygen treatment and irradiation in an orthotopic mouse model of head and neck squamous cell carcinoma［J］. Mol Imag Biol, 2015, 17（5）: 633-642.

［29］D'SOUZA J, GORU J, GORU S, et al. The influence of hyperbaric oxygen on the outcome of patients treated for osteoradionecrosis: 8 year study［J］. Int J Oral Maxillofac Surg, 2007, 36（9）: 783-787.

［30］CEPONIS P, KEILMAN C, GUERRY C, et al. Hyperbaric oxygen therapy and osteonecrosis［J］. Oral Dis, 2017, 23（2）: 141-151.

［31］RAGGIO B S, WINTERS R. Modern management of osteoradionecrosis［J］. Curr Opin Otolaryngol Head Neck Surg, 2018, 26（4）: 254-259.

［32］HARON J D, KHWAJA S S, DRESCHER A, et al. Osteoradionecrosis of the temporal bone: a case series［J］. Otol Neurotol, 2014, 35（7）: 1207-1217.

［33］D'SOUZA J, GORU J, GORU S, et al. The influence of hyperbaric oxygen on the outcome of patients treated for osteoradionecrosis: 8 year study［J］. International journal of oral and maxillofacial surgery, 2007, 36（9）: 783-787.

［34］BENNETT M H, FELDMEIER J, HAMPSON N, et al. Hyperbaric oxygen therapy for late radiation tissue injury［J］. Cochrane Database Syst Rev, 2005, 20（3）: CD005005.

［35］ROMMEL N, KESTING M R, ROHLEDER N H, et al. Surgical management of severe osteoradionecrosis of the mandibular bone by using double free flap Reconstruction［J］. J Craniomaxillofac Surg, 2018, 46（1）: 148-154.

［36］DAI T, TIAN Z W, WANG Z H, et al. Surgical management of osteoradionecrosis of the jaws［J］. J Craniofac

Surg, 2015, 26（2）: E175-E179.

［37］ HOON W S. Buccinator myomucosal flap for treatment of osteoradionecrosis of the mandible［J］. Clin Exp Otorhinolaryngol, 2016, 9（1）: 85-88.

［38］ SOROUSHZAGHI M D, JENNIFER D S, LEENOYHENDIZADEH B S, et al. Changing indications for maxillomandibular Reconstruction with osseous free flaps: a 17-year experience with 620 consecutive cases at UCLA and the impact of osteoradionecrosis［J］. Laryngoscope, 2014, 124（6）: 1329-1335.

［39］ KIM J W, HWANG J H, AHN K M. Fibular flap for mandible reconstruction in osteoradionecrosis of the jaw: selection criteria of fibula flap［J］. Maxillofac Plastic Reconstr Surg, 2016, 38（1）: 46.

［40］ 邹多宏, 蒋欣泉, 张志愿. 颌骨放射性骨坏死治疗进展［J］. 中国口腔颌面外科杂志, 2012, 10（5）: 423-427.

［41］ 何悦, 张志愿, 竺涵光, 等. 钛重建板联合胸大肌肌皮瓣同期修复下颌骨放射性骨坏死切除术后缺损［J］. 上海口腔医学, 2008, 17（6）: 565-568.

［42］ LEE M, CHIN R Y, ESLICK G D, et al. Outcomes of microvascular free flap reconstruction for mandibular osteoradionecrosis: a systematic review［J］. J Craniomaxillofac Surg, 2015, 43（10）: 2026-2033.

［43］ NADLLA K R, KODALI R M, GUTTIKONDA L K, et al. Osteoradionecrosis of the jaws: clinico-therapeutic management: a literature review and update［J］. Journal of Maxillofacial and Oral Surgery, 2015, 14（4）: 891-901.

［44］ BAUMANN D P, YU P, HANASONO M M, et al. Free flap reconstruction of osteoradionecrosis of the mandible: a 10-year review and defect classification［J］. Head & neck, 2011, 33（6）: 800-807.

［45］ CURI M M, OLIVEIRA DOS SANTOS M, FEHER O, et al. Management of extensive osteoradionecrosis of the mandible with radical resection and immediate microvascular reconstruction［J］. Journal of Oral and Maxillofacial Surgery, 2007, 65（3）: 434-438.

［46］ 李涛, 吕家华, 郎锦义, 等. 恶性肿瘤放射治疗患者肠内营养专家共识［J］. 肿瘤代谢与营养电子杂志, 2017, 4（3）: 272-279.

［47］ 石汉平, 曹伟新, 江志伟, 等. 口服营养补充的临床应用［J］. 肿瘤代谢与营养电子杂志, 2016, 3（4）: 229-233.

［48］ 张辉, 王成, 翁军权, 等. 放射性颌骨坏死局部病灶菌群分析及药物敏感性研究［J］. 中华口腔医学研究杂志（电子版）, 2016, 10（3）: 198-201.

［49］ KATSURA K, SASAI K, SATO K, et al. Relationship between oral health status and development of osteoradionecrosis of the mandible: a retrospective longitudinal study［J］. Oral surgery, oral medicine, oral pathology, oral radiology, and endodontics, 2008, 105（6）: 731-738.

［50］ 王中和. 减少下颌骨放射性骨坏死的新策略［J］. 口腔颌面外科杂志, 2009, 19（4）: 229-233.

［51］ BEECH N M, PORCEDDU S, BATSTONE M D. Radiotherapy-associated dental extractions and osteoradionecrosis［J］. Head Neck, 2017, 39（1）: 128-132.

［52］ HENTZ C, DIAZ A Z, BORROWDALE R W, et al. Establishing a targeted plan for prophylactic dental extractions in patients with laryngeal cancer receiving adjuvant radiotherapy［J］. Oral Surg Oral Med Oral Pathol Oral Radiol, 2016, 122（1）: 43-49.

［53］ AL-BAZIE S A, BAHATHEQ M, AL-GHAZI M A, et al. Antibiotic protocol for the prevention of osteoradionecrosis following dental extractions in irradiated head and neck cancer patients: a 10 years prospective study［J］. J Cancer Res Ther, 2016, 12（2）: 565-570.

［54］ MOHAMED A S R, HOBBS B P, HUTCHESON K A, et al. Dose-volume correlates of mandibular osteoradionecrosis in oropharynx cancer patients receiving intensity-modulated radiotherapy: results from a case-matched comparison［J］. Radiother Oncol, 2017, 124（2）: 232-239.

[55] MAESSCHALCK T, DULGUEROV N, CAPARROTTI F, et al. Comparison of the incidence of osteoradionecrosis with conventional radiotherapy and intensity-modula ted radiotherapy [J]. Head Neck, 2016, 38 (11): 1695-1702.

[56] CAPARRTTI F, HUANG S H, LU L, et al. Osteoradionecrosis of the mandible in patients with oropharyngeal carcinoma treated with intensity-modulated radiotherapy [J]. Cancer, 2017, 123 (19): 3691-3700.

ICS 11.060.01

CCS C05

中华口腔医学会

团 体 标 准

T/CHSA 034—2022

唇腭裂序列治疗指南

Guideline for cleft lip and palate team approach management

2022-01-17 发布 2022-02-01 实施

中华口腔医学会 发布

目　　次

前　言

本文件按照 GB/T 1.1—2020《标准化工作导则　第 1 部分：标准化文件的结构和起草规则》的规定起草。

本文件由中华口腔医学会唇腭裂专业委员会提出。

本文件由中华口腔医学会归口。

本文件起草单位：四川大学华西口腔医院、武汉大学口腔医院、北京大学口腔医院、上海交通大学医学院附属第九人民医院、中国医科院整形外科医院、首都医科大学附属北京口腔医院、西安交通大学口腔医院、北京协和医院、广州市妇女儿童医疗中心、青岛市妇女儿童医院。

本文件主要起草人：石冰、傅豫川、尹宁北、朱洪平、马莲、王国民、陈仁吉、李巍然、袁文钧、宋涛、蔡鸣、崔颖秋、龚彩霞、尹恒、周炼、任战平、杨学财、李承浩、黄汉尧。

引　言

　　唇腭裂是口腔颌面部最常见的先天性畸形,严重影响患者口腔颌面部外观和生理功能,但是可以治愈的疾病。产前检查诊断为唇腭裂的患儿,在未能确定伴有其它严重畸形时,宜建议孕妇积极保留胎儿,并提供家长相关唇腭裂科普知识和专业治疗机构信息。唇腭裂治疗建议实行多学科介入的序列治疗模式,随着生长发育,在不同时期提供患者相应的适宜治疗。治疗团队建议包括富有经验的口腔颌面外科,整形外科、正畸科、语音治疗师、麻醉师、护理及儿内科、耳鼻喉科等专业人员,并建议团队与出生缺陷、遗传病、社会救助和慈善机构、心理等专业人员保持紧密联系。根据患者具体情况,集体讨论制订治疗计划。我国是唇腭裂发生与治疗人数最多的国家,各单位在长期的临床实践中,探索和积累了不少具有中国特色和适用于中国国情的治疗模式与方法,但尚无形成此领域的指南供同行参考。2019 年中华口腔医学会唇腭裂专委会正式申请立项并获学会批准(立项标准号:CHSA2019-04),现经众多专家调研、讨论,制定唇腭裂序列治疗指南第一版(2020 年版)。需说明的是,制定指南的目的在于引导而非限制同行的医疗行为。

唇腭裂序列治疗指南

1 范围

本指南描述了适宜中国唇腭裂患者人群的序列治疗相关诊疗技术,涵盖唇裂、牙槽突裂及腭裂的初期、二期手术、正畸治疗、语音治疗、护理、心理等方面。

本指南适用于中国开展唇腭裂序列治疗的临床工作。

2 规范性引用文件

本文件没有规范性引用文件。

3 术语和定义

下列术语和定义适用于本文件。

3.1

唇腭裂   cleft lip and/or palate

唇腭裂是指出生时即存在的唇部和腭部裂开,可以单发也可以伴发,按发生类型可以分为唇裂,腭裂和唇腭裂[1,2]。

3.2

唇腭裂序列治疗   cleft lip and palate: team approach to treatment

唇腭裂的团队序列治疗是一个多学科组成的医疗团队至少建议包括有口腔颌面外科医师,口腔正畸医师,病理语音师,心理咨询师等组成。通过多学科协作,共同制定治疗计划,以外科整复为主要手段,在最佳的时间点,进行最合适的治疗,以达到良好外形、正常功能和心理健康的目标[1,2]。

4 唇腭裂的外科前治疗

如果患儿家庭有条件配合定期复诊,建议开展术前正畸的干预治疗。这样既可减轻患儿的畸形程度,降低手术难度,又可改善患儿的喂养效果。

对存在鼻畸形的不完全性唇裂患儿,出生后1个月内均可以通过佩戴鼻畸形矫治器的方式进行矫治直至唇裂修复术;对于完全性唇腭裂患儿,出生后1周至1月龄期间,建议为患儿配戴鼻牙槽突裂畸形塑形器(NAM);对出生后6周以上且伴有牙槽突前后向落差大或严重扭转者,可指导患儿家属自行采用免缝胶布或弹力带进行纠正,有助于降低手术难度[3-7]。

5 唇裂的外科修复

唇裂外科手术可以按照唇或唇鼻或唇鼻腭（硬腭）同期整复的理念，进行手术设计。在手术时间方面，患儿3~6月龄，正常发育，同时建议具备以下条件方可施术：不伴有影响手术及麻醉进行的重要脏器的病变，且近2周内无预防接种、无发热、无上呼吸道感染和腹泻。

在手术方式上，建议施术医生在充分认识唇裂畸形特点，结合唇裂个体化畸形特点，选择或设计手术方式。单侧唇裂的修复建议选用：旋转推进法，改良和新旋转推进法等。术中建议以口轮匝肌的重建为恢复口鼻唇形态的重要基础，结合美学和对称性的要求，尽量保存和恢复重建唇鼻部重要解剖结构特征。对于隐性唇裂或微小唇裂可以采用常规切口，也可以选择非常规手术入路，重建口轮匝肌的结构，改善唇鼻畸形[8-15]。

6 腭裂的外科修复

建议在8~12月龄完成腭裂修复术。可根据具体裂隙情况和患者全身发育条件，适当提前或延后手术时间，但不小于6月龄。对腭隐裂的患儿建议严密观察，只有当患儿出现腭咽闭合不全的症状或中耳功能障碍与食物反流时才建议进行手术修复。对于综合征性的腭裂患儿可以根据情况，适当延后手术时间，最好不超过出生后18个月。

腭裂修复应在安全封闭裂隙的基础上，选择并发症轻的手术方法，常用的手术方法有改良兰氏法，两瓣法，Furlow法，Sommerlad法，以及二者结合而成的SF腭裂修复法。操作应遵循重建腭帆提肌环的形态结构，延长软腭的长度，尽量避免或减少术后暴露的硬腭裸露骨面，并积极予以修复。原则上不主张通过硬腭黏骨膜瓣牙槽突处断蒂封闭硬腭裂隙或延长软腭的作法，尽可能避免形成或导致以横向为主的腭瘘[16-21]。

7 正畸治疗

腭裂术后建议密切观察患儿牙列、咬合及生长发育情况。如果出现前牙反𬌗，则建议根据患者反𬌗的严重程度，即对非骨性反𬌗，可于3岁半至5岁开始治疗，以解除前牙反𬌗、防止出现骨性反𬌗及降低后期的矫治难度。对中、重度的骨性反𬌗，可延迟至恒牙列初期，评估是否选择用正畸方法矫正反𬌗。在可能的情况下，牙槽突植骨术前如伴有两侧骨段形成明显落差时，可先安排进行正畸治疗，以旋转骨段、排齐牙弓、竖直倾斜的牙齿，及时调整牙槽突裂间隙，为植骨手术做准备。无骨性问题或仅有轻度骨性问题的唇腭裂患者可以在恒牙期进行全面的正畸治疗，而严重的骨性畸形患者则需成年后进行正畸-正颌联合治疗[22]。

8 牙槽突裂的植骨修复

牙槽突植骨一般建议在患者年龄为8~12岁或尖牙牙根形成达1/2或2/3时进行。对伴有严重的前颌骨前突，两侧上颌骨骨段有向中线生长而阻碍前颌骨生理性后退的患者，建议先正畸扩弓,待间隙足够后将过度前突的前颌骨后退,若条件受限,也可同期行前颌骨截骨后推术,同时密切观察其对上颌骨生长发育的影响作用。对牙槽突裂隙较大,特别是伴有硬腭前份骨缺损时,建议先行骨缺损处的软组织修复,至少6个月后再行骨移植修复手术。在植骨手术方法上,建议采用暴露裂隙骨断端彻底、制备严密的植骨袋,植入髂骨骨松质为主要内容。植骨术后,对存在咬合干扰而可能影响骨愈合的患者,建议佩戴咬合垫1~3个月。

在植骨骨源的选择中,建议采用髂骨松质骨等作为骨源。对二次植骨或双侧牙槽突裂患者分期行骨移植修复术时,可连续将同一侧髂骨作为骨源使用。对青少年患者的牙槽突裂骨移植修复,不建议使用人工骨,但可以使用生物膜等材料,防止植骨床渗漏。在效果评价方面,建议使用锥形束CT从三维角度评价治疗效果。建议术后1~3个月或尖牙完全萌出后开始进行正畸治疗。对18岁以上的患者,可在术后6个月利用种植体修复缺失牙[23-28]。

9 唇裂鼻畸形的整复

初期唇裂修复术时,可酌情考虑采用保守的解剖分离方法对鼻畸形进行早期矫治。对学龄前患儿鼻畸形的矫正,原则上是畸形越轻,手术矫正越晚进行,反之畸形越重,手术矫正可越早进行,以免影响患儿的身心发育。在方法上选择上尽量保守,小切口和局部分离矫正为宜,不宜采用植骨或外源性材料植入的方法矫正鼻畸形。

对成年前后患者的唇腭裂术后继发鼻畸形的矫正,根据畸形特点可采用开放或保守的方式,包括对鼻局部畸形和整体畸形的整复术。建议于对小于14岁单侧唇裂鼻畸形患者的鼻翼软骨内固定缝合术,而成年患者鼻畸形矫正采用鼻中隔等软骨移植方法的重建术[29-36]。

10 唇裂术后继发畸形的二期整复

唇腭裂术后继发畸形的整复是一项系统工程,在治疗序列上遵循继发软组织畸形的整复建议在骨组织畸形矫正之后进行的原则。首先建议重视并采用多种设计完成对口轮匝肌位置与形态的重建,其次是表面皮肤形态结构的恢复。同时宜考虑尽可能减少外科手术治疗的次数。

整复的时机建议与患儿的心理发育状况相结合来全面考虑,即对于较重的唇畸形,为了给患儿营造有利于身心发育的环境,主张较早期进行二期整复;而对于较轻的唇畸形,手术时间可延后。但二期整复的时机与方法的确定需有患者及家属的参与,当医生的治疗方案与患者和家属意见不一致时,建议充分尊重患者和其家属的意见。在切口设计上,建议尽可能在较不易形成术后瘢痕的组织处做切口如鼻底和红唇等[37-41]。

11 腭裂术后腭瘘的处置

需综合评估腭瘘部位和大小对患者语音及进食的影响。如果其严重影响语音和患者的生活质量,且修复手术对患儿生长发育不至于造成明显影响时,建议在初次腭裂手术后半年或一年进行腭瘘的修复术。反之,对患者语音影响不明显的,则可待患者生长发育后期再行腭瘘修复术。

对于腭瘘面积较大、周围组织移动修复难以成功的困难病例,建议采用游离皮瓣加血管吻合,通过显微外科的方法予以修复,也可采用阻塞器改善患者鼻漏气和鼻返流,达到改善腭裂语音的目的[42,43]。

12 腭裂术后腭咽闭合不全的诊断与治疗

在诊断方面,一般以语音师的主观评估为主要诊断依据。对于有严重咽喉代偿构音,且可评价的语音资料不足,可先行不超过10次语音治疗(特别是引导出口腔压力性辅音,如送气塞音、塞擦音或擦音,以获得有效的语音评价资料样本),再行腭咽闭合功能的评价。主观评价包括判断是否存在腭咽闭合不全。当语音师诊断有腭咽闭合不全时,建议结合鼻咽内镜检查、头侧位发音片等客观检查进一步评价患者腭咽闭合的程度和闭合类型。

治疗腭咽闭合不全建议在鼻咽镜等明确腭咽闭闭合程度后再选择二期腭成形术或咽成形术。其中对鼻咽内镜诊断腭咽闭合率大于70%~80%的患者,可采Furlow或用Sommerlad-Furlow(SF)联合的腭再成形术;腭咽闭合率小于70%~80%的患者采用蒂在上的咽后壁咽成形术如Hogan咽后壁瓣咽成形术。对部分处于临界闭合状态的患者,也可以结合患儿语音状况和患儿家长的意见,先予以尝试性语音治疗,语音治疗无效者,再行腭咽成形术或腭再成形术,以改善腭咽闭合不全。咽成形术后仍有腭咽闭合不完全者,可再次行腭咽孔缩小术。若术后1年以上,鼻阻塞、呼吸不畅症状明显的患者,且经鼻咽内镜检查,腭咽通气孔封闭或狭窄者,可在术后至少1年后行咽后壁瓣断蒂术[44-50]。

13 语音治疗

语音治疗主要适用于有语音障碍的腭裂患者,而术后腭咽闭合完全的患者能更快达到正常清晰的语音。对腭裂术后4~5岁,且有明显障碍、沟通困难患儿,可以进行系统的语音治疗。学龄期和成年患者,术后2个月即可开始语音治疗。治疗策略与方法根据患者音韵历程的分析结果,制定治疗目标和具体计划。治疗形式针对不同的语音障碍表现和治疗的不同阶段,可分为一对一的个体针对性治疗和2~4人的团体治疗。治疗频率为每天1次或每周1~2次课,每次30~45分钟,10次课为一个治疗周期。每个治疗周期结束后需进行效果评价。鼓励积极探索早期的语音刺激或干预方法[51-56]。

14 腭裂分泌性中耳炎的处置

建议在腭裂修复术前取得新生儿听力筛查结果,并进行一次针对腭裂患儿的专科检查并作记录。对腭裂手术前的患者进行声导抗测听和咽鼓管压力测定,部分能合作的患者进行纯音测听。对于听阈大于30dB、鼓室图为B型的患者,在腭裂手术的同时,由耳鼻喉科医生或经过训练的颌面外科医生进行中耳鼓膜穿刺探查术。如果中耳有积液,则行鼓膜切开置管术,并在术后1个月、3个月、6个月和1年复诊,评价中耳功能,确定是否取管以及取管时机,但取管时间一般不超过2年[57]。

15 颌骨畸形的外科矫治

若患者出现明显骨性咬合畸形,单独依靠正畸治疗无法完全矫正或代偿时,需要手术治疗。唇腭裂患者骨性畸形手术矫正时机可以在青春期早期(12岁左右)可在不切开颌骨的情况下,经口外装置行上颌骨前牵引,通过刺激上颌骨后方骨缝生长恢复面中份突度,也可以在生长发育基本完成后(16~18岁),按上颌骨发育不良的程度及范围,在合适的水平予以切开,通过正颌外科或牵张成骨的方式前徙上颌骨,必要时同期后退相对过度发育的下颌骨,以恢复协调的颌骨关系。此外,针对患者正畸治疗具体需要,可施行外科辅助快速扩弓、节段性截骨或骨皮质切开等予以辅助。上颌骨前徙会改变腭咽空间关系和鼻唇骨性支撑,因此患者若需要二期手术矫正腭咽闭合不全和鼻唇软组织畸形,建议将手术安排在颌骨畸形矫正之后进行,并在矫正上颌骨畸形的正颌外科术前、术后进行腭咽闭合功能以及语音方面的评估。为避免或减轻对腭咽闭合不全的负面影响,建议尽可能选择节段性截骨或牵张成骨等对腭咽结构影响较小的手术设计。在颌骨畸形对气道、咬合、语音和心理造成严重影响时,也可考虑适当提早手术,但需预估后续生长发育趋势,适度过量矫正,防止复发。同时与患者及家属充分沟通,告知需再次手术治疗的可能[58]。

16 心理评估和咨询

心理评估强调尽早介入并贯穿整个序列治疗的全过程。对于产前诊断发现孩子患有唇腭裂的孕妇及其家庭成员,主要评估其心理是否出现应激反应以及确定是否需要进行针对性的心理咨询。唇腭裂患儿出生之初,需评估患儿父母及其他家庭成员是否出现打击综合征以及母亲(产妇)有无产后抑郁症发生。婴儿期(0~3岁)唇腭裂患儿的心理评估,可以采用婴儿气质量表对患儿进行气质类型测评。在幼儿期(3~7岁)主要在于评估唇腭裂患儿的行为,筛查是否存在情绪或行为问题。儿童及青少年期(7~18岁)患者的心理评估包括情绪、行为、自我意识以及社会心理等各方面内容。成年期(18岁以上)唇腭裂患者的心理发育基本结束,心理评估建议更多关注其情绪状况、行为与人格特征以及社会支持等方面内容。

唇腭裂心理咨询开展的形式主要有个体咨询、团体咨询、家庭心理咨询以及松弛治疗、艺术治疗、沙盘游戏治疗等。咨询的常用途径有电话咨询、网络咨询以及现场咨询。心理咨询的目标在于帮助患者或其家人进行合理的情绪宣泄、认知及行为调整,建立稳定的自我意识,积极接纳自我与外界,增强主观幸福感,提高其生活质量[59-63]。

17 围手术期的护理

完善术前检查,追溯患者有无上感、腹泻、发热、抽搐、憋气等既往史,评估有无全身疾病(如先心病、疝气、癫痫等),进行体格生长发育评估并筛查有无发育水平低下、颈短、过度肥胖等问题,进行喂养及饮食指导(强调无需改变喂养方式)。手术前 8h 禁食固体饮食(含牛奶),术前 4~6h 禁食液体(含母乳),条件具备的单位,倡导快速康复方法,包括将禁饮推迟至术前 2h,全麻清醒后提早进饮等。

全麻未清醒前,入麻醉复苏室进行一对一重点监护,全麻完全清醒(Steward 评分达 4~6 分)、生命体征平稳后送回病房观察室。术后当日行心电监护,密切观察患者神志、呼吸、心率、血压、血氧饱和度(须维持在 95% 以上)等。全麻完全清醒 4h 后试进食,唇裂术后可不改变喂养方式。腭裂患者术后当天进流质,术后 2 周内进食半流质或软食,2 周后可进食普食;牙槽突植骨术后 1 周代金氏管进食流质,1 周后进软食,1 个月后进普食。唇裂术后每日以生理盐水清洗伤口两次,并涂敷保湿产品;腭裂术后注意保持口腔清洁。出院时行鼻模及瘢痕贴的使用指导[64-66]。

参 考 文 献

[1] 石冰. 论唇腭裂的治疗属性[J]. 口腔医学研究, 2011, 27(4): 296-299.

[2] 刘强, 马群. 唇腭裂序列治疗概要[J]. 中国美容整形外科杂志, 2010, 21(7): 385-390.

[3] GRAYSON B H, SANTIAGO P, BRECHT L E, et al. Preoperative nasoalveolar molding in infants with cleft lip and palate[J]. Cleft Palate Craniofac J, 1999, 36(6): 486-498.

[4] 杨超, 黄宁, 石冰. 完全性唇腭裂婴儿术前正畸治疗的临床研究[J]. 华西口腔医学杂志, 2011, 29(4): 396-399.

[5] 侯玉霞, 任战平, 李锦峰, 等. 唇腭裂患儿的鼻牙槽塑形治疗: 29 例临床分析[J]. 上海口腔医学, 2011, 20(6): 641-644.

[6] 钟渝翔, 李万山, 李远贵, 等. 鼻牙槽嵴塑形矫治器在单侧完全性唇腭裂腭部畸形矫治中的效果评价[J]. 华西口腔医学杂志, 2014, 32(2): 145-149.

[7] LI W S, LIAO L S, DAI J B, et al. Effective retropulsion and centralization of the severely malpositioned premaxilla in patients with bilateral cleft lip and palate: a novel modified presurgical nasoalveolar molding device with retraction screw[J]. J Craniomaxillofac Surg, 2014, 42(8): 1903-1908.

[8] 石冰. 单侧唇裂的个体化整复[J]. 国际口腔医学杂志, 2015, 42(5): 497-502.

[9] 尹宁北, 赵敏, 黄金井, 等. 单侧唇裂三叶瓣修复术[J]. 中华整形外科杂志, 2009, 25(2): 81-84.

[10] 尹宁北, 吴佳君, 陈波, 等. 唇鼻部肌肉组态的三维有限元研究及临床验证[J]. 中华口腔医学杂志, 2015, 50(5): 278-285.

[11] 傅豫川, 李金荣. 唇粘连术及其在唇腭裂治疗中的地位[J]. 国际口腔科学杂志, 1991, 18(4): 193-195.

[12] 刘强, 李增健, 郭永峰, 等. 单侧微小型唇裂的个体化修复术[J]. 中国美容整形外科杂志, 2008, 19(4): 246-249.

[13] 朱洪平, 周治波, 罗奕, 等. 改良 Mohler 法修复单侧唇裂的远期临床效果[J]. 中华医学美学美容杂志, 2016, 22(6): 325-328.

[14] 张斌, 王超, 刘强, 等. 改良 Onizuka 法修复单侧唇裂[J]. 华西口腔医学杂志, 2011, 29(4): 400-403.

[15] 塔依尔·阿力甫, 王玲, 胡利, 等. 唇裂修复三维多媒体平台的初步建立[J]. 实用口腔医学杂志, 2012, 28(1): 55-58.

[16] 石冰. 腭裂的个体化整复[J]. 国际口腔医学杂志, 2015, 42(6): 621-623.

[17] 徐慧琳, 宋庆高. 腭裂术后语音功能的影响因素[J]. 口腔疾病防治, 2016, 24(2): 122-124.

[18] LI W S, DAI J B, LI Y G, et al. Clinical investigation for bilateral cleft lip repair: modified functional bilateral cleft lip cheilorrhaphy[J]. J Oral Maxillofac Surg, 2008, 66(1): 21-28.

［19］李万山，郑谦，魏世成，等．单侧完全性唇腭裂患儿唇裂修复同期硬腭裂隙封闭的临床观察［J］．华西口腔医学杂志，2003，21（1）：34-35，47.

［20］尹恒，郭春丽，石冰，等．黏膜下腭裂的腭咽闭合状况及语音表现分析［J］．华西口腔医学杂志，2017，35（3）：296-300.

［21］吴忆来，陈阳，蒋莉萍，等．72例腭隐裂修复方式的回顾分析［J］．中国口腔颌面外科杂志，2008，6（2）：104-107.

［22］黄宁，杨超．唇腭裂正畸学［M］．北京：人民军医出版社，2015：49-93.

［23］XIAO W L, ZHANG D Z, CHEN X J, et al. Osteogenesis effect of guided bone regeneration combined with alveolar cleft grafting: assessment by cone beam computed tomography［J］. Int J Oral Maxillofac Surg, 2016, 45（6）: 683-687.

［24］ZHANG D Z, XIAO W L, ZHOU R, et al. Evaluation of bone height and bone mineral density using cone beam computed tomography after secondary bone graft in alveolar cleft［J］. J Craniofac Surg, 2015, 26（5）: 1463-1466.

［25］任战平，陈志文，陶永炜，等．基于CBCT的牙槽突裂植骨的三维定量研究［J］．临床口腔医学杂志，2014，30（9）：534-536.

［26］马莲，王光和．唇腭裂患者齿槽嵴裂植骨修复术后随访结果分析［J］．中华口腔医学杂志，1998，33（3）：164-166.

［27］杨超，石冰，刘坤，等．腭侧入路牙槽突裂植骨术的初步应用与评价［J］．华西口腔医学杂志，2013，31（1）：30-33.

［28］张岱尊，周容，肖文林，等．锥形束CT对牙槽突裂植骨术后成骨效果的评价［J］．中华口腔医学杂志，2014，49（6）：352-356.

［29］宋庆高，石冰．单侧唇裂鼻畸形的临床研究［J］．口腔颌面外科杂志，2001，11（s1）：31-32.

［30］任战平，陶永炜，曹慧琴，等．双侧唇裂鼻畸形手术联合鼻模矫正的初步探讨［J］．中国美容医学杂志，2014，23（9）：719-722.

［31］LI L, LIAO L, ZHONG Y, et al. A modified Mohler technique for patients with unilateral cleft lip based on geometric principles: a primary report［J］. J Craniomaxillofac Surg, 2015, 43（5）: 663-670.

［32］LI L, LIAO L, ZHONG Y, et al. Variation trends of the postoperative outcomes for unilateral cleft lip patients by modified Mohler and Tennison-Randall cheiloplasties［J］. J Craniomaxillofac Surg, 2016, 44（11）: 1786-1795.

［33］张斌，陶微，刘强，等．儿童鼻腔前庭三维形态与鼻孔成形保持模的比较研究［J］．中国美容整形外科杂志，2012，23（8）：457-459.

［34］傅豫川．唇裂鼻畸形一期整复术［J］．中国实用口腔科杂志，2008，1（11）：650-654.

［35］任战平，陶永炜，曹慧琴，等．术前鼻模结合手术矫正单侧不完全性唇裂鼻畸形的临床研究［J］．实用口腔医学杂志，2014，30（6）：800-804.

［36］石冰．2种隐形切口在唇裂术后继发畸形整复中的设计与应用［J］．国际口腔科学杂志，2016，43（4）：371-376.

［37］王羲，石冰，郑谦．合理应用鼻中隔软骨整复单侧唇腭裂继发鼻畸形［J］．中华整形外科杂志，2013，29（1）：5-8.

［38］李增健，张斌，刘强，等．鼻软骨支架重组联合鼻中隔软骨移植整复成人单侧唇裂鼻畸形25例分析［J］．中国美容整形外科杂志，2011，22（12）：734-736.

［39］张斌，刘强，刘昆，等．肋软骨支架与颗粒肋软骨联合移植在单侧唇裂鼻畸形整复中的应用研究［J］．中国美容整形外科杂志，2013，24（12）：723-725.

［40］陈仁吉，杨增杰，孙勇刚．单侧唇裂继发鼻畸形的手术矫正［J］．北京口腔医学，2007，15（3）：155-157.

［41］石冰．中国人唇裂鼻畸形整复的思路与术式设计［J］．华西口腔医学杂志，2012，30（2）：111-114.

［42］陈仁吉,王光和,孙勇刚,等.腭裂术后功能性语音不清分类的初步研究［J］.中华口腔医学杂志, 1995,30（1）:17-20.

［43］陈仁吉,王光和.生物反馈在腭裂术后语音治疗中的应用［J］.中华口腔医学杂志,1995,30（5）: 314-316.

［44］陈仁吉,王光和,孙勇刚,等.腭裂术后语音训练治疗方法的研究［J］.中华口腔医学杂志,1996,31 （4）:220-223.

［45］陈仁吉,王光和,孙勇刚,等.腭裂术后腭咽闭合协调异常的训练治疗［J］.现代口腔医学杂志,1996, 10（1）:6-9.

［46］陈仁吉,王光和,孙勇刚,等.腭裂术后功能性语音障碍发音特点研究［J］.中华口腔医学杂志,1998, 33（5）:285-286.

［47］陈仁吉,马莲,朱洪平.腭裂患者声门爆破音临床特点及其矫治［J］.中华口腔医学杂志,2002,37（3）: 191-193.

［48］王国民,费斐,蒋莉萍,等.异常语音的临床分类和治疗［J］.华西口腔医学杂志,2002,20（2）:112- 114.

［49］蒋莉萍,王国民,杨育生,等.齿间音在异常语音治疗中的作用［J］.上海口腔医学,2010,19（6）:565- 567.

［50］阿迪力江·赛买提,王玲,阿地力·莫明.维吾尔族腭咽闭合功能不全患者语音清晰度及其辅音 /r/ 声 学特征的初步研究［J］.实用口腔医学杂志,2015,31（1）:41-43.

［51］MA L, SHI B, LI Y, et al. Velopharyngeal function assessment in patients with cleft palate: perceptual speech assessment versus nasopharyngoscopy［J］. J Craniofac Surg, 2013, 24（4）: 1229-1231.

［52］蒋莉萍,王国民,杨育生,等.腭裂咽成形术后患者语音治疗疗效评价［J］.上海口腔医学,2004,13 （5）:444-446.

［53］张文婧,陈仁吉.173 例功能性构音障碍患者辅音错误特点分析［J］.北京口腔医学,2016,24（1）:29- 31.

［54］李盛,江宏兵,万林忠,等.腭咽闭合不全的个体化治疗策略［J］.国际口腔医学杂志,2016,43（6）: 640-644.

［55］ZHENG W, SMITH J D, SHI B, et al. The natural history of audiologic and tympanometric findings in patients with an unrepaired cleft palate［J］. Cleft Palate Craniofac J, 2009, 46（1）: 24-29.

［56］朱洪平,钱靖,周治波,等.软腭再成形术矫治腭咽闭合不全患者的临床效果研究［J］.中华医学美学 美容杂志,2019,25（1）:48-52.

［57］李万山,陈吉明,魏世成.腭裂手术对中耳功能的影响［J］.口腔颌面外科杂志,2002,12（2）:136-137, 152.

［58］LOSEE J, KIRSCHNER R. Comprehensive cleft care［M］. 2nd ed. Stuttgart: Thieme Publishers, 2015: 1353- 1393.

［59］龚彩霞,郑谦,石冰.唇腭裂患儿家长心理治疗前后的量表分析及评估［J］.华西口腔医学杂志,2011, 29（1）:36-38.

［60］张艳艳,龚彩霞,武红彦,等.115 例唇腭裂患者的父母生活质量调查研究［J］.华西口腔医学杂志, 2015,33（2）:169-173.

［61］王杨洋,信燕华,马坚,等.早期心理干预对唇腭裂患儿父母的影响［J］.华西口腔医学杂志,2013,31 （4）:372-376.

［62］翟堃,杨雄,信燕华,等.唇腭裂患儿父母生活质量及其影响因素研究［J］.华西口腔医学杂志,2013, 31（3）:279-282.

［63］王歆,陈仁吉,穆月,等.唇腭裂患者心理干预影响的初步研究［J］.北京口腔医学,2011,19（6）:336- 338.

[64] 龚彩霞,石冰.唇腭裂的分期护理[J].国际口腔医学杂志,2007,34(5):331-334.

[65] 陈丽先,龚彩霞,吴玉红,等.唇腭裂患者体格生长发育的初步研究[J].国际口腔医学杂志,2015,42(5):518-521.

[66] 陈丽先,龚彩霞,吴玉红,等.唇腭裂婴幼儿手术当日输液量管理的研究[J].华西口腔医学杂志,2016,34(4):387-390.

第四章

口腔黏膜病专业

ICS 11.060.01
CCS C05

中华口腔医学会
团 体 标 准

T/CHSA 011—2019

口腔白斑病临床诊疗循证指南

Evidence-based Guidelines for the Management and
Monitoring of Oral Leukoplakia

2019-12-31 发布

2020-01-31 实施

中华口腔医学会 发布

目　次

前　言

本标准按照 GB/T 1.1—2009 给出的规则起草。

本标准由中华口腔医学会口腔黏膜病学专业委员会提出。

本标准由中华口腔医学会归口。

本标准由四川大学华西口腔医院负责起草，北京大学口腔医院、北京医院口腔科、广西医科大学附属口腔医院、贵州医科大学附属口腔医院、吉林大学口腔医院、空军军医大学第三附属医院、南京市口腔医院、青岛市口腔医院、山东大学口腔医院、山西省人民医院、上海交通大学医学院附属第九人民医院、首都医科大学附属北京口腔医院、四川大学华西临床医学院中国循证医学中心、天津市口腔医院、同济大学附属口腔医院、武汉大学口腔医院、西南医科大学附属口腔医院、厦门市口腔医院、浙江大学医学院附属口腔医院、中南大学湘雅医院、中山大学附属口腔医院参加起草（按医院名称拼音排序）。

本标准主要起草人：陈谦明、曾昕、但红霞。

参与起草者（按姓名拼音排序）：蔡扬、陈瑞扬、陈作良、程斌、杜亮、高岩、关晓兵、何虹、华红、江潞、蒋伟文、林梅、刘青、刘宏伟、卢锐、聂敏海、戚向敏、石晶、孙正、唐国瑶、陶人川、王智、王万春、王文梅、王小平、魏秀峰、吴兰雁、吴颖芳、夏娟、张玉幸、周刚、周瑜、周红梅、周曾同。

口腔白斑病临床诊疗循证指南

1 范围

本标准给出了口腔白斑病（oral leukoplakia, OLK）的临床诊疗循证指南。

本标准适用于根据 2011 年中华口腔医学会口腔黏膜病学专业委员会全体会议讨论通过的 OLK 的诊断标准[1]，诊断为 OLK 的患者。

制定本标准时所纳入的文献的截止日期为 2017 年 12 月 31 日。

2 指南推荐意见

2.1 总则

据纳入和排除标准筛选出的文献均以 GRADE 为评价标准，我们对证据的质量进行了分级，随机对照试验（randomized controlled trial, RCT）研究初步列为高质量证据，观察性研究列为低质量证据，病例报告和专家意见列为极低质量证据[2]，各证据等级的含义见表 1。

表 1 GRADE 证据等级及说明

证据等级	具体含义
高	进一步研究也不会改变该干预措施评估结果的可信度
中	进一步研究很可能影响该干预措施评估结果的可信度，且可能改变该评估结果
低	进一步研究极有可能影响该干预措施评估结果的可信度，且该评估结果很可能改变
极低	任何评估结果都很不确定

干预措施的推荐强度依据 GRADE 中的相关内容，推荐强度的主要决定因素是干预措施的利弊关系（表 2），同时也要兼顾文献证据质量、患者的价值观和意愿、医疗成本[3]。

表 2 推荐等级说明

推荐强度	具体含义
强推荐	支持某项干预措施的强烈推荐，利大于弊
弱推荐	支持某项干预措施的一般推荐，可能利大于弊
弱不推荐	反对某项干预措施的一般推荐，可能弊大于利
强不推荐	反对某项干预措施的强烈推荐，弊大于利
未形成推荐意见	利弊相当或不确定，通过德尔菲法投票，通过几轮反复投票仍未达成一致

2.2 口腔白斑病临床管理循证指南

2.2.1 对所有 OLK 患者采取管理措施

推荐说明：OLK 具有一定的癌变风险，无论是否发生癌变，均应采取管理措施，包括但不限于卫生宣教、去除刺激因素、药物治疗、手术治疗、物理治疗和定期随访等。

30 位专家德尔菲法表决结果：强推荐 28 票，弱推荐 2 票。

2.2.2 去除刺激因素

2.2.2.1 戒烟：强推荐

推荐说明：来自于 1 项病例对照研究的结果显示：吸烟是 OLK 发病的独立危险因素[4]。来自于 1 项前瞻性队列研究的结果显示：停止吸烟后口腔白斑病的发生率显著下降[5]。目前尚无随机对照试验对吸烟与 OLK 发病或癌变的相关性进行研究，已有的队列研究结果存在较大的不一致性，部分研究认为是否吸烟对 OLK 的癌变率无显著影响，部分研究认为 OLK 患者中，吸烟者发生癌变的几率低于不吸烟者[6-9]。由于吸烟（tobacco smoking）、二手烟烟雾（tobacco smoke, second-hand）、无烟烟草（tobacco, smokeless）均属于于一类致癌物，对人类有明确的致癌性，故仍然推荐 OLK 患者戒烟。

30 位专家德尔菲法表决结果：25 票强推荐，5 票弱推荐。

2.2.2.2 戒酒：弱推荐

推荐说明：来自于 1 项病例对照研究的结果显示：饮酒是 OLK 发病的独立危险因素[4]。来自于 3 项队列研究的结果显示，是否饮酒对 OLK 的癌变率无显著影响[6,7,9]。考虑到酒精饮料（alcoholic beverages）、酒精饮料中的乙醇（ethanol in alcoholic beverages）、随酒精饮料摄入的乙醛（acetaldehyde associated with consumption of alcoholic beverages）均属于一类致癌物，对人类有明确的致癌性，故仍推荐 OLK 患者戒酒。

30 位专家德尔菲法表决结果：13 票强推荐，13 票弱推荐，4 票不确定。

2.2.2.3 戒除槟榔：强推荐

推荐说明：来自于 1 项病例 - 对照研究的结果显示，单纯咀嚼槟榔者 OLK 患病率与无不良嗜好者相比较，差异无统计学意义，单纯吸烟或咀嚼槟榔同时吸烟者 OLK 患病率远高于无不良嗜好者[10]。来自于 2 项病例 - 对照研究的结果显示，单纯咀嚼槟榔是口腔黏膜潜在恶性疾患（不限于 OLK）的独立危险因素，且咀嚼槟榔与口腔黏膜潜在恶性疾患的发病存在量效关系[11,12]。虽然咀嚼槟榔与 OLK 发病和癌变的关系尚有待进一步的研究结果证实，但由于槟榔属于一类致癌物，对人类有明确的致癌性，且咀嚼槟榔易引发其他口腔黏膜潜在恶性疾患（如：口腔黏膜下纤维性变），故仍然推荐 OLK 患者戒除槟榔。

30 位专家德尔菲法表决结果：28 票强推荐，2 票弱推荐。

2.2.2.4 戒除刺激性食物：弱推荐

推荐说明：OLK 患者可能出现进食刺激性食物时疼痛的症状，但来自于 1 项队列研究的结果显示[9]，进食辛辣食物对 OLK 的癌变率无显著影响。

30 位专家德尔菲法表决结果：4 票强推荐，20 票弱推荐，4 票不确定，2 票弱不推荐。

2.2.2.5 处理残冠、残根：强推荐

推荐说明：来自于 1 项病例对照研究[13]的结果显示，残根是舌癌发生的危险因素，虽然证据质量为极低。

30 位专家德尔菲法表决结果：处理 OLK 患者口内的残冠、残根（包括拔除或经过适当治疗后保留），24 票强推荐，6 票弱推荐。

2.2.2.6 去除不良修复体：强推荐

推荐说明：目前针对不良修复体对 OLK 发病或癌变的影响的研究均为观察性研究，对 16 项此类研究共纳入的 6 083 例研究对象进行观察，其中 572 例出现了不同的口腔黏膜损害，包括 8 例 OLK 和 85 例口腔癌，证据质量为极低。

30 位专家德尔菲法表决结果：去除 OLK 患者口内的不良修复体，22 票强推荐，8 票弱推荐。

2.2.2.7 进行口腔卫生管理：强推荐

推荐说明：来自于 1 项病例对照研究的结果显示[14]，OLK 患者探诊出血率和附着丧失高于对照组，OLK 发病的风险随着牙周炎严重程度的增加而增加，Logistic 回归模型分析发现探诊出血和临床附着丧失是 OLK 发病的危险因素。但纳入的文献存在严重的局限性，证据质量为极低。

30 位专家德尔菲法表决结果：对 OLK 患者进行口腔卫生管理（包括刷牙指导、牙周治疗），19 票强推荐，10 票弱推荐，1 票不确定。

2.2.3 药物治疗

2.2.3.1 口服 β- 胡萝卜素：未形成推荐意见

推荐说明：来自于 1 项随机对照试验[15]的结果显示，口服 β- 胡萝卜素（360mg/ 周，疗程 12 个月）可使 OLK 病损面积缩小；另一项随机对照试验[16]的结果显示，口服 β- 胡萝卜素（10mg/ 天，疗程 12 个月）对 OLK 病损面积及癌变率均无显著影响（2 项研究剂量差异较大，不能在 meta 分析中进行合并）。同时，来自 2 项以吸烟者、曾吸烟者和石棉接触者为研究对象的大型二元析因设计研究的试验结果显示[17,18]，口服 β- 胡萝卜素（20~30mg/ 天，疗程 4~8 年）可能会增加肺癌的患病率和总体死亡率，而另一项以非吸烟者为主要研究对象的大型随机对照试验结果显示[19]，口服 β- 胡萝卜素（50mg/ 两天，疗程 12 年）对吸烟者、曾吸烟者和非吸烟者的患癌率和总体死亡率均无显著影响。

30 位专家德尔菲法表决结果：口服 β- 胡萝卜素用于治疗非吸烟者的 OLK，7 票强推荐，13 票弱推荐，8 票不确定，2 票弱不推荐。

2.2.3.2 口服番茄红素：未形成推荐意见

推荐说明：来自于 1 项随机对照试验的结果显示[20]，口服番茄红素（试验组 1：8mg/ 天，n=20；试验组 2：4mg/ 天，n=20；疗程 3 个月）可有效缩小 OLK 的病损面积，改善异常增生程度。

30 位专家德尔菲法表决结果：口服番茄红素用于治疗 OLK，5 票强推荐，14 票弱推荐，9 票不确定，2 票弱不推荐。

2.2.3.3 口服维生素 A：未形成推荐意见

推荐说明：来自于 1 项随机对照试验的结果显示[15]：口服维生素 A（300 000IU/ 周，疗程 12 个月，n=50）可有效缩小 OLK 病损的面积。

30 位专家德尔菲法表决结果：口服维生素 A 用于治疗 OLK，3 票强推荐，12 票弱推荐，10 票不确定，4 票弱不推荐，1 票强不推荐。

2.2.3.4 口服维 A 酸及其衍生物：未形成推荐意见

推荐说明：来自于 1 项随机双盲对照试验的结果显示[21]：口服异维 A 酸（1~2mg/kg，n=24，疗程 3 个月）可有效缩小 OLK 的病损面积，改善异常增生程度。

30 位专家德尔菲法表决结果：口服维 A 酸及其衍生物用于治疗 OLK，4 票强推荐，11 票弱推荐，9 票不确定，5 票弱不推荐，1 票强不推荐。

2.2.3.5 口服维生素 E：未形成推荐意见

推荐说明：来自于 1 项观察性研究[22]的结果显示：口服维生素 E（400IU bid，疗程 24 周）可有效缩小 OLK 的病损面积，改善异常增生程度。

30 位专家德尔菲法表决结果：口服维生素 E 用于治疗 OLK，4 票强推荐，12 票弱推荐，10 票不确定，4 票弱不推荐。

2.2.3.6 局部使用维 A 酸制剂：弱推荐

推荐说明：来自于 1 项随机对照试验[23]的结果显示：使用 0.1% 异维 A 酸凝胶可缩小病损面积，但该研究样本例数仅有 9 例，证据等级为极低。另 1 项病例系列研究（n=26）[24]的结果显示：使用 0.05% 维 A 酸凝胶可使部分 OLK 病损完全缓解。

30 位专家德尔菲法表决结果：局部使用维 A 酸制剂用于治疗 OLK，11 票强推荐，14 票弱推荐，4 票不确定，1 票弱不推荐。

2.2.4 去除病损的治疗

2.2.4.1 手术治疗：弱推荐

推荐说明：对 5 项手术治疗 OLK 的观察性研究[25-29]进行 meta 分析（n=204），在平均 76.8 个月的随访期中，手术治疗完全去除 OLK 的病损后，合并复发率为 25%（95%CI：12%~54%）。对 2 项手术治疗 OLK 的观察性研究[25,26]进行合并（n=139），在平均 79.6 个月的随访期中，手术治疗完全去除 OLK 的病损后，合并癌变率为 7%（95%CI：2%~23%）。来自于 1 项队列研究[25]的结果显示：排除异常增生程度、临床病损类型等的干扰后，是否进行手术切除对 OLK 的癌变率无显著影响。

30 位专家德尔菲法表决结果：手术治疗用于治疗 OLK，8 票强推荐，20 票弱推荐，2 票不确定。

手术治疗的选择应结合病损的异常增生程度、临床病损类型、病损部位、病损面积、是否伴发念珠菌感染、是否伴发乳头瘤病毒感染、患者的年龄、性别以及是否伴有其他系统性疾病等综合考虑。

2.2.4.2 激光治疗：弱推荐

推荐说明：对 27 项激光 OLK 的观察性研究[30]进行 meta 分析（n=4 292），在平均 58.2

个月的随访期中,使用激光治疗完全去除 OLK 的病损后,合并复发率为 24%(95%CI:13%~43%),合并癌变率为 4.9%(95%CI:3.2%~7.3%)。

30 位专家德尔菲法表决结果:激光治疗用于治疗 OLK,2 票强推荐,19 票弱推荐,8 票不确定,1 票弱不推荐。

2.2.4.3 冷冻治疗:弱推荐

推荐说明:对 5 项冷冻治疗 OLK 的研究[31-35]进行 meta 分析(n=330),在平均 23 个月的随访期中,合并复发率为 16%(95%CI:10%~25%)。有 3 项研究[31-33]报道了随访时间和癌变率,2 项平均随访时间分别为 18(7~38)、22(3~41)个月的研究未报道癌变,1 项平均随访时间为 52.8(2~127)个月的研究报道的癌变率为 5.4%。

30 位专家德尔菲法表决结果:冷冻治疗用于治疗 OLK,1 票强推荐,16 票弱推荐,7 票不确定,5 票弱不推荐,1 票强不推荐。

2.2.4.4 光动力治疗:弱推荐

推荐说明:对 5 项光动力治疗 OLK 的观察性研究[36-40]进行 meta 分析(n=182),对数据进行合并后,光动力治疗 OLK 的完全缓解率为 26%(95% CI:17%~38%),总有效率为 75%(95% CI:68%~81%)。来自于 1 项观察性研究[41](n=147)的结果显示:在平均时间为 87.6 个月的随访期内,光动力治疗口腔上皮异常增生的总体复发率为 11.6%,癌变率为 7.5%。

30 位专家德尔菲法表决结果:光动力治疗用于治疗 OLK,6 票强推荐,18 票弱推荐,6 票不确定。

2.3 口腔白斑病癌变预警循证指南

2.3.1 随访时间的确定

一旦确诊为 OLK,无论是否采取积极治疗以及采取何种治疗方法,均应定期随访。无高危因素的 OLK 每 3 个月随访一次:强推荐,有高危因素的 OLK 每 1~3 个月随访一次:强推荐。

推荐说明:目前尚无相关研究探讨随访间隔对 OLK 癌变率的影响,根据征询指南制定小组专家意见,最终确定上述随访时间间隔。

30 位专家德尔菲法表决结果:对于无高危因素的 OLK,每 3 个月随访一次,21 票强推荐,9 票弱推荐。对于有高危因素的 OLK,每 1~3 个月随访一次,27 票强推荐,3 票弱推荐。

2.3.2 癌变预警方法的选择

2.3.2.1 初次诊断 OLK 均进行组织病理学检查:强推荐

推荐说明:组织病理学检查是诊断 OLK 的关键要素和金标准。OLK 的定义中指出,OLK 不能以临床和组织病理学的方法诊断为其他可定义的损害。

30 位专家德尔菲法表决结果:初次诊断 OLK 均进行组织病理学检查,22 票强推荐,6 票弱推荐,2 票不确定。

2.3.2.2 视诊:强推荐

推荐说明:视诊是临床医生对 OLK 进行检查的基本方法,视诊可以帮助临床医生判断病损的颜色、形态、是否伴有糜烂、边界是否清晰等。

30 位专家德尔菲法表决结果:采用视诊对 OLK 癌变进行早期预警,20 票强推荐,10 票弱推荐。

2.3.2.3 扣诊:强推荐

推荐说明:扣诊是临床医生对 OLK 进行检查的基本方法,可以帮助临床医生判断病损的质地、是否向周围组织浸润等。

30 位专家德尔菲法表决结果:采用扣诊对 OLK 癌变进行早期预警,23 票强推荐,7 票弱推荐。

2.3.2.4 甲苯胺蓝染色:弱推荐

推荐说明:对两项甲苯胺蓝染色用于 OLK 的诊断性试验[42,43]进行 meta 分析(n=132),甲苯胺蓝诊断异常增生 / 癌的敏感性为 0.51(95%CI:0.38~0.63),特异性为 0.85(95%CI:0.74~0.92)。

30 位专家德尔菲法表决结果:采用甲苯胺蓝染色对 OLK 癌变进行早期预警,12 票强推荐,17 票弱推荐,1 票不确定。

2.3.2.5 自体荧光检查:弱推荐

推荐说明:对 2 项自体荧光用于 OLK 的诊断性试验[44,45]进行 meta 分析(n=102),自体荧光诊断异常增生 / 癌的敏感性为 0.81(95%CI:0.71~0.89),特异性为 0.22(95%CI:0.07~0.44)。

30 位专家德尔菲法表决结果:采用自体荧光检查对 OLK 癌变进行早期预警,6 票强推荐,15 票弱推荐,5 票不确定,4 票弱不推荐。

2.3.2.6 DNA 倍体检测:弱推荐

推荐说明:对 4 项 DNA 倍体检测用于 OLK 的诊断性试验[46-49]进行 meta 分析(n=332),DNA 倍体检测诊断异常增生 / 癌的敏感性为 0.74(0.65~0.81),特异性为 0.90(0.79~0.96)。

30 位专家德尔菲法表决结果:采用 DNA 倍体检测对 OLK 癌变进行早期预警,9 票强推荐,17 票弱推荐,3 票不确定,1 票弱不推荐。

2.3.2.7 亚甲蓝染色:未形成推荐意见

推荐说明:对 3 项亚甲蓝染色用于 OLK 的诊断性试验[50-52]进行 meta 分析(n=254),亚甲蓝诊断异常增生 / 癌的敏感性为 0.91(0.86~0.94),特异性为 0.76(0.63~0.86)。

30 位专家德尔菲法表决结果:采用亚甲蓝染色对 OLK 癌变进行早期预警,3 票强推荐,15 票弱推荐,8 票不确定,3 票弱不推荐,1 票强不推荐。

2.3.2.8 玫瑰红染色:未形成推荐意见

推荐说明:来自于 1 项诊断性试验研究[53](n=128)的结果显示:玫瑰红染色诊断 OLK 异常增生 / 癌的敏感性为 0.94,特异性为 0.74。

30 位专家德尔菲法表决结果:采用玫瑰红染色对 OLK 癌变进行早期预警,3 票强推荐,13 票弱推荐,11 票不确定,2 票弱不推荐,1 票强不推荐。

2.3.2.9 卢戈碘液染色:未形成推荐意见

推荐说明:来自于 1 项诊断性试验研究[54](n=59)显示:Lugol 碘液染色诊断 OLK 异常增生 / 癌的敏感性为 1,特异性为 0.2。

30 位专家德尔菲法表决结果：采用卢戈碘液染色对 OLK 癌变进行早期预警，2 票强推荐，4 票弱推荐，16 票不确定，7 票弱不推荐，1 票强不推荐。

3 指南实施的有利和不利因素估计

有利因素：随着循证医学思想在我国医学界的普及，口腔医师在临床诊疗的过程中对于循证医学证据越来越重视，对于循证制定的指南有较大的需求。

不利因素：鉴于不同层次的口腔医疗机构硬件设施（如病理科、手术室、药房、特殊仪器设备等）的完备性和口腔医师临床技能的差异性，部分干预措施的推广可能存在一定的困难。

4 指南的局限性与不足

在口腔白斑病临床诊疗循证指南的制定过程中，通过对现有研究文献的分析，我们发现，指南包含的许多核心问题缺乏相应的随机对照试验等高质量研究证据支持，已有的随机对照试验多为单中心、小样本的研究，且大多数研究中对于 OLK 癌变这一最重要的结局指标均未予以描述。因此，根据 GRADE 评价体系对证据质量进行分级，大部分证据为低质量或极低质量证据。未来我们将持续关注相关领域的研究进展，对相关研究证据进行更新，从而为口腔白斑病的临床诊疗提供更可靠的循证依据。值得注意的是，指南虽然能够在一定程度上指导临床治疗，但鉴于临床病例的多样性和复杂性，任何指南的推荐意见都不能完全替代临床医生的判断。

附 录 A

（资料性附录）

口腔白斑病临床诊疗路径

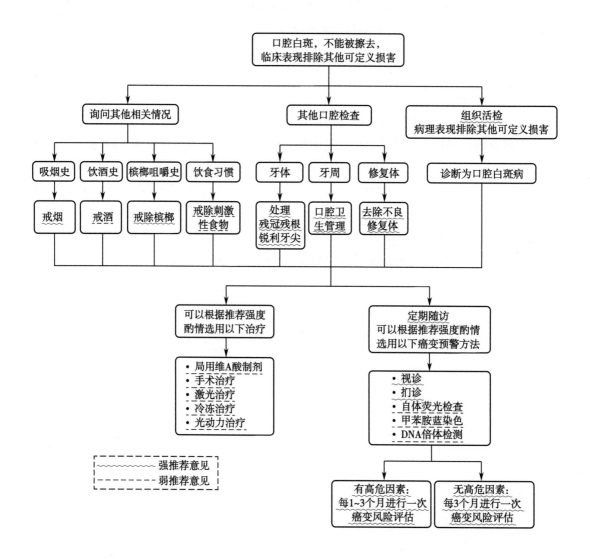

附 录 B

（资料性附录）

口腔白斑病临床管理循证指南推荐意见汇总

项目	德尔菲法推荐意见投票结果（%）					推荐强度	证据级别
	强推荐	弱推荐	不确定	弱不推荐	强不推荐		
对所有OLK患者采取管理措施	93.3	6.7	0	0	0	强	极低
戒烟	83.3	16.7	0	0	0	强	低
戒除槟榔	93.3	6.7	0	0	0	强	极低
处理残冠、残根（拔除或经过适当治疗后保留）	80.0	20.0	0	0	0	强	极低
去除不良修复体	73.3	26.7	0	0	0	强	极低
口腔卫生管理	63.3	33.3	3.3	0	0	强	极低
戒酒	43.3	43.3	13.3	0	0	弱	低
戒除刺激性食物	13.3	66.7	13.3	6.7	0	弱	低
局用维A酸制剂	36.7	46.7	33.3	13.3	3.3	弱	极低
手术治疗	26.7	66.7	6.7	0	0	弱	低
激光治疗	6.7	63.3	26.7	3.3	0	弱	低
冷冻治疗	3.3	53.3	23.3	16.7	3.3	弱	低
光动力治疗	20.0	60.0	20.0	0	0	弱	低
口服β-胡萝卜素	23.3	43.3	26.7	6.7	0	未形成推荐意见	低
口服番茄红素	16.7	43.4	30.0	6.7	0	未形成推荐意见	低
口服维生素A	10.0	40.0	33.3	13.3	3.3	未形成推荐意见	低
口服维A酸及其衍生物	13.3	36.7	30.0	16.7	3.3	未形成推荐意见	低
口服维生素E	13.3	40.0	33.3	13.3	0	未形成推荐意见	极低

附 录 C

（资料性附录）

口腔白斑病癌变预警循证指南推荐意见汇总

项目	德尔菲法推荐意见投票结果（%）					推荐强度	证据级别
	强推荐	弱推荐	不确定	弱不推荐	强不推荐		
无高危因素的患者每3个月随访1次	70.0	30.0	0	0	0	强	极低
有高危因素的患者每1~3个月随访1次	90.0	10.0	0	0	0	强	极低
初次诊断OLK均进行组织病理学检查	73.3	20.0	6.7	0	0	强	极低
视诊用于癌变早期预警	66.7	33.3	0	0	0	强	极低
扪诊用于癌变早期预警	76.7	23.3	0	0	0	强	极低
甲苯胺蓝染色用于癌变早期预警	40.0	56.7	3.3	0	0	弱	中等
自体荧光检测用于癌变早期预警	20.0	50.0	16.7	13.3	0	弱	中等
DNA倍体检测用于癌变早期预警	30.0	56.7	10.0	3.3	0	弱	中等
亚甲蓝染色用于癌变早期预警	10.0	50.0	26.7	10.0	3.3	未形成推荐意见	中等
玫瑰红染色用于癌变早期预警	10.0	43.3	36.7	6.7	3.3	未形成推荐意见	低
卢戈碘液用于癌变早期预警	6.7	13.3	53.3	23.3	3.3	未形成推荐意见	低

参 考 文 献

［1］中华口腔医学会口腔黏膜病专业委员会. 口腔白斑病的定义与分级标准（试行）［J］. 中华口腔医学杂志, 2011, 46（10）: 579-580.

［2］BALSHEM H, HELFAND M, SCHÜNEMANN H J, et al. GRADE guidelines: 3. Rating the quality of evidence［J］. Journal of Clinical Epidemiology, 2011, 64（4）: 401-406.

［3］FAGGION C M. Grading the quality of evidence and the strength of recommendations in clinical dentistry: a critical review of 2 prominent approaches［J］. Journal of Evidence-Based Dental Practice, 2010, 10（2）: 78-85.

［4］HASHIBE M, SANKARANARAYANAN R, THOMAS G, et al. Alcohol drinking, body mass index and the risk of oral leukoplakia in an Indian population［J］. International Journal of Cancer, 2000, 88（1）: 129-134.

［5］GUPTA P C, MURTI P R, BHONSLE R B, et al. Effect of cessation of tobacco use on the incidence of oral mucosal lesions in a 10-yr follow-up study of 12, 212 users［J］. Oral Diseases, 1995, 1（1）: 54-58.

［6］LIU W, SHI L J, WU L, et al. Oral cancer development in patients with leukoplakia: clinicopathological factors affecting outcome［J］. PLoS One, 2012, 7（4）: e34773.

［7］HO M W, RISK J M, WOOLGAR J A, et al. The clinical determinants of malignant transformation in oral epithelial dysplasia［J］. Oral Oncology, 2012, 48（10）: 969-976.

［8］BARFI Q A, HABASHI M S, ARASTEH P, et al. Malignant transformation in leukoplakia and its associated factors in southern iran: a hospital based experience［J］. Iranian Journal of Public Health, 2017, 46（8）: 1110-1117.

［9］LIU W, WANG Y F, ZHOU H W, et al. Malignant transformation of oral leukoplakia: a retrospective cohort study of 218 Chinese patients［J］. BMC Cancer, 2010, 10: 685.

［10］林发新, 孔庆仁, 林天成. 海南少数民族嗜槟榔地区4 554名口腔白斑调查报告［J］. 海南卫生, 1983（1）: 5-7.

［11］HO P S, CHEN P L, WARNAKULASURIYA S, et al. Malignant transformation of oral potentially malignant disorders in males: a retrospective cohort study［J］. BMC Cancer, 2009, 9: 260.

［12］AMARASINGHE H K, USGODAARACHCHI U S, JOHNSON N W, et al. Betel-quid chewing with or without tobacco is a major risk factor for oral potentially malignant disorders in Sri Lanka: a case-control study［J］. Oral Oncology, 2010, 46（4）: 297-301.

［13］杨土保, 谢梅芝, 王洁如. 舌癌发病危险因素的病例对照研究［J］. 湖南医科大学学报, 1998（2）: 30-31.

［14］MEISEL P, HOLTFRETER B, BIFFAR R, et al. Association of periodontitis with the risk of oral leukoplakia［J］. Oral Oncology, 2012, 48（9）: 859-863.

［15］SANKARANARAYANAN R, MATHEW B, VARGHESE C, et al. Chemoprevention of oral leukoplakia with vitamin A and beta carotene-an assessment［J］. Oral Oncology, 1997, 33（4）: 231-236.

［16］NAGAO T, WARNAKULASURIYA S, NAKAMURA T, et al. Treatment of oral leukoplakia with a low-dose of beta-carotene and vitamin C supplements: a randomized controlled trial［J］. International Journal of Cancer, 2015, 136（7）: 1708-1717.

［17］OMENN G, GOODMAN G, THORNQUIST M, et al. Effects of a combination of beta carotene and vitamin A on lung cancer and cardiovascular disease［J］. New England Journal of Medicine, 1996, 2（18）: 1150-1155.

［18］ALPHA-TOCOPHEROL, BETA CAROTENE CANCER PREVENTION STUDY GROUP. The effect of vitamin E and beta carotene on the incidence of lung cancer and other cancers in male smokers［J］. New England Journal of Medicine, 1994, 330（15）: 1029-1035.

［19］HENNEKENS C, BURING J, MANSON J, et al. Lack of effect of long-termsupplementation with beta carotene on the incidence of malignant neoplasms and cardiovascular disease［J］. New England Journal of Medicine, 1996, 334（18）: 1145-1149.

[20] SINGH M, KRISHANAPPA R, BAGEWADI A, et al. Efficacy of oral lycopene in the treatment of oral leukoplakia[J]. Oral Oncology, 2004, 40(6): 591-596.

[21] HONG W K, ENDICOTT J, ITRI L M, et al. 13-cis-retinoic acid in the treatment of oral leukoplakia[J]. New England Journal of Medicine, 1986, 315(24): 1501-1505.

[22] BENNER S E, WINN R J, LIPPMAN S M, et al. Regression of oral leukoplakia with alpha-tocopherol: a community clinical oncology program chemoprevention study[J]. Journal of the National Cancer Institute, 1993, 85(1): 44-47.

[23] PIATTELLI A, FIORONI M, SANTINELLI A, et al. bcl-2 expression and apoptotic bodies in 13-cis-retinoic acid (isotretinoin)-topically treated oral leukoplakia: a pilot study[J]. Oral Oncology, 1999, 35(3): 314-320.

[24] EPSTEIN J B, GORSKY M. Topical application of vitamin A to oral leukoplakia: a clinical case series[J]. Cancer, 1999, 86(6): 921-927.

[25] HOLMSTRUP P, VEDTOFTE P, REIBEL J, et al. Long-term treatment outcome of oral premalignant lesions [J]. Oral Oncology, 2006, 42(5): 461-474.

[26] SCHEPMAN K P, VAN DER MEIJ E H, SMEELE L E, et al. Malignant transformation of oral leukoplakia: a follow-up study of a hospital-based population of 166 patients with oral leukoplakia from The Netherlands[J]. Oral Oncology, 1998, 34(4): 270-275.

[27] SILVERMAN S, GORSKY M, LOZADA F. Oral leukoplakia and malignant transformation. A follow-up study of 257 patients[J]. Cancer, 1984, 53(3): 563-568.

[28] VEDTOFTE P, HOLMSTRUP P, HJØRTING-HANSEN E, et al. Surgical treatment of premalignant lesions of the oral mucosa[J]. International Journal of Oral and Maxillofacial Surgery, 1987, 16(6): 656-664.

[29] PINDBORG J J, JOLST O, RENSTRUP G, et al. Studies in oral leukoplakia: a preliminary report on the period pervalence of malignant transformation in leukoplakia based on a follow-up study of 248 patients[J]. Journal of the American Dental Association, 1968, 76: 767-771.

[30] DONG Y, CHEN Y, TAO Y, et al. Malignant transformation of oral leukoplakia treated with carbon dioxide laser: a meta-analysis[J]. Lasers in Medical Science, 2019, 34: 209-221.

[31] CHEN H M, CHENG S J, LIN H P, et al. Cryogun cryotherapy for oral leukoplakia and adjacent melanosis lesions[J]. Journal of Oral Pathology & Medicine, 2015, 44(8): 607-613.

[32] CHANG Y C, YU C H. Successful treatment of oral verrucous hyperplasia with photodynamic therapy combined with cryotherapy-report of 3 cases[J]. Photodiagnosis and Photodynamic Therapy, 2014, 11(2): 127-129.

[33] KAWCZYK-KRUPKA A, WAŚKOWSKA J, RACZKOWSKA-SIOSTRZONEK A, et al. Comparison of cryotherapy and photodynamic therapy in treatment of oral leukoplakia[J]. Photodiagnosis and Photodynamic Therapy, 2012, 9(2): 148-155.

[34] LIN H P, CHEN H M, CHENG S J, et al. Cryogun cryotherapy for oral leukoplakia[J]. Head and Neck-Journal for the Sciences and Specialties of the Head and Neck, 2012, 34(9): 1306-1311.

[35] YU C H, CHEN H M, CHANG C C, et al. Cotton-swab cryotherapy for oral leukoplakia[J]. Head and Neck-Journal for the Sciences and Specialties of the Head and Neck, 2009, 31(8): 983-988.

[36] SHAFIRSTEIN G, FRIEDMAN A, SIEGEL E, et al. Using 5-aminolevulinic acid and pulsed dye laser for photodynamic treatment of oral leukoplakia[J]. Archives of Otolaryngology-Head & Neck Surgery, 2011, 137(11): 1117-1123.

[37] CHEN H M, YU C H, TSAI T, et al. Topical 5-aminolevulinic acid-mediated photodynamic therapy for oral verrucous hyperplasia, oral leukoplakia and oral erythroleukoplakia[J]. Photodiagnosis and Photodynamic Therapy, 2007, 4(1): 44-52.

［38］PIETRUSKA M, SOBANIEC S, BERNACZYK P, et al. Clinical evaluation of photodynamic therapy efficacy in the treatment of oral leukoplakia［J］. Photodiagnosis and Photodynamic Therapy, 2014, 11（1）: 34-40.

［39］MALOTH K N, VELPULA N, KODANGAL S, et al. Photodynamic therapy-a non-invasive treatment modality for precancerous lesions［J］. Journal of Lasers in Medical Sciences, 2016, 7（1）: 30-36.

［40］KÜBLER A, HAASE T, RHEINWALD M, et al. Treatment of oral leukoplakia by topical application of 5-aminolevulinic acid［J］. International Journal of Oral and Maxillofacial Surgery, 1998, 27（6）: 466-469.

［41］JERJES W, UPILE T, HAMDOON Z, et al. Photodynamic therapy outcome for oral dysplasia［J］. Lasers in Surgery & Medicine, 2011, 48（3）: S32-S32.

［42］CHAUDHRY A, MANJUNATH M, ASHWATAPPA D, et al. Comparison of chemiluminescence and toluidine blue in the diagnosis of dysplasia in leukoplakia: a cross-sectional study［J］. Journal of Investigative and Clinical Dentistry, 2016, 7（2）: 132-140.

［43］ONOFRE M A, SPOSTO M R, NAVARRO C M. Reliability of toluidine blue application in the detection of oral epithelial dysplasia and in situ and invasive squamous cell carcinomas［J］. Oral Surgery Oral Medicine Oral Pathology Oral Radiology and Endodontology, 2001, 91（5）: 535-540.

［44］LALLA Y, MATIAS M A, FARAH C S. Assessment of oral mucosal lesions with autofluorescence imaging and reflectance spectroscopy［J］. Journal of the American Dental Association, 2016, 147（8）: 650-660.

［45］YAMAMOTO N, KAWAGUCHI K, FUJIHARA H, et al. Detection accuracy for epithelial dysplasia using an objective autofluorescence visualization method based on the luminance ratio［J］. International Journal of Oral Science, 2017, 9（11）: e2.

［46］GOUVÊA A F, SANTOS SAR, SPEIGHT P M, et al. High incidence of DNA ploidy abnormalities and increased Mcm2 expression may predict malignant change in oral proliferative verrucous leukoplakia［J］. Histopathology, 2013, 62（4）: 551-562.

［47］PENTENERO M, DONADINI A, DI N E, et al. Field effect in oral precancer as assessed by DNA flow cytometry and array-CGH［J］. Journal of Oral Pathology & Medicine, 2012, 41（2）: 119-123.

［48］BREMMER J F, BRAKENHOFF R H, BROECKAERT M A, et al. Prognostic value of DNA ploidy status in patients with oral leukoplakia［J］. Oral Oncology, 2011, 47（10）: 956-960.

［49］GRÄSSEL-PIETRUSKY R, DEINLEIN E, HORNSTEIN O P. DNA-ploidy rates in oral leukoplakias determined by flow-cytometry［J］. Journal of Oral Pathology & Medicine, 1982, 11（6）: 434-438.

［50］CHEN Y W, LIN J S, FONG J H, et al. Use of methylene blue as a diagnostic aid in early detection of oral cancer and precancerous lesions［J］. British Journal of Oral & Maxillofacial Surgery, 2007, 45（7）: 590-591.

［51］RIAZ A, SHREEDHAR B, KAMBOJ M, et al. Methylene blue as an early diagnostic marker for oral precancer and cancer［J］. Springerplus, 2013, 2（1）: 95.

［52］SAEKI N, TSUZUKI K, NEGORO A, et al. Utility of real-time diagnosis using contact endoscopy for oral and lingual diseases［J］. Auris Nasus Larynx, 2011, 38（2）: 233-239.

［53］DU G F, LI C Z, CHEN H Z, et al. Rose bengal staining in detection of oral precancerous and malignant lesions with colorimetric evaluation: a pilot study［J］. International Journal of Cancer, 2007, 120（9）: 1958-1963.

［54］ELIMAIRI I, ALTAY M A, ABDOUN O, et al. Clinical relevance of the utilization of vital Lugol's iodine staining in detection and diagnosis of oral cancer and dysplasia［J］. Clinical Oral Investigations, 2017, 21（2）: 589-595.

ICS 11.060.01

CCS C05

中华口腔医学会

团 体 标 准

T/CHSA 012—2019

灼口综合征临床实践循证指南

Evidence-based clinical practice guidelines for burning mouth syndrome

2019-12-31 发布

2020-01-31 实施

中华口腔医学会 发布

目　次

前　言

本标准按照 GB/T 1.1—2009 给出的规则起草。

本标准由中华口腔医学会口腔黏膜病学专业委员会提出。

本标准由中华口腔医学会归口。

本标准由四川大学华西口腔医院负责起草,北京大学口腔医院、北京医院口腔科、广西医科大学附属口腔医院、贵州医科大学附属口腔医院、吉林大学口腔医院、南京市口腔医院、青岛市口腔医院、山东大学口腔医院、山西省人民医院、上海交通大学医学院附属第九人民医院、首都医科大学附属北京口腔医院、四川大学华西临床医学院中国循证医学中心、天津市口腔医院、同济大学附属口腔医院、武汉大学口腔医院、西南医科大学附属口腔医院、厦门市口腔医院、浙江大学医学院附属口腔医院、中山大学附属口腔医院参加起草(按医院名称拼音排序)。

本标准主要起草人:陈谦明、曾昕、江潞。

参与起草者(按姓名拼音排序):蔡扬、陈瑞扬、陈新英、陈作良、程斌、但红霞、杜亮、段宁、范媛、关晓兵、何虹、华红、蒋伟文、林梅、刘青、刘宏伟、卢锐、聂敏海、石晶、戚向敏、孙正、唐国瑶、陶人川、王辉、王智、王万春、王文梅、王小平、魏秀峰、吴颖芳、夏娟、徐浩、张玉幸、周刚、周瑜、周红梅、周永梅、周曾同。

引　言

灼口综合征（burning mouth syndrome，BMS）是一种常见的口腔黏膜疾病，是以舌部为主要发病部位，烧灼样疼痛为主要表现的一种综合征，常不伴有明显的临床损害体征，也无特征性的组织病理学改变[1]。BMS 患者除疼痛、烧灼、麻木、痒感外，还常伴有口干和 / 或味觉改变[2-4]。BMS 患病率约为 0.1%~3.9%[3,5]，70% 以上为中老年女性[2-4]。

BMS 的病因尚不明确，可能与局部因素、系统性因素和神经精神因素相关。

局部因素包括：锐利牙尖、不良修复体[6]、唾液成分改变[7]、唾液腺功能减退[8]、口腔菌群失调[9]、口腔不良习惯[10]、对某些牙科材料过敏[11]等。

系统性因素包括：维生素和微量元素等营养元素的缺乏[12,13]、雌激素水平减退[14]、糖尿病[15]、甲状腺疾病[16]、免疫功能抑制[17]、药物不良反应[18]等。

神经精神因素包括：周围神经系统的亚临床病变[19-22]、中枢神经系统的改变[23,24]、焦虑抑郁等不良情绪或精神疾病[25,26]。

目前，BMS 的临床诊断是基于典型临床症状作出的排除性诊断，尚无统一诊断标准。2018 年国际头痛协会（International Headache Society）发布的第三版头痛国际分类（International Classification of Headache Disorders 3rd edition，ICHD-3）[27]中，BMS 的诊断标准如下：口腔疼痛时间大于 3 个月，每日疼痛时间大于 2 小时；疼痛特点为烧灼样，且局限于浅表口腔黏膜；口腔黏膜的临床检查皆为正常（包括感觉检查）；不符合 ICHD-3 分类中其他疾病的诊断。目前国内临床通常根据舌或口腔其他部位的烧灼样疼痛等异常感觉，以及临床症状和体征明显不协调的特征，在排除其他可定义的口腔疾病之后作出诊断。

目前国内外均无 BMS 临床实践指南发表。为规范 BMS 的临床诊疗，在中华口腔医学会团体标准、规范、指南制定会议精神的指导下，在国家卫计委公益性行业科研专项项目（201502018）的资助下，BMS 临床实践循证指南制定小组以 GRADE（Grading of Recommendations Assessment, Development and Evaluation）系统为工具，对国内外 2017 年 9 月 30 日前发表的 BMS 诊疗相关文献进行了全面检索和慎重评价，历时两年制定了 BMS 临床实践指南。希望通过该指南的制定，解决现阶段存在的重要临床问题，为 BMS 诊疗提供科学的方法和依据。

灼口综合征临床实践循证指南

1 范围

本标准给出了灼口综合征（burning mouth syndrome，BMS）的临床实践循证指南。本标准适用于临床上诊断为 BMS 的患者。

2 指南推荐意见

2.1 总则

BMS 临床实践循证指南共形成 26 条推荐意见，推荐意见依据 GRADE 系统中的相关原则，分为"强""弱"两个强度[28]，具体含义见表 1。

表 1 推荐强度说明

推荐强度	表示方式	具体含义
强推荐	1	实施该干预措施明显利大于弊
弱推荐	2	实施该干预措施可能利大于弊
弱不推荐	−2	实施该干预措施可能弊大于利
强不推荐	−1	实施该干预措施明显弊大于利

决定推荐强度的因素有实施该干预措施的利弊平衡、证据强度、患者价值观和意愿、成本。其中，证据质量依据 GRADE 系统中的相关原则分为"高""中""低"和"极低"四个级别[29]。各证据等级的含义见表 2。

表 2 GRADE 证据等级及说明

证据等级	表示方式	具体含义
高	A	对真实效应值接近效应估计值很有信心
中	B	对效应估计值有中等程度的信心：真实值有可能接近估计值，但仍存在二者截然不同的可能性
低	C	对效应估计值的确信程度有限：真实值可能与估计值大不相同。
极低	D	对效应估计值几乎没有信心：真实值很可能与估计值大不相同。

2.2 灼口综合征临床实践循证指南推荐意见

2.2.1 治疗前检查

2.2.1.1 推荐意见 1：询问全身用药（1C：推荐强度强，证据级别低）

Gao 等[30]对 BMS 组（87 例）与对照组（82 例）进行近期用药史的单因素分析，显示两组间有显著性差异（χ^2=24.21，P=0.000）；应用的药物主要为抗生素类、抗抑郁药物和漱口液。

其他文献报道可能导致 BMS 的药物包括：肿瘤靶向药物（舒尼替尼、帕唑帕尼、伊马替尼等）[31]、降血压药物（尤其是 ACEI 类）[18,32]、抗精神类药物（抗焦虑、抗抑郁、抗惊厥药物等）[33-35]、抗逆转录病毒类药物[18,32,36]、抗生素（头孢菌素、氯霉素和青霉素等）[18,30]、质子泵抑制剂[37]、止痛药[37]和雌激素类[38]等。

2.2.1.2 推荐意见 2：血常规检查（2C：推荐强度弱，证据级别低）

Lin 等[39]对 BMS 组（399 例）与对照组（399 例）行血红蛋白含量检查，BMS 组中 89 例（22.3%）血红蛋白含量低于正常范围，且含量明显低于对照组（P<0.001）。

Cho 等[40]对 276 例 BMS 患者行血红蛋白含量检查，其中 26 例（9.4%）血红蛋白含量低于正常范围。

2.2.1.3 推荐意见 3：血糖检查（2C：推荐强度弱，证据级别低）

Verenzuela 等[41]对 659 例 BMS 患者行空腹血糖检查，156 例（23.7%）血糖高于正常范围。

Sardella 等[42]对 BMS 组（61 例）和对照组（54 例）行空腹血糖检查，BMS 组中有 8 例（15%）血糖高于正常范围，对照组 4 例（8%）高于正常范围，但两组间无显著性差异（OR=2.089，95%CI：0.620~6.980）。

2.2.1.4 推荐意见 4：对围绝经期女性行雌激素水平检查（2C：推荐强度弱，证据级别低）

Gao 等[30]对 BMS 组绝经期和绝经后女性（47 例）与对照组（原文中未注明例数）的雌激素水平进行比较，BMS 组的卵泡刺激素（FSH）水平显著高于对照组，雌二醇水平显著低于对照组（P<0.05）。

Tarkkila 等[38]对 3 173 名围绝经期女性进行队列研究，Logistic 回归分析示更年期症状是 BMS 发生的危险因素（P=0.000）。

2.2.1.5 推荐意见 5：行焦虑测试（2B：推荐强度弱，证据级别中等）、抑郁测试（2B：推荐强度弱，证据级别中等）和压力测试（2D：推荐强度弱，证据级别极低）

Galli 等[25]对 14 篇关于 BMS 与精神因素相关性研究的文献进行系统评价，并对其中 5 篇进行了数据合并显示：焦虑和抑郁对 BMS 的发生有至关重要的作用。原始文献中所使用的测试量表包括：抑郁焦虑量表（HADS）、明尼苏达多项人格量表（MMP-Ⅱ）、汉密尔顿抑郁量表（HAM-D）等。

Maheswari 等[43]分析了 25 例 BMS 患者的病因，其中 12 例病因为压力。

2.2.1.6 推荐意见 6：观察口腔黏膜湿润度（2D：推荐强度弱，证据级别极低），并按压双侧大唾液腺观察唾液分泌（2D：推荐强度弱，证据级别极低）

该推荐意见基于专家共识。

2.2.1.7 行真菌涂片检查（2D：推荐强度弱，证据级别极低）

Sardella 等[42]对 BMS 组（61 例）和对照组（54 例）行真菌涂片检查，两组间真菌检出率无统计学差异（P>0.05）。

2.2.1.8 检查义齿（2C：推荐强度弱,证据级别低）

Svensson 等[44]将佩戴可摘义齿的 BMS 组（30 例）与佩戴可摘义齿的对照组（26 例）比较,BMS 组每日使用义齿的次数明显减少,舌间隙减小,咬合位置不正确,垂直距离增加,差异具有显著性（$P<0.05$）。

2.2.1.9 检查牙周健康状况（2C：推荐强度弱,证据级别低）

Gao 等[30]对 BMS 组（87 例）与对照组（82 例）进行牙周炎的单因素分析,显示两组间有显著性差异,牙周炎是 BMS 的危险因素之一（$\chi^2=4.59$, $P=0.032$）。

2.2.2 去除刺激因素

2.2.2.1 推荐意见 10：调磨锐利牙尖（1D：推荐强度强,证据级别极低）、拔除无保留价值的残根残冠（1D：推荐强度强,证据级别极低）

该推荐意见基于专家共识。

2.2.2.2 推荐意见 11：去除不良修复体（1D：推荐强度强,证据级别极低）

Lamey 等[6]对 150 例 BMS 患者进行研究,121 例佩戴义齿,其中 64 例义齿的设计被认定为是重要的刺激因素,该部分患者重新制作义齿后,其中 33 例症状得到缓解。

2.2.2.3 推荐意见 12：对患有牙周疾病者行牙周基础治疗（2C：推荐强度弱,证据级别低）

Gao 等[30]对 BMS 组（87 例）与对照组（82 例）进行牙周炎的单因素分析,显示两组间有显著性差异,牙周炎是 BMS 的危险因素之一（$\chi^2=4.59$, $P=0.032$）,对两组进行 Logistic 回归分析,牙周炎是 BMS 的危险因素之一（$P=0.008$, $OR=9.464$）。

2.2.2.4 推荐意见 13：对患有颞下颌关节疾病者进行治疗（2D：推荐强度弱,证据级别极低）

Corsalini 等[45]对 44 例 BMS 患者进行研究,其中 29 例被诊断患有颞下颌关节疾病,诊断标准为 1992 年发布的 RDC/TMD 诊断标准。

2.2.2.5 推荐意见 14：纠正口腔不良习惯（2C：推荐强度弱,证据级别低）

Ko 等[46]对 140 例 BMS 患者进行研究,发现 75 例存在至少一种口腔不良习惯（包括咬舌、咬颊、紧咬牙等）。

Gao 等[30]对 BMS 组（87 例）与对照组（82 例）进行 Logistic 回归分析,伸舌习惯是 BMS 最重要的危险因素（$P=0.000$, $OR=55.853$）,吮唇习惯是 BMS 的危险因素之一（$P=0.098$, $OR=8.192$）。

2.2.2.6 推荐意见 15：纠正不良用药习惯（2C：推荐强度弱,证据级别低）

不良用药习惯包括不经医生诊治自行用药、滥用抗生素等。

Gao 等[30]对 BMS 组（87 例）与对照组（82 例）进行自行用药的单因素分析,显示两组间有显著性差异,自行用药是 BMS 的危险因素之一（$\chi^2=13.31$, $P=0.000$）。

2.2.3 药物治疗

2.2.3.1 推荐意见 16：2%~4% 碳酸氢钠液含漱（2D：推荐强度弱,证据级别极低）

2%~4% 碳酸氢钠液的主要作用为抑制真菌繁殖。

杨映阳等[47]将 2%~4% 碳酸氢钠漱口液或氯己定漱口液、口服胸腺肽肠溶片与谷 - 核 -

维 E 联用作为药物治疗方案用于 300 例 BMS 患者,总有效率为 20%,该药物治疗方案与舌神经局部封闭联用的总有效率为 54.5%,该药物治疗方案与心理治疗联用,有效率 59.4%。

2.2.3.2 推荐意见 17:谷维素 - 维生素 B₂(核黄素)- 维生素 E 联合口服(2D:推荐强度弱,证据级别极低)

谷维素 - 维生素 B₂(核黄素)- 维生素 E 联用是国内传统的治疗 BMS 的用药方案,谷维素和维生素 B₂、维生素 E 联用可改善口腔黏膜的末梢循环,调整患者的植物神经功能,减轻患者更年期综合征的症状[48]。

临床研究多将该疗法作为对照组[48-51],报道的有效率为 40%~70%,常用剂量为:谷维素每日 3 次,每次 10mg;维生素 B₂ 每日 3 次,每次 10mg 或 20mg;维生素 E 每日 1 次,每次 100mg。疗程为 4~5 周。

2.2.3.3 推荐意见 18:谷维素片口服(2D:推荐强度弱,证据级别极低)

谷维素片有改善植物神经功能失调、调节内分泌等作用,可用于更年期综合征等疾病的治疗[52]。

国内文献有单独服用谷维素片或谷维素片与复合维生素 B 片联用治疗 BMS 的报道。临床研究中多作为对照组[53-55],报道的有效率为 45%~66%,常用剂量为每日 3 次,每次 20mg。疗程 3 周 ~3 个月。

2.2.3.4 推荐意见 19:维生素 B₁ 片口服(2D:推荐强度弱,证据级别极低)

维生素 B₁ 片有抗氧化、治疗神经炎的作用[56]。

莫朝阳等[57]38 例 BMS 患者分为试验组(26 例)和对照组(12 例),对照组将维生素 B₁ 片、谷维素片和复合维生素片联用,治疗有效率为 66%,试验组(穴位注射)的有效率为 84.62%。

2.2.3.5 推荐意见 20:甲钴胺片口服(2D:推荐强度弱,证据级别极低)

甲钴胺对神经递质乙酰胆碱的合成具有一定促进作用,并具有营养神经、修复被损伤神经组织等功能,主要应用于高同型半胱氨酸血症和周围神经病变的治疗[58]。

陈宇轩等[59]将 68 例 BMS 患者分为试验组(34 例)和对照组(34 例),试验组口服氟哌噻吨美利曲辛(一种抗抑郁、抗焦虑药物)联合甲钴胺片(每日 3 次,每次 0.5mg,疗程为 1 个月),总有效率为 85.3%,对照组(谷维素 + 核黄素 + 维生素 E)的总有效率为 41.2%,试验组疗效显著优于对照组($P<0.01$)。

刘奕等[60]将 84 例 BMS 患者分为试验组(42 例)和对照组(42 例),试验组为口服甲钴胺片(每日 3 次,每次 0.5mg)+ 康复新液 + 心理治疗,疗程为 1 个月,总有效率为 85.7%,对照组(多维元素片)的总有效率为 52.4%,试验组疗效显著优于对照组($P<0.05$)。

2.2.3.6 推荐意见 21:芦笋胶囊口服(2C:推荐强度弱,证据级别低)

芦笋(精)胶囊的主要成分为芦笋。有研究称芦笋胶囊有镇痛、安眠、生津止渴的作用,目前多用于癌症的辅助治疗及放、化疗后口干舌燥,食欲不振,全身倦怠患者。

文献报道服用芦笋胶囊可缓解 BMS 患者的灼痛、口干症状。并可改善睡眠[48,61]。

周红梅等[48]将 60 例 BMS 患者分为试验组(30 例)和对照组(30 例),试验组口服芦笋胶囊（每日3次，每次2粒，疗程1个月）的总有效率为92.6%，对照组（30例，谷维素-核-维生素E）的总有效率为66.7%，试验组疗效显著优于对照组（ *P*<0.05 ）。且与对照组比较，试验组舌灼痛减轻，每日饮水量减少，睡眠时间增加（ *P*<0.05 ）。

2.2.4 物理治疗

推荐意见25：低能量激光治疗（2C：推荐强度弱，证据级别低）

低能量激光疗法（low level laser therapy，LLLT，又称弱激光）是一种无创、无痛的激光疗法，具体作用机制尚未达成共识，低能量激光有较好的镇痛、抗炎作用，常用于慢性疼痛的治疗[62]。

Al-Maweri 等[63]对10篇文献（5篇随机对照研究，3篇对照研究2篇病例序列研究）进行系统评价，大部分文献显示LLLT疗法可有效减轻BMS患者的疼痛感。因纳入研究的异质性大，未合并数据分析。具体治疗及试验方法见表3。

崔丹等[64]将90例BMS患者分为试验组A（30例）、试验组B（30例）和对照组（30例）。A组30例接受常规药物治疗+低能量激光照射（二极管激光，波长810nm，输出功率500mW，连续照射，每照射点能量5J，能量密度3J/cm²，每位点照射时间10s。每天照射1次，共照射20次），B组仅接受低能量激光治疗（激光照射剂量参数A组。隔天照射1次，共照射10次），对照组为安慰剂激光照射（不进行真正的照射）。治疗后，A、B组的疗效显著优于C组（ *P*<0.05 ），A、B组间的疗效相比无显著差异（ *P*>0.05 ）。

2.3 本指南对未来研究的提示及需要完善的方向

在指南制定过程当中，我们发现本指南为未来的临床研究可提供如下参考：①总结出目前BMS诊疗过程中广受关注、最为重要的临床问题，未来的研究可将这些临床问题作为研究方向；②未来进行临床研究结果报告时，应当报告研究所使用的BMS定义及诊断标准，并详细描述患者的纳入排除标准，包括症状的性质、症状持续时间、所排除的原发疾病等；③目前国内外关于BMS的研究，所关注的结局指标不统一，尤其是国内的研究，仍然大量采用过去的"无效""有效""痊愈"等在BMS治疗过程中主观色彩较重的结局指标。未来的研究应当尽量采用更为客观可靠的结局指标，如VAS疼痛评分、生活质量相关量表等可以量化的指标；④BMS病因学研究方面，缺乏大样本研究，未来需提供大样本的队列研究、病例对照研究等高质量研究；⑤BMS的治疗研究方面，目前多为样本量较小的低质量研究，未来需提供大样本、多中心的高质量随机、盲法、对照研究。

我们还发现，本指南需要从下列方面进行优化和改善：①本指南虽为循证指南，但因原始文献质量偏低，所提供的证据等级级别较低，部分推荐意见仅能基于专家共识，需要进行多中心、大样本的研究以提高原始研究的质量，提供更可靠的证据，以提高证据级别；②本指南制定过程中纳入72个临床问题，最终仅形成26条推荐意见，尤其是治疗方面专家意见差异大，反映出目前国内针对BMS的治疗方案的多样性和不统一性，未来需要通过加强多中心合作与交流，增强专家共识，争取形成更多一致的推荐意见，以指导临床医师的临床实践。

表3 文献中报道的低能量激光治疗 BMS 参数

作者与年份	研究类型	对照组	人数	激光光源	波长 nm	能量密度 J/cm²	输出功率 mW	功率密度 W/cm²	照射时间	治疗次数	随访时间	结果
Sugaya, 2016	RCT	安慰剂	23	半导体红外激光	790	6	20	4	50s	每周2次 共2周	3个月	激光组在缓解疼痛方面较对照组更明显。
ArbabiKalat, 2015	RCT	安慰剂	20	半导体激光	630	无数据	30	无数据	10s	每周2次 共4周	无数据	激光组在缓解疼痛方面较对照组更明显，生活治疗的改善也更显著。
Spanemberg, 2015	RCT	安慰剂	78	第1组:半导体红外激光 第2组:半导体红外激光 第3组:红激光	第1组:830 第2组:830 第3组:635	第1组:176 第2组:176 第3组:72	第1组:100 第2组:100 第3组:35	第1组:3.57 第2组:3.57 第3组:1.25	第1组:50s 第2组:50s 第3组:58s	每周1次 共10周	8周	半导体红外激光组在缓解疼痛方面较对照组更明显，红激光组与对照组无明显差异。
Ardunio, 2016	RCT	氯硝西洋	33	半导体激光	980	10	300	1	10s	每周1次 共9周	12周	激光组在缓解疼痛方面较氯硝西洋组更明显。
Ribaric, 2013	RCT	安慰剂	44	半导体激光	685	3	32	无数据	100s	每周2次 共5周	无数据	两组在缓解疼痛方面无明显差异。

续表

作者与年份	研究类型	对照组	人数	激光光源	波长 nm	能量密度 J/cm²	输出功率 mW	功率密度 W/cm²	照射时间	治疗次数	随访时间	结果
Kato, 2010	CT	/	11	半导体红外激光	790	6	120	无数据	10s	每周5次共4周	6周	80.4%的患者症状缓解。
Romeo, 2010	CT	/	25	半导体激光	650, 910	0.53	无数据	无数据	15ms	每周2次共4周	无数据	68%的患者症状缓解。
Dos Santos Lde, 2011	case series	/	10	半导体激光	660	20	40	2	10s	每周1次共10周	3个月	58%的患者症状缓解。
Dos Santos Lde, 2015	CT	/	20	半导体激光	660	10	40	无数据	10s	每周1次共10周	无数据	49%的患者症状缓解。
Yang, 2011	case series	/	11	半导体激光	830	105	3W	1.5	70s	每周1次共1~7周	12个月	治疗前后平均疼痛评分降低47%。

注：RCT：randomized controlled trial，随机对照研究；CT：controlled trial，对照研究；case series：病例序列研究

附　录　A

（资料性附录）

灼口综合征临床实践循证指南推荐意见表

项目		德尔菲法推荐意见投票结果（所占百分比 / %）					推荐强度	证据级别
		强推荐	弱推荐	不确定	弱不推荐	强不推荐		
治疗前检查	询问用药情况 *	54.3	40.0	5.7	0.0	0.0	强	低
	血常规	40.0	48.6	11.4	0.0	0.0	弱	低
	血糖	45.7	31.4	22.9	0.0	0.0	弱	低
	雌激素水平	11.4	51.7	22.9	8.6	0.0	弱	低
	焦虑量表 *	40.0	48.6	8.6	2.9	0.0	弱	中等
	抑郁量表 *	37.1	54.3	8.6	0.0	0.0	弱	中等
	压力量表	28.6	45.7	17.6	8.6	0.0	弱	极低
	视诊黏膜湿润度	42.9	48.6	8.6	0.0	0.0	弱	极低
	按压双侧大唾液腺	28.6	43.9	14.3	14.3	0.0	弱	极低
	真菌涂片	22.9	42.9	25.7	8.6	0.0	弱	极低
	牙周健康	31.4	34.3	28.6	5.7	0.0	弱	低
	口内义齿情况	25.7	45.7	25.7	2.9	0.0	弱	低
去除刺激因素	不良修复体 *	51.4	34.3	11.4	0.0	2.9	强	极低
	锐利牙尖 *	62.9	28.6	8.6	0.0	0.0	强	极低
	无用残根残冠 *	65.7	20.0	14.3	0.0	0.0	强	极低
	颞下颌关节疾病	25.7	51.4	17.1	5.7	0.0	弱	极低
	牙周基础治疗	45.7	31.4	20.0	2.9	0.0	弱	低
	口腔不良习惯	45.7	42.9	11.4	0.0	0.0	弱	低
	不良用药习惯	48.6	34.3	14.3	2.9	0.0	弱	低

项目		德尔菲法推荐意见投票结果（所占百分比 / %）					推荐强度	证据级别
		强推荐	弱推荐	不确定	弱不推荐	强不推荐		
药物治疗	2%~4% 碳酸氢钠液	22.9	45.7	22.9	5.7	0.0	弱	极低
	谷维素 - 维生素 B_2- 维生素 E	11.4	48.6	25.7	14.3	0.0	弱	极低
	谷维素片	14.3	54.3	22.9	5.7	2.9	弱	极低
	维生素 B_1 片	0.0	57.1	25.7	14.3	2.9	弱	极低
	甲钴胺片	20.0	57.1	17.1	5.7	0.0	弱	极低
	芦笋胶囊	2.9	51.4	34.3	8.6	2.9	弱	低
物理治疗	低能量激光	2.9	42.9	37.1	8.6	0.0	弱	低
心理治疗	心理治疗	45.7	40.0	14.3	0.0	0.0	弱	低
	认知行为治疗	31.4	45.7	22.9	0.0	6.0	弱	低
	集体心理治疗	14.3	51.4	28.6	5.7	6.0	弱	低
抗精神病药物	局用氯硝西泮	2.9	62.9	28.6	5.7	0.0	弱	中等
	口服氯硝西泮	2.9	48.6	37.1	11.4	0.0	弱	低

注：* 表示为对至关重要临床问题形成的推荐意见

附 录 B

（资料性附录）

心理治疗

推荐意见 1：心理治疗（2C：推荐强度弱，证据级别低）

心理治疗是一个专业且复杂的治疗过程，需要专业的心理医师进行，口腔科医师可在对患者进行心理疏导无效后将患者转诊至相关科室进行心理治疗。心理治疗包括多种治疗方法，其中的认知行为治疗在 BMS 治疗中最为常用，详见下文。

推荐意见 2：认知行为治疗（2C：推荐强度弱，证据级别低）

认知行为治疗的目标是通过改变患者不正确的认知，以纠正患者错误的观点和行为。认知行为治疗是精神类疾病的常用疗法，也是一些慢性疼痛疾病的疗法之一[65]。

徐莉等[66]将康复新液含漱联合认知行为治疗用于 43 例 BMS 患者的治疗，治疗后 1 个月诊，治疗前后疼痛感、烧灼感、麻木感、异物感、口干及异味感评分无显著差异（$P>0.05$）；治疗后 6 个月复诊，治疗前后疼痛感、烧灼感、麻木感、异物感、口干及异味感评分显著降低（$P<0.05$）。

Komiyama 等[67]对 24 例 BMS 患者进行认知行为治疗，治疗后的疼痛程度、焦虑评分和抑郁评分均显著降低（$P<0.05$）。

Bergdahl 等[68]将 30 例 BMS 患者分为试验组（15 例）和对照组（15 例），试验组每周接受 1 次持续 1 小时的认知行为治疗，共 12~15 次。对照组接受安慰剂治疗，试验组的疼痛缓解显著优于对照组（$P<0.001$）。

推荐意见 3：集体心理治疗（2C：推荐强度弱，证据级别低）

集体心理治疗为综合心理治疗方案中的一种辅助治疗，通常以 2~10 人的小组形式进行，由临床医师主持，目的是帮助患者正确认识疾病及其相关因素，解决一些共同的心理问题，且集体心理治疗常配合认知行为治疗进行[67,69,70]。

Miziara 等[71]将 48 例 BMS 患者分为试验组（24 例）和对照组（24 例），试验组接受集体心理治疗，被分为每组 4 人的小组，进行心理访谈，每周 1 次，共 3 周，对照组接受安慰剂治疗，试验组的口腔疼痛缓解显著优于对照组（$P=0.04$）。

附　录　C
（资料性附录）
抗精神病药物

因精神因素是 BMS 的可能病因，且 BMS 患者常伴有抑郁、焦虑等精神疾患，多种抗精神病药物也常用于 BMS 的治疗。该部分纳入 10 个临床问题，最终形成 2 条推荐意见。但考虑到抗精神病药物使用的特殊规定，建议作出明确诊断后，转由精神科医师进行相关药物治疗。故在此列出的推荐意见，仅供参考。

推荐意见 1：氯硝西泮含化（2B：推荐强度弱，证据级别中等）

氯硝西泮为苯二氮䓬类抗惊厥药物，还可能作用于 GABAA 受体抑制疼痛的传导[72]。

Campillo 等[73]将 66 例 BMS 患者分为试验组（33 例）和对照组（33 例），试验组（氯硝西泮片，每次 0.5mg 含化 3 分钟，吐出，每日不超过 4 次，疗程 1 个月）和对照组（33 例，同样方法含化安慰剂）治疗 1 个月和 6 个月后，试验组口腔疼痛缓解显著优于对照组（$P<0.05$）。

Richard 等[74]将 48 例 BMS 患者分为试验组（24 例）和对照组（24 例），试验组（氯硝西泮片，每次 1mg 含化 3 分钟，吐出，每日 3 次，疗程 2 周）和对照组（同样方法含化安慰剂）治疗 2 周后，试验组口腔疼痛缓解显著优于对照组（$P<0.05$）。

推荐意见 2：氯硝西泮片口服（2C：推荐强度弱，证据级别低）

Fenelon 等[75]的研究示：39 例 BMS 患者，其中 23 例口服氯硝西泮片（1mg/ 日），16 例口服阿米替林（10mg/ 日），均至少服用 3 个月。治疗 6 周和 3 个月后，两组患者灼痛感均明显好转，两组间疼痛缓解程度无显著差异（$P>0.05$）。

Kvesic 等[76]将 44 例 BMS 患者分为针灸组和氯硝西泮片组（22 例），针灸组每周行针灸 3 次；氯硝西泮组服用 0.5mg，晨起顿服，连续 14 日，然后服用 0.5mg，每日 2 次，继续服用 14 日）。治疗 4 周后，两组的疼痛感均显著缓解（$P<0.05$），但两组间的疗效无显著差异（$P>0.05$）。

Heckmann 等[77]将 20 例 BMS 患者分为氯硝西泮组（10 例，每日 1 次，每次 0.5mg）和对照组（10 例，每日 1 次，每次 0.5mg 安慰剂），治疗 9 周后，氯硝西泮组灼痛感的缓解更显著（$P<0.05$），两组治疗后味觉异常和唾液流量较治疗前均显著改善（$P<0.05$），但两组间无显著差异（$P>0.05$）。

附　录　D

（资料性附录）

纳入指南讨论范畴但未形成推荐意见的诊疗措施

项目		推荐意见投票情况（所占百分比／%）					证据级别
		强推荐	弱推荐	不确定	弱不推荐	强不推荐	
治疗前检查	糖化血红蛋白	0.0	48.6	37.1	11.4	2.9	极低
	血清锌含量	5.7	37.1	42.9	11.4	2.9	极低
	血清铁含量	2.9	37.1	42.9	14.2	2.9	低
	血清铁蛋白含量	5.7	20.0	51.4	20.0	2.9	极低
	血清维生素含量	2.9	25.7	48.6	20.0	2.9	低
	血清叶酸含量	5.7	34.3	42.3	14.3	2.9	极低
	甲状腺功能	2.9	37.1	37.1	17.1	5.7	低
	诊治消化道疾病	2.9	25.7	45.7	25.7	0.0	极低
	唾液流量测定	8.6	45.7	20.0	25.7	0.0	极低
	真菌培养	11.4	28.6	42.9	17.1	0.0	极低
	过敏原测试	2.9	20.0	45.7	22.9	8.6	极低
	牙体健康状况	25.7	25.7	34.3	14.3	0.0	极低
去除刺激因素	戒烟	20.0	45.7	25.7	8.6	0.0	极低
	戒酒	17.1	25.7	45.7	11.4	0.0	低
	戒除辛辣刺激食物	20.0	42.9	25.7	11.4	0.0	极低
局部用药	复方氯己定含漱液	0.0	31.4	34.3	28.6	5.7	极低
	制霉素糊剂	2.9	34.3	40.0	20.0	2.9	极低
	人工唾液	5.7	31.4	54.3	8.6	0.0	极低
	复方硼砂含漱液	2.9	20.0	51.4	22.9	2.9	极低
	辣椒碱凝胶／含漱液	5.7	22.9	40.0	25.7	5.7	低
口服药物	雌激素替代疗法	2.9	28.6	31.4	34.3	2.9	极低
	α 硫辛酸胶囊	8.6	25.7	60.0	5.7	0.0	低
	复合维生素 B 片	5.7	45.7	28.6	17.1	2.9	极低
	维生素 B_2 片	5.7	40.0	31.4	22.9	0.0	极低
	维生素 E 胶囊	7.1	35.7	35.7	21.4	0.0	极低

续表

项目		推荐意见投票情况（所占百分比/%）					证据级别
		强推荐	弱推荐	不确定	弱不推荐	强不推荐	
口服药物	叶酸片	2.9	42.9	37.1	17.1	0.0	极低
	多维元素片	8.6	31.4	37.1	22.9	0.0	极低
	辣椒素胶囊	0.0	20.0	54.3	22.9	2.9	低
	六味地黄丸	0.0	42.9	40.0	14.3	2.9	极低
	复方丹参滴丸/片	2.9	28.6	60.0	5.7	2.9	极低
	加味逍遥丸	2.9	28.6	54.3	11.4	2.9	极低
物理治疗	毫米波	8.6	25.7	40.0	25.7	0.0	极低
	针灸	5.7	28.6	48.6	11.4	5.7	低
注射疗法	舌神经局部封闭	14.3	40.0	28.6	17.1	0.0	低
抗精神病药物	阿米替林片	2.9	17.1	60.0	20.0	0.0	极低
	曲唑酮片	0.0	8.6	57.1	34.1	2.9	低
	氨磺必利片	0.0	8.6	62.9	28.6	0.0	低
	舍曲林片	0.0	17.1	57.1	25.7	0.0	低
	氟哌噻吨美利曲辛片	0.0	20.0	60.0	20.0	0.0	低
	帕罗西汀片	0.0	20.0	54.3	25.7	0.0	低
	加巴喷丁胶囊	0.0	20.0	54.3	22.9	2.9	低
	盐酸氟西汀片	0.0	11.4	60.0	25.7	2.9	极低

附 录 E
（资料性附录）
灼口综合征临床诊疗路径

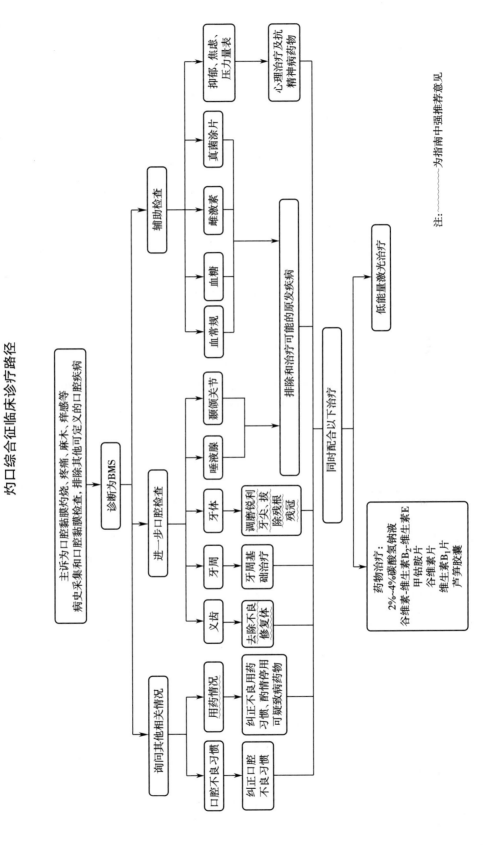

注：————为指南中强推荐意见

参 考 文 献

[1] 陈谦明. 口腔黏膜病学 [M]. 北京: 人民卫生出版社, 2012.

[2] MCMILLAN R, FORSSELL H, BUCHANAN J, et al. Interventions for treating burning mouth syndrome [J]. Cochrane Database of Systematic Reviews, 2016, 11: CD002779.

[3] BERGDAHL M, BERGDAHL J. Burning mouth syndrome: prevalence and associated factors [J]. Journal of Oral Pathology & Medicine, 1999, 28 (8): 350-354.

[4] SCALA A, CHECCHI L, MONTEVECCHI M, et al. Update on burning mouth syndrome: overview and patient management [J]. Critical Reviews in Oral Biology & Medicine, 2003, 14 (4): 275-291.

[5] KOHORST J J, BRUCE A J, TORGERSON R R, et al. A population-based study of the incidence of burning mouth syndrome [J]. Mayo Clinic Proceedings, 2014, 89 (11): 1545-1552.

[6] LAMEY P J, LAMB A B. Prospective study of aetiological factors in burning mouth syndrome [J]. British Medical Journal (Clinical Research Edition), 1988, 296 (6631): 1243-1246.

[7] VLAHO B, DUNJA R, VANJA V B, et al. Biochemical salivary analysis in patients with burning mouth syndrome [J]. Research Journal of Pharmaceutical, Biological and Chemical Sciences, 2013, 4 (1): 108-112.

[8] LEE Y C, HONG I K, NA S Y, et al. Evaluation of salivary function in patients with burning mouth syndrome [J]. Oral Diseases, 2015, 21 (3): 308-313.

[9] TERAI H, SHIMAHARA M. Glossodynia from Candida-associated lesions, burning mouth syndrome, or mixed causes [J]. Pain Medicine, 2010, 11 (6): 856-860.

[10] KO J Y, LEE J Y, PARK H K, et al. Outcome predictors related with the effects of parafunctional habit control and topical lubricant on discomfort associated with burning mouth syndrome [J]. Oral Diseases, 2010, 16 (6): 547.

[11] LYNDE C B, GRUSHKA M, WALSH S R. Burning mouth syndrome: patch test results from a large case series [J]. Journal Of Cutaneous Medicine And Surgery, 2014, 18 (3): 174-179.

[12] DE GIUSEPPE R, NOVEMBRINO C, GUZZI G, et al. Burning mouth syndrome and vitamin B_{12} deficiency [J]. Journal of the European Academy of Dermatology and Venereology, 2011, 25 (7): 869-870.

[13] OSAKI T, UETA E, ARISAWA K, et al. The pathophysiology of glossal pain in patients with iron deficiency and anemia [J]. American Journal of the Medical Sciences, 1999, 318 (5): 324-329.

[14] WODA A, DAO T, GREMEAU-RICHARD C. Steroid dysregulation and stomatodynia (burning mouth syndrome)[J]. Journal of Orofaccial Pain, 2009, 23 (3): 202-210.

[15] KATHIRESAN T, MASTHAN K M K, SARANGARAJAN R, et al. A study of diabetes associated oral manifestations [J]. Journal of Pharmacy and Bioallied Sciences, 2017, 9 (5 Supplement 1): S211-S216.

[16] FEMIANO F, GOMBOS F, ESPOSITO V, et al. Burning mouth syndrome (BMS): evaluation of thyroid and taste [J]. Medicina Oral Patologia Oral Cirugia Bucal, 2006, 11 (1): E22-E25.

[17] KOIKE K, SHINOZAKI T, HARA K, et al. Immune and endocrine function in patients with burning mouth syndrome [J]. Clinical Journal of Pain, 2014, 30 (2): 168-173.

[18] ABDOLLAHI M, RADFAR M. A review of drug-induced oral reactions [J]. Journal of Contemporary Dental Practice, 2003, 4 (1): 10-31.

[19] PUHAKKA A, FORSSELL H, SOINILA S, et al. Peripheral nervous system involvement in primary burning mouth syndrome-results of a pilot study [J]. Oral Diseases, 2016, 22 (4): 338-344.

[20] JUST T, STEINER S, PAU H W. Oral pain perception and taste in burning mouth syndrome [J]. Journal of Oral Pathology & Medicine, 2010, 39 (1): 22-27.

[21] FORSSELL H, JAASKELAINEN S, TENOVUO O, et al. Sensory dysfunction in burning mouth syndrome [J].

Pain, 2002, 99（1/2）：41-47.

[22] KOSZEWICZ M, MENDAK M, KONOPKA T, et al. The characteristics of autonomic nervous system disorders in burning mouth syndrome and Parkinson disease[J]. Journal of Orofacial Pain, 2012, 26（4）: 315-320.

[23] KHAN S A, KEASER M L, MEILLER T F, et al. Altered structure and function in the hippocampus and medial prefrontal cortex in patients with burning mouth syndrome[J]. Pain, 2014, 155（8）: 1472-1480.

[24] HAGELBERG N, FORSSELL H, RINNE J O, et al. Striatal dopamine D1 and D2 receptors in burning mouth syndrome[J]. Pain, 2003, 101（1/2）: 149-154.

[25] GALLI F, LODI G, SARDELLA A, et al. Role of psychological factors in burning mouth syndrome: a systematic review and meta-analysis[J]. Cephalalgia, 2017, 37（3）: 265-277.

[26] BERGDAHL J, ANNEROTH G, PERRIS H. Personality characteristics of patients with resistant burning mouth syndrome[J]. Acta Odontologica Scandinavica, 1995, 53（1）: 7-11.

[27] ARNOLD M. Headache classification committee of the international headache society（IHS）the international classification of headache disorders, 3rd edition[J]. Cephalalgia, 2018, 38（1）: 1-211.

[28] ANDREWS J, GUYATT G, OXMAN A D, et al. GRADE guidelines: 14. going from evidence to recommendations: the significance and presentation of recommendations[J]. Journal of Clinical Epidemiology, 2013, 66（7）: 719-725.

[29] BALSHEM H, HELFAND M, SCHUNEMANN H J, et al. GRADE guidelines: 3. Rating the quality of evidence[J]. Journal of Clinical Epidemiology, 2011, 64（4）: 401-406.

[30] GAO J, CHEN L, ZHOU J, et al. A case-control study on etiological factors involved in patients with burning mouth syndrome[J]. Journal of Oral Pathology & Medicine, 2009, 38（1）: 24-28.

[31] YUAN A, KURTZ S L, BARYSAUSKAS C M, et al. Oral adverse events in cancer patients treated with VEGFR-directed multitargeted tyrosine kinase inhibitors[J]. Oral Oncology, 2015, 51（11）: 1026-1033.

[32] SALORT-LLORCA C, MINGUEZ-SERRA M P, SILVESTRE F J. Drug-induced burning mouth syndrome: a new etiological diagnosis[J]. Medicina Oral Patologia Oral Cirugia Bucal, 2008, 13（3）: E167-E170.

[33] ORSOLINI L, TOMASETTI C, VALCHERA A, et al. An update of safety of clinically used atypical antipsychotics[J]. Expert Opinion on Drug Safety, 2016, 15（10）: 1329-1347.

[34] BRAILO V, VUEIAEEVIAE-BORAS V, ALAJBEG I Z, et al. Oral burning symptoms and burning mouth syndrome-significance of different variables in 150 patients[J]. Medicina Oral Patologia Oral y Cirugia Bucal, 2006, 11（3）: E252-E255.

[35] GIUDICE M. Mouths on fire: drug-induced burning mouth syndrome[J]. Canadian Pharmacists Journal, 2008, 141（2）: 132-134.

[36] MOURA M D, SENNA M I, MADUREIRA D F, et al. Oral adverse effects due to the use of Nevirapine[J]. Journal of Contemporary Dental Practice, 2008, 9（1）: 84-90.

[37] NETTO F O, DINIZ I M, GROSSMANN S M, et al. Risk factors in burning mouth syndrome: a case-control study based on patient records[J]. Clinical Oral Investigations, 2011, 15（4）: 571-575.

[38] TARKKILA L, LINNA M, TIITINEN A, et al. Oral symptoms at menopause-the role of hormone replacement therapy[J]. Oral Surgery Oral Medicine Oral Pathology Oral Radiology and Endodontology, 2001, 92（3）: 276-280.

[39] LIN H P, WANG Y P, CHEN H M, et al. Significant association of hematinic deficiencies and high blood homocysteine levels with burning mouth syndrome[J]. Journal of the Formosan Medical Association, 2013, 112（6）: 319-325.

[40] CHO G S, HAN M W, LEE B, et al. Zinc deficiency may be a cause of burning mouth syndrome as zinc replacement therapy has therapeutic effects[J]. Journal of Oral Pathology & Medicine, 2010, 39（9）: 722-727.

［41］MORR VERENZUELA C S, DAVIS M D P, BRUCE A J, et al. Burning mouth syndrome: results of screening tests for vitamin and mineral deficiencies, thyroid hormone, and glucose levels-experience at Mayo Clinic over a decade[J]. International Journal of Dermatolology, 2017, 56(9): 952-956.

［42］SARDELLA A, LODI G, DEMAROSI F, et al. Causative or precipitating aspects of burning mouth syndrome: a case-control study[J]. Journal of Oral Pathology & Medicine, 2006, 35(8): 466-471.

［43］MAHESWARI T N U, GNANASUNDARAM N. Stress related oral diseases: a research study[J]. International Journal of Pharma and Bio Sciences, 2010, 1(3): 1-10.

［44］SVENSSON P, KAABER S. General health factors and denture function in patients with burning mouth syndrome and matched control subjects[J]. Journal of Oral Rehabilitation, 1995, 22(12): 887-895.

［45］CORSALINI M, DI VENERE D, PETTINI F, et al. Temporomandibular disorders in burning mouth syndrome patients: an observational study[J]. International Journal of Medical Sciences, 2013, 10(12): 1784-1789.

［46］KO J Y, PARK I H, PARK H K, et al. Outcome predictors of initial treatment with topical lubricant and parafunctional habit control in burning mouth syndrome(BMS)[J]. Archives of Gerontology and Geriatrics, 2011, 53(3): 263-269.

［47］杨映阳, 吕宗凯, 杜胜男. 灼口综合征 300 例临床分析[J]. 医学综述, 2014, 20(14): 2687-2688.

［48］周红梅, 李秉琦, 周敏, 等. 芦笋精胶囊治疗灼口综合征的临床小结[J]. 临床口腔医学杂志, 2000, 16(3): 174-175.

［49］李艳秋, 罗虹艺. 穴位注射灼口综合征的疗效观察[J]. 牡丹江医学院学报, 2002, 23(6): 34-35.

［50］刘艳林, 张文玲. 中西医结合治疗灼口综合征[J]. 中国社区医师(医学专业), 2011, 13(7): 131.

［51］刘国霞, 刘志东, 郎江荣, 等. 康复新联合谷-核-E 疗法治疗灼口综合征疗效分析[J]. 长治医学院学报, 2014(4): 289-290.

［52］张明明, 王超, 李亚丽. 何首乌饮联合谷维素治疗女性更年期综合征[J]. 河北医药, 2013(23): 130-131.

［53］咏梅, 朱月梅, 乌兰其其格, 等. 维生素 B_1、B_{12} 穴位注射治疗灼口综合征的初步观察[J]. 内蒙古医学杂志, 2003, 35(6): 493-494.

［54］黄美珍, 宗娟娟. 维生素 B_1、B_{12} 穴位注射治疗灼口综合征疗效观察[J]. 江西医学院学报, 2009, 49(9): 90-91.

［55］马贵廷. 穴位注射维生素 B_{12}、维生素 B_1 治疗灼口综合征[J]. 中国中西医结合耳鼻咽喉科杂志, 2006(4): 254.

［56］BOE J. The Treatment of post-diphtheritic poly-neuritis with vitamin B_1[J]. Acta Medica Scandinavica, 2010, 128(6): 509-514.

［57］莫朝阳, 刘谨. 维生素 B_1、维生素 B_{12} 穴位注射治疗灼口综合征[J]. 口腔医学, 2003, 23(2): 121-122.

［58］ZHANG Y F, NING G. Mecobalamin[J]. Expert Opinion on Investigational Drugs, 2008, 17(6): 953-964.

［59］陈宇轩, 韩小宪, 魏晓总. 氟哌噻吨美利曲辛片(黛力新)联合甲钴胺治疗灼口综合征的疗效观察[C]. 中华口腔医学会口腔药学专业委员会第二次全国口腔药学学术会议论文集, 2013: 33-38.

［60］刘奕, 陶江丰, 彭佳美. 甲钴胺与康复新液配合心理治疗灼口综合征临床研究[J]. 医学综述, 2013(8): 1525-1526.

［61］李晓丽, 孟幻, 王贺. 芦笋精胶囊治疗灼口症的疗效分析与临床研究[J]. 中国医药指南, 2015(9): 166-166, 167.

［62］PANDESHWAR P, ROA M D, DAS R, et al. Photobiomodulation in oral medicine: a review[J]. Journal of Investigative and Clinical Dentistry, 2016, 7(2): 114-126.

［63］AL-MAWERI S A, JAVED F, KALAKONDA B, et al. Efficacy of low level laser therapy in the treatment of burning mouth syndrome: a systematic review[J]. Photodiagnosis and Photodynamic Therapy, 2017, 17: 188-193.

［64］崔丹，张英 . 低能量激光治疗灼口综合征疗效研究［J］. 中国实用口腔科杂志，2017（3）：158-162.

［65］TURNER-STOKES L, ERKELLER-YUKSEL F, MILES A, et al. Outpatient cognitive behavioral pain management programs：a randomized comparison of a group-based multidisciplinary versus an individual therapy model［J］. Archives of Physical Medicine and Rehabilitation, 2003, 84（6）: 781-788.

［66］徐莉，朱光勋 . 认知行为疗法联合康复新液治疗原发性灼口综合征的临床研究［J］. 临床口腔医学杂志，2017（5）：292-294.

［67］KOMIYAMA O, NISHIMURA H, MAKIYAMA Y, et al. Group cognitive-behavioral intervention for patients with burning mouth syndrome［J］. Journal Of Oral Science, 2013, 55（1）: 17-22.

［68］BERGDAHL J, ANNEROTH G, PERRIS H. Cognitive therapy in the treatment of patients with resistant burning mouth syndrome: a controlled study［J］. Journal of Oral Pathology & Medicine, 1995, 24（5）: 213-215.

［69］KRISHNA M, HONAGODU A, RAJENDRA R, et al. A systematic review and meta-analysis of group psychotherapy for sub-clinical depression in older adults［J］. International Journal of Geriatric Psychiatry, 2013, 28（9）: 881-888.

［70］STEUER J L, MINTZ J, HAMMEN C L, et al. Cognitive-behavioral and psychodynamic group psychotherapy in treatment of geriatric depression［J］. Journal of Consulting & Clinical Psychology, 1984, 52（2）: 180-189.

［71］MIZIARA I, FILHO B, OLIVEIRA R, et al. Group psychotherapy: an additional approach to burning mouth syndrome［J］. Journal of Psychosomatic Research, 2009, 67（5）: 443-448.

［72］CUI Y, XU H, CHEN F M, et al. Efficacy evaluation of clonazepam for symptom remission in burning mouth syndrome: a meta-analysis［J］. Oral Diseases, 2016, 22（6）: 503-511.

［73］RODRIGUEZ DE RIVERA CAMPILLO E, LOPEZ-LOPEZ J, CHIMENOS-KUSTNER E. Response to topical clonazepam in patients with burning mouth syndrome: a clinical study［J］. Bulletin du Groupement International Pour la Recherche Scientifique en Stomatologie et Odontologie, 2010, 49（1）: 19-29.

［74］GREMEAU-RICHARD C, WODA A, NAVEZ M L, et al. Topical clonazepam in stomatodynia: a randomised placebo-controlled study［J］. Pain, 2004, 108（1/2）: 51-57.

［75］FENELON M, QUINQUE E, ARRIVE E, et al. Pain-relieving effects of clonazepam and amitriptyline in burning mouth syndrome: a retrospective study［J］. International Journal of Oral and Maxillofacial Surgery, 2017, 46（11）: 1505-1511.

［76］JURISIC KVESIC A, ZAVOREO I, BASIC KES V, et al. The effectiveness of acupuncture versus clonazepam in patients with burning mouth syndrome［J］. Acupuncture in Medicine, 2015, 33（4）: 289-292.

［77］HECKMANN S M, KIRCHNER E, GRUSHKA M, et al. A double-blind study on clonazepam in patients with burning mouth syndrome［J］. Laryngoscope, 2012, 122（4）: 813-816.

ICS 11.060.01

CCS C05

中华口腔医学会

团 体 标 准

T/CHSA 032—2021

5- 氨基酮戊酸光动力疗法治疗口腔
潜在恶性疾患的专家共识

Expert consensus on 5-aminolevulinic acid photodynamic therapy for oral potentially malignant disorder

2021-06-25 发布   2021-07-01 实施

中华口腔医学会   发布

目　次

前　　言

本文件按照 GB/T 1.1—2020《标准化工作导则　第 1 部分：标准化文件的结构和起草规则》的规定起草。

本文件由中华口腔医学会口腔黏膜病学专业委员会提出。

本文件由中华口腔医学会归口。

本文件由北京大学口腔医学院负责起草，（按首字拼音排序）北京医院、空军军医大学第三附属医院、广西医科大学口腔医学院、贵州医科大学附属口腔医院、吉林大学口腔医院、泸州医学院附属口腔医院、青岛市口腔医院、厦门市口腔医院、上海交通大学医学院附属第九人民医院、上海同济大学附属口腔医院、首都医科大学附属北京口腔医院、四川大学华西口腔医学院、天津市口腔医院、武汉大学口腔医学院、中国医科大学附属口腔医院、中南大学湘雅医院口腔医学中心、中山大学光华口腔医学院·附属口腔医院参加起草。

本文件主要起草人：刘宏伟、陈谦明、韩莹、王兴、刘子建。

参与起草者（按姓名拼音排序）：蔡扬、陈瑞扬、陈作良、程斌、关晓兵、何园、蒋伟文、刘青、聂敏海、孙正、唐国瑶、陶人川、王万春、王小平、魏秀峰、吴颖芳、闫志敏、张英、张玉幸、周刚、曾昕。

引　言

　　光动力疗法（photodynamic therapy，PDT）是一门新兴的发展中学科，也是涉及药学、光学、化学、计量学、细胞和分子生物学、治疗学与多种临床学科相结合的交叉学科。它于20世纪70年代末逐渐形成，是应用光敏剂和光源的药-械联合疗法，在生物组织中氧分子的参与下，通过光化学反应产生细胞毒性物质（如单线态氧）选择性破坏病变组织的无创治疗新技术。由于皮肤病损组织的照光容易实现，光动力疗法早期在皮肤科的应用是比较活跃，进而推进到肿瘤治疗界，近年来口腔黏膜病学者也逐步应用光动力疗法治疗一些口腔黏膜病[1,2]，取得了良好效果；如光动力疗法可使白斑、红斑等口腔潜在恶性疾患的上皮异常增生消失；可使早期的或难以手术治疗的口腔鳞癌出现非手术缓解；可解除扁平苔藓、慢性盘状红斑狼疮等的长期糜烂；可缓解口腔黏膜下纤维性变的开口受限、恢复口腔黏膜弹性等。本共识供口腔医师选择光动力疗法时参考。希望通过本共识的制定，解决现阶段口腔潜在恶性疾患治疗的临床问题，为治疗提供科学的依据。

5- 氨基酮戊酸光动力疗法治疗口腔潜在恶性疾患的专家共识

1 范围

本专家共识提出了使用光动力治疗口腔潜在恶性疾患的诊疗中的光动力治疗的照射剂量与照射时间、光源选择、治疗前预准备、口腔临床诊疗推荐方案、疗效评价方案和治疗后不良事件管理的推荐意见。

本专家共识适用于所有开展光动力治疗的口腔黏膜专科和口腔科。

2 规范性引用文件

本文件没有规范性引用文件。

3 术语和定义

下列术语和定义适用于本文件。

3.1

光动力治疗 photodynamic therapy，PDT

光动力学疗法是一种联合利用光敏剂、光和氧分子，通过光动力学反应选择性地治疗恶性病变（如实体肿瘤和癌前病变）[3]和良性病变（如湿性老年性黄斑变性）、感染等疾病的新型疗法。PDT 作为国际前沿交叉学科"生物医学光子学"的一个重要领域，近年来，无论是PDT 的基础研究，还是临床应用都取得了长足发展，它已逐渐成为继手术、放疗和化疗之外治疗肿瘤的第四种微创疗法，并成为了治疗一些特殊病种的首选疗法。

3.2

口腔潜在恶性疾患 oral potentially malignant disorder，OPMD

口腔潜在恶性疾患是发生在口腔黏膜上的一组疾病，具有发展成口腔鳞状细胞癌的潜在可能，包括口腔白斑病、口腔红斑病、扁平苔藓、慢性盘状红斑狼疮、口腔黏膜下纤维性变等。

3.3

5- 氨基酮戊酸 5-Aminolevulinic acid，ALA

5- 氨基酮戊酸（5-ALA）是一种普遍存在于生命体内的活性物质，是卟啉化合物的前体。作为第二代光敏剂，5-ALA 表现出优越的 PDT 诊疗能力。

4 光动力治疗的作用机制

PDT 是通过使肿瘤靶细胞或病损靶组织短时间内聚集高浓度内源性或外源性光敏性

物质,再以特定波长光源(可见光、近红外光或紫外光)辐照,一方面激发光生物化学变化,令细胞产生大量氧化产物,利用其细胞毒性作用杀灭肿瘤细胞,其靶向性强,对正常组织损伤较小[4];另一方面,其物理过程可产生荧光,通过荧光光谱分析可以进行恶性潜在疾患的定位及诊断[5]。通过多项体内外研究,已证实光动力治疗可抑制癌细胞增殖,并诱导其凋亡[6,7]。包括 NF-KB/JNK、ROS 及 MMP 等在内的多条通路均参与其调控作用[8-10]。

以 5- 氨基酮戊酸光动力疗法(ALA-PDT)为例,其生物作用大致可分三类机制,即破坏血管、杀伤肿瘤组织和细胞,以及诱发机体免疫应答:①当光敏剂还主要潴留在血管内时照光,光化学反应所产生的 $^1O_2$ 能够破坏血管,引起病灶血供不足,间接引起细胞死亡;②当光敏剂到达细胞时,ALA-PDT 以细胞为治疗靶标,$^1O_2$ 可能导致细胞的凋亡、坏死和自体吞噬,细胞的死亡路径主要取决于治疗过程中所产生的 $^1O_2$ 浓度和分布;③ALA-PDT 过程中局部诱发的非特异性应急炎性反应以及后期的一系列免疫反应对于抑制和破坏肿瘤还具有持续性的系统效应。

5 光动力治疗的照射剂量与照射时间

PDT 作为一种物理 - 化学疗法,通过对光动力辐照有重要影响的参数将光敏剂、光源及氧气进行有效链接及应用。PDT 剂量监测的参量主要有光剂量(含光通量密度和照光时间)和光分布、光敏剂的给药剂量和靶组织中的浓度、组织中的氧含量,以及组织体的光学特性参数等。根据 2015 年制订的《氨基酮戊酸光动力疗法临床应用专家共识》推荐使用照光时间、能量及功率密度三要素进行参数计算[照光时间(s)= 能量密度(J/cm^2)/ 功率密度(W/cm^2)][11]。而 2016 年美国皮肤外科学会(ASDS)则提出了新的计算公式,即光子积分通量 = 4×(功率密度 × 照光时间)/(π× 光斑直径 ^{2})[12]。基于既往 ALA-PDT 在口腔潜在恶性疾患中的应用情况,治疗的功率密度为 100~150mW/cm^2,辐照时间为 60~1 000s,还可根据病损的面积、深度及病理分型,调整照射的剂量与时间[13-15]。

光斑面积取决于光源距病损表面距离,其数理关系成为影响 ALA-PDT 相关照射参数的重要因素。伍德灯(Wood 灯)由高压汞灯作为发射光源,通过由含 9% 镍氧化物的钡硅酸滤片,发出 320~400nm 波长的光波[16]。通过 Wood 灯照射可以诱导组织内荧光,借由荧光强度反映组织确定吸收 ALA 后的范围,进而确定 PDT 光斑面积,达到精确定位的目的,且其输出功率较低,不会影响治疗效果。

6 光源选择

光动力治疗需选取具有足够辐照深度光源,在组织吸收光敏剂范围内进行照射,以期破坏靶区病损基础上对周围健康组织损坏最小,目前常用光源为半导体激光二极管、滤光灯及发光二极管(LED)[17]。其中最常用于口腔黏膜病损的为 LED,其具有光谱窄、成本低的优势,光谱参数同样支持这一结论[18]。光源波长自 420nm 至 660nm 不等,(630±5)nm 则广泛应用于口腔潜在恶性疾患的治疗中[19,20]。此外,为避免光照温度对组织及细胞产生热效应,亦可将功率密度控制在 300mW/cm^2 以内[6]。

7 口腔临床推荐方案

7.1 5- 氨基酮戊酸光动力疗法

目前,光动力治疗技术已较多地应用于口腔黏膜病的诊疗中,5- 氨基酮戊酸光动力疗法(ALA-PDT)是常用方法。但由于无大样本量的随机临床对照试验,且治疗流程及相关参数驳杂不一,限制了该技术在治疗中的推广应用。

光敏剂配制浓度、孵育方法、孵育时间、光斑范围、光源距病损表面距离、光源剂量强度及光照时间均是影响治疗效果的重要因素,制订严格的临床应用流程有利于规范光动力治疗技术的应用,同质化标准可以保证未来高质量临床研究的价值。

具体方案推荐如下:

治疗操作步骤分为光敏剂的给予、止痛和光照射。

7.2 光敏剂的给予方法有:局部孵育法、局部注射法

7.2.1 光敏剂局部孵育法

7.2.1.1 确定照射范围

以口腔黏膜荧光检查仪(VELscope)、甲苯胺蓝染色及 Wood 灯多种口腔黏膜检查技术定位 OMPD 病损范围,拍照定点指导光敏剂放置。

7.2.1.2 调配 ALA 溶液

以保湿凝胶或灭菌注射用水调配 ALA 溶液,常用浓度为 20%,但可根据患者耐受程度及局部组织反应调整为 10%。

7.2.1.3 选择光源

选用长波长(630±5)nm 红光 LED 治疗仪进行辐照[21]。

7.2.1.4 给药方案

根据病损面积确定照射光斑数量,用无菌棉签制作棉片,每光斑 1 片,每片大小约 1cm²,蘸取配制好的 ALA 凝胶溶液覆盖于病损表面(以完全覆盖病损及周缘 0.3~0.5cm 为宜),将裁剪好的江米纸(折叠 3~4 层)和保鲜膜先后覆盖蘸有药物的棉片表面,再以无菌纱布加压固定 2 小时。

7.2.2 光敏剂局部注射法

将以灭菌注射用水配制的 ALA 溶液注射于病损基底部至黏膜发白。

7.3 止痛

7.3.1 局部注射麻醉

须采用局部浸润麻醉药物注射,传导阻滞麻醉效果差或无效。

7.3.2 孵育光敏剂后再行局部麻醉

局部浸润麻醉药物注射宜在使用光敏剂孵育 2 小时之后给予。再行光照射。

7.3.3 注射光敏剂前须行局部麻醉

由于注射光敏剂的过程中会引起患者照光局部较剧烈的疼痛,须提前注射局部麻醉药物,并在麻醉药起效后再注射光敏剂。

7.4 光照射

照光参数:光源波长(630±5)nm,150~300mW/cm²,辐照时间为180~360s,避光环境下照射。

推荐治疗间隔为7~14天,3~4次为1疗程,结束后根据无创检查确定是否继续治疗。

有文献还介绍过含漱液法和静脉给药法[22],笔者认为患者保持含漱液在口腔停留时间有限,不能跟局部湿敷2小时的效能媲美,含漱液渗透入组织的效能又不能跟局部注射媲美,可行性和有效性都有待考证。另外,出于对安全性的考虑,不推荐门诊使用静脉给药法。

8 疗效评价方案

8.1 临床疗效评价

临床疗效评价对评估ALA-PDT的研究价值有重要意义,目前国内PDT的疗效评价标准主要遵循1984年北京血卟啉会议标准[23],并不完全适用于ALA-PDT,且口腔黏膜疾病与实体肿瘤评价存在差异,结合目前现状,推荐如下评价标准:

8.2 组织病理学评价疗效

对治疗光斑中心点和长径两端共三个点位的活检或脱落细胞评价,结果均阴性者为完全缓解(CR),其中一点为阳性者即定义为病变部分缓解(PD)。

8.3 无创检测方法评价疗效

以甲苯胺蓝染色辅助主观病损评价对比治疗前后病损范围变化情况(除表面积外,OMPD的厚度也要进行对比评价);荧光评价:采用VELscope及Wood灯评定ALA-PDT前后病损荧光强度的变化。

8.4 临床检查评价疗效

完全缓解(CR):所有目标病灶消失;

部分缓解(PR):与基线状态比较,病灶大小至少减少30%,或从严重类型转化为较轻类型;

病变稳定(SD):病灶大小、类型无变化;

病变进展(PD):目标病灶最长径与治疗开始之后所记录到的最小的目标病灶最长径比较,至少增加20%,或者出现一个或多个新病灶。

9 治疗前预准备

9.1 适应证的选择

根据笔者经验,下列疾病可列入适应证:

口腔白斑病、口腔红斑病、伴有顽固性糜烂的扁平苔藓和慢性盘状红斑狼疮、口腔黏膜下纤维性变、疣状增生或乳头状瘤等。

随着临床实践的不断丰富,相信适应证将不断扩大。

9.2 局部处理

局部 ALA-PDT 治疗 OMPD 的疗效受到病损厚度及表面角化程度的影响,Yu 等研究发现口腔黏膜增生性疾病中病损直径≤1.5cm;组织病理提示上皮异常增生;黏膜角化层≤40μm 者接受 PDT 治疗后较其他类型的 OMPD 可在更短的疗程达到临床治愈[24]。表面预处理黏膜皮肤病损可以增强 ALA-PDT 的光动态效应[25,26]。

目前,PDT 前皮肤黏膜病损最常见的预处理是使用 CO_2 激光去除病损表面较厚的角质层。一项随机临床研究评估了 CO_2 激光联合 ALA-PDT 的疗效,治疗后 88% 的 2~3 级角化患者获得完全缓解[27]。但是激光照射后的组织内会产生热凝集区,可能会对光敏剂在组织内的扩散分布产生影响[28]。

微针治疗作为一种物理治疗方法也可用于表面角化较厚的 OMPD 预处理中,通过穿刺建立的光敏剂通道加速药物渗透至病损基底部,在此基础上我国学者亦结合传统医学中的梅花针叩刺法进行口腔疣状白斑的预处理,取得了良好的效果,且此方法并不增加患者疼痛及其他不良反应,成本低廉[29,30]。

10 ALA-PDT 治疗 OPMD 后常见的不良反应及管理

10.1 局部疼痛

发生频率最高。治疗前可预防性局部注射盐酸利多卡因或阿替卡因镇痛,术后出现该症状者则可给予利多卡因喷雾剂缓解疼痛。治疗前交代患者可能出现的症状,并通过 VAS 疼痛量表实时记录疼痛程度,必要时可服用止痛药;一些口腔黏膜潜在恶性疾患的患者在光动力治疗前有病损局部疼痛,治疗后原疼痛消失,这不仅提示无不良反应,而且表明病损的恶性度降低或消失。

10.2 口腔溃疡

发生频率仅次于疼痛。加强患者口腔卫生的管理,局部给予口腔溃疡散等药物涂擦,多于 1 周内痊愈。

10.3 局部肿胀

普遍可见,但程度较轻,往往 3~5 日后自行消退,采用局部冰敷。

10.4 光敏感

因为口腔光动力治疗中采用局部给予光敏剂,几乎未见光敏感反应。可嘱患者在治疗后 48 小时内避光,减少因日光激发残余光敏剂导致的光动力反应加剧[31]。

总之,PDT 近几年发展迅速,在口腔黏膜病治疗方面有无可替代的优点。但目前 PDT 在口腔领域的应用时间尚短,还处于初步阶段,很多方面的问题还需进一步探索。临床上仍需扩大样本量观察 PDT 治疗口腔黏膜疾病的有效性和安全性,进行长期随访观察,根据循证医学形成规范的诊疗流程(图 1)。

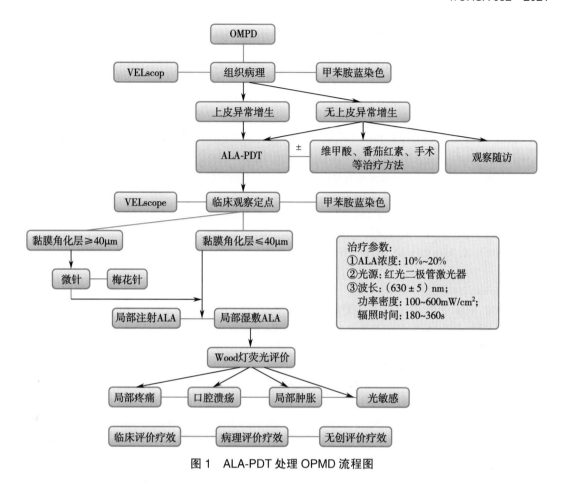

图 1　ALA-PDT 处理 OPMD 流程图

参 考 文 献

[1] VAN DER WAAL I. Potentially malignant disorders of the oral and oropharyngeal mucosa: terminology, classification and present concepts of management [J]. Oral Oncology, 2009, 45 (4/5): 317-323.

[2] SELVAM N P, SADAKSHARAM J, SINGARAVELU G, et al. Treatment of oral leukoplakia with photodynamic therapy: a pilot study [J]. Journal of Cancer Research and Therapeutics, 2015, 11 (2): 464-467.

[3] O'SHAUGHNESSY M J, MURRAY K S, LA ROSA S P, et al. Systemic antitumor immunity by PD-1/PD-L1 inhibition is potentiated by vascular-targeted photodynamic therapy of primary tumors [J]. Clinical Cancer Research, 2018, 24 (3): 592-599.

[4] CHOUDRY K, BROOKE R, FARRAR W, et al. The effect of an iron chelating agent on protoporphyrin IX levels and phototoxicity in topical 5-aminolaevulinic acid photodynamic therapy [J]. British Journal of Dermatology, 2015, 149 (1): 124-130.

[5] ZHENG W, OLIVO M, SOO K C. The use of digitized endoscopic imaging of 5-ALA-induced PPIX fluorescence to detect and diagnose oral premalignant and malignant lesions in vivo [J]. International Journal of Cancer, 2004, 110 (2): 295-300.

[6] HAN Y, XU S, JIN J Q, et al. Primary clinical evaluation of photodynamic therapy with oral leukoplakia in Chinese patients [J]. Frontiers in Physiology, 2019, 9: 1911.

[7] JI X L, ZHANG Z H, HAN Y, et al. Mesenchymal stem cells derived from normal gingival tissue inhibit the proliferation of oral cancer cells in vitro and in vivo [J]. International Journal of Oncology, 2016, 49 (5):

2011-2022.

［8］CHEN H M, LIU C M, YANG H, et al. 5-aminolevulinic acid induce apoptosis via NF-kappaB/JNK pathway in human oral cancer Ca9-22 cells［J］. Journal of Oral Pathology & Medicine, 2011, 40: 483-489.

［9］LI X, CHEN Y Y, ZHAO J D, et al. The specific inhibition of SOD1 selectively promotes apoptosis of cancer cells via regulation of the ROS signaling network［J］. Oxidative Medicine and Cellular Longevity, 2019: 9706792.

［10］BIEL M, LE M, WUERTZ B. Photodynamic therapy downregulates matrix metalloproteinases in oral carcinoma ［J］. Photodiagnosis & Photodynamic Therapy, 2011, 8（2）: 128.

［11］中华医学会皮肤性病学分会光动力治疗研究中心. 氨基酮戊酸光动力疗法临床应用专家共识［J］. 中华皮肤科杂志, 2015, 48（10）: 675-678.

［12］OZOG D M, RKEIN A M, FABI S G, et al. Photodynamic therapy: a clinical consensus guide［J］. Dermatologic Surgery, 2016, 42（7）: 804-827.

［13］SIEROŃ A, ADAMEK M, KAWCZYK-KRUPKA A, et al. Photodynamic therapy（PDT）using topically applied 5-aminolevulinic acid（ALA）for the treatment of oral leukoplakia［J］. Journal of Oral Pathology & Medicine, 2003, 32（6）: 330-336.

［14］邱海霞, 顾瑛, 王颖, 等. 口腔黏膜肿瘤的光动力治疗［J］. 中国激光医学杂志, 2011, 20（1）: 29-32.

［15］AKRAM S, JERJES W, UPILE T, et al. Photodynamic therapy outcome for oral dysplasia and early invasive cancer［J］. British Journal of Oral and Maxillofacial Surgery, 2010, 48（supp-S1）: S32.

［16］LEUNIG A, BETZ C S, MEHLMANN M, et al. Detection of squamous cell carcinoma of the oral cavity by imaging 5-aminolevulinic acid induced protoporphyrin IX fluorescence［J］. The Laryngoscope, 2000, 110（1）: 78-83.

［17］WONG T H, MORTON C A, COLLIER N, et al. British association of dermatologists and British photodermatology group guidelines for topical photodynamic therapy 2018［J］. British Journal of Dermatology, 2019, 180（4）: 730-739.

［18］黄志勇, 李步洪. 基于 LED 的光动力疗法光源设计［J］. 激光与光电子学进展, 2013, 50（7）: 5.

［19］CHEN H M, YU C H, TSAI T, et al. Topical 5-aminolevulinic acid-mediated photodynamic therapy for oral verrucous hyperplasia, oral leukoplakia and oral erythroleukoplakia［J］. Photodiagnosis and Photodynamic Therapy, 2007, 4: 44-52.

［20］张蕴韬, 王娜. 光动力疗法在口腔诊断和治疗中的应用［J］. 中国医学装备, 2010, 7（8）: 37-40.

［21］NAM J S, KANG M G, KANG J, et al. Endoplasmic reticulum-localized iridium（Ⅲ）complexes as efficient photodynamic therapy agents via protein modifications［J］. Journal of the American Chemical Society, 2016, 138（34）: 10968-10977.

［22］JIN X, XU H, DENG J, et al. Photodynamic therapy for oral potentially malignant disorders［J］. Photodiagnosis and Photodynamic Therapy, 2019, 28: 146-152.

［23］CSCO 肿瘤光动力治疗专家委员会. 肿瘤光动力治疗疗效评价标准 2014 共识（第 1 版）［J］. 中国激光医学杂志, 2015（1）: 54-55.

［24］YU C H, CHEN H M, HUNG H Y, et al. Photodynamic therapy outcome for oral verrucous hyperplasia depends on the clinical appearance, size, color, epithelial dysplasia, and surface keratin thickness of the lesion［J］. Oral Oncology, 2008, 44: 595-600.

［25］OSMAN-PONCHET H, GABORIT A, SEVIN K, et al. Pretreatment of skin using an abrasive skin preparation pad, a microneedling device or iontophoresis improves absorption of methyl aminolevulinate in ex vivo human skin［J］. Photodiagnosis and Photodynamic Therapy, 2017, 20: 130-136.

［26］HAEDERSDAL M, KATSNELSON J, SAKAMOTO F H, et al. Enhanced uptake and photoactivation of topical methyl aminolevulinate after fractional CO_2 laser pretreatment［J］. Lasers in Surgery and Medicine, 2011, 43

(8): 804-813.

[27] TOGSVERD-BO K, HAAK C S, D THAYSEN-PETERSEN D, et al. Intensified photodynamic therapy of actinic keratoses with fractional CO$_2$ laser: a randomized clinical trial[J]. British Journal of Dermatology, 2012, 166(6): 1262-1269.

[28] CHEN J, ZHANG Y F, WANG P R, et al. Plum-blossom needling promoted PpIX fluorescence intensity from 5-aminolevulinic acid in porcine skin model and patients with actnic keratosis[J]. Photodiagnosis and Photodynamic Therapy, 2016, 15: 182-190.

[29] PETUKHOVA T A, HASSOUN L A, FOOLAD N, et al. Effect of expedited microneedle-assisted photodynamic therapy for field treatment of actinic keratoses: a randomized clinical trial[J]. JAMA Dermatology, 2017, 153(7): 637-643.

[30] WANG X, HAN Y, JIN J Q, et al. Plum-blossom needle assisted photodynamic therapy: the therapy option for the treatment of oral potentially malignant disorder in the elderly[J]. Photodiagnosis and Photodynamic Therapy, 2019, 25: 296-299.

[31] CHEN Q M, DAN H X, TANG F, et al. Photodynamic therapy guidelines for the management of oral leucoplakia[J]. International Journal of Oral Science, 2019, 11(2): 14.

ICS 11.060.01

CCS C05

中华口腔医学会

团 体 标 准

T/CHSA 033—2021

口腔扁平苔藓诊疗指南（修订）

Guideline for the diagnosis and treatment of oral lichen planus（Revised）

2021-06-25 发布

2021-07-01 实施

中华口腔医学会　发布

目　次

前　言

本文件按照 GB/T 1.1—2020《标准化工作导则　第 1 部分：标准化文件的结构和起草规则》的规定起草。

本文件代替 2012 年中华口腔医学杂志发表的《口腔扁平苔藓诊疗指南（试行）》。

请注意本标准的某些内容可能涉及专利，本文件的发布机构不承担识别专利的责任。

本文件由中华口腔医学会口腔黏膜病学专业委员会和中西医结合专业委员会提出。

本文件由中华口腔医学会归口。

本文件标准主要起草单位：四川大学华西口腔医院。

参与起草单位（按拼音排序）：北京大学口腔医院、北京医院、广西医科大学附属口腔医院、贵州医科大学附属口腔医院、吉林大学口腔医院、解放军总医院第八医学中心、空军军医大学第三附属医院、昆明医科大学附属延安医院、南京大学医学院附属口腔医院、南京医科大学附属口腔医院、青岛市口腔医院、山东大学口腔医院、山西医科大学附属人民医院、上海交通大学医学院附属第九人民医院、首都医科大学附属北京口腔医院、天津市口腔医院、同济大学附属口腔医院、武汉大学口腔医院、西南医科大学附属口腔医院、浙江大学医学院附属口腔医院、中南大学湘雅医院、中山大学附属口腔医院。

本文件主要起草人（同等贡献）：陈谦明、周红梅。

参与起草人（按姓名拼音排序）：蔡扬、陈瑞扬、陈英新、程斌、但红霞、段开文、段宁、范媛、关晓兵、何虹、华红、江潞、蒋伟文、林梅、刘宏伟、刘青、卢锐、聂敏海、戚向敏、沈雪敏、石晶、孙正、唐国瑶、陶人川、王辉、王万春、王文梅、王小平、王智、魏秀峰、吴芳龙、吴颖芳、夏娟、曾昕、张玉幸、周曾同、周刚、周威、周永梅、周瑜。

引　言

口腔扁平苔藓（oral lichen planus，OLP）是临床常见的口腔黏膜慢性炎症疾病，其患病率较高，大多数患者有疼痛、粗糙不适症状，部分病例还有癌变的风险，WHO 将其归入口腔潜在恶性疾患的范畴，因此，对患者身心造成较大危害[1,2]。

由于我国各级口腔医师对 OLP 的诊断标准不统一、循证规范化治疗理念不够成熟、治疗药物/方法的选择差异较大等原因，使 OLP 诊疗水平参差不齐。因此，有必要制定 OLP 诊疗相关规范化指导性文件。中华口腔医学会口腔黏膜病学专业委员会和中西医结合专业委员会于 2012 年联合颁布了《口腔扁平苔藓诊疗指南（试行）》[1]，为推广 OLP 的规范诊疗作出了积极贡献。但随着对 OLP 认知水平的不断提高以及对临床实践指南制定、报告的逐步规范，有必要对原指南进行修订更新。经中华口腔医学会团体标准、规范、指南制定立项（CHSA 立项标准号：2017-06），口腔扁平苔藓诊疗指南修订小组以中华医学会颁布的《制订/修订〈临床诊疗指南〉的基本方法及程序》为标准，对国内外 OLP 临床诊疗相关文献进行了系统全面地检索和评价，完成了对原口腔扁平苔藓诊疗指南的修订。

制定和实施符合我国国情的 OLP 诊疗指南，将有利于提升我国口腔医师对 OLP 的整体诊疗水平，这对促进口腔黏膜病学科的发展、进一步解除患者病痛、防止 OLP 癌变均具有重要意义。

口腔扁平苔藓诊疗指南（修订）

1 范围

本文件给出了 OLP 的诊断、治疗以及疾病管理的指南。

本文件适合全国各级口腔临床医师使用。

本文件推荐意见适用于通过临床诊断或组织病理学检查确诊为 OLP 的患者。

2 规范性引用文件

本文件没有规范性引用文件。

3 术语和定义

本文件没有需要界定的术语和定义。

4 病因及病史采集

有关 OLP 的病因和发病机制目前尚不明确。系列基础和临床研究结果显示，OLP 可能与多种致病因素有关，如免疫因素、精神因素、系统性疾病、药物因素、遗传因素、感染因素及口腔局部刺激因素等。其中，由细胞介导的局部免疫应答紊乱在 OLP 的发生发展中发挥重要作用[3]。

对应以上致病因素，临床医师在病史采集时需注意询问患者有无不良生活事件、过度劳累、系统疾病史、长期用药史及其种类、精神疾病史以及 OLP 家族史等。

5 临床表现

口腔损害好发于颊、舌、牙龈等部位，多发或双侧对称分布，呈稍高于黏膜表面的白色或灰白色线纹或网纹（网状型），也可表现为丘疹型、斑块型、萎缩型、糜烂型和疱型等病损（但后五型病损不是独立存在的，在其他部位需同时存在网状型病损）；可同时或分别在皮肤、指（趾）甲等部位出现损害，皮肤损害为紫红色多角形扁平丘疹，指（趾）甲损害为甲板萎缩变薄、无光泽，严重的有沟裂形成[1,2,4,5]。

6 病理表现

OLP 的病理表现如下：

a）上皮过角化，棘层增生或萎缩；

b）上皮钉突不规则增生，形成锯齿状钉突；

c）鳞状上皮深层可见淋巴细胞浸润；

d）基底细胞液化变性；

e）固有层浅层可见以淋巴细胞为主的带状或灶性浸润，且界限清晰；

f）无上皮异常增生；

g）无上皮疣状增生改变[4]。

7 诊断

7.1 临床性诊断和确定性诊断

临床性诊断：一般根据详尽病史及口腔黏膜上多发或对称分布的典型白色损害即可作出临床性诊断，典型的皮肤或指（趾）甲损害可作为诊断依据之一。

确定性诊断：需结合组织病理学检查、必要时采用直接免疫荧光等免疫病理学检查以确定诊断，这也有助于鉴别其他白色病变并排除上皮异常增生或恶性病变（OLP 诊断流程图解见附录 A ）[6]。

7.2 组织病理学检查的时机

除了确定诊断的目的，对于以下几类病损也宜考虑进行组织病理学检查：

a）临床表现不典型者，同时存在经久不愈的糜烂病损或发生在口腔危险区域者（口底 - 舌腹的 U 形区、口角内侧三角形区域、软腭复合体）；

b）久治不愈或病情突发加重者；

c）怀疑有恶变倾向者；

d）科学研究观察前。

8 鉴别诊断

在诊断 OLP 时需注意与口腔白斑病（oral leukoplakia）、盘状红斑狼疮（discoid lupus erythematosus）、口腔白角化症（oral hyperkeratosis）、口腔黏膜下纤维性变（oral submucous fibrosis）、口腔苔藓样接触性超敏反应（oral lichenoid contact hypersensitivity reactions）、口腔苔藓样药物反应（oral lichenoid drug reaction）、扁平苔藓样类天疱疮（lichen planus pemphigoides）、寻常型天疱疮（pemphigus vulgaris）、副肿瘤天疱疮（paraneoplastic pemphigus）、慢性移植物抗宿主病（chronic graft-versus-host disease）、慢性溃疡性口炎（chronic ulcerative stomatitis）等疾病进行鉴别诊断[4,5,7]。

9 治疗前检查

宜根据不同的治疗目的和种类选择相应的检查项目。建议在治疗前检查血常规、肝肾功能、空腹葡萄糖，并检测口腔病损局部有无念珠菌感染。酌情进行心理测评、免疫功能、尿常规、糖化血红蛋白、甲状腺自身抗体、丙型肝炎病毒抗体（抗 -HCV）乙肝五项指标（HBsAg、抗 -HBs、HBeAg、抗 -HBe、抗 -HBc）、腹部彩超、胸部 CT 等检查。对于检查结果异常者，应建议至其他科室排查相关疾病[7]。

10 疾病管理

10.1 治疗原则

建议在 OLP 治疗过程中把握以下治疗原则：

a）宜根据 OLP 不同的症状、分型和病情轻重程度等给予个体化治疗方案：损害局限且无症状者可不用药，仅观察随访；损害局限但有症状者以局部用药为主；损害较严重者推荐采用局部和全身联合用药；

b）积极消除局部刺激因素，做好口腔卫生宣教；

c）鼓励患者积极治疗系统性疾病，若怀疑 OLP 的发生与患者长期服用某种药物有关，可建议患者咨询专科医师酌情换用其他药物；

d）加强心理疏导，缓解紧张焦虑情绪，改善睡眠质量，必要时可建议患者进行心理咨询及治疗；

e）定期随访，特别对萎缩型和糜烂型 OLP 宜密切观察，防止癌变[1]。

10.2 去除局部刺激因素

积极处置患者的锐利牙尖、残冠 / 根、阻生牙、废用牙、银汞合金充填体、不良修复体及金属冠等；必要时对患者进行牙周基础治疗；患者需限制辛辣或过烫食物的摄入、避免使用有刺激性的牙膏、戒烟、限酒、不咀嚼槟榔[8]。

10.3 治疗药物

10.3.1 糖皮质激素

全身用药：醋酸泼尼松（2C）、倍他米松（2B）。

局部用药（1B）：0.1% 曲安奈德口腔软膏（1C）、醋酸地塞米松粘贴片（2D）、0.025% 氟轻松软膏（口腔制剂）（2C）、0.05% 氯倍他索凝胶（口腔制剂）（2C）。

局部封闭药：醋酸曲安奈德注射液（1C）、复方倍他米松注射液（2B）、醋酸泼尼松龙注射液（2C）。

注：证据质量及推荐强度说明见附录 B。

10.3.2 其他免疫抑制药

全身用药：沙利度胺（2C）、昆明山海棠（2C）、雷公藤多苷（2C）。

局部用药：0.1% 他克莫司软膏（口腔制剂）（2D）、0.03% 他克莫司软膏（口腔制剂）（2D）。

10.3.3 免疫增强药

全身用药：胸腺肽（2C）。

10.3.4 维 A 酸类药

局部用药：复方维甲酸软膏（口腔制剂）（2C）。

10.3.5 其他

全身用药：硫酸羟氯喹（2C）、磷酸氯喹（2C）、白芍总苷（2B）。

局部用药：维生素 E（2A）、维生素 AD 滴剂（2C）、抗真菌类药物（1A）、消炎止痛防腐类药物（2C）。

10.3.6 注意事项

需严格把握用药适应证和禁忌证，严密监测药物所致的不良反应和毒副作用。

10.4 物理疗法

超声雾化疗法（2C）、弱激光疗法（2B）、光动力疗法（2B）。

10.5 治疗方案

综合考虑OLP的病损类型、病情轻重程度、患者全身情况等因素，制订以下治疗方案。推荐药物以"10.3"治疗药物为主[9-14]。

10.5.1 非糜烂型口腔扁平苔藓

对于无症状非糜烂型OLP：若病损局限，可不用药，定期随访观察[1,7]。对于有症状非糜烂型OLP，以减轻不适症状、控制病情发展为治疗目的（非糜烂型OLP治疗方案图解见附录C）。

a）口腔损害伴充血、疼痛症状较明显者：可将糖皮质激素局部制剂作为一线用药[10]，必要时全身使用免疫抑制类药物；

b）口腔损害角化程度较高、粗糙紧绷症状较明显者：必要时可选择局部或全身使用维A酸类药物；宜在病情缓解后逐渐减少用药次数至停药，以免停药后反跳；唇部病损禁用；

c）可酌情局部使用维生素E或维生素AD滴剂；

d）伴念珠菌感染征象者：选用抗真菌局部制剂；

e）中医药治疗：可根据临床情况考虑配合中医药治疗。

10.5.2 糜烂型口腔扁平苔藓

以控制疼痛症状、促进糜烂愈合、降低癌变潜在风险为目的（糜烂型OLP治疗方案图解见附录D）。

10.5.2.1 轻中度糜烂

轻中度糜烂的界定：单灶糜烂或多灶小面积糜烂（糜烂总面积≤1cm^2）。

a）糖皮质激素局部制剂是一线用药[11]；

b）宜选用糖皮质激素局部制剂，也可采用糖皮质激素注射液行病损局灶封闭[12]；

c）完全缓解者观察随访；部分缓解者继续使用糖皮质激素局部制剂维持疗效；对无效者可参考重度糜烂的治疗方案。

10.5.2.2 重度糜烂

重度糜烂的界定：主要包括急性发作的大面积单灶或多灶糜烂（糜烂总面积>1cm^2）或同时伴发广泛皮肤损害等情况。

a）若无糖皮质激素禁忌证者：可考虑全身使用糖皮质激素（小剂量、短疗程），同时配合糖皮质激素局部制剂。完全缓解者观察随访；部分缓解者用糖皮质激素局部制剂维持疗效；

b）无效者或有糖皮质激素禁忌证者：可酌情全身或局部使用其他免疫抑制药（见10.3.2和10.3.5）。需密切观察上述糖皮质激素及免疫抑制类药物的不良反应及毒副作用。完全缓解者观察随访；部分缓解者用糖皮质激素局部制剂维持疗效；无缓解者可参考迁延不愈者的治疗方案[1,7]。

10.5.2.3 对上述药物抵抗、迁延不愈的糜烂

免疫功能低下者（建议结合患者全身情况及实验室免疫检测结果综合判定），可选用免疫增强药。若仍无效者可酌情试用物理疗法[14]。

10.5.2.4 辅助治疗

上述三类糜烂型 OLP 治疗方案的辅助治疗：

a）酌情配合超声雾化疗法；

b）酌情补充维生素及微量元素制剂；

c）酌情选用消毒防腐类局部制剂；

d）伴念珠菌感染征象者选用抗真菌局部制剂；

e）可根据临床情况考虑配合中医药治疗[13]。

10.5.2.5 顽固或继续发展的病损

可采用自体荧光等无创诊断技术严密监测病情，必要时进行活检，定期随访，防止癌变。

11 预防

建议积极采取以下措施预防 OLP 的复发或加重：

a）定期进行口腔检查，消除局部刺激因素，保持口腔卫生；

b）建立健康的生活方式，勿过度劳累，积极预防和治疗系统性疾病；

c）注意调整饮食结构及营养搭配，控制烟、酒及辛辣热烫食物；

d）保持乐观开朗的精神状态，缓解紧张焦虑情绪。

对于糜烂型 OLP 患者，一般需每隔 2 周 ~1 个月复诊观察；对于非糜烂型 OLP 患者，一般每隔 1~3 个月复诊观察；对于病情稳定的 OLP 患者，一般每隔 3~6 个月复查 1 次；如果持续稳定，1 年复查 1 次；如果复发加重，则需及时复诊[1,8]。

附 录 A

（资料性）

口腔扁平苔藓诊断流程图解

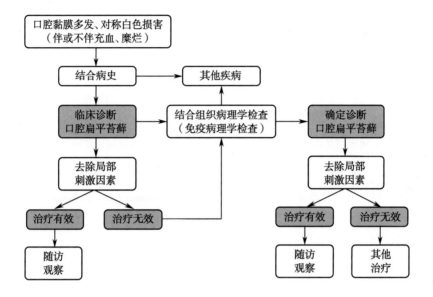

附　录　B

（资料性）

证据质量及推荐强度说明

表 B.1　GRADE 证据质量分级与说明

质量等级	具体含义
高（A）	非常确信真实效应值接近效应估计值。
中（B）	对效应估计值有中等程度的信心：真实效应值有可能接近效应估计值，但仍存在两者大不相同的可能性。
低（C）	效应估计值的确信程度有限：真实效应值可能与效应估计值大不相同。
极低（D）	对效应估计值几乎无信心：真实效应值很可能与效应估计值大不相同。
注：GRADE：推荐意见分级的评估、制定及评价（Grading of Recommendations Assessment, Development and Evaluation）。	

表 B.2　GRADE 推荐强度分级与说明

推荐强度	具体含义
强推荐（1）	支持使用某项干预措施的强推荐，干预措施明显利大于弊
弱推荐（2）	支持使用某项干预措施的弱推荐，干预措施可能利大于弊
注：同表 B.1 注。	

附 录 C

（资料性）

非糜烂型口腔扁平苔藓治疗方案图解

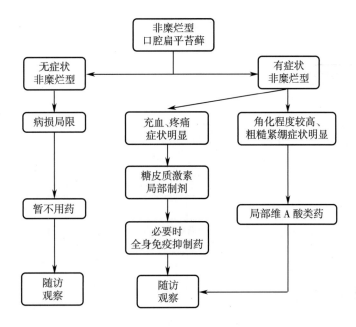

附 录 D

（资料性）

糜烂型口腔扁平苔藓治疗方案图解

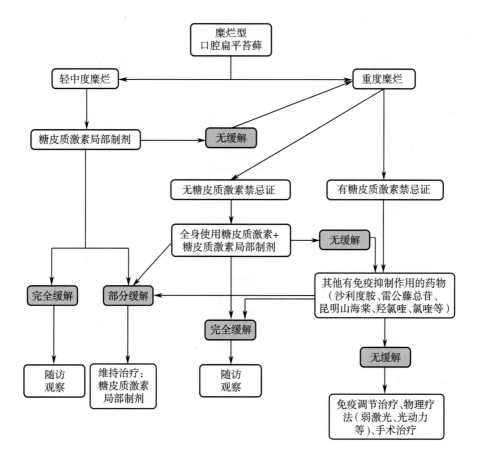

参 考 文 献

[1] 中华口腔医学会口腔黏膜病专业委员会和中西医结合专业委员会. 口腔扁平苔藓诊疗指南（试行）[J].
中华口腔医学杂志, 2012, 47（7）: 399-401.

[2] IOANNIDES D, VAKIRLIS E, KEMENY L, et al. European S1 guidelines on the management of lichen planus:
a cooperation of the European Dermatology Forum with the European Academy of Dermatology and Venereology
[J]. Journal of the European Academy of Dermatology and Venereology, 2020, 34（7）: 1403-1414.

[3] KURAGO Z B. Etiology and pathogenesis of oral lichen planus: an overview[J]. Oral Surgery Oral Medicine
Oral Pathology Oral Radiology and Endodontology, 2016, 122（1）: 72-80.

[4] CHENG Y S, GOULD A, KURAGO Z, et al. Diagnosis of oral lichen planus: a position paper of the American
Academy of Oral and Maxillofacial Pathology[J]. Oral Surgery Oral Medicine Oral Pathology Oral Radiology
and Endodontology, 2016, 122（3）: 332-354.

[5] CARROZZO M, PORTER S, MERCADANTE V, et al. Oral lichen planus: a disease or a spectrum of tissue
reactions? Types, causes, diagnostic algorhythms, prognosis, management strategies[J]. Periodontology 2000,
2019, 80（1）: 105-125.

[6] YAMANAKA Y, YAMASHITA M, LMA I, et al. Direct immunofluorescence as a helpful tool for the differential
diagnosis of oral lichen planus and oral lichenoid lesions[J]. American Journal of Dermatopathology, 2018,
40: 491-497.

[7] CHIANG C P, YU-FONG C J, WANG Y P, et al. Oral lichen planus-differential diagnoses, serum
autoantibodies, hematinic deficiencies, and management[J]. Journal of the Formosan Medical Association,
2018, 117（9）: 756-765.

[8] CHEN H X, BLASIAK R, KIM E, et al. Triggers of oral lichen planus flares and the potential role of trigger
avoidance in disease management[J]. Oral Surgery Oral Medicine Oral Pathology Oral Radiology and
Endodontology, 2017, 124（3）: 248-252.

[9] OBERTI L, ALBERTA L, MASSIMO P, et al. Clinical management of oral lichen planus: a systematic review
[J]. Mini-Reviews in Medicinal Chemistry, 2019, 19（13）: 1049-1059.

[10] LODI G, MANFREDI M, MERCADANTE V, et al. Interventions for treating oral lichen planus: corticosteroid
therapies[J]. Cochrane Database of Systematic Reviews, 2020, 2（2）: CD001168.

[11] CHENG S, KIRTSCHIG G, COOPER S, et al. Interventions for erosive lichen planus affecting mucosal sites
[J]. Cochrane Database of Systematic Reviews, 2012, 2（2）: D8092.

[12] LIU C, XIE B, YANG Y, et al. Efficacy of intralesional betamethasone for erosive oral lichen planus and
evaluation of recurrence: a randomized, controlled trial[J]. Oral Surgery Oral Medicine Oral Pathology Oral
Radiology, 2013, 116（5）: 584-590.

[13] LIN L M, QI X M. Comparative observation on the effects of radix tripterygium hypoglaucum tablet and
tripterygium glycosides tablet in treating erosive oral lichen planus[J]. Chinese Journal of Integrative
Medicine, 2005, 11（2）: 149-150.

[14] HOSEINPOUR J H, ASADI R, BARDIDEH E, et al. The effects of photodynamic and low-level laser
therapy for treatment of oral lichen planus-a systematic review and meta-analysis[J]. Photodiagnosis and
Photodynamic Therapy, 2018, 23: 254-260.

ICS 11.060.01
CCS C05

中华口腔医学会

团 体 标 准

T/CHSA 044—2022

口腔黏膜下纤维性变诊断与临床管理指南

Guideline for the diagnosis and clinical management
of oral submucous fibrosis

2022-01-17 发布   2022-02-01 实施

中华口腔医学会   发布

目　次

前　言

本文件按照 GB/T 1.1—2020《标准化工作导则　第 1 部分：标准化文件的结构和起草规则》的规定起草。

本文件由中华口腔医学会口腔黏膜病学专业委员会提出。

本文件由中华口腔医学会归口。

本文件由北京大学口腔医院和中南大学湘雅医院负责起草，（以下按医院名称的拼音首字母顺序排序）北京医院、长沙市口腔医院、广西医科大学附属口腔医院、贵州医科大学附属口腔医院、海口市人民医院、海南省人民医院、海南医学院第二附属医院、海南医学院第一附属医院、海南医学院口腔医学院、河北医科大学口腔医院、湖南中医药大学附属第一医院、空军军医大学第三附属医院、昆明医科大学附属口腔医院、南昌大学附属口腔医院、青岛市口腔医院、南京大学医学院附属口腔医院、三亚市人民医院、三亚中心医院、山西医科大学口腔医院、上海交通大学医学院附属第九人民医院、首都医科大学附属北京口腔医院、四川大学华西口腔医院、同济大学附属口腔医院、武汉大学口腔医院、西南医科大学附属口腔医院、湘潭市口腔医院、浙江大学医学院附属第二医院、浙江大学医学院附属口腔医院、中国医科大学附属口腔医院、中南大学湘雅口腔医院、中南大学湘雅二医院、中山大学光华口腔医学院·附属口腔医院参与制定。

本文件主要起草人：刘宏伟、翦新春、吴颖芳、王雨田、黄国栋、刘子建。

参与制定/起草人（按姓名的拼音首字母顺序排序）：蔡扬、陈晨、陈珺、陈谦明、陈立忠、程斌、但红霞、杜永秀、方厂云、冯慧、符起亚、高兴、高义军、关晓兵、韩莹、何升腾、何园、洪筠、胡延佳、黄谢山、江潞、蒋灿华、蒋伟文、李明、李宁、李传真、李鹏程、李艳莉、李元聪、凌天牖、刘莉、刘斌杰、刘德裕、刘一平、柳志文、马立为、闵安杰、聂敏海、彭解英、苏彤、谭劲、唐国瑶、唐杰清、陶人川、王鸿、王辉、王翔、王金龄、王万春、王新文、吴岚、谢辉、谢小燕、许春姣、闫志敏、曾昕、张芳、张静、张英、张玉幸、赵丹萍、周刚、朱丽雷、宗娟娟。

引　言

　　口腔黏膜下纤维性变（oral submucous fibrosis，OSF）是一种慢性、进行性、具有癌变倾向的口腔黏膜疾病。

　　口腔黏膜下纤维性变的发生与多种因素相关，多数患者有咀嚼槟榔的习惯。槟榔作为一种咀嚼嗜好品，在我国的湖南、海南、台湾，以及印度、巴基斯坦、越南等东南亚地区应用广泛。槟榔已被国际癌症研究机构（International Agency for Research on Cancer，IARC）列为 1 类致癌物，其主要活性成分槟榔碱被 IARC 列为 2B 类致癌物。世界卫生组织将口腔黏膜下纤维性变列为口腔潜在恶性疾患（oral potentially malignant disorders，OPMD）[1]。

　　口腔黏膜下纤维性变临床表现主要包括进食灼痛、口腔黏膜下纤维条索形成、张口受限等。目前我国口腔医学领域尚无口腔黏膜下纤维性变的循证指南发表。为规范口腔黏膜下纤维性变的诊断与临床管理，经中华口腔医学会团体标准制定项目立项（CHSA 立项批准号：2019-10），由北京大学口腔医院和中南大学湘雅医院牵头，联合全国 22 家院校、单位参与组建了口腔黏膜下纤维性变诊断与临床管理指南制定专家组和工作组。工作组遵循世界卫生组织 2014 年发布的指南开发手册第二版（WHO handbook for guideline development，2nd ed）的方法学体系设计，以 GRADE（grading of recommendations assessment，development and evaluation）证据质量分级系统为依据，对国内外口腔黏膜下纤维性变的相关文献进行了全面的检索和慎重的评价，历时 2 年制定了"口腔黏膜下纤维性变诊断与临床管理指南"征求意见稿。指南制定过程参考了 AGREE-China（the Appraisal of Guidelines for Research and Evaluation）临床实践指南质量评价标准体系的规范；写作过程参考了 RIGHT（Reporting Items for practice Guidelines in Health care）指南写作规范的要求，以符合当前临床实践指南方法学发展的趋势。

　　指南的推荐意见共分为两大部分：第一部分为口腔黏膜下纤维性变的诊断，第二部分为口腔黏膜下纤维性变的临床管理。

口腔黏膜下纤维性变诊断与临床管理指南

1 范围

本指南的目标人群是我国符合十三五规划教材《口腔黏膜病学》第 5 版的患者人群[2]。疾病的国际疾病分类（international classification of diseases, ICD）代码为 ICD-11 疾病编码：DA02.2。

本指南给出了口腔黏膜下纤维性变的临床诊断与治疗的推荐意见，使用人群是我国各级各类医疗机构中的临床医师、口腔医师、护理人员、检验人员、政策制定和管理人员等相关专业人员。

2 规范性引用文件

本文件没有规范性引用文件。

3 术语和定义

下列术语和定义适用于本文件。

3.1

口腔黏膜下纤维性变 oral submucous fibrosis, OSF

是由咀嚼槟榔引起的一种慢性、进行性、具有癌变倾向的口腔黏膜疾病，临床上表现为口腔黏膜灼痛、进食刺激性食物疼痛、口腔黏膜失去弹性或黏膜下纤维条索形成、进行性张口受限、吞咽困难等。世界卫生组织将口腔黏膜下纤维性变列为口腔潜在恶性疾患。

3.2

变异系数 coefficient of variation, CV

反映数据离散程度的绝对值，本次德尔菲法中取变异系数 = 标准差 / 平均值，认为 CV>0.3 说明专家意见存在分歧。

4 指南推荐意见

4.1 总则

根据纳入和排除标准筛选出的文献均采用 GRADE 系统作为评价的标准，证据质量如表 1，其中系统综述和随机对照试验作为高质量证据（视具体情况降级）；队列研究视为中等质量证据（视具体情况升级或降级）；病例对照研究和病例系列分析作为低质量证据；个别案例报告和专家意见列为极低质量证据。本指南不采用动物实验和体外实验结果作为证据。

表 1 GRADE 证据质量分级系统说明

证据等级	说明
高（A）	非常有把握,观察值接近真实值,进一步研究也不会改变该干预措施评估结果的可信度。
中（B）	对观察值有中等把握;观察值有可能接近真实值,但也有可能差别很大;进一步研究很可能影响该干预措施评估结果的可信度,且可能改变该评估结果。
低（C）	对观察值的把握有限,观察值可能与真实值有很大差别;进一步研究极有可能影响该干预措施评估结果的可信度,且很有可能改变该评估结果。
极低（D）	对观察值几乎没有把握,观察值与真实值可能有极大差别;任何评估结果都很不确定。

关于干预措施的推荐意见,基于证据到推荐（Evidence to Decision, EtD）框架（表 2）,综合考虑文献质量、社会经济成本、使用人群和目标人群的价值观与意愿、可行性和可及性等方面,采用 3 轮德尔菲问卷调查、1 次专家面对面讨论会和 2 次专家线上讨论会的形式,形成推荐意见。干预措施的推荐强度根据 GRADE 系统对证据体的评价结果,并基于以上 EtD 框架形成的推荐意见,参考德尔菲法问卷调查中专家推荐度投票平均分形成分级的推荐强度（表 3）。

表 2 证据到推荐（EtD）框架

内容	说明
问题的优先性	问题的优先性顺序
获益或风险	可能给患者带来获益（疗效）的程度 可能给患者带来的风险（副作用、不良反应等）的程度
证据的可信度	证据总体的可信度如何
结局指标的重要性	主要结局指标的判断是否存在重大不确定性或变异性
利弊平衡	从推荐干预的获益与风险角度考虑,判断结果倾向于支持干预还是对照
资源利用	需要多少资源（成本） 支持资源利用的证据可信度如何 成本效果分析判断的结果是倾向于干预还是对照
公平性	对健康相关公平性的影响
可接受性	干预对于利益相关方是否可以接受,是否符合目标人群的价值观或普遍意愿
可行性	干预是否可能实施,或实施过程是否具有必需的前提

表 3 推荐强度说明

推荐强度	含义
强推荐（1）	明确支持干预措施,显示干预措施利大于弊,德尔菲法中专家投票,平均分 >7,且 CV≤0.3
弱推荐（2）	干预措施的利弊不确定,或无论证据质量高低均显示利弊相当,可能利大于弊,德尔菲法中专家投票平均分为 5~7 且 CV<0.4
良好经验陈述（good practice statement, GPS）	基于非直接证据或专家意见/经验形成的推荐,德尔菲法中专家投票,平均分 4~5 或 CV>0.4,临床参考意义有限

4.2 口腔黏膜下纤维性变诊疗指南

第一部分：诊断

4.2.1 口腔黏膜下纤维性变的危险因素

4.2.1.1 推荐意见： 咀嚼槟榔是口腔黏膜下纤维性变的主要危险因素（证据等级：高；推荐强度：强推荐），口腔黏膜下纤维性变的发生也可能与遗传、吸烟、自身免疫有关（证据等级：极低；推荐强度：GPS）。

4.2.1.2 证据概述： 既往综述[3-12]及4项流行病学调查结果[13-16]显示咀嚼槟榔的人群口腔黏膜下纤维性变的患病率高于正常人群；从上述综述中筛选出口腔黏膜下纤维性变可能的危险因素，经52名专家两轮德尔菲法统计，纳入上述危险因素。

4.2.1.3 推荐说明： 本推荐意见基于既往综述、流行病学调查及专家意见和经验，由于口腔黏膜下纤维性变主要发生在有咀嚼槟榔习惯的人群和地区，且咀嚼槟榔人群中发生率较高，故槟榔咀嚼史是诊断口腔黏膜下纤维性变的重要依据之一。另外，遗传、吸烟、自身免疫等因素可能在口腔黏膜下纤维性变的发生中起促进作用。

4.2.2 口腔黏膜下纤维性变的临床症状

4.2.2.1 推荐意见： 口腔黏膜下纤维性变的临床症状主要包括口腔黏膜灼痛、进食刺激性食物烧灼痛、黏膜发紧导致不能鼓颊或吹口哨（证据等级：极低；推荐强度：强推荐）；口腔黏膜下纤维性变可能出现的症状包括舌活动受限伴吞咽困难、口齿不清发音困难、口干、味觉减退、舌麻木等（证据等级：极低；推荐强度：弱推荐）。

4.2.2.2 证据概述： 从既往系统综述[3, 12, 17-20]及临床医师建议中筛选出可能出现于口腔黏膜下纤维性变的临床症状，经52名专家两轮德尔菲法统计，纳入上述临床症状。

4.2.2.3 推荐说明： 本推荐意见主要基于既往综述及指南制定专家组的意见形成。病变处于不同阶段的口腔黏膜下纤维性变患者可能出现不同的临床症状，对诊断具有一定参考意义。

4.2.3 口腔黏膜下纤维性变的临床体征

4.2.3.1 推荐意见： 口腔黏膜下纤维性变的临床体征主要包括黏膜苍白、黏膜弹性下降变硬、纤维条索形成、张口度减小、黏膜水疱或溃疡形成、小唾液腺分泌障碍（进刺激性食物时出现"水疱"，可逐渐消退；严重时形成黏液囊肿）（证据等级：高；推荐强度：强推荐）；口腔黏膜下纤维性变可能出现的体征包括舌乳头萎缩、舌腭弓/咽腭弓变短、悬雍垂皱缩、唇组织萎缩（唇红变薄，瘢痕挛缩、口裂缩窄），软腭及悬雍垂纤维化（可伴腭咽闭合不全、轻微鼻音或语言障碍），舌体形态缩窄或舌肌萎缩（证据等级：极低；推荐强度：弱推荐）。

4.2.3.2 证据概述： 从既往系统综述[3, 12, 17-20]及临床医师建议中筛选出可能出现于口腔黏膜下纤维性变的临床体征，经52名专家两轮德尔菲法统计，纳入上述临床体征。

4.2.3.3 推荐说明： 本推荐意见主要基于指南制定专家组的意见形成。病变处于不同阶段的口腔黏膜下纤维性变患者可能出现不同的临床体征，对诊断具有一定参考意义。对于张口度的测量，建议以中切牙切缘间距作为衡量张口度的标准，参考测量方式为：嘱患者最大主动张口，用游标卡尺测量上下中切牙切缘间距，若有牙列缺损则测量最靠近近中且有咬合关系的牙间距离。

4.2.4 口腔黏膜下纤维性变的临床分期

4.2.4.1 推荐意见: 详见表4。(证据等级:高,推荐强度:强推荐)

表4 口腔黏膜下纤维性变的临床分期标准

分期	说明
Ⅰ期	张口度≥30mm,口腔黏膜出现局灶性或散在性白色改变;质地无改变或粗糙,弹性无明显改变;
Ⅱ期	张口度 20~30mm,黏膜颜色呈片状白色改变或条索形成;质地变硬,弹性下降;
Ⅲ期	张口度 10~20mm,口腔黏膜广泛白色改变,条索形成;质地变硬,扪诊呈板状或皮革样,弹性差;
Ⅳ期	张口度≤10mm,伴发白斑或口腔鳞状细胞癌。
注:1. 每期均可出现的症状、体征包括:烧灼感、疼痛、破溃等。(若无其他症状或体征,归入Ⅰ期)每期内所列表现出现一条,即可归入该期。 2. 病变范围:将口腔黏膜分为唇及口周、颊黏膜及移行沟、舌、口底、软腭和舌腭弓及悬雍垂5个区域,Ⅰ期累及1~2个区域;Ⅱ期累及3个区域;Ⅲ期累及4~5个区域。 3. 伴有白斑/OSCC的,不论上述表现如何,均归入Ⅳ期。 4. 若不同区域临床表现处于不同分期,按较重的分期诊断。	

4.2.4.2 证据概述: 临床分期标准参考翦新春教授 2009 年 OSF 诊断标准[21]及 Khnana-Andrade 分期[22],从中筛选出数个具有代表性的临床症状或体征,归纳汇总成以张口度为主要参考标准的临床分期,经 52 名专家两轮德尔菲法统计通过。

4.2.4.3 推荐说明: 口腔黏膜下纤维性变的临床分期对治疗具有指导意义。明确口腔黏膜下纤维性变的临床分期可为今后的临床研究及治疗提供客观的参考标准。

4.2.5 口腔黏膜下纤维性变的辅助检查手段

4.2.5.1 推荐意见: 组织病理学检查是口腔黏膜下纤维性变诊断的金标准(证据等级:高,推荐强度:强推荐),对于伴白斑/上皮异常增生的患者,推荐进行组织病理学检查,同时可参考自体荧光检查、甲苯胺蓝染色、脱落细胞涂片等癌前病变检查的结果(证据等级:高,推荐强度:弱推荐)。

4.2.5.2 证据概述: 从既往系统综述[22-26]及临床医师建议中筛选出可能用于口腔黏膜下纤维性变的辅助检查手段,经 52 名专家两轮德尔菲法统计通过。

4.2.5.3 推荐说明: 组织病理学检查是临床上诊断口腔黏膜下纤维性变的最可靠方法,在既往随机对照试验、队列研究、病例对照研究中均应用广泛。对于伴发有白斑/上皮异常增生的患者,需进行组织病理检查以明确疾病的进展状态,决定是否需要早期外科干预。

4.2.6 口腔黏膜下纤维性变的鉴别诊断

4.2.6.1 推荐意见: 口腔黏膜下纤维性变需要与下列疾病进行鉴别

口腔黏膜白斑(证据等级:低,推荐强度:弱推荐)

扁平苔藓(证据等级:低,推荐强度:弱推荐)

白色角化症(证据等级:低,推荐强度:弱推荐)

白色水肿(证据等级:低,推荐强度:GPS)

4.2.6.2 证据概述: 从既往系统综述[22-26]及临床医师建议中筛选出可能需要与口腔黏膜下纤维性变进行鉴别诊断的疾病,经 52 名专家两轮德尔菲法统计通过。

4.2.6.3　推荐说明: 本推荐意见基于既往综述内容及指南制定专家组的意见形成。需要与口腔黏膜下纤维性变进行鉴别的主要是以白色病变为主的疾病。

4.2.7　口腔黏膜下纤维性变的诊断依据

4.2.7.1　推荐意见: 口腔黏膜下纤维性变诊断可参考下列依据

槟榔咀嚼史(证据等级:高,推荐强度:强推荐)

典型临床症状或体征(证据等级:高,推荐强度:强推荐)

组织病理学检查结果(证据等级:高,推荐强度:强推荐)

提示癌变的辅助检查:自体荧光检查、甲苯胺蓝染色、脱落细胞涂片(证据等级:低,推荐强度:弱推荐)

4.2.7.2　证据概述: 综合上述口腔黏膜下纤维性变的危险因素、临床症状、临床体征、辅助检查手段等内容,从中筛选出可能作为口腔黏膜下纤维性变诊断依据的条目,经52名专家两轮德尔菲法统计通过。

4.2.7.3　推荐说明: 本推荐意见基于指南制定专家组的意见形成。在诊断口腔黏膜下纤维性变时,可主要参照患者的槟榔咀嚼史、典型临床症状或体征、组织病理学检查结果进行诊断。

第二部分:临床管理

4.2.8　口腔黏膜下纤维性变患者需要改善不良生活习惯

4.2.8.1　推荐意见:

治疗前需要戒除咀嚼槟榔习惯(证据等级:高;推荐强度:强推荐)

治疗前需要戒烟(证据等级:中;推荐强度:强推荐)

治疗前需要戒酒(证据等级:中;推荐强度:弱推荐)

治疗需要减少辛辣、刺激、粗糙食物,补充维生素,防治营养不良(证据等级:中;推荐强度:弱推荐)

4.2.8.2　证据概述: 综合上文中提及的口腔黏膜下纤维性变的危险因素,结合临床医师建议,从中筛选出可能用于口腔黏膜下纤维性变患者管理的措施,经52名专家两轮德尔菲法统计通过。

4.2.8.3　推荐说明: 本推荐意见主要基于流行病学调查、队列研究和指南制定专家组的意见形成。口腔黏膜下纤维性变是口腔潜在恶性疾病之一,在治疗过程中可首先纠正患者咀嚼槟榔、吸烟、饮酒等不利于治疗的不良习惯。戒槟榔、戒烟、戒酒、减少辛辣、刺激、粗糙食物是口腔黏膜下纤维性变有效的预防措施。

4.2.9　可用于局部治疗口腔黏膜下纤维性变的药物及疗法、剂量和疗程

4.2.9.1　推荐意见:

曲安奈德 + 利多卡因局部注射(10mg/mL 曲安奈德混悬液 2-3mL+1mL 利多卡因,两侧黏膜下多点注射)(证据等级:高;推荐强度:强推荐)

曲安奈德 + 利多卡因 + 丹参或丹参酮局部注射(50mg 曲安奈德 +2mL 利多卡因,摇匀后抽出 4mL,两侧黏膜下多点注射 2mL,之后每侧各注射丹参或丹参酮液 2mg)(证据等级:高;推荐强度:强推荐)

曲安奈德局部注射(2~40mg,两侧黏膜下多点注射)(证据等级:高;推荐强度:弱推荐)

透明质酸酶＋曲安奈德注射（每 1 到 2 周局部注射 1 500IU 透明质酸酶，与 10mg 曲安奈德混合使用）（证据等级：高；推荐强度：弱推荐）

局部注射疗程：1~2 周一次，4~10 周为一个疗程，根据患者具体情况决定具体剂量及疗程数，每个疗程间隔 1~2 个月（证据等级：高，推荐强度：强推荐）

4.2.9.2 证据概述： 2 项 meta 分析[27,28] 及 14 项随机对照研究[29-42] 显示，丹参注射液联合类固醇治疗能显著增加患者最大张口度和减轻主观症状烧灼感，减少口腔黏膜病变面积，且不增加不良反应。依据上述文献及临床医师经验筛选出可能用于口腔黏膜下纤维性变的局部注射药物及疗程，经 52 名专家两轮德尔菲法统计通过。

4.2.9.3 推荐说明： 本推荐意见主要基于 meta 分析、随机对照实验及指南制定专家组的意见形成。以上操作方式及剂量仅作为参考，临床操作时应根据患者具体情况酌情调整。除上述推荐外，专家推荐的口腔黏膜下纤维性局部治疗药物包括复方丹参片制成糊剂含服、表皮生长因子局部应用、曲安奈德口腔软膏局部涂抹，以及其他剂量疗程用药等，因证据不足或专家未形成一致意见，故不列入本指南。

4.2.10 局部治疗口腔黏膜下纤维性变的药物可能出现的不良反应

4.2.10.1 推荐意见：

丹参酮注射液：可能出现的不良反应包括过敏（休克、喉头水肿、呼吸困难、心慌），一过性血压升高，局部疼痛、头痛等。（证据等级：高，推荐强度：弱推荐）

曲安奈德：糖皮质激素相关不良反应（库欣综合征、钙钾丢失、诱发或加重感染、神经症状：激动、失眠、癫痫发作等）。（证据等级：高，推荐强度：弱推荐）

4.2.10.2 证据概述： 从药物说明书及专家经验中总结出可能在使用相关药物时出现的不良反应，经 52 名专家 2 轮德尔菲法统计通过。

4.2.10.3 推荐说明： 本推荐意见主要基于药物说明书及指南制定专家组的意见形成。不良反应以药品说明书上注明的不良反应为准，进行局部治疗前应向患者说明可能出现的不良反应。在治疗前应进行病史采集，明确患者有无可能影响治疗或导致治疗不耐受的系统疾病或全身状况，对于高血压、糖尿病控制不佳的患者，可慎用糖皮质激素类药物。

4.2.11 可用于口服治疗口腔黏膜下纤维性变的药物、剂量和疗程

4.2.11.1 推荐意见：

丹参滴丸可用于口腔黏膜下纤维性变的全身治疗。推荐剂量为每日 540mg，疗程为 12 周。（证据等级：高；推荐强度：强推荐）

番茄红素可用于口腔黏膜下纤维性变的全身治疗，推荐剂量为每日 6~24mg，疗程为 3~6 个月。（证据等级：高；推荐强度：弱推荐）

中医中药可用于口腔黏膜下纤维性变的治疗，根据个体情况不同辨证施治。（证据等级：中；推荐强度：弱推荐）

维生素及微量元素可用于口腔黏膜下纤维性变的辅助治疗，推荐剂量为维生素 A（25 000IU，每日 1 次）联合锌剂（如葡萄糖酸锌，参照说明书使用），疗程为 4 个月。（证据等级：中；推荐强度：弱推荐）

4.2.11.2 证据概述: 1项随机对照试验[43]发现多点注射醋酸曲安奈德注射液,同时含服复方丹参滴丸效果优于仅局部注射激素。结合上述文献、相关综述[44-57]及临床医师建议,从中筛选出可能用于口腔黏膜下纤维性变口服治疗的药物,经52名专家两轮德尔菲法统计通过。

4.2.11.3 推荐说明: 本推荐意见主要基于随机对照临床研究,结合指南制定专家组的意见形成。上述研究中除中医中药以外的口服药物均与局部注射药物联合使用,单独使用口服药物的临床研究较少,提示目前阶段口腔黏膜下纤维性变的治疗可以局部治疗为主,辅以口服药物治疗。维生素 + 微量元素可能作为辅助治疗药物使用。

4.2.12 口腔黏膜下纤维性变手术治疗的适应证

4.2.12.1 推荐意见:

合并非均质型白斑(证据等级:中;推荐强度:强推荐)

伴发其他症状,严重影响患者生活质量(如咽腭弓粘连影响进食等)(证据等级:中;推荐强度:强推荐)

组织病理学检查提示上皮异常增生(证据等级:中;推荐强度:强推荐)

合并第三磨牙阻生,反复溃疡,创面高出黏膜表面(证据等级:中;推荐强度:强推荐)

张口受限影响口腔治疗(如拔除阻生智齿、种植修复等)(证据等级:中;推荐强度:弱推荐)

张口度 <10mm(证据等级:中;推荐强度:弱推荐)

患者需要快速改善张口受限(证据等级:中;推荐强度:弱推荐)

患者要求手术,签署知情同意书(证据等级:中;推荐强度:弱推荐)

4.2.12.2 证据概述: 7项病例报告[58-63]及6项综述[64-69]显示手术治疗对口腔黏膜下纤维性变患者的张口度有明显且迅速的改善。

4.2.12.3 推荐说明: 本推荐意见主要基于病例报告及专家意见形成。手术治疗是缓解口腔黏膜下纤维性变患者张口受限的有效手段,但由于上世纪末有报道称手术治疗后的口腔黏膜下纤维性变患者由于瘢痕挛缩、植入人工皮材料问题等原因,张口度再次受限,手术治疗口腔黏膜下纤维性变的探索一度趋缓。近年来由于手术技术、人工皮材料的发展,术后张口受限复发的发生率较既往有所降低。经专家讨论认为,合并非均质型白斑、严重影响患者生活质量、发生上皮异常增生、合并第三磨牙阻生的患者推荐进行手术治疗,张口受限影响口腔治疗、张口度 <10mm、患者需要快速改善张口受限的患者酌情使用手术治疗。手术前需签署知情同意书,并向患者说明张口受限复发的风险。

4.2.13 口腔黏膜下纤维性变其他非药物治疗手段

4.2.13.1 推荐意见:

张口训练(证据等级:高;推荐强度:强推荐)

高压氧治疗(证据等级:低;推荐强度:弱推荐)

光动力治疗(证据等级:极低,推荐强度:弱推荐)

激光治疗(证据等级:极低,推荐强度:弱推荐)

4.2.13.2 证据概述: 1项病例观察[70]和1项系统综述[71]显示张口训练对口腔黏膜下纤维性变患者张口度的改善及疗效维持有作用。5项病例观察[72-76]显示高压氧治疗对口腔黏膜下纤维性变症状的改善有作用。经 52 名专家德尔菲法统计通过。

4.2.13.3 推荐说明：本推荐意见主要基于随机对照研究、病例观察和指南制定专家组的意见形成。张口训练是改善口腔黏膜下纤维性变患者张口度的有效方式，对于治疗效果的维持也有明显作用。高压氧治疗、光动力治疗和激光治疗对口腔黏膜下纤维性变症状的缓解有一定作用，可作为治疗的辅助手段。

4.2.14 口腔黏膜下纤维性变的不同临床分期的治疗方案选择

4.2.14.1 推荐意见：

Ⅰ期：宣教后观察，局部注射药物治疗，口服药物治疗（与局部注射合用或单独使用），其他治疗（如高压氧治疗等）

Ⅱ期：宣教，局部注射药物治疗（可配合口服药物治疗），其他治疗（光动力治疗、高压氧治疗、开口训练、激光治疗等）

Ⅲ期：宣教，局部注射药物治疗（可配合口服药物治疗），其他治疗（光动力治疗、高压氧治疗、开口训练、激光治疗等），酌情外科手术

Ⅳ期：宣教，手术治疗，局部注射药物治疗（可配合口服药物治疗），其他治疗（光动力治疗、高压氧治疗、开口训练、激光治疗等）

4.2.14.2 证据概述：参照上述口腔黏膜下纤维性变的临床症状、临床体征、临床分期、治疗方案，结合临床医师建议，经 52 名专家两轮德尔菲法统计通过。

4.2.14.3 推荐说明：处于不同分期的口腔黏膜下纤维性变患者的治疗方案可有不同。临床医师需根据患者具体情况，酌情选择适合的治疗方案。部分专家认为，一期无明显症状的患者可仅进行宣教，若病损进展则进行下一步治疗。

4.2.15 口腔黏膜下纤维性变患者治疗的疗效判定标准

4.2.15.1 推荐意见：

痊愈：张口度恢复至 >30mm 或恢复至正常、口腔黏膜弹性恢复、黏膜苍白消失、口腔黏膜下纤维条索消失、灼痛及进食烧灼痛消失，黏膜"发紧"的症状消失（可鼓颊或吹口哨）（证据等级：高；推荐强度：强推荐）

显效（或显著好转）：张口度部分恢复（恢复量 >20mm 或恢复至 >25mm）、口腔黏膜弹性增加、黏膜苍白程度下降 / 消失、口腔黏膜下纤维条索减少、灼痛及进食烧灼痛减轻 / 消失、黏膜"发紧"的症状减轻 / 消失（证据等级：高；推荐强度：强推荐）

好转：张口度少量恢复（恢复量 >10mm 或恢复至 >20mm）、口腔黏膜弹性增加、黏膜苍白程度下降、口腔黏膜下纤维条索减少、灼痛及进食烧灼痛减轻、黏膜"发紧"的症状减轻（证据等级：高；推荐强度：强推荐）

无效：张口受限无改善（恢复量 <10mm 或恢复至 <15mm）、出现癌变、口腔黏膜弹性无改善、黏膜苍白程度无改善、口腔黏膜下纤维条索无减少、灼痛及进食烧灼痛无缓解、黏膜"发紧"的症状无改善（证据等级：高；推荐强度：强推荐）

4.2.15.2 证据概述：参照上述口腔黏膜下纤维性变的临床症状、临床体征、临床分期，结合临床医师建议，提出口腔黏膜下纤维性变疗效的四项标准，经 52 名专家两轮德尔菲法统计通过。

4.2.15.3 推荐说明:本推荐意见主要基于指南制定专家组的意见形成。口腔黏膜下纤维性变客观的疗效判定以张口度为主要标准,可参考其他指标,若条目处于不同分类,以疗效最好的等级为准(若同时存在痊愈、显效的条目,最终疗效为痊愈)。

4.2.16 口腔黏膜下纤维性变的预防

4.2.16.1 关于戒除槟榔的相关建议

4.2.16.1.1 推荐意见:可供社会参考的戒除槟榔的建议如下

 a)加强科普和宣教:宣传咀嚼槟榔的危害,抵制传递槟榔;

 b)控制槟榔的投放:禁止将槟榔放在容易接触的位置,禁止槟榔广告;

 c)建议禁止在槟榔中添加阿片类、尼古丁类、麻黄草等具有成瘾性的物质;

 d)建议在食用槟榔产品上写明警示语(警示语:咀嚼槟榔可能引起口腔癌)。

4.2.16.1.2 证据概述:依据专家意见,参考戒烟相关政策及措施,经德尔菲法讨论通过。

4.2.16.1.3 推荐说明:本推荐意见主要基于指南制定专家组的意见形成。专家认为,槟榔可产生物质依赖,但关于槟榔是否属于精神活性物质仍存在分歧。我国国家广播电视总局已于2021年9月发布通知,停止利用广播电视和网络视听节目宣传推销槟榔及其制品。专家关于提高槟榔产品价格是否有助于戒除槟榔未形成一致意见。

4.2.16.2 戒除槟榔相关措施

4.2.16.2.1 推荐意见:可供个人参考的戒除槟榔措施如下

 a)明确咀嚼槟榔的危害:认识到咀嚼槟榔可能导致口腔黏膜下纤维性变和/或口腔癌;

 b)停止咀嚼槟榔,使用咀嚼替代物,如口香糖、甘草等;

 c)转移注意力,在想要咀嚼槟榔时进行运动等;

 d)亲朋监督:请家庭成员、亲戚朋友监督、劝阻咀嚼槟榔。

4.2.16.2.2 证据概述:依据专家意见,参考戒烟相关措施,经德尔菲法讨论通过。

4.2.16.2.3 推荐说明:本推荐意见主要基于指南制定专家组的意见形成。上述措施可供需要戒除槟榔的人群参考。另外,关于戒除槟榔过程中可能出现的反应,由于个体间存在较大差异,需要更多的临床观察,对戒除槟榔过程中可能出现的反应,专家意见存在较大分歧,暂不列入本指南。

5 指南实施的有利和不利因素

5.1 有利因素:口腔黏膜下纤维性变的规范化诊疗问题将进一步得到重视;各地各级医疗机构可以根据自身的实际情况、患者的意愿/价值观偏好,选择合理的临床管理方案。

5.2 不利因素:口腔黏膜下纤维性变作为一种慢性进行性疾病,可能发生癌性转归,本指南未就恶变相关内容进行探讨。本指南部分内容参考文献相对较少,依据专家组意见形成推荐意见。

6 指南的局限性与不足

本指南面向中国人群,但没有区分人群的民族特征,在不同民族人群的应用过程中可能存在一定的偏差;中国人群来源的临床数据集中在湖南、台湾地区,其他地区应用过程中可能存在一定的偏差。

附　录　A

（资料性）

本指南制定的具体方法

A.1　指南制定方法学

本指南制定方法参考了 2015 年发布的《WHO handbook for guideline development》中的相关方法学标准，同时参考了中国指南研究与评价工具（Appraisal of Guidelines for Research and Evaluation, AGREE-China）的报告清单制定指南的内容，依据卫生保健实践指南的报告条目规范（Reporting Items for Practice Guidelines in Healthcare, RIGHT statement）撰写指南文件。

A.2　指南工作组的构成

2019 年 4 月成立指南制定专家组和工作组。工作组由湖南、海南、北京等地区的从事口腔黏膜病临床诊治工作，特别是熟悉口腔黏膜下纤维性变诊治的中青年医师组成，组长由吴颖芳教授担任。专家组由中华口腔医学会口腔黏膜病专委会常委以上成员和国内熟悉口腔黏膜下纤维性变诊治的资深专家组成，专业覆盖口腔黏膜病、口腔颌面外科和中医科等学科，组长由刘宏伟教授担任。在临床问题和推荐意见的形成过程中，考虑了患者的价值观和意愿（如对创伤性检查方法的接受度等）。

A.3　临床问题的收集和遴选

本工作组通过系统查询已发表的口腔黏膜下纤维性变相关和系统综述，基于临床研究的 PICO 原则，结合临床医师等指南意向使用人群的访谈，初步拟定了关注的临床问题列表，通过分析、归类、合并，形成了本指南的临床问题清单，共 7 个诊断问题和 10 个临床管理问题。

A.4　证据检索、合成与评价

本指南对最终纳入的临床问题和结局指标，按照人群、干预、对照、结局的原则进行了解构，制定了纳入和排除标准，并进行了相关文献检索。

a）纳入和排除标准：纳入标准：

1）研究对象：符合口腔黏膜下纤维性变或口腔黏膜下纤维性变伴口腔白斑和 / 或口腔鳞状细胞癌的患者；

2）干预措施和对比措施：不限定；

3）结局指标：不限定；

4）研究类型：检索口腔黏膜下纤维性变相关的病例报告、观察性研究、临床研究、系统评价、meta 分析和共识或指南。排除标准：排除重复发表的文献、计划书。

b）数据来源：中文数据库：中国知网、万方数据库、中国生物医学文献数据库和维普数据库;英文数据库:PubMed、The Cochrane Library、EMBASE;指南相关数据资源:美国临床指南中心、英国国家卫生与临床优化研究所、苏格兰校际指南网络、医脉通等;补充检索:百度学术、Google 学术等。检索时间为 1968—2021 年。

c)检索关键词包括口腔黏膜下纤维性变、诊断、治疗或管理。外文数据库利用 Mesh 词表进行相关主题检索,列举了以下主题词 / 关键词及其组合形式:Oral submucous fibrosis, oral;Oral submucous fibrosis;disease management;management;clinic management;therapeutic;therapy;therapies;treatment;treatments;diagnosis;examinations;postmortem diagnosis;diagnosis, postmortem;differentiated diagnosis。

d)本指南使用系统评价偏倚风险评价工具(A Measurement Tool to Assess systematic Reviews, AMSTAR)[77]、Cochrane 偏倚风险评估工具(Risk of Bias, ROB)[78]、诊断准确性研究的质量评价工具(Quality Assessment of Diagnostic Accuracy Studies, QUADAS-2)[79]分别对纳入的系统评价 /Meta 分析、随机对照试验研究、诊断性研究、观察性研究进行方法学质量评估。评价过程由 2 人独立完成,若存在意见不一致,则共同讨论或咨询第三方解决。使用 GRADE 证据质量评价系统[80-82]对证据和推荐意见进行分级,见表 1 和表 3。

A.5 形成推荐意见

指南工作组基于各临床问题相关的证据体,部分问题参考相关指南证据和专家意见,同时考虑了我国患者人群的诊疗意愿、人力和经济成本、各地各级医疗机构的实际情况,重点关注干预措施的风险 / 获益、国内普遍的可及性和可行性,拟定了 17 条推荐意见。通过 3 轮德尔菲问卷调查、1 次专家面对面讨论会和 2 次专家线上讨论会的形式,最终形成了本指南的推荐意见。

A.6 传播与实施

本指南征求意见稿已经完善和修订后,提交专家指导委员会审核,进一步经中华口腔医学会相关管理部门审批后,形成正式发布版本并向公众发布。本指南正式版发布后,指南发起单位将联合通过以下方式对本指南进行传播和推广:

a)在相关学术会议中介绍和解读指南;

b)在专业学术刊物和指南数据库中发布;

c)通过各发起单位的官方宣传平台(如微信公众号等)传播;

d)在各级各类继续教育培训中,由计划地向全国范围内的口腔医师宣传和解读。

A.7 指南的更新

指南工作组计划在指南发布后的 3~5 年更新本指南,或根据临床实际需要以及国内外出现本领域相关重大研究进展时进行更新。更新的方法依据指南更新的流程进行。

参 考 文 献

[1] WARNAKULASURIYA S, KUJAN O, AGUIRRE-URIZAR J M, et al. Oral potentially malignant disorders: a consensus report from an international seminar on nomenclature and classification, convened by the WHO collaborating centre for oral cancer [J]. Oral Diseases, 2021, 27 (8): 1862-1880.

[2] 陈谦明. 口腔黏膜病学 [M]. 5 版. 北京: 人民卫生出版社, 2020.

[3] 何芳奇, 王宏峰, 许春姣. 微量元素与口腔黏膜下纤维性变 [J]. 临床口腔医学杂志, 2019, 35 (2): 124-127.

[4] 高义军, 尹晓敏. 口腔黏膜下纤维性变致病因素研究进展 [J]. 中国医师杂志, 2015, 17 (9): 1309-1313.

[5] 翦新春, 张彦. 咀嚼槟榔与口腔黏膜下纤维性变及口腔癌的研究进展 [J]. 中华口腔医学研究杂志(电子版), 2011, 5 (3): 229-234.

[6] 肖艳波, 尹晓敏, 高义军. 口腔黏膜下纤维性变癌变的相关危险因素分析 [J]. 中国现代医学杂志, 2011, 21 (21): 2648-2651.

[7] 高义军, 尹晓敏. 口腔黏膜下纤维性变致病因素研究进展 [J]. 中国实用口腔科杂志, 2011, 4 (2): 68-72.

[8] SHIH Y H, WANG T H, SHIEH T M, et al. Oral submucous fibrosis: a review on etiopathogenesis, diagnosis, and Therapy [J]. International Journal of Molecular Sciences, 2019, 20 (12): 2940.

[9] SHARMA A, KUMAR R, JOHAR N, et al. Oral submucous fibrosis: an etiological dilemma [J]. Journal of Experimental Therapeutics & Oncology, 2017, 12 (2): 163-166.

[10] ARAKERI G, RAI K K, HUNASGI S, et al. Oral submucous fibrosis: an update on current theories of pathogenesis [J]. Journal of Oral Pathology & Medicine, 2017, 46 (6): 406-412.

[11] PILLAI R, BALARAM P, REDDIAR K S. Pathogenesis of oral submucous fibrosis. Relationship to risk factors associated with oral cancer [J]. Cancer, 1992, 69 (8): 2011-2020.

[12] THOMAS G, HASHIBE M, JACOB B J, et al. Risk factors for multiple oral premalignant lesions [J]. International Journal of Cancer, 2003, 107 (2): 285-291.

[13] 唐杰清, 翦象福, 高明亮, 等. 中国湖南湘潭口腔黏膜下纤维性变的流行病学研究 [J]. 中国医师杂志, 2015, 17 (9): 1290-1295.

[14] 杜永秀, 翦新春, 周婷, 等. 海口地区 123 例口腔黏膜下纤维性变的临床调查分析 [J]. 中国医师杂志, 2015, 17 (9): 1286-1289.

[15] 高义军, 凌天牖, 刘琳, 等. 湖南地区口腔黏膜下纤维性变流行趋势变化(附 278 例回顾性研究) [J]. 临床口腔医学杂志, 2004 (2): 117-119.

[16] PINDBORG J J, MEHTA F S, GUPTA P C, et al. Prevalence of oral submucous fibrosis among 50, 915 Indian villagers [J]. British Journal of Cancer, 1968, 22 (4): 646-654.

[17] 肖璇, 吴颖芳, 彭解英, 等. 口腔黏膜下纤维性变并存白斑 74 例的临床病理分析 [J]. 国际口腔医学杂志, 2015, 42 (3): 273-275.

[18] 翦新春. 中国大陆地区口腔黏膜下纤维性变研究的过去、现在与未来 [J]. 中华口腔医学研究杂志(电子版), 2008, 2 (6): 545-552.

[19] PANCHBHAI A. Effect of oral submucous fibrosis on jaw dimensions [J]. Turkish Journal of Orthodontics, 2019, 32 (2): 105-109.

[20] KERR A, WARNAKULASURIYA S, MIGHELL A, et al. A systematic review of medical interventions for oral submucous fibrosis and future research opportunities [J]. Oral Dis, 2011, 17: 42-57.

[21] 翦新春. 口腔黏膜下纤维性变的诊断标准(试行稿) [J]. 中华口腔医学杂志, 2009 (3): 130-131.

[22] KHANNA J N, ANDRADE N N. Oral submucous fibrosis: a new concept in surgical management. Report of

100 cases [J]. International Journal of Oral and Maxillofacial Surgery, 1995, 24（6）: 433-439.

［23］彭解英, 孟庆玉, 李继佳. 口腔黏膜下纤维性变的诊断研究进展［J］. 中国实用口腔科杂志, 2011, 4（2）: 72-75.

［24］翦新春, 郑廉. 口腔黏膜下纤维性变研究进展［J］. 中国实用口腔科杂志, 2011, 4（2）: 65-68.

［25］何虹. 口腔黏膜下纤维性变研究进展［J］. 临床口腔医学杂志, 2002（3）: 234-236.

［26］翦新春, 刘蜀凡, 沈子华. 口腔黏膜下纤维性变病例上皮组织的组织形态学观察［J］. 华西口腔医学杂志, 1988, 6（4）: 227-228.

［27］杨博, 唐瞻贵. 丹参合醋酸曲安奈德注射液治疗口腔黏膜下纤维化的 Meta 分析［J］. 中成药, 2018, 40（10）: 2165-2169.

［28］蔡鑫嘉, 黄俊辉, 姚志刚, 等. 丹参联合曲安奈德局部注射治疗口腔黏膜下纤维性变的 meta 分析［J］. 口腔疾病防治, 2018, 26（6）: 374-378.

［29］邓甜, 凌莉. 丹参酮联合曲安奈德治疗口腔黏膜下纤维性变疗效评价［J］. 世界最新医学信息文摘, 2019, 19（98）: 254-255.

［30］陆璨, 翦新春. 曲安萘德联合丹参酮液治疗软腭黏膜下纤维性变的疗效评价［J］. 中南大学学报（医学版）, 2019, 44（7）: 801-804.

［31］张缘缘. 曲安奈德和丹参酮注射液治疗口腔黏膜下纤维化的效果评价［J］. 全科口腔医学电子杂志, 2019, 6（9）: 44, 47.

［32］曾宁碧, 叶艳艳, 王迪, 等. 口腔黏膜下纤维化应用曲安奈德与丹参酮注射液治疗的效果分析［J］. 全科口腔医学电子杂志, 2019, 6（7）: 53-54.

［33］陈慧霞, 钟志强. 丹参注射液联合曲安奈德局部注射治疗口腔黏膜下纤维性变疗效研究［J］. 陕西中医, 2019, 40（1）: 97-99.

［34］李君萍, 陈章群, 唐瞻贵. 丹参酮液联合曲安奈德治疗口腔黏膜下纤维性变临床研究［J］. 临床军医杂志, 2018, 46（10）: 1235-1236, 1238.

［35］陈桂英. 曲安奈德和丹参酮注射液治疗口腔黏膜下纤维化的效果评价［J］. 中国现代药物应用, 2018, 12（16）: 1-3.

［36］翦新春, 郑廉, 朱蓉, 等. 曲安奈德和丹参酮注射液治疗口腔黏膜下纤维化的效果评价［J］. 中华口腔医学杂志, 2017, 52（1）: 16-21.

［37］苏娅. 联用丹参注射液和曲安奈德注射液治疗口腔黏膜下纤维性变的效果观察［J］. 当代医药论丛, 2016, 14（9）: 94-95.

［38］勾瑞东. 丹参联合曲安奈德局部注射治疗口腔黏膜下纤维性变的疗效分析［J］. 全科口腔医学电子杂志, 2015, 2（2）: 36-37.

［39］蒋柳宏, 董滢, 谢丽娜, 等. 丹参注射液治疗口腔黏膜下纤维性变临床观察［J］. 新中医, 2014, 46（4）: 144-145.

［40］石英姿. 50 例口腔黏膜下纤维化（OSF）患者采用丹参与泼尼松龙联合治疗的临床效果分析［J］. 齐齐哈尔医学院学报, 2014, 35（5）: 655-656.

［41］苏炜, 孙义梅, 甘琴, 等. 丹参联合泼尼松龙治疗口腔黏膜下纤维化的疗效观察［J］. 广西医学, 2013, 35（7）: 921-922, 925.

［42］杨芳, 罗和平, 李琴, 等. 丹参联合曲安奈德局部注射治疗口腔黏膜下纤维性变的临床研究［J］. 广东牙病防治, 2010, 18（4）: 206-209.

［43］左雯鑫, 李晓宇, 蔡淦英, 等. 复方丹参滴丸联合曲安奈德治疗口腔黏膜下纤维性变的临床研究［J］. 实用口腔医学杂志, 2014, 30（6）: 846-848.

［44］王方方, 蔡扬. 口腔黏膜下纤维化药物治疗进展［J］. 临床口腔医学杂志, 2019, 35（12）: 760-762.

［45］刘锦丽, 陈方曼, 江潞. 口腔黏膜下纤维性变的药物治疗进展［J］. 国际口腔医学杂志, 2017, 44（3）: 325-331.

［46］杨晨希,蔺新春,潘英瑜,等.口腔黏膜下纤维性变治疗进展［J］.海南医学,2017,28（20）:3376-3378.

［47］张姗姗,凌天牗.口腔黏膜下纤维性变的治疗研究进展［J］.口腔医学,2013,33（5）:351-352.

［48］吴颖芳.口腔黏膜下纤维性变的治疗研究进展［J］.中国实用口腔科杂志,2011,4（2）:76-80.

［49］高义军.口腔黏膜下纤维性变治疗的研究进展［J］.临床口腔医学杂志,2004（4）:253-254.

［50］郭锦材,谢辉.中医药治疗口腔黏膜下纤维化的临床研究进展［J］.口腔医学研究,2019,35（5）:423-426.

［51］刘一平,文倩,谭劲.口腔黏膜下纤维性变的中医辨治经验［J］.湖南中医杂志,2019,35（6）:38-39,47.

［52］邹晓晖,陶志娟.口腔黏膜下纤维化中医临床诊疗方案［J］.全科口腔医学电子杂志,2019,6（5）:22.

［53］李元聪,谭劲,文倩,等.口腔黏膜下纤维化中医临床诊疗方案［J］.实用口腔医学杂志,2018,34（6）:838-840.

［54］蔡晖,宋力伟.甘草泻心合四妙勇安汤加减治疗口腔黏膜下纤维化临床观察［J］.中华中医药学刊,2016,34（6）:1486-1488.

［55］孙燕.中西医联合治疗口腔黏膜下纤维化的疗效［J］.全科口腔医学电子杂志,2016,3（9）:44-45.

［56］吴颖芳,彭解英,阙国鹰,等.中西医结合治疗口腔黏膜下纤维化的疗效［J］.中南大学学报（医学版）,2010,35（4）:358-364.

［57］李元聪,伍春华.口腔黏膜下纤维化的中西医研究进展［J］.中国中医药信息杂志,2003（S1）:78-79.

［58］陈洁,蒋灿华,陈立纯,等.改良鼻唇沟皮瓣修复前颊部黏膜缺损［J］.中国修复重建外科杂志,2015,29（5）:582-585.

［59］蒋灿华,李超,石芳琼,等.异种脱细胞真皮基质修复膜在口腔黏膜下纤维性变手术治疗中的应用［J］.上海口腔医学,2011,20（3）:273-277.

［60］张建国,黄元清,唐中,等.颊脂垫瓣在口腔黏膜下纤维性变术后缺损修复中的应用［J］.临床口腔医学杂志,2010,26（7）:432-434.

［61］JIANG C, GUO F, LI N, et al. Tripaddled anterolateral thigh flap for simultaneous reconstruction of bilateral buccal defects after buccal cancer ablation and severe oral submucous fibrosis release: a case report［J］. Microsurgery, 2013, 33（8）: 667-671.

［62］MEHROTRA D, PRADHAN R, GUPTA S. Retrospective comparison of surgical treatment modalities in 100 patients with oral submucous fibrosis［J］. Oral Surgery, Oral Medicine, Oral Pathology, Oral Radiology, and Endodontology, 2009, 107（3）: e1-e10.

［63］RAMANUJAM S, VENKATACHALAM S, SUBRAMANIYAN M, et al. Platysma myocutaneous flap for reconstruction of intraoral defects following excision of oral sub mucous fibrosis: a report of 10 cases［J］. Journal of Pharmacy And Bioallied Sciences, 2015, 77（6）: 708.

［64］KSHIRSAGAR R, MOHITE A, GUPTA S, et al. Complications in the use of bilateral inferiorly based nasolabial flaps for advanced oral submucous fibrosis［J］. National Journal of Maxillofacial Surgery, 2016, 7（2）: 115-121.

［65］KAMATH V V. Surgical Interventions in oral submucous fibrosis: a systematic analysis of the literature［J］. Journal of Maxillofacial and Oral Surgery, 2015, 14（3）: 521-531.

［66］RAI A, DATARKAR A, RAI M. Is buccal fat pad a better option than nasolabial flap for reconstruction of intraoral defects after surgical release of fibrous bands in patients with oral submucous fibrosis? A pilot study: a protocol for the management of oral submucous fibrosis［J］. Journal of Cranio-Maxillofacial Surgery, 2014, 42（5）: e111-e116.

［67］KUMAR N G, THAPLIYAL G K. Free dermal fat graft for restoration of soft tissue defects in maxillofacial surgery［J］. Journal of Maxillofacial and Oral Surgery, 2012, 11（3）: 319-322.

［68］PRASHANTH R, NANDINI G D, BALAKRISHNA R. Evaluation of versatility and effectiveness of pedicled buccal fat pad used in the reconstruction of intra oral defects [J]. Journal of Maxillofacial and Oral Surgery, 2013, 12 (2): 152-159.

[69] MOKAL N J, RAJE R S, RANADE S V, et al. Release of oral submucous fibrosis and reconstruction using superficial temporal fascia flap and split skin graft—a new technique [J]. British Journal of Plastic Surgery, 2005, 58 (8): 1055-1060.

[70] LAMBADE P, DAWANE P, THORAT P. Oral submucous fibrosis: a treatment protocol based on clinical study of 100 patients in central India [J]. Oral Maxillofac Surg, 2015, 19 (2): 201-207.

[71] SHARMA M, RADHAKRISHNAN R. Limited mouth opening in oral submucous fibrosis: reasons, ramifications, and remedies [J]. Journal of Oral Pathology & Medicine: Official Publication of the International Association of Oral Pathologists and the American Academy of Oral Pathology, 2017, 46 (6): 424-430.

[72] 姚玉波, 李乐乐, 石琳琳, 等. 高压氧联合药物治疗口腔黏膜下纤维化的效果分析 [J]. 实用医药杂志, 2020, 37 (2): 130-131.

[73] 赵晖, 王燕秋, 陈卫民. 高压氧在口腔黏膜下纤维性病变治疗效果观察 [J]. 临床口腔医学杂志, 2016, 32 (6): 346-348.

[74] 周海文. 高压氧治疗口腔黏膜下纤维性变性 20 例体会 [J]. 湘南学院学报, 2006 (1): 58-59.

[75] 李新民, 唐杰清, 凌天牖, 等. 高压氧治疗口腔黏膜下纤维性变的临床观察 [J]. 中华口腔医学杂志, 1999 (6): 19.

[76] 凌天牖, 柳志文, 唐杰清. 高压氧治疗口腔黏膜下纤维性变显效 1 例报告 [J]. 中国现代医学杂志, 1997 (1): 51-52.

[77] SHEA B J, GRIMSHAW J M, WELLS G A, et al. Development of AMSTAR: a measurement tool to assess the methodological quality of systematic reviews [J]. BMC Medical Research Methodol, 2007, 7 (1): 10.

[78] HIGGINS J P T, ALTMAN D G, GOTZSCHE P C, et al. The Cochrane Collaboration's tool for assessing risk of bias in randomised trials [J]. BMJ, 2011, 343: d5928.

[79] WHITING P F, RUTJES A W, WESTWOOD M E, et al. QUADAS-2: a revised tool for the quality assessment of diagnostic accuracy studies [J]. Annals of Internal Medicine, 2011, 155 (8): 529-536.

[80] SCHÜNEMANN H J, WIERCIOCH W, BROZEK J, et al. GRADE Evidence to Decision (EtD) frameworks for adoption, adaptation, and de novo development of trustworthy recommendations: GRADE-ADOLOPMENT [J]. Journal of Clinical Epidemiology, 2017, 81: 101-110.

[81] 陈耀龙, 姚亮, SUSAN NORRIS, 等. GRADE 在系统评价中应用的必要性及注意事项 [J]. 中国循证医学杂志, 2013, 13 (12): 1401-1404.

[82] 邓通, 韩斐, 汪洋, 等. 临床实践指南制订方法: EtD 框架在推荐意见制订中的应用 [J]. 中国循证心血管医学杂志, 2019, 11 (5): 516-520, 525.

第五章

儿童口腔专业

ICS 11.061.01

CCS C05

中华口腔医学会

团 体 标 准

T/CHSA 010—2019

乳牙金属预成冠修复临床操作规范

Guideline on operation of stainless steel crown for decidous teeth restoration

2019-12-31 发布   2020-01-31 实施

中华口腔医学会　发布

目　　次

前　　言

本标准按照 GB/T 1.1—2009 给出的规则起草。

本标准由中华口腔医学会儿童口腔医学专业委员会提出。

本标准由中华口腔医学会归口。

本标准由空军军医大学第三附属医院负责起草,北京大学口腔医院、四川大学华西口腔医院、武汉大学口腔医院、上海交通大学医学院附属第九人民医院、同济大学口腔医院、中山大学光华口腔医学院、吉林大学口腔医院、哈尔滨医科大学口腔医学院、中国医科大学附属口腔医院、首都医科大学附属北京口腔医院参加起草。

本标准主要起草人:王小竞、秦满、邹静、轩昆、吴礼安、宋光泰、汪俊、赵玉梅、赵玮、黄洋、刘英群、陈旭、尚佳健、张百泽、周志斐、汪璐璐、白玉娣、葛鑫、邢向辉。

引　言

乳牙龋病和牙齿发育异常疾病是一类严重危害乳牙列健康、妨碍营养吸收、影响生长发育的儿童口腔疾病。乳牙龋损进展快，可在短时间内发展为猖獗性龋等牙体硬组织疾病。乳牙发育异常通常会造成萌出后牙齿进行性地呈现病理性的生理结构改变，对儿童牙体缺损进行形态和功能修复，可以保证乳恒牙正常替换，建立正常咬合关系，促进颌面部生长发育，进而使得儿童形成健康自信的心理。

乳磨牙金属预成冠是一种适用于儿童严重牙齿组织损害治疗修复的，由不锈钢预制的临时牙冠。Seale 等研究表明[1]，乳磨牙金属预成冠是一类可以使用较长时期的暂时冠，由于其全覆盖与持久耐用的特点，可以恢复龋坏患牙的外形和防止或避免患牙进一步的损害，尤其适用于高患龋风险的儿童。据 Gao SS 的回顾性研究[2]，与其他修复方式相比，金属预成冠乳牙修复治疗中成功率最高。Willershausen 等研究表明[3]，进行牙体修复治疗时，与复合填充物相比不锈钢冠在控制口腔致龋菌方面起到了积极的作用。金属预成冠也被国际儿童牙科协会认为是乳牙修复治疗的首选方法之一[4]。乳磨牙金属预成冠修复技术有一定的操作程序，需要专门的器械和材料，由经过儿童口腔医学专科培训的口腔科执业医师完成。

中华口腔医学会儿童口腔医学专业委员会组织专家，制定乳牙金属预成冠修复临床操作的规范，来规范乳牙金属预成冠在儿童龋病治疗中的应用，以利其进一步推广应用。

乳牙金属预成冠修复临床操作规范

1 范围

1.1 适应证

本规范给出该临床操作的适应证,主要指乳牙金属预成冠本身的适应证:

a) 大面积龋坏或多个牙面龋坏的乳磨牙修复[5];

b) 其他牙科充填材料修复失败后的二次治疗;

c) 牙齿发育异常且无法通过粘接材料进行乳牙牙体修复,如牙本质发育不全及釉质发育不全等[6];

d) 牙髓治疗后,存在牙体折断风险的乳牙修复[7];

e) 咬合诱导治疗需要的固位装置,如各种固定间隙保持器的固位体等[7,8];

f) 用于龋病危险性高的儿童个体预防性使用[1]。

1.2 相对禁忌证

a) 镍铬金属过敏的患儿[9];

b) 重度磨牙症患儿;

c) 无法行全麻-镇静下治疗的严重牙科恐惧症患儿。

2 术语及定义

2.1

金属预成冠 preformed metal crowns, PMC

是一种预制成型的,具有乳磨牙牙冠形态的不锈钢金属冠,通常用于恢复乳牙形态和咀嚼功能,有助于患牙正常地被恒牙替换。

2.2

儿童龋齿 childhood dental caries

是儿童口腔内,在以细菌为主的多种因素影响下,牙体硬组织发生慢性进行性破坏的一种疾病。

2.3

牙齿发育异常 dental developmental anomalies

是指牙齿数目异常、牙齿形态异常、牙齿结构异常、牙齿萌出与脱落异常,是儿童牙病中重要的一部分。

2.4

咬合诱导 occlusive guidance

牙齿发育时期,引导牙齿沿咬合的正常生理位置生长发育的方法。

2.5

牙釉质发育缺陷 amelogenesis imperfect，AI

牙釉质在发育过程中,受到某些全身性或局部性因素的影响而出现的牙釉质结构异常。

2.6

牙本质发育不全 dentinogenesis imperfecta

一种牙本质发育异常的常染色体显性遗传疾病,可在一家族中连续几代出现,男女都可罹患[10]。

3 操作使用所需器材

3.1 牙冠选择器材

测量尺,如游标卡尺。

3.2 牙体预备药品及器材

局部麻醉药物,如阿替卡因、利多卡因等;橡皮障套装;快速及慢速涡轮手机、纺锤形金刚砂车针、锥形金刚砂车针、柱状金刚砂车针等。

3.3 牙冠修整器械

弯剪、咬合面调整钳、冠边缘修整钳、缩颈钳和细砂轮等。

3.4 牙冠粘接材料

玻璃离子水门汀,聚羧酸锌水门汀等。

4 术前准备

询问和检查患者全身、口腔颌面部、牙列和患牙情况,进行全身和口腔健康评估,提出口腔治疗建议。问诊和检查结果记录在病历中。

医生围绕患者的主诉、病史和检查结果,对患牙做出正确的诊断。制定治疗计划和实施方案时结合患者口颌系统的发育时机和整体状况。术前对患儿配合程度、预期结果、治疗难度、治疗风险、后续治疗及所需费用进行综合评估,相关内容与患儿监护人充分沟通。治疗建议在患儿或监护人知情同意的情况下开始,建议术前签署知情同意书。

5 金属预成冠临床操作

5.1 初选预成冠

利用测量尺测量患牙近远中径的长度,选择形态及大小合适的牙冠。

5.2 牙体预备

5.2.1 预备前准备

基牙预备前明确患牙无龋,已完成牙髓治疗或牙体初步修复治疗。

5.2.2 局部麻醉,术区隔离

采用局部麻醉方法,进行疼痛控制,使用橡皮障进行治疗术野隔离[11]。

5.2.3 殆面预备

可通过高速涡轮手机采用锥形或纺锤形金刚砂车针调磨,保留原有生理外形,首先殆面预留 1.0~1.5mm 指示沟,之后向整个殆面延伸,保持牙尖生理斜度(见图1);第一、第二乳磨牙同时冠修复操作时,先完成一颗牙殆面预备后再进行另一颗牙的预备,否则容易造成预备不足。

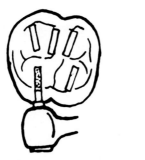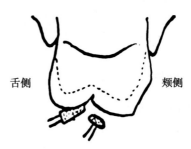

舌侧　　　　　　　颊侧

图 1　殆面预备

5.2.4 邻面预备

通过高速涡轮手机采用锥形金刚砂车针进行牙齿邻面切削,使牙齿的邻面接触在合龈向和颊舌向均应打开,并保留 1mm 间隙,此外邻面不能形成台阶,应制备为羽状边缘,注意不要破坏邻牙(见图2)。

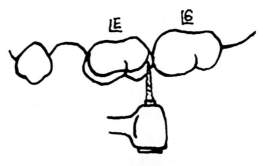

图 2　邻面预备

5.2.5 颊舌(腭)面预备

通常牙体颊舌侧不需要过多预备,应限于牙冠的龈向 1/3,可将锥形金刚砂车针与殆面倾斜30°~45°,沿牙体表面近远中向磨改,将颊合线角磨圆钝。如果颊舌面近颈部 1/3 处存在突出的发育隆起或牙尖,或患牙牙体形态异常时可根据需要进行颊舌面修整[5]。

5.2.6 牙体面线角成形

可将锥形金刚砂与牙体长轴平行,修整颊、舌、邻面的面线角,使其尽量符合正常牙面自然移行状态。预备体的所有线角均应圆钝,不要形成一个线角锐利的预备体(见图3)。

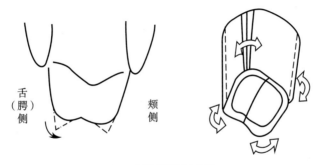

图 3　牙体面线角成形

5.3　牙冠试戴

a）将选好的冠试戴,戴入时上颌牙冠从颊侧向舌侧施加压力,下颌牙冠从舌侧向颊侧施加压力,使牙冠就位;

b）牙冠就位后,对比邻牙边缘嵴高度初步确定牙冠高度,𬌗面高时可通过降低牙齿𬌗面或咬合面调整钳对牙冠尖窝进行调整;

c）若牙冠过高,可能存在𬌗面预备不充分,牙冠过长或牙体存在肩台或异常凸起,阻碍牙冠的完全就位;牙龈大面积发白提示牙冠过长或牙体预备过度[11];

d）理想预成冠应延伸入龈沟内约 0.5~1.0mm。在进行边缘修整时使用冠桥剪或慢速直手机配合砂轮,然后采用橡皮轮抛光龈缘。冠缘修整需与牙龈形态平行,呈连续曲线状,没有直线或锐角[12];

e）内收预成冠的颈部边缘,使牙冠与牙齿紧密贴合。通常可使用缩颈钳进行边缘内聚,将牙冠颈 1/3 边缘向内收缩以恢复天然牙解剖形态,严密卡抱患牙颈部,进而防止微渗漏;

f）牙冠再次就位后用探针检查牙龈边缘是否密合,观察牙龈是否发白[13],并检查邻面接触情况;

g）取下橡皮障,再次戴入牙冠,检查咬合。可在双侧后牙区放置咬合纸,嘱患儿正中咬合时同时抽取咬合纸,如果双侧咬合纸都不能抽出,提示双侧咬合平衡。观察咬合力作用下牙冠的松动度,并检查是否有牙龈过度发白;

h）冠缘平整和抛光[14,15]。

5.4　牙冠粘接

a）将牙冠内外冲洗干净,酒精棉球进行冠的消毒,吹干。使用玻璃离子水门汀,也可使用聚羧酸锌水门汀等,粘接剂需充满牙冠 2/3,覆盖所有内表面[16];Memarpour 等研究表明[17],相比聚羧酸锌水门汀,树脂加强型玻璃离子水门汀能够达到更好的粘接效果,有效减少了微渗漏。

b）在水门汀硬固前,患者保持正中咬合。

c）彻底去除龈沟内的粘接材料,可在粘接材料凝固达到橡胶弹性时用探针去除,邻间隙可用牙线打结后穿过邻面接触区进行清洁。

6 术后注意事项

a）若在局麻下操作,局麻药效维持时间内,注意勿咬伤嘴唇;条件允许的情况下应采用局部牙周膜麻醉;

b）治疗完成后,待粘接材料完全结固后方可正常使用;

c）术后当天可能会出现患牙胀痛不适;咬合不适一般1周内可缓解,必要时联系就诊;

d）保持口腔卫生。

7 效果评价

a）术后应每3~6个月进行口腔常规检查[18];

b）复诊检查包括牙齿松动度情况、咬合情况,牙龈及牙周组织情况,预成冠固位情况,边缘适合情况等,必要时配合X线片检查;

c）若患牙出现继发龋坏或根尖周/牙髓病变,则行进一步治疗。

参 考 文 献

[1] ROBERTS J F, ATTARI N, SHERRIFF M. The survival of resin modified glass ionomer and stainless steel crown restorations in primary molars, placed in a specialist paediatric dental practice[J]. Br Dent J, 2005, 198(7): 427-431.

[2] GAO S S. The longevity of posterior restorations in primary teeth[J]. Evid Based Dent, 2018, 19(2): 44.

[3] WILLERSHAUSEN B, ERNST C P, KASAJ A, et al. Influence of dental restorative materials on salivary Streptococcus mutans and lactobacilli in the primary dentition[J]. Oral Health Prev Dent, 2003, 1(2): 157-162.

[4] BELDUZ KARA N, YILMAZ Y. Assessment of oral hygiene and periodontal health around posterior primary molars after their restoration with various crown types[J]. Int J Paediatr Dent, 2014, 24(4): 303-313.

[5] 王小竞. 乳牙列期咬合诱导[M]. 西安: 世界图书出版社, 2015.

[6] Guideline on pulp therapy for primary and immature permanent teeth[J]. Pediatr Dent, 2016, 38(6): 280-288.

[7] SEALE N S. The use of stainless steel crowns[J]. Pediatr Dent, 2002, 24(5): 501-505.

[8] LATKAUSKIENE D, JAKOBSONE G, MCNAMARA J A. A prospective study on the clinical effectiveness of the stainless steel crown Herbst appliance[J]. Prog Orthod, 2012, 13(2): 100-108.

[9] YILMAZ A, OZDEMIR C E, YILMAZ Y. A delayed hypersensitivity reaction to a stainless steel crown: a case report[J]. J Clin Pediatr Dent, 2012, 36(3): 235-238.

[10] 葛立宏, 儿童口腔医学[M]. 4版. 北京: 人民卫生出版社, 2012.

[11] PINTO F M, BRUNA C Q, CAMARGO T C, et al. The practice of disinfection of high-speed handpieces with 70% w/v alcohol: an evaluation[J]. Am J Infect Control, 2017, 45(1): e19-e22.

[12] SEALE N S, RANDALL R. The use of stainless steel crowns: a systematic literature review[J]. Pediatr Dent, 2015, 37(2): 145-160.

[13] VARUGHESE R E, ANDREWS P, SIGAL M J, et al. An assessment of direct restorative material use in posterior teeth by American and Canadian pediatric dentists: II. Rubber dam isolation[J]. Pediatr Dent, 2016, 38(7): 497-501.

[14] RANDALL R C. Preformed metal crowns for primary and permanent molar teeth: review of the literature[J].

Pediatr dent, 2002, 24（5）: 489-500.

［15］王军辉, 周志斐, 王小竞, 等 . 全麻下重度婴幼儿龋不同修复方式的临床疗效［J］. 牙体牙髓牙周病学杂志, 2016（2）: 99-102.

［16］SPEDDING R H. Two principles for improving the adaptation of stainless steel crowns to primary molars［J］. Dent Clin North Am, 1984, 28（1）: 157-175.

［17］NOFFSINGER D P, JEDRYCHOWSKI J R, CAPUTO A A. Effects of polycarboxylate and glass ionomer cements on stainless steel crown retention［J］. Pediatr Dent, 1983, 5（1）: 68-71.

［18］MEMARPOUR M, MESBAHI M, REZVANI G, et al. Microleakage of adhesive and nonadhesive luting cements for stainless steel crowns［J］. Pediatr Dent, 2011, 33（7）: 501-504.

ICS 11.060.01

CCS C05

中华口腔医学会

团 体 标 准

T/CHSA 026—2020

乳牙牙髓病诊疗指南

Clinical guidelines for pulp therapies of primary teeth

2020-12-29 发布

2021-01-01 实施

中华口腔医学会　发布

目　次

前　　言

本文件按照 GB/T 1.1—2020《标准化工作导则　第 1 部分：标准化文件的结构和起草规则》的规定起草。

本文件由中华口腔医学会儿童口腔医学专业委员会提出。

本文件由中华口腔医学会归口。

本文件起草单位：北京大学口腔医院、四川大学华西口腔医院、空军军医大学第三附属医院、上海交通大学医学院附属第九人民医院、武汉大学口腔医院、中山大学附属口腔医院、同济大学附属口腔医院、哈尔滨医科大学口腔医学院、吉林大学口腔医院、中国医科大学附属口腔医院、南京医科大学附属口腔医院、浙江大学医学院附属儿童医院、首都医科大学附属北京口腔医院、重庆医科大学附属口腔医院、广西医科大学附属口腔医院、福建医科大学附属口腔医院、内蒙古医科大学第四附属医院、南昌大学附属口腔医院、西安交通大学口腔医院、新疆医科大学第一附属医院、昆明医科大学附属口腔医院。

本文件主要起草人：秦满、赵玉鸣、夏斌、刘鹤、张笋、郭怡丹、王潇、葛立宏、邹静、王小竞、汪俊、宋光泰、赵玮、赵玉梅、刘英群、黄洋、陈旭、梅予锋、阮文华、尚佳健、林居红、黄华、姚军、缪羽、黄彦、郭青玉、刘奕杉、刘波。

引　言

　　2018 年发布的第四次全国口腔健康流行病学调查显示,龋病是危害我国儿童口腔健康的第一大疾病,3 岁组、4 岁组,5 岁组儿童患龋率分别高达 50.8%, 63.6%, 71.9%。由于我国乳牙龋治疗率极低(不超过 5%),乳牙牙髓病及根尖周病作为乳牙龋的主要并发症,发生率高。有些发达国家在乳牙牙髓病变波及根尖周组织时建议拔除乳牙[1,2]。考虑到我国国情,对于弥散性牙髓炎、牙髓坏死和未累及恒牙胚的根尖周炎患牙还是建议采用乳牙根管治疗术进行治疗,尽可能保存乳牙,使其行使正常功能、维护口腔健康。但应注意规避诊疗风险,并尽可能地恢复咀嚼功能,推荐使用橡皮障隔离术和乳磨牙预成冠修复技术。现阶段,我国对于乳牙牙髓病及根尖周病的诊断及治疗水平参差不齐,临床上对乳牙牙髓治疗的术式选择标准不一。针对这些问题,中华口腔医学会儿童口腔医学专业委员会召集国内著名医学院校及医院专家对此进行专题讨论,同时借鉴和参考国内外近年来对乳牙牙髓及根尖周病的研究成果与诊治经验,最终制订此标准,供临床医师参考。

乳牙牙髓病诊疗指南

1 范围

本指南提供了乳牙牙髓及根尖周病诊治的术语、检查诊断要点、治疗术式推荐以及疗效评价的建议及指导。本指南主要针对因龋病坏引起的乳牙牙髓病的诊疗过程,外伤、牙齿发育异常因素引起的乳牙牙髓病的诊治也可参照执行。

本指南适用于中国各级医疗单位的医务人员诊治乳牙牙髓病。

2 规范性引用文件

本文件没有规范性引用文件。

3 术语和定义 [①]

下列术语和定义适用于本文件。

3.1

可复性牙髓炎　reversible pulpitis

可复性牙髓炎为一种临床诊断,是医师根据各种主观及客观检查判断牙髓炎症是可缓解的,牙髓状态可恢复正常的状态。患牙可表现为短暂的刺激痛,去除刺激因素可很快消除疼痛,经恰当治疗后牙髓是可以恢复健康的[3-6]。

3.2

不可复性牙髓炎　irreversible pulpitis

不可复性牙髓炎为一种临床诊断,医生根据各种指征判断牙髓炎症不可消除。牙髓不可逆性的急性炎症和慢性炎症均属于不可复性牙髓炎[7],典型的表现为自发性疼痛。甚至出现咬合不适或疼痛。包括急性牙髓炎和慢性牙髓炎。

3.3

间接牙髓治疗　indirect pulp therapy

间接牙髓治疗是指在治疗牙髓正常或可复性牙髓炎的深龋患牙时,为避免露髓,有意识地保留洞底近髓部分软化牙本质,用氢氧化钙制剂等生物相容性材料覆盖被保留的软化牙本质,再用玻璃离子水门汀类材料垫底,以抑制龋损进展,促进被保留的软化牙本质再矿化及其下方修复性牙本质的形成,保存牙髓活力的治疗方法。

---

① 乳牙牙髓治疗包括间接牙髓治疗术、牙髓切断术和根管治疗术(牙髓摘除术)。由于乳牙直接盖髓术临床效果尚不明确,在适应证选择上未达成共识,本次专家组未能形成一致意见,未纳入本指南。

3.4

乳牙牙髓切断术　pulpotomy-primary teeth

乳牙牙髓切断术是去除冠方感染的牙髓组织,使用药物处理牙髓创面以保存根部健康牙髓组织的治疗方法。

3.5

乳牙根管治疗术　root canal therapy-primary teeth

乳牙根管治疗术是指通过根管预备和药物消毒去除根管内感染物质,消除对根尖周组织的炎性刺激,并用可吸收的材料充填根管,防止发生根尖周病或促进根尖周病变愈合的治疗方法。

4　乳牙牙髓状态的判断与术式选择

4.1　总则

儿童牙髓状况的判断有时很困难,但牙髓状态的正确判断与术式的选择是决定乳牙牙髓病治疗成功与否的关键因素[2]。

4.2　乳牙牙髓病相关的临床检查

4.2.1　收集病史

重点询问患牙疼痛史及软组织肿胀史。

通常情况下,有疼痛史表明牙髓已有炎症,甚至牙髓坏死。但乳牙牙髓感染症状常常不明显,有些慢性牙髓炎,甚至牙髓坏死可能没有牙疼症状。因此,有无疼痛史不能作为判断乳牙牙髓是否感染的唯一指征。

软组织肿胀或窦道史提示牙髓感染已累及患牙根尖周或根分歧下组织。

在询问病史时应同时询问主要看护人及患儿本人对疾病变化的诉述。儿童的年龄、心理成熟程度以及焦虑水平等因素会影响其对疼痛陈述的可信度,询问家长可帮助了解患儿病程的变化。但需注意的是,有可能存在患儿曾多次诉说牙痛却没引起家长注意的情况。

4.2.2　临床检查

临床检查时注意患儿年龄、心智发育情况,以及患儿就诊时的合作程度。需要患者感知反馈的检查项目(如牙髓活力测验,叩诊等)、存在误伤风险的操作(如牙髓温度测试中热测法等)不适合婴幼儿和合作程度差的儿童。为避免引起疼痛,对儿童患者不能探查露髓孔,应谨慎探查近髓处。临床上,术者宜根据患儿的具体情况使用具体检查方法。

4.2.2.1　视诊

视诊时首先检查牙体病损大小、深浅、剩余牙体组织量等,初步判断患牙牙髓是否被累及,患牙能否保留。其次检查患牙颜色是否有改变,如呈暗灰色提示牙髓可能已发生坏死,呈浅棕黄色提示牙髓可能出现钙化,呈粉红色提示可能存在牙髓出血或牙齿内吸收。

检查患牙是否有软组织肿胀和窦道。牙龈出现肿胀和窦道是诊断牙根周围组织存在炎症的可靠指标。

视诊时还需注意检查是否露髓和露髓孔出血情况。

4.2.2.2 探诊

探诊是应用探针检查以确定病变部位、范围和组织反应情况的检查方法,包括牙、牙周和窦道的探诊等。探诊器械有普通探针、牙周探针和窦道探针等。探诊检查可能引起患者不适,但不应该引起患者较重的疼痛。对探诊不适的耐受程度因人而异,这点在儿童患者尤为重要。

探诊检查牙体缺损部位的范围、深浅、质地软硬、敏感程度时,动作宜轻柔,需结合问诊情况,若初步判定为活髓牙的深龋近髓时,不可贸然深探,以免探针刺穿牙髓引起剧痛,增加患儿的痛苦。禁忌探露髓孔。探诊还可用于检查充填体密合程度及有无悬突,探查麻醉效果及皮肤黏膜窦道情况。儿童探查瘘道时需在局麻下探查,缓慢顺势推进,避免用力过猛,防止损伤邻近组织。

4.2.2.3 叩诊和松动度检查

在没有其他非龋因素存在时,患牙出现叩诊敏感意味着牙髓炎症已经累及牙根周围组织。由于儿童感知和语言表达能力有限,对患儿的反馈要进行甄别判断。儿童叩诊时应注意以下几点:a)先检查正常牙(如对侧同名牙或邻牙)作为对照,再查可疑患牙;b)叩诊的力量一般以叩诊正常牙不引起疼痛的力量为适宜,从轻到重进行;c)叩诊的同时观察患儿的反应;d)低龄儿童和不合作儿童不宜做叩诊检查;e)若患儿对叩诊恐惧时,可进行"咬诊"检查,将棉签放在可疑牙的𬌗面,让患儿咬合观察是否出现疼痛;f)对于主诉有明显咬合痛、局部肿胀明显的患牙,为避免引起患儿不必要的痛苦,可不用器械叩诊,用镊子或手指轻压牙冠,通过观察患儿的反应来进行判断。需要提醒的是有时牙龈乳头炎也可引起被波及牙的叩诊不适甚至叩痛,需要鉴别。

乳牙松动度检查时需鉴别生理性松动(生长发育因素导致)和病理性松动。病理性松动提示患牙根周组织存在炎症,牙槽骨或牙根甚至两者均发生吸收。为了准确判断,宜与对侧正常同名牙或邻牙的检查结果对比,必要时拍摄X线片,检查根尖周或根分歧下组织是否有病变或骨质破坏,以免误诊。

4.2.2.4 温度测验

在乳牙此项为非必需检查,不适合低龄儿童和不合作儿童。对于学龄前儿童不宜使用热测法,以避免烫伤。

4.3 影像学检查

由于乳牙牙髓治疗术式的选择不单取决于牙髓和根尖周组织状况,还要考虑牙根和继承恒牙胚生长发育情况。所以,影像学检查对乳牙牙髓治疗来说尤为重要。

一般来说,首选平行投照根尖片。重点观察龋坏范围,与髓腔关系;根尖周围组织是否存在病变、病变程度和范围;乳牙牙根是否存在生理性或病理性吸收;继替恒牙牙胚发育状况及其牙囊骨壁有无受损等。恒牙牙胚发育状况包括牙胚的发育程度、所处的位置、牙轴方向等。

曲面体层片和CBCT检查要慎重。考虑到儿童心智配合程度,还有辐射对幼儿组织器官生长发育的影响,宜平衡诊断价值与X线摄入风险,在幼儿谨慎使用曲面体层片和CBCT检查。

4.4 术式选择、知情同意与术后医嘱

正确判断牙髓状态是选择治疗术式的依据。但国内外相关研究表明,目前判断乳牙牙髓状态尚缺乏客观可靠指标。特别是在没有自发痛的情况下,鉴别乳牙极近髓的深龋、可复性牙髓炎和不可复性牙髓炎尚存在困难,客观地说临床上存在一定的诊断错误概率[6,8-10]。所以,治疗前根据临床情况,向患儿及监护人提示相关风险,说明诊断、治疗计划、疗程、费用、风险预后等,必要时签署相应知情同意书。治疗后医生宜给予患儿及家长充分术后医嘱,告知可能出现的术后反应症状及其应对方法。对于接受局部麻醉注射的患儿,还需叮嘱患儿及家长避免自伤(如:咬伤或抓伤)麻醉区域组织。

5 乳牙牙髓治疗通用技术

5.1 麻醉方式的选择

局部麻醉是消除牙科疼痛的最常用和有效手段,在儿童同样适用。由于儿童对疼痛耐受力差,正确地应用无痛注射技术尤为重要。麻醉注射时疼痛主要是进针刺破黏膜组织和注射中压力过大引起的。建议在儿童局部注射麻醉药前使用表面麻醉剂,减轻进针穿破黏膜引起的疼痛。麻药注射中宜采用慢、稳、轻的方法,简称 SGL 法(slowly, gently, lightly);亦可使用计算机控制下局部麻醉注射仪,以减轻注射中压力过大引起的疼痛。

由于儿童皮质骨薄而多孔,有利于麻醉药的扩散,乳牙牙髓治疗中最主要的麻醉方式是局部浸润麻醉。上下颌乳牙均可通过骨膜上浸润麻醉获得较好的牙髓麻醉效果。

当上颌乳磨牙颊侧牙龈有窦道或牙槽脓肿时,可使用上牙槽前中神经阻滞麻醉,该麻醉可作用于上颌乳尖牙和乳磨牙。进针点位于上颌第一和第二乳磨牙之间的游离龈边缘到腭中缝假想连线的中点处,进针深度 4mm 左右。

需特别注意的是乳牙牙髓治疗中慎用神经阻滞麻醉法,其原因是:

a)儿童自制力差,麻醉注射过程中疼痛有可能使患儿体位突然改变,存在针头折断或血管神经损伤的危险;

b)麻醉剂注入血管可能会引起中毒或血肿;

c)传导阻滞麻醉持续时间长,局部麻木感重,易引发患儿自伤;

d)儿童生长发育变化,很难准确地把握解剖位置,容易引起麻醉并发症。

髓腔内注射技术可用于其他麻醉方法效果不佳时的补充麻醉,但这种方法可能给患者带来一个短暂而强烈的疼痛,会对患儿配合度造成不良影响。

由于牙周膜注射对乳牙下方继承恒牙胚的影响尚无定论,临床上要谨慎使用。对存在慢性根尖周病变,或生理性根吸收导致恒牙胚牙囊骨板消失的患牙,不推荐使用牙周膜注射[6,11,12]。

5.2 橡皮障隔离术与其他术区隔离方法

5.2.1 橡皮障隔离术

橡皮障隔离术可在减少牵拉软组织的情况下,获得良好入路和视野,为口腔治疗操作提供干燥、清洁或无菌的术野,可提高治疗效率和治疗质量。由于隔绝了气、水和药物等对患儿口腔的刺激,使儿童变得安静并放松,同时避免口腔软组织损伤和误吞误咽等不良事件的

发生,增加手术操作的安全性。

乳牙牙髓治疗(特别是乳磨牙区)首选的隔湿方法是橡皮障隔离术。乳磨牙区推荐使用"隧道法",可同时暴露乳尖牙和第一、二乳磨牙;使用橡皮障时在橡皮障夹弓部拴牙线,预防发生不良事件[13,14]。

对患有上呼吸道感染、鼻道狭窄或鼻部阻塞严重影响鼻呼吸者和乳胶过敏者禁忌使用橡皮障;牙齿萌出不足或位置不正不能安放橡皮障夹者也不建议使用橡皮障。

5.2.2 其他术区隔离方法

在不能使用橡皮障隔离术时,推荐使用"四手操作"下棉卷隔湿法。使用时动作要轻柔,要注意避免引起患儿恶心呕吐,预防棉卷误吞误吸等不良事件。

5.3 冠方修复

任何牙髓治疗后,均需严密的冠方修复[1,15,16]。可使用不锈钢预成冠(stainless steel crown, SSC)或光固化复合树脂修复。波及两个或两个牙面以上缺损的乳磨牙推荐使用预成冠修复[15-19];乳前牙推荐使用透明成形冠树脂修复。

6 乳牙牙髓治疗的主要术式与选择原则

6.1 乳牙牙髓治疗术式的选择原则

乳牙牙髓治疗术式主要包括间接牙髓治疗术、牙髓切断术和根管治疗术。依次涉及深部牙髓,操作越复杂,受根管变异和生长发育因素影响越大。目前国内外研究表明,从远期疗效上间接牙髓治疗与牙髓切断术相近,优于根管治疗术[20-23]。另外,活髓有益于乳恒牙正常替换,成功的乳牙间接牙髓治疗和牙髓切断术对替牙没有明显影响,但乳牙根管治疗可增加牙根早吸收或延迟吸收而导致乳牙早失或滞留的风险性[5,23,24],所以,临床上宜选择尽量保守的方法,部分或全部保留活髓(见表1)。

表1 三种乳牙牙髓治疗术式适应证对比表(龋源性病因的情况下)

	间接牙髓治疗	牙髓切断术	根管治疗术
病史	无疼痛病史,或者仅在食物嵌塞或温度等刺激因素诱发下出现疼痛,刺激物去除后疼痛即可缓解	无疼痛病史,或仅在食物嵌塞或温度等刺激因素诱发下出现疼痛,刺激物去除后疼痛即可缓解、或者仅有较短暂的疼痛持续时间	自发痛,或在进食等刺激因素诱发下出现疼痛,刺激物去除后疼痛不能缓解,或咬合痛,或牙龈窦道、肿痛等
临床检查	深龋洞,未见露髓孔,无异常松动,无叩痛,牙龈无异常	深龋洞,未见露髓孔,无异常松动,无叩痛,牙龈无异常	深龋洞露髓或无露髓;有或无异常松动、叩痛;牙龈无异常或存在窦道/牙龈肿胀
X线片表现	牙根及根尖周组织无异常	牙根及根尖周组织无异常	牙根及根尖周组织可有或无异常。但牙根吸收少于1/3,恒牙胚骨白线完整,病变未侵犯恒牙胚,无根尖囊肿等严重病变

续表

	间接牙髓治疗	牙髓切断术	根管治疗术
适应证	深龋或可复性牙髓炎	慢性牙髓炎（早期）	弥漫性牙髓炎，牙髓坏死，或急 / 慢性根尖周炎
去腐	窝洞侧壁去净腐质，洞底可去净大部分腐质达硬化牙本质，近髓处存留部分软化牙本质	去净或未净腐质露髓；揭髓室顶后可见成形冠髓，去除感染冠髓后，牙髓断面质地较韧，出血颜色正常，可止血	去腐露髓；揭髓室顶后见牙髓呈炎症状态，牙髓成形或不成形，去除冠髓后难以止血；或牙髓坏死液化

6.2 乳磨牙间接牙髓治疗

6.2.1 间接牙髓治疗临床病例选择与影响因素

间接牙髓治疗适用于深龋近髓或可复性牙髓炎的患牙，患牙无不可复性牙髓炎症状或体征，如完全去净腐质可能造成牙髓暴露。患者主诉无自发痛史，可有食物嵌塞痛或温度敏感症状；视诊检查无露髓孔，叩诊无不适，患牙不松动，牙龈无异常。冷测检查可同对照牙或可有一过性敏感，但无持续性疼痛。X 线片检查根尖周组织无病理性改变。

文献报道的乳牙间接牙髓治疗术的成功率在 78%~100%[25-31]；成功率与牙位和洞型有关，第二乳磨牙高于第一乳磨牙，𬌗面洞高于邻面洞，近髓点在邻面髓壁或轴壁时慎重使用间接牙髓治疗术[32-34]，此时，可考虑使用牙髓切断术。

6.2.2 间接牙髓治疗操作要点

a）局部麻醉，后续操作建议在橡皮障隔离术下操作；

b）去腐：去净窝洞侧壁龋坏组织达硬化牙本质，在不露髓的前提下尽可能多地去除髓壁腐质，直到判断进一步去腐可能露髓则不再去除；

c）间接盖髓：用间接盖髓剂如氢氧化钙制剂等生物相容性材料覆盖被保留的软化牙本质，玻璃离子水门汀垫底严密封闭洞底，促进修复性牙本质形成和软化牙本质再矿化；

d）充填或预成冠修复：乳磨牙（特别是邻面龋）推荐使用玻璃离子水门汀 / 光固化复合树脂 + 预成冠修复；对牙体缺损不大的牙齿也可使用光固化复合树脂或高强度玻璃离子水门汀修复。

关于对保留下来的软化牙本质的处理，以往观点认为此种需再次打开患牙进行二次去腐。近年来大量临床研究证实，进行二次去腐时原被保留的软化牙本质已变干变硬，残存细菌很少；另一方面，二次去腐操作明显增加了意外露髓的风险，增加了患者就诊次数和费用[35-39]。基于上述原因和相关对照研究，目前在乳牙更倾向于一步法的间接牙髓治疗，即不再打开窝洞去除被保留的软化牙本质。

6.3 乳牙牙髓切断术

6.3.1 牙髓切断术的优势

乳牙牙髓切断术通过去除感染的冠部牙髓，用药物覆盖牙髓创面，以保存根部正常牙髓组织。既消除了感染的牙髓，也最大限度地保留了健康根髓，有利于乳牙继续行使正常生理功能以及牙根正常吸收与替换，相比于乳牙根管治疗术，对继承恒牙的影响小[20]。

6.3.2 牙髓切断术操作要点

a）局部麻醉；

b）乳磨牙区宜在橡皮障隔离术下操作，前牙区也可在强力吸唾器和棉卷严密隔湿下进行；

c）去净洞壁腐质和大部分洞底腐质，制备必要洞型；

d）更换手套、无菌机头、车针和吸唾管头，开启无菌手术包；

e）揭净髓室顶，暴露髓腔，观察冠髓形态、出血量及颜色，用大球钻或锐利挖勺去除冠髓，生理盐水冲洗，去除牙本质碎屑和牙髓残片等，湿润小棉球轻压充分止血；

f）将盖髓剂覆盖于根管口牙髓断面，轻压使之贴合，玻璃离子水门汀垫底严密封闭髓腔；

g）充填或预成冠修复：乳磨牙（特别是邻面龋）推荐使用玻璃离子水门汀/光固化复合树脂＋预成冠修复；对牙体缺损不大的牙齿也可使用光固化复合树脂修复。

6.3.3 乳牙牙髓切断术盖髓剂的选择

乳牙牙髓切断术的盖髓剂首选矿物三氧化物凝集体（Mineral trioxide aggregate，MTA）[1]。目前，国内外研究显示 MTA 具有良好的组织相容性、诱导矿化的作用、良好的边缘封闭性及低细胞毒性，在牙髓保存治疗中取得了良好效果，MTA 用于牙髓切断术的整体成功率在 94%~100%[40-43]。Silva 研究显示 MTA 用于乳牙牙髓切断术 1 年后成功率可达 100%[43]，Moretti 研究也显示 MTA 用于乳牙牙髓切断术 2 年后成功率可达 100%[44]。但是，MTA 会导致牙冠变色，慎用于乳前牙。

近年来，研究表明多种生物陶瓷材料具有与 MTA 相似或者更优的生物学性能，对牙髓细胞增殖无抑制作用，能够诱导成牙本质分化，在牙髓暴露界面形成钙化桥[45]。生物陶瓷材料盖髓后不使牙齿变色，前后牙均可使用。

甲醛甲酚液（fomocresol，FC）曾经是广泛用于乳牙牙髓切断术处理牙髓断面的药物，其临床成功率在 70%~98%[46]。由于甲醛甲酚渗透性、刺激性强，有致敏性以及生物毒性等性状，近年来其在牙髓切断术上的应用已逐渐被新的无毒或低毒性药品替代。

尽管氢氧化钙制剂在恒牙牙髓切断术中可以取得较高的成功率，但在乳牙牙髓切断术中成功率报道差别很大，在 31%~100%[47]；Silva 研究显示显示氢氧化钙乳牙牙髓切断术 1 年成功率仅为 33%[43]；Moretti 研究显示 1 年成功率为 43%，2 年后成功率仅为 36%[44]。Shirvani 等[48]应用 Meta 分析比较了 MTA 和氢氧化钙制剂在乳牙牙髓切断术中的应用，认为 MTA 更具优势；美国儿童牙科学会在其相关指南中对氢氧化钙制剂给出了负面评价。主要问题是氢氧化钙的强碱性可能造成牙髓慢性炎症及内吸收[1,43,47]，导致治疗失败。所以，乳牙牙髓切断术中慎用氢氧化钙制剂作为盖髓剂。

6.4 乳牙根管治疗术的操作指南

乳牙根管治疗术适用于急、慢性牙髓弥漫性感染和根周组织感染的患牙。一般来说，根管治疗术不能保留的牙齿意味着该牙将被拔除，所以掌握根管治疗术的禁忌证尤为重要。

6.4.1 禁忌证排查

乳牙根管治疗术的禁忌证有：①乳牙根尖周组织广泛病变，病变波及恒牙胚；②存在牙源性囊肿或滤泡囊肿；③髓室底穿孔，或无法修复的牙齿；④牙根吸收 1/3 以上或接近替换的乳牙。

6.4.2 根管预备与根管消毒

乳牙根管预备的目的是：①去除根管内感染物质，包括残留牙髓、牙本质碎屑和细菌污染的根管壁牙本质（玷污层）；②通畅根管，包括扩通钙化阻塞的根管，适当扩宽根管有利于去除污染的根管壁牙本质和充填根管，但无需拉直根管。

乳牙根管预备需结合机械预备与化学预备，在机械预备中配合使用化学试剂对根管进行冲洗、润滑和消毒。

感染的乳牙根管内存在多种微生物感染，机械预备和化学预备在消除主要微生物中起到重要作用[49-51]。镍钛锉的弹性可较好地适应乳磨牙自然弯曲的根管，建议使用手用镍钛锉预备根管。如果使用机用镍钛锉需考虑到儿童的耐受性和配合程度，避免发生器械分离等不良事件。建议使用乳牙锉进行根管预备（乳牙锉的长度和锥度与乳牙根管形态更匹配）。

除微生物之外，根管内的污染物还包括机械预备过程中形成的牙本质碎屑、坏死的牙髓组织等有机成分和成牙本质细胞的残留物，这些成分共同构成了根管内的玷污层，乳牙化学预备是去除玷污层的主要方式[52]。目前常用的化学预备及根管消毒药物包括次氯酸钠、EDTA，其次还有氯己定、樟脑对氯苯酚等。次氯酸钠是抗菌作用最强的一种药物，尤其是与 EDTA 联用时[53,54]。但各种药物都存在不同程度的细胞毒性，研究表明 1% 和 2.5% 的次氯酸钠溶液与 EDTA 联用可使其毒性降低[55]。根管冲洗时不能超出根尖孔，避免药液进入根尖周组织。乳牙根管预备推荐使用 1% 次氯酸钠溶液或 2% 氯己定溶液[18]。

根管预备后仍可能有部分感染物质不能清除，尤其是对存在严重肿痛症状或活动性渗出的患牙，根管封药有助于减缓症状及清除感染。常用的根管封药试剂有氢氧化钙糊剂、碘仿糊剂等。考虑到安全性，乳牙慎用 FC 根管封药；对于已经有牙根吸收的乳牙禁用 FC 根管封药[56]。

根管预备的操作要点如下：

a）局部麻醉、上橡皮障，去净腐质，揭净髓室顶；

b）去除冠髓，找到根管口；

c）用拔髓针取出剩余根髓；

d）确定工作长度：根据 X 线片，以根尖孔上方约 2mm 作为标志点，再结合手感确定初锉；

e）按照确定的工作长度，使用不锈钢 K 锉或手用镍钛锉逐级扩大到 35~40 号锉，锉进入方向和根管预备方向与根管走向一致（预弯），器械严禁超出根尖孔，注意防止器械折断和根管侧穿。或选用机用镍钛锉敞开根管上段，效率更高。

6.4.3 根管充填的材料与技术

理想的乳牙根管充填材料应具备以下特点:不溶于水;不使牙齿变色;X线显影;易充入根管,必要时易取出;与根管壁应有粘接性且不收缩;稳定的抗感染能力;对根尖周组织无刺激,对根管内残留组织无凝固作用;超充材料易被吸收;不形成影响继承恒牙胚的硬组织团块;可促进根尖组织钙化和硬组织形成,封闭根尖孔,对牙龈组织无害[57]。

目前临床上使用的根管充填材料多种多样,包括氢氧化钙制剂、氧化锌丁香油类制剂以及碘仿糊剂制剂等,但还没有一种材料能够满足理想乳牙根管充填材料的所有特点。现在在临床常使用碘仿与氢氧化钙或氧化锌丁香酚的复合制剂。碘仿和氢氧化钙复合制剂生物相容性较好,对周围组织的刺激较小,但其吸收速率常与牙根不同步,可能出现过早吸收现象。氧化锌丁香酚制剂可能对敏感个体的根尖周组织有刺激性(丁香油酚),吸收速率常低于乳牙根的吸收。现今尚缺乏证据说明乳牙根管充填材料中某一种材料明显优于另一种[58]。

根管充填步骤如下:a)橡皮障隔离下去除暂封物,使用根管锉取出根管内封药,辅以根管冲洗。纸尖擦干,确定无渗出;b)距离根尖2~3mm导入根管充填材料,可使用螺旋输送器和/或注射方式导入;c)暂封,拍摄X线片确定根充效果。

6.4.4 根管治疗术的疗程

基于通过根管封药来保证根管消毒效果的考虑,乳牙根管治疗术通常需要2-3次就诊才能完成。但根管封药对根尖周组织存在一定的刺激性,过度使用可能增加术后并发症(如根尖周炎)的风险。研究显示一次性根管治疗术与多次分诊的根管治疗术在术后疼痛及成功率方面均无显著差异[59,60],且一次性根管治疗术可避免反复局部注射麻醉药,减少橡皮障夹损伤牙龈的机会,规避了诊间暂封微渗漏等问题。目前对于一次性根管治疗术是否适用于根尖周病变或牙髓坏死的患牙仍存在争议[61]。

一般来说,外伤、龋病等导致的牙髓暴露或牙髓炎可进行一次性根管治疗术,难以通过暂封在诊间实现髓腔封闭、前牙需尽快美学修复等情况推荐进行一次性根管治疗术,而存在根尖周病变或牙髓坏死的病例则建议多次就诊[62,63]。

7 乳牙牙髓治疗的成功标准及术后复查

术后3个月、6个月、12个月,都宜进行临床和根尖片检查。通过临床和X线检查判断治疗是否成功,其成功标准为:

a)牙齿无自发疼痛、松动、牙龈肿胀等自觉症状;

b)临床检查充填物(修复体)完好,无叩痛、扣痛,牙龈无红肿、窦道,牙齿无异常松动度。间接牙髓治疗的患牙牙髓活力测试正常;

c)影像学检查根周膜影像清晰,没有增宽,根尖周和根分歧区无低密度影;牙根无病理性内外吸收;继承恒牙胚继续发育。间接牙髓治疗后有时可观察到盖髓剂下方有修复性牙本质形成的影像,牙髓切断术后可观察到有牙本质桥形成的影像。

参 考 文 献

［1］ AMERICAN ACADEMY OF PEDIATRIC DENTISTRY. Use of vital pulp therapies in primary teeth with deep caries lesions［J］. Pediatr Dent, 2017, 39（6）: 173-186.

［2］ PATCHETT C L, SRINIVASAN V, WATERHOUSE P J. Is there life after Buckley's formocresol? Part Ⅱ-development of a protocol for the management of extensive caries in the primary molar［J］. Int J Paediatr Dent, 2006, 16（3）: 199-206.

［3］ FAROOQ N S, COLL J A, KUWABARA A, et al. Success rates of formocresol pulpotomy and indirect pulp therapy in the treatment of deep dentinal caries in primary teeth［J］. Pediatr Dent, 2000, 22（4）: 278-286.

［4］ VIJ R, COLL J A, SHELTON P, et al. Caries control and other variables associated with success of primary molar vital pulp therapy［J］. Pediatr Dent, 2004, 26（3）: 214-220.

［5］ TRAIRATVORAKUL C, CHUNLASIKAIWAN S. Success of pulpectomy with zinc oxide-eugenol vs calcium hydroxide/iodoform paste in primary molars: a clinical study［J］. Pediatr Dent, 2008, 30（4）: 303-308.

［6］ SOXMAN J A. Handbook of clinical techniques in pediatric dentistry［M］. New Jersey: John Wiley & Sons, Inc., 2015.

［7］ 高学军, 岳林. 牙体牙髓病学［M］. 2版. 北京: 北京大学医学出版社, 2013.

［8］ CRESPO-GALLARDO I, HAY-LEVYTSKA O, MARTIN-GONZALEZ J, et al. Criteria and treatment decisions in the management of deep caries lesions: is there endodontic overtreatment?［J］. J Clin Exp Dent, 2018, 10（8）: e751-e760.

［9］ MASS E, ZILBERMAN U, FUKS A B. Partial pulpotomy: another treatment option for cariously exposed permanent molars［J］. ASDC J Dent Child, 1995, 62（5）: 342-345.

［10］ SELTZER S, BENDER I B, ZIONTZ M. The dynamics of pulp inflammation: correlations between diagnostic data and actual histologic findings in the pulp［J］. Oral Surg Oral Med Oral Pathol, 1963, 16: 969-977.

［11］ ASHKENAZI M, BLUMER S, ELI I. Effect of computerized delivery intraligamental injection in primary molars on their corresponding permanent tooth buds［J］. Int J Paediatr Dent, 2010, 20（4）: 270-275.

［12］ 秦满. 儿童口腔临床操作教程: 一步一步教你做临床［M］. 北京: 人民卫生出版社, 2017.

［13］ CROLL T P. Alternative methods for use of the rubber dam［J］. Quintessence Int, 1985, 16（6）: 387-392.

［14］ SRINIVASAN V, PATCHETT C L, WATERHOUSE P J. Is there life after Buckley's formocresol? Part Ⅰ-a narrative review of alternative interventions and materials［J］. Int J Paediatr Dent, 2006, 16（2）: 117-127.

［15］ RODD H D, WATERHOUSE P J, FUKS A B, et al. Pulp therapy for primary molars［J］. Int J Paediatr Dent, 2006, 16: 15-23.

［16］ DENTISTRY AAOP. Pulp therapy for primary and immature permanent teeth［J］. Pediatr Dent, 2017, 39（6）: 325-333.

［17］ SEALE N S, RANDALL R. The use of stainless steel crowns: a systematic literature review［J］. Pediatr Dent, 2015, 37（2）: 145-160.

［18］ MAUPOME G, YEPES J F, GALLOWAY M, et al. Survival analysis of metal crowns versus restorations in primary mandibular molars［J］. J Am Dent Assoc, 2017, 148（10）: 760-766.

［19］ WELLS C, DULONG C, MCCORMACK S. Vital pulp therapy for endodontic treatment of mature teeth: a review of clinical effectiveness, cost-effectiveness, and guidelines［M］. Ottawa: Canadian Agency for Drugs and Technologies in Health, 2019.

［20］ TANG Y, XU W. Therapeutic effects of pulpotomy and pulpectomy on deciduous molars with deep caries［J］. Pak J Med Sci, 2017, 33（6）: 1468-1472.

［21］游文喆,窦桂丽,夏斌.乳牙间接牙髓治疗两年疗效观察及影响因素分析［J］.北京大学学报(医学版),2019,51(1):65-69.

［22］窦桂丽,吴南,赵双云,等.乳磨牙牙髓切断术两年疗效观察及其影响因素回顾性分析［J］.北京大学学报(医学版),2018,50(1):170-175.

［23］TANNURE P N, FIDALGO T K, BARCELOS R, et al. Ectopic eruption of permanent incisors after predecessor pulpectomy: five cases［J］. Gen Dent, 2011, 59(4): e162-e167.

［24］PRAMILA R, MUTHU M S, DEEPA G, et al. Pulpectomies in primary mandibular molars: a comparison of outcomes using three root filling materials［J］. Int Endod J, 2016, 49(5): 413-421.

［25］GARROCHO-RANGEL A, QUINTANA-GUEVARA K, VAZQUEZ-VIERA R, et al. Bioactive tricalcium silicate-based dentin substitute as an indirect pulp capping material for primary teeth: a 12-month follow-up［J］. Pediatr Dent, 2017, 39(5): 377-382.

［26］CASAGRANDE L, BENTO L W, DALPIAN D M, et al. Indirect pulp treatment in primary teeth: 4-year results［J］. Am J Dent, 2010, 23(1): 34-38.

［27］WUNSCH P B, KUHNEN M M, BEST A M, et al. Retrospective study of the survival rates of indirect pulp therapy versus different pulpotomy medicaments［J］. Pediatr Dent, 2016, 38(5): 406-411.

［28］CHAUHAN A, DUA P, SAINI S, et al. In vivo outcomes of indirect pulp treatment in primary posterior teeth: 6 months' follow-up［J］. Contemp Clin Dent, 2018, 9(Suppl 1): S69-S73.

［29］TRAIRATVORAKUL C, SASTARARUJI T. Indirect pulp treatment vs antibiotic sterilization of deep caries in mandibular primary molars［J］. Int J Paediatr Dent, 2014, 24(1): 23-31.

［30］CASAGRANDE L, FALSTER C A, DI HIPOLITO V, et al. Effect of adhesive restorations over incomplete dentin caries removal: 5-year follow-up study in primary teeth［J］. J Dent Child(Chic), 2009, 76(2): 117-122.

［31］GEORGE V, JANARDHANAN S K, VARMA B, et al. Clinical and radiographic evaluation of indirect pulp treatment with MTA and calcium hydroxide in primary teeth(in-vivo study)［J］. J Indian Soc Pedod Prev Dent, 2015, 33(2): 104-110.

［32］GARROCHO-RANGEL A, QUINTANA-GUEVARA K, VAZQUEZ-VIERA R, et al. Bioactive tricalcium silicate-based dentin substitute as an indirect pulp capping material for primary teeth: a 12-month follow-up［J］. Pediatr Dent, 2017, 39(5): 377-382.

［33］AL-ZAYER M A, STRAFFON L H, FEIGAL R J, et al. Indirect pulp treatment of primary posterior teeth: a retrospective study［J］. Pediatr Dent, 2003, 25(1): 29-36.

［34］HOLAN G, FUKS A B, KETLZ N. Success rate of formocresol pulpotomy in primary molars restored with stainless steel crown vs amalga［J］. Pediatr Dent, 2002, 24(3): 212-216.

［35］MALTZ M, DE OLIVEIRA E F, FONTANELLA V, et al. A clinical, microbiologic, and radiographic study of deep caries lesions after incomplete caries removal［J］. Quintessence Int, 2002, 33(2): 151-159.

［36］MASSARA M L, ALVES J B, BRANDAO P R. Atraumatic restorative treatment: clinical, ultrastructural and chemical analysis［J］. Caries Res, 2002, 36(6): 430-436.

［37］MALTZ M, OLIVEIRA E F, FONTANELLA V, et al. Deep caries lesions after incomplete dentine caries removal: 40-month follow-up study［J］. Caries Res, 2007, 41(6): 493-496.

［38］MALTZ M, GARCIA R, JARDIM J J, et al. Randomized trial of partial vs. stepwise caries removal: 3-year follow-up［J］. J Dent Res, 2012, 91(11): 1026-1031.

［39］RUIZ M, BACA P, PARDO-RIDAO M D, et al. Ex vivo study of bacterial coronal leakage in indirect pulp treatment［J］. Med Oral Patol Oral Cir Bucal, 2013, 18(2): e319-e324.

［40］ANTHONAPPA R P, KING N M, MARTENS L C. Is there sufficient evidence to support the long-term efficacy of mineral trioxide aggregate(MTA)for endodontic therapy in primary teeth?［J］. Int Endod J, 2013, 46(3):

198-204.

[41] PENG L, YE L, TAN H, et al. Evaluation of the formocresol versus mineral trioxide aggregate primary molar pulpotomy: a meta-analysis[J]. Oral Surg Oral Med Oral Pathol Oral Radiol Endod, 2006, 102(6): e40-e44.

[42] SHIRVANI A, ASGARY S. Mineral trioxide aggregate versus formocresol pulpotomy: a systematic review and meta-analysis of randomized clinical trials[J]. Clin Oral Invest, 2014, 18(4): 1023-1030.

[43] SILVA L L C E, COSME-SILVA L, SAKAI V T, et al. Comparison between calcium hydroxide mixtures and mineral trioxide aggregate in primary teeth pulpotomy: a randomized controlled trial[J]. J Appl Oral Sci, 2019, 27: e20180030.

[44] MORETTI A B S, SAKAI V T, OLIVEIRA T M, et al. The effectiveness of mineral trioxide aggregate, calcium hydroxide and formocresol for pulpotomies in primary teeth[J]. Int Endod J, 2008, 41(7): 547-555.

[45] 雷玥,杨颖婷,战园. 生物陶瓷材料在乳牙牙髓切断术中的应用[J]. 北京大学学报(医学版), 2019, 51(1): 70-74.

[46] PARISAY I, GHODDUSI J, FORGHANI M. A review on vital pulp therapy in primary teeth[J]. Iran Endod J, 2015, 10(1): 6-15.

[47] ALAÇAM A, ODABAŞ M E, TÜZÜNER T, et al. Clinical and radiographic outcomes of calcium hydroxide and formocresol pulpotomies performed by dental students[J]. Oral Surgery, Oral Medicine, Oral Pathology, Oral Radiology, and Endodontology, 2009, 108(5): e127-e133.

[48] SHIRVANI A, BAND R H, ASGARY S. Mineral trioxide aggregate vs. calcium hydroxide in primary molar pulpotomy: a systematic review[J]. Iran Endod J, 2014, 9(2): 83-88.

[49] DHARIWAL N S, HUGAR S M, HARAKUNI S, et al. A comparative evaluation of antibacterial effectiveness of sodium hypochlorite, curcuma longa, and camellia sinensis as irrigating solutions on isolated anaerobic bacteria from infected primary teeth[J]. J Indian Soc Pedod Prev Dent, 2016, 34(2): 165-171.

[50] TRICHES T C, ZIMMERMANN G S, DE FREITAS S, et al. Efficacy of a single session protocol for endodontic treatment in primary teeth: in vivo study[J]. Eur Arch Paediatr Dent, 2018, 19(1): 47-55.

[51] OKAMOTO C B, MOTTA L J, PRATES R A, et al. Antimicrobial photodynamic therapy as a Co-adjuvant in endodontic treatment of deciduous teeth: case series[J]. Photochem Photobiol, 2018, 94(4): 760-764.

[52] PINTOR A V, DOS S M, FERREIRA D M, et al. Does smear layer removal influence root canal therapy outcome? A systematic review[J]. J Clin Pediatr Dent, 2016, 40(1): 1-7.

[53] BULDUR B, KAPDAN A. Comparison of the antimicrobial efficacy of the endovac system and conventional needle irrigation in primary molar root canals[J]. J Clin Pediatr Dent, 2017, 41(4): 284-288.

[54] OTER B, TOPCUOG L N, TANK M K, et al. Evaluation of antibacterial efficiency of different root canal disinfection techniques in primary teeth[J]. Photomed Laser Surg, 2018, 36(4): 179-184.

[55] BOTTON G, PIRES C W, CADONA F C, et al. Toxicity of irrigating solutions and pharmacological associations used in pulpectomy of primary teeth[J]. Int Endod J, 2016, 49(8): 746-754.

[56] JIA L, ZHANG X, SHI H, et al. The clinical effectiveness of calcium hydroxide in root canal disinfection of primary teeth: a meta-analysis[J]. Med Sci Monitor, 2019, 25: 2908-2916.

[57] HOLAN G, FUKS A B. A comparison of pulpectomies using ZOE and KRI paste in primary molars: a retrospective study[J]. Review of English Studies, 1993, 15(6): 403-407.

[58] NADIN G, GOEL B R, YEUNG C A, et al. Pulp treatment for extensive decay in primary teeth[J]. Cochrane Database Syst Rev, 2003, 1(1): CD003220.

[59] FAROKH-GISOUR E, PARIROKH M, KHEIRMAND P M, et al. Comparison of postoperative pain following one-visit and two-visit vital pulpectomy in primary teeth: a single-blind randomized clinical trial[J]. Iran Endod J, 2018, 13(1): 13-19.

［60］SEVEKAR S A, GOWDA S H N. Postoperative pain and flare-ups: comparison of incidence between single and multiple visit pulpectomy in primary molars［J］. J Clin Diagn Res, 2017, 11（3）: ZC9-ZC12.

［61］MOKHTARI N, SHIRAZI A S, EBRAHIMI M. A smart rotary technique versus conventional pulpectomy for primary teeth: a randomized controlled clinical study［J］. J Clin Exp Dent, 2017, 9（11）: e1292-e1296.

［62］CARROTTE P V, WATERHOUSE P J. A clinical guide to endodontics-update part 2［J］. Brit Dent J, 2009, 206（3）: 133-139.

［63］SINGLA R, MARWAH N, DUTTA S. Single visit versus multiple visit root canal therapy［J］. Int J Clin Pediatr Dent, 2008, 1（1）: 17-24.

ICS 11.060.01

CCS C05

中华口腔医学会

团 体 标 准

T/CHSA 038—2022

上颌第一恒磨牙异位萌出临床诊疗专家共识

Expert consensus on ectopic eruption of the
maxillary first permanent molar

2022-01-17 发布

2022-02-01 实施

中华口腔医学会 发布

目　次

前　言

本文件按照 GB/T 1.1—2020《标准化工作导则　第 1 部分：标准化文件的结构和起草规则》的规定起草。

本文件由中华口腔医学会儿童口腔医学专业委员会提出。

本文件由中华口腔医学会归口。

本文件起草单位：四川大学华西口腔医院、北京大学口腔医院、空军军医大学第三附属医院、上海交通大学医学院附属第九人民医院、武汉大学口腔医院、中山大学光华口腔医学院·附属口腔医院、同济大学附属口腔医院、哈尔滨医科大学口腔医学院、吉林大学口腔医院、中国医科大学附属口腔医院、南京医科大学附属口腔医院、浙江大学医学院附属儿童医院、首都医科大学附属北京口腔医院、重庆医科大学附属口腔医院、广西医科大学附属口腔医院、西安交通大学口腔医院。

本文件主要起草人：李小兵、邹静、舒睿、刘人恺、彭怡然、苏晓霞、周陈晨、蒙明梅、秦满、汪俊、王小竞、宋光泰、赵玮、赵玉梅、刘英群、黄洋、陈旭、梅予锋、阮文华、尚佳健、林居红、黄华、郭青玉。

引　言

　　上颌第一恒磨牙异位萌出是指因多种因素导致的上颌第一恒磨牙在萌出过程中偏离正常位置，嵌顿于相邻第二乳磨牙牙冠远中牙颈部之下而不能正常萌出的现象。上颌第一恒磨牙异位萌出发生率远高于下颌，约为下颌发生率的 25 倍，其病因尚不明确。目前的研究认为上颌第一恒磨牙异位萌出与同侧相邻的上颌第二乳磨牙、牙槽骨组织或软组织的阻碍相关。

　　若上颌第一恒磨牙异位萌出未得到及时治疗，其与相邻的第二乳磨牙远中面形成的间隙易造成食物残渣及细菌堆积，从而导致第二乳磨牙患龋率上升；且由于上颌第一恒磨牙异位萌出造成的第二乳磨牙冠根交界处远中牙根的病理性吸收，将可能导致第二乳磨牙牙髓感染、牙齿松动甚至过早脱落。第一恒磨牙近中倾斜萌出，可使第二前磨牙萌出间隙丧失，导致其阻生或错位萌出，造成错𬌗畸形的发生。已有研究发现上颌第一恒磨牙异位萌出是上颌牙弓狭窄和牙齿严重拥挤的危险因素之一。因此预防及早期干预上颌第一恒磨牙的异位萌出，并避免其造成相邻的第二乳磨牙牙根吸收、牙齿早失、第一恒磨牙近中移动及更严重的错𬌗畸形尤为重要。

　　针对这些问题，中华口腔医学会儿童口腔医学专业委员会召集国内著名医学院校及医院专家对此进行专题讨论，同时借鉴和参考国内外近年来对上颌第一恒磨牙异位萌出的研究成果及诊治经验，最终制定此临床诊治专家共识，供临床医师参考。

上颌第一恒磨牙异位萌出临床诊疗专家共识

1 范围

本专家共识明确了上颌第一恒磨牙异位萌出的术语和定义、诊断、治疗要点及矫治效果评价。

本专家共识适用于中国各级医疗单位的医务人员对上颌第一恒磨牙异位萌出的诊断、治疗及矫治效果评价。

2 规范性引用文件

本文件没有规范性引用文件。

3 术语和定义

下列术语和定义适用于本文件。

3.1

上颌第一恒磨牙异位萌出 ectopic eruption of the maxillary first permanent molar

上颌第一恒磨牙异位萌出是指上颌第一恒磨牙萌出时近中阻生,同时伴随第二乳磨牙牙根吸收和第二乳磨牙的间隙缩小和丧失。

3.2

可逆性异位萌出 reversible type of ectopic eruption

伴随着患儿颌骨的生长发育,异位萌出的上颌第一恒磨牙可以自行调整其位置而正常萌出,第二乳磨牙保持于原有位置,称为可逆性异位萌出[1]。

3.3

不可逆性异位萌出 irreversible type of ectopic eruption

异位的上颌第一恒磨牙与相邻第二乳磨牙的远中颈部吸收区接触紧密,不能自行脱离受阻部位,称为不可逆性异位萌出[1]。

3.4

上颌第一恒磨牙异位萌出的主动治疗 active treatment of ectopic eruption of the maxillary first permanent molar

在上颌第一恒磨牙异位萌出早期,采用主动干预的方法纠正上颌第一恒磨牙近中倾斜的萌出异常,使异位萌出的上颌第一恒磨牙在正常位置萌出,阻断第二乳磨牙牙根进一步吸收,预防第二乳磨牙过早脱落及继发的间隙丧失、错𬌗畸形的发生[2]。

3.5

上颌第一恒磨牙异位萌出的被动治疗　passive treatment of ectopic eruption of the maxi-llary first permanent molar

去除上颌第一恒磨牙萌出的障碍,促进异位第一恒磨牙萌出的方法,如第二乳磨牙远中片切法、第二乳磨牙拔除术等。上颌第一恒磨牙异位萌出的被动治疗可能导致第二乳磨牙间隙的缩小[2]。

4　上颌第一恒磨牙异位萌出的检查与诊断

4.1　收集病史

上颌第一恒磨牙异位萌出的发病通常是隐匿性的,常被误以为尚在萌出而被家长或医生忽略。轻度的上颌第一恒磨牙异位萌出对应第二乳磨牙牙根吸收、未累及牙髓的患儿常无自觉症状。重度的上颌第一恒磨牙异位萌出导致的第二乳磨牙牙根吸收累及牙髓者可能会出现疼痛、肿胀等症状或体征,更为严重者可导致第二乳磨牙早失。若上颌第一恒磨牙迟萌,第一恒磨牙牙胚萌出道异常(近中倾斜),只进行口内检查可能会出现漏诊。因此,对于7岁及以上年龄段的儿童,如果上颌第一恒磨牙尚未萌出,尤其对侧同名牙已萌出时,应该仔细询问患儿是否有未萌的第一恒磨牙相邻第二乳磨牙的松动或咀嚼不适等症状,建议拍摄X线片(首选全口牙位曲面体层片)进行检查。

4.2　临床检查

在乳恒牙替换期,尤其是混合牙列早期,注意检查第一恒磨牙的萌出情况,仔细检查相邻的第二乳磨牙是否有松动、叩痛等症状,同时要检查上颌第一恒磨牙萌出及其与相邻的第二乳磨牙相互位置关系,如上颌第一恒磨牙牙冠是否倾斜、不完全萌出、近中边缘嵴是否嵌顿于第二乳磨牙远中颈部等,并结合检查对侧同名牙萌出情况加以判断[3,4]。

4.3　影像学检查

上颌第一恒磨牙异位萌出的儿童及家长通常是以口腔其他问题作为主诉前来就诊,临床上也常在拍摄𬌗翼片或全口牙位曲面体层片时发现萌出方向异常的第一恒磨牙[5]。全口牙位曲面体层片检查是诊断上颌第一恒磨牙异位萌出的必要检查手段,可检查上颌第一恒磨牙近中倾斜阻生的程度以及第二乳磨牙牙冠、牙根吸收及牙髓受累的程度[6]。

根据影像学检查结果显示的第二乳磨牙牙根吸收程度可将上颌第一恒磨牙异位萌出分成4级(图1):Ⅰ级:仅牙骨质或少量牙本质吸收;Ⅱ级:牙本质发生吸收,未累及牙髓;Ⅲ级:远中根吸收并累及牙髓;Ⅳ级:吸收超出远中根,累及除远中牙根以外的牙根或髓腔[6,7]。

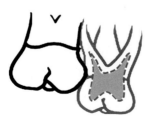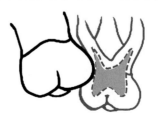

　　a)第二乳磨牙牙根吸收Ⅰ级　　　　　b)第二乳磨牙牙根吸收Ⅱ级

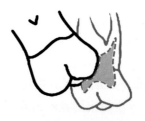 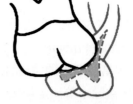

c）第二乳磨牙牙根吸收Ⅲ级　　　　　d）第二乳磨牙牙根吸收Ⅳ级

图1　上颌第一恒磨牙异位萌出及第二乳磨牙牙根吸收分级

4.4　上颌第一恒磨牙的分型及临床诊断

4.4.1　上颌第一恒磨牙异位萌出分型

上颌第一恒磨牙异位萌出根据是否可逆分为可逆性异位萌出和不可逆性异位萌出。可逆性异位萌出伴随着患儿颌骨的生长发育，异位萌出的磨牙可以自行调整其位置而正常萌出，未明显累及第二乳磨牙冠根完整性，第二乳磨牙保持于原有位置[8]。一般情况下，一旦萌出方向的异常改正，第二乳磨牙牙根吸收会自行停止，第二乳磨牙仍保持正常位置。可逆性异位萌出的患者多数可在7岁左右解除萌出异位。

不可逆性异位萌出是指异位的第一恒磨牙不能自行脱离嵌顿，与其相邻的第二乳磨牙牙根颈部接触紧密[4,9]。这一类的异位萌出进行早期干预治疗可避免嵌顿加重以后牙弓长度减小、错𬌗畸形发生。

约有1/3的上颌第一恒磨牙异位萌出患者，9岁后由于第一乳磨牙脱落导致第二乳磨牙近中移动而解除异位锁结，但这种异位解除仍有可能导致牙弓长度的减小[10]，这一类解除了异位锁结的异位萌出并不是真正的可逆性异位萌出。

4.4.2　上颌第一恒磨牙异位萌出的临床诊断

上颌第一恒磨牙异位萌出的临床诊断依据如下：

临床表现：a）上颌第一恒磨牙迟萌；b）第一恒磨牙咬合面远中部分萌出而近中边缘嵴嵌顿于第二乳磨牙远中牙颈部下方。

X线表现：a）第一恒磨牙近中边缘嵴嵌入吸收区是第一恒磨牙异位萌出的主要影像学特征，也是第一恒磨牙未萌出时进行早期诊断的依据；b）第二乳磨牙远中根近牙颈部的远中根面有吸收影像或有弧形的非典型性根吸收区，第一恒磨牙牙冠近中边缘嵴紧贴或嵌入吸收区[3,4,6]。

4.5　矫治方法选择与知情同意

正确判断上颌第一恒磨牙异位萌出的分型及相邻第二乳磨牙情况是上颌第一恒磨牙异位萌出治疗方法选择的依据。但国内外相关研究表明，影像学检查结果虽可提供一定的参考，目前判断第一恒磨牙萌出是否可逆尚缺乏客观可靠指标。因此，治疗前需根据患儿具体情况，向患儿及监护人提示相关风险，说明诊断、治疗方案、疗程、费用、风险预后等，与患儿法定监护人签署知情同意书。

5 上颌第一恒磨牙异位萌出的危险因素与临床危害

5.1 上颌第一恒磨牙异位萌出的危险因素

临床研究表明,上颌第一恒磨牙异位萌出的发生可能与下列因素有关:a)牙弓长度发育异常;b)上颌骨发育不足[11];c)先天性第一恒磨牙的萌出道异常或角度不正[12];d)上颌骨相对于颅底位置后缩(上颌骨相对于颅底位置后缩会导致萌出间隙不足,出现上颌第一恒磨牙异位萌出);e)牙发育异常:第一恒磨牙在发育过程中钙化延迟;f)恒牙或乳牙比正常情况偏大等[13]。

与第一恒磨牙正常萌出的儿童相比,不可逆性上颌第一恒磨牙异位萌出的儿童上颌骨更加短小,而恒磨牙的牙体更大,萌出角度更偏向近中,但是和可逆性异位萌出的儿童相比,两者并没有显著性差异[14]。异位萌出和上颌骨短小及相对颅底位置较偏后及唇腭裂的发生有关[15],不同的研究均明确指出上颌第一恒磨牙异位萌出是多因素导致的一种牙发育异常病[16,17]。

5.2 上颌第一恒磨牙异位萌出的临床危害

a)异位萌出的上颌第一恒磨牙近中边缘嵴持续压迫上颌第二乳磨牙远中牙颈部造成第二乳磨牙远中根吸收,严重的可致第二乳磨牙早失,第一恒磨牙近中倾斜移动,第二乳磨牙间隙缩小或丧失,牙弓长度减小,第二前磨牙萌出方向发生改变,导致错𬌗畸形发生[18];

b)异位萌出的上颌第一恒磨牙与第二乳磨牙远中形成了一个三角形的间隙,易于藏匿食物残渣,增加患龋率,第二乳磨牙远中根颈部吸收增加了牙周感染和逆行性牙髓炎的风险;

c)异位萌出的上颌第一恒磨牙不能与对颌牙建立正常咬合关系,可影响该侧的咀嚼效率,还可导致该侧的对颌牙伸长,增加颞下颌关节疾病发生的风险。

6 治疗

6.1 上颌第一恒磨牙异位萌出的治疗原则

上颌第一恒磨牙异位萌出应遵循早发现、早诊断、早治疗的原则[19],促进第一恒磨牙的正常咬合建立,避免第二乳磨牙早失、间隙丧失及咀嚼效能的下降。

6.2 上颌第一恒磨牙异位萌出的早期管理流程

根据 Ambriss、Hsiao 等学者的研究[20-24],建议上颌第一恒磨牙异位萌出的早期管理按下图流程(图 2)进行:

6.3 上颌第一恒磨牙异位萌出的临床矫治

6.3.1 随诊观察法

适用于相邻第二乳磨牙牙根仅牙骨质或少量牙本质吸收的Ⅰ级或Ⅱ级的上颌第一恒磨牙异位萌出。

对于Ⅰ级或Ⅱ级异位萌出上颌第一恒磨牙建议保守治疗,先随诊观察 3 个月,若上颌第一恒磨牙嵌顿能有所缓解,可继续观察[2]。在观察过程中需嘱家长/监护人以及患儿交代并留意可能出现的食物嵌塞、牙齿松动等症状。若观察期间第二乳磨牙出现牙疼、松动等情况,则应停止观察,开始主动或被动的第一磨牙异位萌出治疗进行干预。

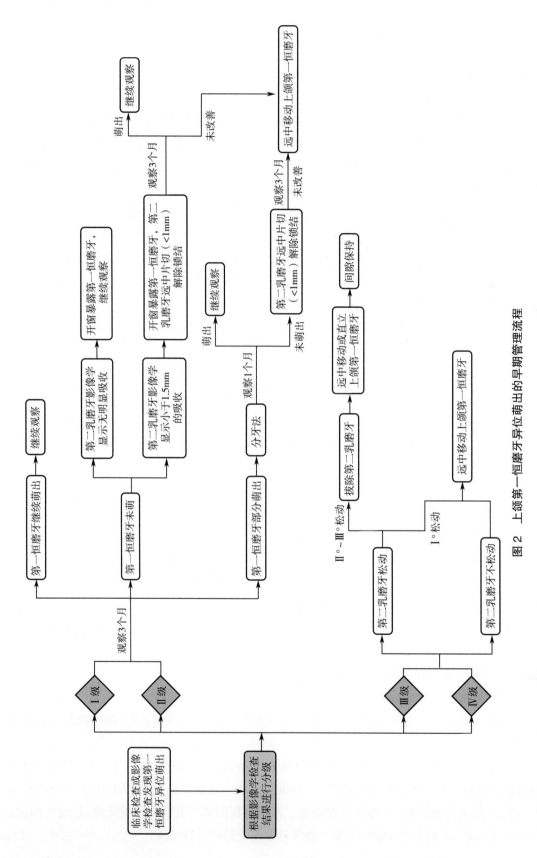

图 2 上颌第一恒磨牙异位萌出的早期管理流程

6.3.2 分牙法

适用于第二乳磨牙牙根牙骨质及少量牙本质吸收的Ⅱ级上颌第一恒磨牙异位萌出的矫治,是上颌第一磨牙异位萌出的一种主动治疗方法。

对于随诊观察 3 个月、第一恒磨牙异位萌出未能解除锁结的病例,可利用分牙装置予以纠正。这是临床简单、高效的主动干预方式之一,且患儿的不适感小。常用的分牙装置包括分牙橡皮圈、分牙簧或分牙铜丝[8]。

可用分牙钳或牙线将分牙橡皮圈的一部分放置于两牙邻面接触点下方。分牙橡皮圈放置后应交代患儿及家长正常刷牙,避免进食过黏、过硬食物,避免分牙橡皮圈脱落。分牙簧用 0.4~0.6mm 不锈钢丝弯制,置入上颌第一恒磨牙近中邻面,分牙簧可推上颌第一恒磨牙向远中。铜丝分牙法用 0.5~0.7mm 铜丝穿过上颌第一恒磨牙近中邻面,扎紧铜丝推上颌第一恒磨牙向远中[23]。

每 2 周复诊检查第一恒磨牙萌出情况,更换分牙橡皮圈、分牙簧或铜丝,直至上颌第一恒磨牙和相邻第二乳磨牙锁结解除。分牙装置的临床应用要避免因放置时间过长导致其松动脱落或滑入牙周软组织内造成的局部牙龈、牙周组织炎症,以及牙槽骨吸收。

6.3.3 第二乳磨牙远中片切法

对于被动治疗不需保持牙弓长度的患儿,可利用黄标高速金刚砂车针对第二乳磨牙远中邻面进行片切,以减少异位上颌第一恒磨牙萌出阻力。实施该片切法多无需进行局部麻醉,可涂抹少量表面麻醉药物。片切过程中要留意保护远中牙龈组织,避免片磨时损伤牙龈。片切总量不超过 1.0mm,片切后可涂氟,降低牙髓敏感或后期龋坏的发生。

6.3.4 远中移动上颌第一恒磨牙

该方法属于第一恒磨牙异位萌出的主动治疗,适用于Ⅲ级、Ⅳ级上颌第一恒磨牙异位萌出、第二乳磨牙不松动或松动Ⅰ度的病例以及Ⅱ级上颌第一恒磨牙异位萌出经过分牙法、第二乳磨牙远中邻面片切仍不能解除锁结的病例。远中移动上颌第一恒磨牙需要利用推磨牙向远中的矫治器装置,引导异位的上颌第一恒磨牙萌出。

临床远中移动上颌第一恒磨牙异位萌出的矫治器分为活动及固定两类设计形式[25-27]。

a)Halterman 矫治器:矫治器装置常规由粘接于第二乳磨牙上的带环、焊接在带环上的加力簧或牵引钩、粘接在上颌第一恒磨牙殆面的牵引附件(如舌侧扣)组成[28]。临床通过链状橡皮圈连接牵引钩和上颌第一磨牙殆牙牵引附件加力(图 3)。对于第二乳磨牙已出现松动的患儿,可通过横腭杆连接上颌第一恒磨牙异位萌出侧的第一乳磨牙和对侧第二乳磨牙共同作为远中移动支抗,牵引钩焊接在第一乳磨牙带环上。也可利用改良式 Halterman 矫治器设计,通过铸造腭杆将两个乳磨牙个别带环连接为整体增加支抗牙稳定性,远中钩焊接于乳磨牙带环上,通过链状橡皮圈于上颌第一恒磨牙殆面牵引附件加力。牵引附件的位置尽量靠近上颌第一恒磨牙近中位置。橡皮圈牵引力约 60~100g 即可,每个月复诊加力一次。

b)改良 TPA /Nance 弓 / 舌弓:即在传统 TPA、Nance 弓或舌弓设计的基础上焊接弯制的牵引钩,从双侧第二乳磨牙带环颊 / 腭侧伸向上颌第一恒磨牙远中(图 4)。牵引钩有两种

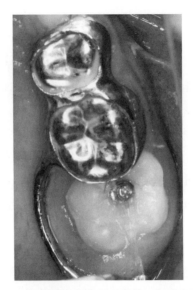

图 3　Halterman 矫治器矫治左侧上颌第一恒磨牙近中异位萌出

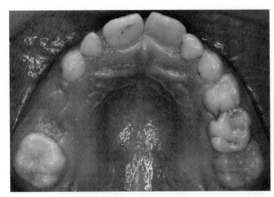

a）矫治前上颌𬌗面像

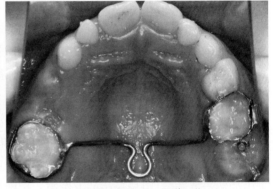

b）佩戴矫治器上颌𬌗面像

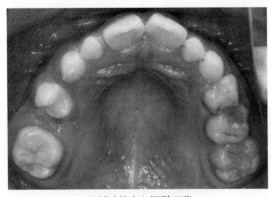

c）矫治结束上颌𬌗面像

图 4　改良 TPA 带牵引钩弹性牵引矫治左侧上颌第一恒磨牙近中异位萌出

设计,一种是单牵引钩设计:牵引钩置于上颌第一恒磨牙远中牙槽嵴颊、舌侧中分,距离上颌第一恒磨牙牙冠远中边缘嵴4~5mm,且不与对颌形成咬合干扰;第二种是双牵引钩设计,在近中阻生的上颌第一恒磨牙牙冠的颊舌面分别焊接一个牵引钩,钩的垂直向位置略高于磨牙后垫区牙槽嵴黏膜1~2mm且不与对颌形成咬合干扰。在上颌第一恒磨牙咬合面或牙冠颊舌面粘接牵引附件,通过链状橡皮圈或弹力线加力远移上颌第一恒磨牙。橡皮圈牵引力约60~100g,每个月复诊加力一次。

c)固定螺旋推簧:利用第二乳磨牙颊面管、远中连接杆以及螺旋推簧远移异位萌出的上颌第一恒磨牙。远中连接杆从第二乳磨牙延伸至上颌第一磨牙颊侧远中转轴角,从颊沟殆向弯曲,在上颌第一恒磨牙咬合面高度从远中回弯包绕远中颊尖。用流动树脂将连杆粘接在上颌第一恒磨牙咬合面,在利用推簧实施远移前,先用橡皮圈将推簧绑扎,再放松或剪断皮圈即可开始施力,后期复诊可以利用正畸防滑扣或制作树脂球不断激活推簧进行加力。螺旋推簧加力60~100g,每个月复诊加力一次。

d)活动基托式矫治器:矫治器设计包含常用的改良箭头卡、邻间钩、单臂卡等固位部分及加力的双曲纵簧,可在上颌第一恒磨牙咬合面粘接舌侧扣,直接通过打开双曲纵簧施力于舌侧扣,推磨牙远移。双曲纵簧加力60~100g,每2周复诊加力一次。亦可在活动基托远中弯制带拉钩的单臂卡,用链状橡皮圈或弹力线牵引附件(如舌侧扣)拉第一恒磨牙远移。橡皮圈牵引力约60~100g,每月复诊加力一次(图5)。

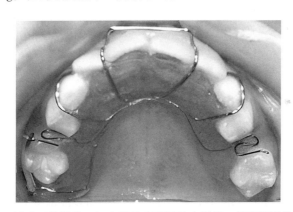

图5 活动双曲纵簧+远中弹性牵引矫治上颌第一恒磨牙异位萌出

6.3.5 第二乳磨牙拔除法

该方法是上颌第一恒磨牙异位萌出的被动治疗,适用于Ⅲ、Ⅳ级上颌第一恒磨牙异位萌出、且第二乳磨牙松动Ⅱ度及以上的病例,可先拔除第二乳磨牙术,解除上颌第一恒磨牙的萌出障碍,待上颌第一磨牙萌出后,临床可再设计矫治器,远中移动第一磨牙重新获得间隙,并对第二乳磨牙区进行间隙保持至第二前磨牙萌出[22]。

对于上颌第一恒磨牙异位萌出主动或被动治疗,引导磨牙萌出、维持牙弓长度、避免咬合异常是治疗的目的。上颌第一恒磨牙异位萌出及第二乳磨牙早失的干预,更多或更重要的是进行间隙管理,若第二乳磨牙在上颌第一恒磨牙萌出过程中发生早失,则需要先在上颌第一乳磨牙上制作带环/全冠式远中导板间隙保持器,将远中导板延伸至部分萌出的上颌第一恒磨牙近中,进行上颌第一恒磨牙导萌和间隙保持。待上颌第一恒磨牙萌出高度充分时,可再制作横腭杆(单侧第二乳磨牙缺失)或 TPA+Nance 托(双侧第二乳磨牙缺失)进行牙弓长度和宽度的控制。

7 矫治效果评价

上颌第一恒磨牙异位萌出可造成邻近第二乳磨牙牙根吸收、松动、脱落,且在矫治施力过程中,可能进一步加重第二乳磨牙的松动,导致其脱落,甚至导致间隙进一步减少,如发生上述情况,则说明存在临床适应证选择有误、或/和矫治器使用不当、或/和间隙管理措施不及时的情况。

疗效评价的主要指标包括:

a)是否纠正了上颌第一恒磨牙异位萌出方向,并阻断其对第二乳磨牙的持续影响;

b)第二乳磨牙矫治后无明显松动,或针对已松动第二乳磨牙采取了间隙管理的预防性措施;

c)是否尽量恢复了侧方牙群长度,并阻断了间隙的进一步减少。

参 考 文 献

[1] DEAN J A. McDonald and Avery's dentistry for the child and adolescent[M]. 10th ed. St. Louis: Mosby Elsevier Inc, 2016: 455-458.

[2] 郑树国. 儿童牙齿发育异常Ⅲ: 第一恒磨牙异位萌出的早期临床处理[J]. 中华口腔医学杂志, 2012, 47(10): 637-639.

[3] DUNCAN W K, ASHRAFI M H. Ectopic eruption of the mandibular first permanent molar[J]. J Am Dent Assoc, 1981, 102(5): 651-654.

[4] 王郁, 葛立宏, 刘鹤. 儿童第一恒磨牙异位萌出的治疗及相关进展[J]. 中华口腔医学杂志, 2012, 47(8): 507-509.

[5] AMERICAN ACADEMY OF PEDIATRIC DENTISTRY. Management of the developing dentition and occlusion in pediatric dentistry[EB/OL]. (2022-01)[2022-01-17]. https://www.aapd.org/globalassets/media/policies_guidelines/bp_developdentition.pdf.

[6] CHINTAKANON K, BOONPINON P. Ectopic eruption of the first permanent molars: prevalence and etiologic factors[J]. Angle Orthod, 1998, 68(2): 153-160.

[7] BARBERIA-LEACHE E, SUAREZ-CLÚA M C, SAAVEDRA-ONTIVEROS D. Ectopic eruption of the maxillary first permanent molar: characteristics and occurrence in growing children[J]. Angle Orthod, 2005, 75(4): 610-615.

[8] KENNEDY D B, TURLEY P K. The clinical management of ectopically erupting first permanent molars[J]. Am J Orthod Dentofacial Orthop, 1987, 92(4): 336-345.

[9] 刘鹤. 第一恒磨牙异位萌出的早期诊治[J]. 中国实用口腔科杂志, 2013, 6(12): 705-708.

[10] DABBAGH B, SIGAL M J, TOMPSON B D, et al. Ectopic eruption of the permanent maxillary first molar: predictive factors for irreversible outcome[J]. Pediatr Dent, 2017, 39(3): 215-218.

[11] RAH Y J, LEE J W, RA J Y. Association between ectopic eruption of the maxillary first permanent molar and skeletal malocclusion[J]. J Korean Acad Pediatr Dent, 2017, 44(2): 147-153.

[12] YUEN S, CHAN J, TAY F. Ectopic eruption of the maxillary permanent first molar: the effect of increased

mesial angulation on arch length[J]. J Am Dent Assoc, 1985, 111(3): 447-451.

[13] BJERKLIN K. Ectopic eruption of the maxillary first permanent molar: an epidemiological, familial, etiological and longitudinal clinical study[J]. Swed Dent J Suppl, 1994, 100: 1-66.

[14] BJERKLIN K, KUROL J. Ectopic eruption of the maxillary first permanent molar: etiologic factors[J]. Am J Orthod, 1983, 84(2): 147-155.

[15] BJERKLIN K, KUROL J, PAULIN G. Ectopic eruption of the maxillary first permanent molars in children with cleft lip and/or palate[J]. Eur J Orthod, 1993, 15(6): 535-540.

[16] MANUELA M, MATTEO R, GIULIA C, et al. Dentoskeletal features in individuals with ectopic eruption of the permanent maxillary first molar[J]. Korean J Orthod, 2015, 45(4): 190-197.

[17] MOONEY G C, MORGAN A G, RODD H D, et al. Ectopic eruption of first permanent molars: a preliminary report of presenting features and associations[J]. Eur Arch Paediatr Dent, 2007, 8(3): 153-157.

[18] WEINBERGER S J, WRIGHT G Z. The unpredictability of primary molar resorption following ectopic eruption of permanent molars[J]. ASDC J Dent Child, 1987, 54(6): 433-436.

[19] STEFFEN R, WAES V. Undermining resorption-ectopic eruption of the first molar: two concepts-one problem [J]. Inf Orthod Kieferorthop, 2013, 45(4): 227-234.

[20] AMBRISS B, MOUKARZEL C, NOUEIRI B. Management of bilateral ectopically erupting maxillary molars: a case report[J]. Int J Clin Pediatr Dent, 2019, 12(2): 153-156.

[21] HSIAO C C, BOYNTON J R. Etiology classification and management of ectopic eruption of permanent first molars[J]. J Mich Dent Assoc, 2016, 98(1): 26-30.

[22] HENNESSY J, AL-AWADHI E A, DWYER L O, et al. Treatment of ectopic first permanent molar teeth[J]. Dent Update, 2012, 39(9): 656-658, 660-661.

[23] KUPIETZKY A. Correction of ectopic eruption of permanent molars utilizing the brass wire technique[J]. Pediatr Dent, 2000, 22(5): 408-412.

[24] PROFFIT W R, FIELDS H W, LARSON B E, et al. Contemporary orthodontics[M]. 6th ed. Philadelphia: Elsevier Mosby, 2019: 378-381.

[25] JUNG B A, BECKER C, WEHRBEIN H. Uprighting and distalisation of first permanent maxillary molars in patients with undermining resorption: a case report[J]. Eur J Paediatr Dent, 2011, 12(2): 128-130.

[26] RUST R D, CARR G E. Management of ectopically erupting first permanent molars[J]. ASDC J Dent Child, 1985, 52(1): 55-56.

[27] BAYARDO R E, GRANDEL E R, MILOS W E. New concept in treatment of ectopically erupting maxillary first permanent molars[J]. ASDC J Dent Child, 1979, 46(3): 214-218.

[28] HALTERMAN C W. A simple technique for the treatment of ectopically erupting permanent first molars[J]. J Am Dent Assoc, 1982, 105(6): 1031-1033.

附加说明:图 3~ 图 5 分别见书末彩图 5-1~ 彩图 5-3。

ICS 11.060.01

CCS C05

中华口腔医学会

团 体 标 准

T/CHSA 043—2022

儿童间隙保持器临床应用专家共识

Expert consensus on the space maintainer in children

2022-01-17 发布

2022-02-01 实施

中华口腔医学会　发布

目　次

前　言

本文件按照 GB/T 1.1—2020《标准化工作导则　第 1 部分：标准化文件的结构和起草规则》的规定起草。

本文件由中华口腔医学会儿童口腔医学专业委员会提出。

本文件由中华口腔医学会归口。

本文件起草单位：空军军医大学口腔医学院、北京大学口腔医学院、四川大学华西口腔医学院、上海交通大学口腔医学院、武汉大学口腔医学院、中山大学光华口腔医学院、同济大学口腔医学院、中国医科大学口腔医学院、首都医科大学口腔医学院、南京医科大学口腔医学院、西安交通大学口腔医学院。

本文件主要起草人：王小竞、吴礼安、轩昆、白玉娣、张彩娣、陈宇江、葛鑫、汪璐璐、张百泽、陈莎莎、王军辉、杜样、王琪、邸天凯、韩欣欣、刘佳佳、姜雨然、卢晓燨、葛立宏、秦满、邹静、汪俊、宋光泰、赵玮、赵玉梅、陈旭、尚佳健、梅予锋、郭青玉。

引　言

　　牙齿在牙弓中保持正确的位置是多方面因素共同作用的结果。如果这些因素失去平衡，与相邻牙的紧密接触关系就会改变并出现牙齿错位。乳牙过早缺失，将可能影响继承恒牙的正常萌出而造成恒牙排列不齐。恒牙列受影响的程度受儿童乳牙缺失时的年龄、牙列阶段、乳牙缺失的牙位及数目等所影响。乳尖牙或乳磨牙早失后，发生恒牙列错殆畸形的机会比无乳牙早失者高 3~4 倍。因此，对乳牙进行积极治疗，去除引起儿童牙齿早失的各种因素显得至关重要。儿童牙齿早失后，为了防止邻牙向缺隙部位倾斜和对颌牙伸长，可设计间隙保持器保持早失牙齿的近远中间隙和垂直间隙，促进继承恒牙正常萌出。

　　众多研究结果表明，间隙保持器的应用可有效防止牙列间隙的丧失，减少错殆畸形的发生[1-3]。但由于目前国内外尚缺乏儿童间隙保持器的应用规范，使得在实际应用中，临床医生难以把握其适应证，且目前在已经开展这项技术的专业人群中，对儿童间隙保持器的制备标准、戴入步骤、术后维护等也存在标准不一，细节把握不清的问题。在很大程度上限制了这项儿童口腔实用技术在国内的规范化使用，并影响了这项技术的临床成功率。

　　针对上述情况，中华口腔医学会儿童口腔医学专业委员会召集国内著名医学院校及医院专家对此进行专题讨论，同时借鉴和参考国内外近年来应用儿童间隙保持器的研究成果与诊治经验，最终提出此专家共识，供临床医师参考。

儿童间隙保持器临床应用专家共识

1 范围

本专家共识给出了儿童间隙保持器应用过程中的术语、从儿童间隙保持器应用的临床意义、类型、适应证、操作步骤、术中及术后操作注意事项、术后维护等方面对这项技术进行指导,并针对儿童间隙保持器应用的特殊情况进行说明。

本专家共识适用于中国各级医疗单位的医务人员在牙齿早失时正确、规范地使用间隙保持器。

2 规范性引用文件

本文件没有规范性引用文件。

3 术语和定义

下列术语和定义适用于本文件。

3.1

间隙保持器   space maintainer

是通过维持早失牙间隙以保障牙弓长度的一种口腔装置,能够在不影响患儿正常生长发育的同时,为正常咬合关系的建立提供有利条件。

3.2

带环或全冠丝圈式间隙保持器   band/crown loop space maintainer

是在选择的基牙上装配带环或全冠,在缺失牙处通过弯制的金属丝维持缺隙的近远中距离。

3.3

舌弓式间隙保持器   lingual arch space maintainer

是在下颌两侧第二乳磨牙或第一恒磨牙上固定带环,用不锈钢丝按照牙弓形态弯制舌弓焊接于两侧带环的舌侧,以保持牙弓周长的下颌固定式间隙保持器。

3.4

Nance 弓(腭弓)式间隙保持器   Nance maxillary holding arch space maintainer

是在上颌两侧第二乳磨牙或第一恒磨牙上固定带环,用不锈钢丝按照上腭形态弯制腭弓贴合于腭穹隆处,腭弓前端位于上腭皱襞处,并增加树脂腭盖板,最终将腭弓焊接于两侧带环的舌侧,以保持牙弓周长的上颌固定式间隙保持器。

3.5

可摘式间隙保持器   removable space maintainer

也叫做儿童可摘局部义齿,是一种过渡性修复体,通常由基托、固位体及人工牙组成,可在维持早失牙间隙的同时,最大程度恢复患儿的咀嚼功能。

3.6

远中导板式间隙保持器 distal shoe space maintainer

是用第一乳磨牙做基牙,戴入金属预成冠,冠的远中端焊接弯曲导板,插入第二乳磨牙远中根或远颊根牙槽窝内,导板远中部贴合于未萌出的第一恒磨牙近中面,以维持第二乳磨牙早失间隙。

4 间隙保持器概述

4.1 乳牙早失后的间隙变化

乳牙早失后,因邻牙移位,对颌牙伸长,使间隙的近远中径和垂直径变小。乳牙早失时患儿年龄越小,牙列越拥挤,间隙变小的可能性就越大。

乳切牙早失,如果发生在 2 岁前乳尖牙萌出建立咬合关系前,间隙会缩小;如果发生在 2 岁后乳尖牙萌出建立咬合关系后,间隙变小或消失的可能性较小[4]。

乳尖牙早失,乳尖牙牙根常受恒侧切牙萌出时的压迫吸收而过早脱落。间隙极易变小,甚至消失,致使恒尖牙异位萌出。

乳磨牙早失,第二乳磨牙早失发生间隙丧失的情况较第一乳磨牙多见。若第一恒磨牙正在萌出时,乳磨牙早失,间隙很容易缩小或消失。尤其第二乳磨牙早失,间隙变化明显。若乳磨牙早失时,第一恒磨牙已萌出并与对颌牙建立良好的咬合关系,间隙丧失量少[5]。

4.2 间隙保持的意义

间隙保持是指在乳牙早失的部位戴入间隙保持器,维持早失牙的近远中和垂直间隙,以预防牙弓长度丧失,利于继承恒牙的正常萌出,减少错殆畸形的发生率,部分病例可以避免后期正畸治疗或者降低治疗难度。

4.3 保持间隙需要考虑的有关因素

a)出现间隙丧失的概率,几乎所有乳磨牙早失都会出现牙弓长度缩短。

b)牙齿缺失的时间,间隙丧失出现的时间大多在牙齿缺失后的前 6 个月,且上颌间隙丧失的程度通常大于下颌。

c)患者全身及牙齿的发育阶段,大部分的间隙丧失发生于乳牙早失区域相邻牙主动萌出之时。

d)间隙丧失的程度,上颌第二乳磨牙早失,单个象限的间隙丧失可达 8mm。下颌第二乳磨牙早失,单个象限的间隙丧失可达 4mm。

e)间隙丧失的方向,上颌后部间隙的丧失主要来自于第一恒磨牙的整体近中移位及围绕其腭根的近中腭向旋转,下颌间隙的丧失主要由于第一恒磨牙近中倾斜及缺隙前方牙齿的远中移动和倾斜。

f)继承恒牙萌出时间,当牙根形成 2/3 时牙齿开始萌出,7 岁前乳磨牙早失常使继承恒牙萌出时间延迟,而 7 岁后乳磨牙早失常使继承恒牙萌出时间提前。

g)未萌恒牙上方的覆盖骨量,若骨质已被破坏,即使牙根发育不足,牙齿也可能提前萌出;若覆盖的骨质完好且较厚,则恒牙胚近期内不会萌出。

　　h)口腔肌肉组织异常,如果颏肌紧张,则下颌乳磨牙或乳尖牙早失的预后欠佳。

　　i)恒牙先天缺失,需要决定是保存间隙直至能够进行永久修复,还是任间隙自行关闭,后利用正畸治疗实现理想牙齿排列。

4.4　间隙保持器的分类

　　间隙保持器按照能否自行摘戴分为固定式和活动式两种类型。两类间隙保持器的具体分类以及优缺点见表1。

表1　间隙保持器的分类及优缺点

类型	间隙保持器	优点	缺点
固定式	丝圈式间隙保持器 舌弓式间隙保持器 Nance弓(腭弓)式间隙保持器 远中导板式间隙保持器	不需取戴 维持间隙近远中径可靠	无咀嚼功能 不能维持间隙垂直径 口腔卫生不易清洁
活动式	可摘式间隙保持器	维持间隙近远中径、垂直径可靠 恢复咀嚼功能 美观、便于发音 预防口腔不良习惯	不合作者效果差 需定期更换及调磨 异物感强

5　间隙保持器的临床应用

5.1　带环或全冠丝圈式间隙保持器

5.1.1　适应证

　　a)单侧第一乳磨牙早失。

　　b)第一恒磨牙萌出后,同侧第二乳磨牙早失。

5.1.2　相对禁忌证

　　a)金属过敏或由于全身疾病需定期行颅脑影像学检查者。

　　b)间隙两侧基牙不稳定(邻近替换或松动)。

5.1.3　基本结构

　　光面带环或金属预成冠+丝圈。

5.1.4　操作步骤

　　a)基牙准备:基牙牙体组织完整或已完成充填治疗,在基牙上试带环,带环选择能带入基牙的最小号,必要时要用带环推子等工具压改带环外形使之与基牙相贴合,并调改带环边缘以去除咬合干扰并避免压迫牙龈,带环上边缘位于基牙近远中边缘嵴下1mm,下边缘平齐龈缘或位于龈上。基牙有大面积龋坏已完成充填治疗或有牙髓根尖周病已完成牙髓治疗后,按照金属预成冠牙体预备要求完成牙体预备,试戴金属预成冠,大小合适,冠边缘位于龈下0.5~1.0mm。

　　b)制取印模及灌制石膏模型:带环或金属预成冠佩戴在基牙上,一般采用一次印模法,根据患儿牙弓大小选择合适的 1/4 口印模托盘,常规制取印模,将带环或金属预成冠取下放置在印模内,用蜡固定。灌注石膏工作模型,在石膏模型上将需要拔除的乳牙牙冠削去。

　　c）丝圈外形线设计:在工作模型上设计丝圈位置,丝圈平行于缺牙区牙槽嵴,离开牙龈 1mm,丝圈的颊舌径要比继承恒牙的冠部颊舌径稍宽。丝圈游离端与牙齿接触的位置位于该牙远中面最突起点或此点稍下方,且与该牙远中邻面呈凹凸环抱的面接触而非点接触(图1)[6]。

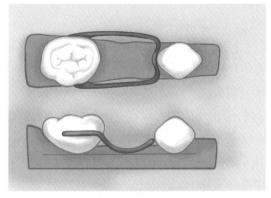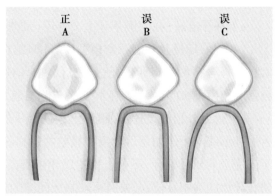

a）丝圈颊舌径比继承恒牙冠部颊舌径稍宽,游离端与牙齿接触位置位于该牙远中面最突起点或此点稍下方

b）丝圈游离端与牙齿呈凹凸环抱的面接触而非点接触

图 1　丝圈外形线设计

　　d）制作:用 0.9mm 直径的不锈钢合金丝弯制丝圈,固定,包埋,焊接后打磨抛光。

　　e）试戴与粘接:试戴时检查带环或全冠是否密合、有无压迫牙龈,丝圈游离端与邻牙是否有接触、而不产生力的作用,咬合关系是否良好。间隙保持器消毒、口内隔湿、干燥、粘接,粘接完成后再次检查咬合。

　　f）医嘱:每 6 个月定期复诊,若出现损毁、松动、脱落及时就诊,发现继承恒牙萌出时就诊。

　　g）复诊:检查间隙有无缩小。咬合关系是否良好。带环或金属预成冠是否移位、变形、密合。粘接材料是否完好。丝圈是否脱焊、变形,与邻牙接触是否良好,是否压迫黏膜。如存在以上问题,而间隙仍需保持,需重做。检查基牙牙体牙髓牙周是否有病理性改变,基牙是否松动及缺隙区继承恒牙萌出情况。

　　h）拆除:继承恒牙萌出后即行拆除。带环丝圈式间隙保持器一旦不需间隙保持,需拆除整个间隙保持器。全冠丝圈式间隙保持器可只磨除金属丝圈,保留金属预成冠至基牙脱落。

5.1.5　注意事项

　　带环或全冠丝圈式间隙保持器尽量不要跨越多个牙位,因过长的丝圈,其强度不足以抵抗咬合力而易折断。

5.2　舌弓式间隙保持器

5.2.1　适应证

　　下颌两侧各有第二乳磨牙或第一恒磨牙为基牙,可用于

　　a）乳尖牙早失;

　　b）下颌多颗乳磨牙早失,特别是近期有个别继承恒牙即将萌出仍需保持牙弓长度者[7]。

5.2.2　相对禁忌证

a）金属过敏或由于全身疾病需定期行颅脑影像学检查者。

b）下颌恒切牙未萌出，间隙保持器可能阻挡恒牙萌出通道。

5.2.3　基本结构

2个光面带环＋舌弓。

5.2.4　操作步骤

a）基牙准备：在双侧基牙上试带环（要求同丝圈式间隙保持器）。

b）制取印模及灌制石膏模型：带环佩戴在基牙上，一般采用一次印模法，根据患儿牙弓大小选择合适的半口印模托盘，常规制取印模，将带环取下放置在印模内，用蜡固定。灌注石膏工作模型，在石膏模型上将需要拔除的乳牙牙冠削去。

c）舌弓外形线设计：在模型上设计舌弓外形线，将舌弓的前方设定在下颌切牙的舌侧，舌弓外形线与下颌切牙舌隆突相接触并远离黏膜1.0~1.5mm，且不对下颌切牙产生力量。对于未完全萌出的恒牙，不可人为造成牙齿萌出方向的改变，所以外形线不与该牙齿贴合。为防止牙齿的远中移位，必要时可在缺牙间隙的近中设计支撑卡。

d）制作：将0.9mm直径的金属丝按照牙弓形态弯制成舌弓，最后焊接于两侧带环的舌侧。

e）试戴及粘接：试戴时检查带环是否密合、带环及舌弓是否压迫牙龈，舌弓与下颌切牙舌隆突是否有接触、而不产生力的作用。咬合关系是否良好。间隙保持器消毒，口内隔湿、干燥、粘接，粘接完成后再次检查咬合。

f）医嘱：每6个月定期复诊，若出现损毁、松动、脱落及时就诊，发现继承恒牙萌出时就诊。

g）复诊：检查间隙有无缩小。咬合关系是否良好。带环是否移位、变形、密合。粘接材料是否完好。舌弓是否脱焊、变形，与下颌切牙舌隆突是否接触良好，是否压迫黏膜。如存在以上问题，而间隙仍需保持，需重做。检查基牙牙体牙髓牙周是否有病理性改变，基牙是否松动及缺隙区继承恒牙萌出情况。

h）拆除：所保持间隙内所有恒牙萌出时。

5.2.5　注意事项

舌弓式间隙保持器通常在下颌恒切牙萌出之后使用，否则会影响下颌恒切牙的正常萌出，或导致其唇向萌出。

5.3　Nance弓（腭弓）式间隙保持器

5.3.1　适应证

上颌两侧各有第二乳磨牙或第一恒磨牙为基牙时，可用于

a）乳尖牙早失；

b）上颌多颗乳磨牙早失，特别是近期有个别继承恒牙即将萌出仍需保持牙弓长度者。

5.3.2　相对禁忌证

金属过敏或由于全身疾病需定期行颅脑影像学检查者。

5.3.3 基本结构

光面带环 2 个 + 腭弓 + 树脂腭盖板。

5.3.4 操作步骤

a）基牙准备：在双侧基牙上试带环（要求同丝圈式间隙保持器）。

b）制取印模及灌制石膏模型：（要求同舌弓式间隙保持器）。

c）腭弓及腭盖板外形线设计：腭侧弧线的前方通过上腭皱襞，在此处的金属丝上放置树脂，制作树脂腭盖板，压在腭盖顶部。

d）制作：将 0.9mm 直径的金属丝弯成 Nance 弓，在上腭皱襞的金属丝上放置树脂，制作树脂腭盖板，最后焊接。

e）试戴及粘接：试戴时检查带环是否密合、是否压迫牙龈，Nance 弓与树脂腭盖板是否与黏膜贴合，但不产生生力的作用。隔湿，干燥，粘接完成后再次检查咬合。

f）医嘱：每 6 个月定期复诊，发现恒牙萌出时就诊，若出现损毁、松动、脱落及时就诊。

g）复诊：检查间隙有无缩小。带环是否移位、变形、密合。粘接材料是否完好。Nance 弓是否脱焊、变形。Nance 弓及树脂腭盖板与黏膜接触关系是否良好，如存在以上问题，而间隙仍需保持，需重做。检查基牙的牙体牙髓牙周是否有病理性改变，基牙是否松动。缺隙区继承恒牙萌出情况。

h）拆除：所保持间隙内所有恒牙萌出。

5.3.5 注意事项

细菌和食物残渣容易聚积于树脂腭盖板的下方，且不易清洁，极易导致腭部黏膜发炎，使用时宜特别注意口腔卫生。

5.4 可摘式间隙保持器

5.4.1 适应证

a）单颌单侧乳磨牙缺失两颗。

b）单颌双侧乳磨牙缺失两颗及以上。

c）乳前牙缺失。

d）乳磨牙缺失伴乳前牙缺失。

5.4.2 相对禁忌证

a）患儿配合度差，无法配合佩戴间隙保持器。

b）临近替牙期且患儿由于各种原因无法定期就诊复查。

5.4.3 基本结构

基托 + 固位体 + 人工牙；如基托固位良好，则无需固位体。尤其避免在乳尖牙上使用卡环固位，因为它可影响乳尖牙间宽度的发育。

5.4.4 操作步骤

a）制取印模及灌制石膏模型：一般采用一次印模法。根据患儿牙弓大小选择合适的托盘，托盘的不合适之处可使用蜡进行修整，注意做好功能性整塑。对于多数牙缺失的情况，需要制作个别托盘以制取印模。灌注石膏工作模型，确定咬合记录，上𬌗架[8]。若该区域新拔除牙齿,则需在拔牙 2 周后取印模。

b）设计基托边缘线：原则是唇颊侧不用基托或尽可能小,以免有碍生长发育。若因缺失牙位过多,需加唇颊侧基托固位者,宜考虑基托高度,避免影响牙槽骨正常生长发育。上颌唇侧基托的外形线宜随着年龄的增加做相应的改变：①4 岁之前,基托外形线位于牙槽嵴顶到前庭沟距离的 1/2 以内；②4~5 岁,基托外形线位于牙槽嵴顶到前庭沟距离的 1/3 以内；③5~6 岁,基托外形线位于牙槽嵴顶到前庭沟距离的 1/4 以内。第二乳磨牙或第一恒磨牙近中面的倒凹,给间隙保持器提供了一个较好的固位条件,可利用单臂卡环固位,前牙部位的舌侧基托离开舌面 1~2mm,避免前牙移位。

c）设计固位体：可摘式间隙保持器原则上不使用固位体,但因牙齿缺失数目及部位、腭部形态和儿童配合程度等的不同,很多情况下仍需要固位体。早失牙两侧存在天然牙时,固位力较好,一般无需固位体,而早失牙位于游离端时,固位力较弱,需要固位体（图 2）。

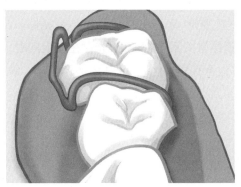

a）改良式剪头卡

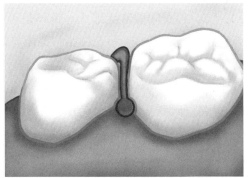

b）球形卡

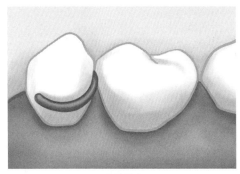

c）单臂卡

图2　可摘式间隙保持器的常用固位体

临床上常用可摘式间隙保持器的固位体有：①改良式剪头卡；②球形卡；③单臂卡等。

在上颌第二乳磨牙或第一恒磨牙可放箭头卡或单臂卡环,在下颌采用单臂卡环。在恒切牙未完全萌出时,尽量避免在尖牙上使用卡环固位,以免影响尖牙区牙弓宽度的增长。下颌两侧乳磨牙缺失,也可不设计卡环,将基托延长至远中基牙的舌侧中部,依靠基托固位。对于咬合紧的患儿在仅存有一个楔状间隙的情况下,使用球形卡较为方便。

d）推荐使用无牙根人工乳牙,加工制作可摘式间隙保持器。

e）试戴：可摘式间隙保持器就位是否顺利,固位是否良好,是否压迫黏膜,与邻接牙邻面是否紧密接触。咬合关系是否良好,要求后牙与对颌牙接触广泛、稳定、多点接触,前牙轻接触,前牙接触过紧或早接触易造成对颌前牙移位。

f)医嘱:交代患儿家长摘戴、清洗及保存方法。需定期复诊,如有不适及时复诊,恒牙萌出及时复诊。可摘式间隙保持器需根据患儿的生长发育情况定期更换。

g)复诊:乳牙列期和替牙列期患儿每2~3个月复诊,每隔1~2年拍摄全口牙位曲面体层X线片,检查缺隙区继承恒牙的发育状况。并根据恒牙在萌出过程中的实时状况适时调整、磨除修复体相应部分的基托,诱导恒牙萌出到正常位置。必要时更换可摘式间隙保持器。

每次复诊时检查患儿颌面部的发育情况,下颌运动情况,口内余留牙状况。可摘式间隙保持器是否破损、变形,基托与黏膜是否贴合,有无压迫,固位是否良好,如过松则需加衬处理,必要时更换可摘式间隙保持器。检查与邻接牙邻面接触是否紧密。检查间隙保持区域是否有恒牙萌出。

h)拆除条件:个别部位恒牙萌出时,则需磨除间隙保持器相应部位基托及义齿,为恒牙萌出提供通道。也可根据口内情况酌情停戴可摘式间隙保持器,改换其他类型间隙保持器。

5.4.5 注意事项

可摘式间隙保持器的基托外形线宜随着年龄的增加做相应的改变,继承恒牙萌出前约8个月,前庭沟底区出现膨隆,随后膨隆逐渐接近牙槽嵴顶,建议随继承恒牙的萌出而磨除部分基托边缘及组织面。可摘式间隙保持器随患儿生长发育,必要时更换。

5.5 远中导板式间隙保持器

5.5.1 适应证

第二乳磨牙无法保留、但第一恒磨牙尚未出龈。

5.5.2 相对禁忌证

a)金属过敏或由于全身疾病需定期行颅脑影像学检查者。

b)患儿佩戴后出现牙龈、牙周软组织问题者。

c)由于各种因素无法定期就诊复查者。

5.5.3 基本结构

金属预成冠 + 远中导板。

5.5.4 操作步骤

a)基牙预备:通常将相邻第一乳磨牙作为基牙,按照金属预成冠牙体预备的标准进行基牙预备,试戴金属预成冠。

b)制取印模及灌制石膏模型:金属预成冠佩戴在基牙上,一般采用一次印模法,根据患儿牙弓大小选择合适的印模托盘,常规制取上下颌印模,将金属预成冠取下放置在印模内,用蜡固定。灌注石膏工作模型,确定咬合记录,用𬌗架转移𬌗关系,根据未拔除第二乳磨牙确定导板长度,确保导板能插入第二乳磨牙远中根或远颊根牙槽窝内,导板远中部贴合于未萌出的第一恒磨牙近中面,在石膏模型上将需要拔除的乳牙牙冠削去。

c)X线测量:采用平行等长摄影法拍摄,从X线片上测量导板的长度及高度并换算,确保导板远中部伸展到第一恒磨牙外形高点下1.0~1.5mm。

d）设计导板外形线：将导板长度及高度标记在石膏模型上。为防止对颌牙伸长，导板水平部与咬合面平齐，为避免咬合压力，导板水平部尽可能小。导板远中部的远中面，在下颌与第二乳磨牙远中根、在上颌与第二乳磨牙远颊根的形态相似。导板尖端位于未萌出第一恒磨牙近中面外形高点根端方约 1.0~1.5mm 处。

e）制作：导板可用宽约 3.8mm、厚 1.3mm 的预成腭杆，弯曲成合适的长度和高度，最后焊接于第一乳磨牙的金属预成冠远端。

f）试戴及粘接：拔除第二乳磨牙，止血后，试戴远中导板式间隙保持器，再次拍摄根尖片，观察间隙保持器与第一恒磨牙的关系是否合适，必要时可再做调整，合适后再进行粘接。

g）医嘱：每 6 个月定期复诊，若出现损毁、松动、脱落及时就诊，发现第一恒磨牙萌出及时就诊。

h）复诊：检查间隙有无缩小。咬合关系是否良好。金属预成冠是否移位、变形、密合。导板是否脱焊、变形及插入黏膜区域是否红肿。可拍摄根尖片检查导板远中部与第一恒磨牙的位置关系是否正常。如存在以上问题，而间隙仍需保持，建议重做。检查基牙牙体牙髓牙周是否有病理性改变，基牙是否松动及第一恒磨牙萌出情况。

i）拆除：第一恒磨牙近中部分萌出，可考虑更换可摘式间隙保持器；第一恒磨牙完全萌出后，可更换丝圈式间隙保持器。

5.5.5 注意事项

远中导板式间隙保持器在无法保留的第二乳磨牙拔除前制作，拔除后即刻佩戴。第一恒磨牙萌出后，拆除远中导板式间隙保持器，更换丝圈式间隙保持器。

远中导板式间隙保持器存在潜在性断裂和感染问题，对于存在血液系统疾病、免疫抑制、先天性心脏病、风湿病及糖尿病患儿不宜使用，远中导板式间隙保持器在引导第一恒磨牙萌出方面效果明确且经济便捷[9]。

6 各类间隙保持器的选择建议

6.1 单颗乳磨牙早失，两侧邻牙存在

可分为单颗第一乳磨牙早失或单颗第二乳磨牙早失，两侧邻牙存在。选择丝圈式间隙保持器效果较好[10]。

建议在无法保留的乳牙拔除前，完成基牙试带环或金属预成冠，取印模，灌注石膏工作模型，随后拔除无法保留的乳牙，拔牙创愈合后复诊，佩戴间隙保持器，可以减少就诊次数。

6.2 单颗第二乳磨牙早失，第一恒磨牙尚未出龈

6.2.1 第二乳磨牙拔除后牙槽窝已经愈合，可选择可摘式间隙保持器。

可摘式间隙保持器基托后缘的确定是难点，其与早失前第二乳磨牙远中面位置一致。

早失第二乳磨牙对侧同名牙位置正常，通过健侧第二乳磨牙远中面向正中线做垂线，测量正中线到第二乳磨牙远中长度，即是缺失牙侧基板后缘适当位置（图3）。

缺失第二乳磨牙对颌同名牙处于正常位置，利用末端平面关系多为垂直型确定（图4）。

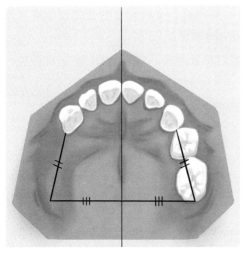

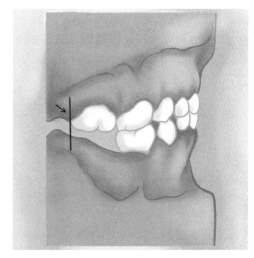

图 3　基托后缘位置确定　　　　　　　　图 4　基托后缘位置确定

6.2.2 第二乳磨牙拔除后伤口未愈合或未拔除,可选择远中导板式间隙保持器。

一般适用于 5 岁以上患儿,若年龄太小,远中导板式间隙保持器使用时间过长,易引起局部感染,且导板下沉倾斜无法保持间隙。

6.3　单颌双侧分别有一颗乳磨牙早失,两侧邻牙存在

下颌恒切牙未萌出而双侧乳磨牙区各有一颗乳磨牙早失需要进行间隙保持,分别在两侧放置丝圈式间隙保持器效果较好。下颌恒切牙萌出之后而双侧乳磨牙区各有一颗乳磨牙早失需要进行间隙保持,舌弓式间隙保持器比双侧分别放置丝圈式间隙保持器对于间隙的维持及牙弓长度的保持效果更好。

上颌双侧乳磨牙区各有一颗乳磨牙早失需要进行间隙保持,Nance 弓式间隙保持器及双侧分别放置丝圈式间隙保持器均可,但 Nance 弓式间隙保持器对于间隙的维持及牙弓长度的保持效果更好。

单颌双侧乳磨牙区各有一颗乳磨牙早失也可采用可摘式间隙保持器。

6.4　单颌两颗及以上乳磨牙早失

乳牙列期单颌两颗及以上乳磨牙早失时,多使用可摘式间隙保持器,恢复咀嚼功能。

替牙列期单颌两颗及以上乳磨牙早失时,可摘式、舌弓式或 Nance 弓式三者均可使用,但继承恒牙即将于 1 年内萌出者,因可摘式间隙保持器随继承恒牙的萌出需不断调磨,多采用舌弓式或 Nance 弓间隙保持器。

6.5　乳前牙早失或伴有乳前牙早失

乳切牙早失,由于恒切牙均比乳切牙大,在颌骨的发育过程中,前牙区牙槽骨增长显著,以容纳恒切牙。所以,乳切牙早失,间隙变小或消失的可能性较小。为恢复美观与发音,预防口腔不良习惯,可使用可摘式间隙保持器。

仅有乳尖牙早失时,也可使用舌弓式或 Nance 弓式间隙保持器。

6.6　第一恒磨牙早失

如果第一恒磨牙在第二恒磨牙萌出前缺失,拍摄 X 线片观察第三恒磨牙形态是否正常,如果患侧第三恒磨牙发育不理想,可进行间隙保持,等待进行义齿修复。若第三恒磨牙形态正常,可任第二恒磨牙近中移位配合正畸牵引等关闭间隙[11]。

如果第一恒磨牙在第二恒磨牙萌出后缺失,需对患儿进行正畸学评估,决定是否进行间隙保持。

也可通过自体牙移植将第三恒磨牙移至第一恒磨牙位置处[12]。

参 考 文 献

[1] Dental space maintainers for the management of premature loss of deciduous molars: a review of the clinical effectiveness, cost-effectiveness and guidelines[M]. Ottawa(ON): Canadian Agency for Drugs and Technologies in Health, 2016.

[2] MOORE T R, KENNEDY D B. Bilateral space maintainers: a 7-year retrospective study from private practice[J]. Pediatr Dent, 2006, 28(6): 499-505.

[3] VINOTHINI V, SANGUIDA A, SELVABALAJI A, et al. Functional band and loop space maintainers in children[J]. Case Rep Dent, 2019, 2019: 4312049.

[4] 葛力宏,邹静,秦满. 儿童口腔医学[M]. 5版. 北京:人民卫生出版社,2020.

[5] DEAN J A. 麦克唐纳-埃弗里儿童青少年口腔医学:第10版[M]. 秦满,译. 北京:北京大学医学出版社,2018.

[6] 王小竞,葛鑫,王勇. 乳牙列期咬合诱导[M]. 西安:世界图书出版公司,2015.

[7] VIGLIANISI A. Effects of lingual arch used as space maintainer on mandibular arch dimension: a systematic review[J]. Am J Orthod Dentofacial Orthop, 2010, 138(4): 382. e1-382. e4.

[8] 赵铱民,周永胜,陈吉华. 口腔修复学[M]. 8版. 北京:人民卫生出版社,2020.

[9] BRILL W A. The distal shoe space maintainer chairside fabrication and clinical performance[J]. Pediatr Dent, 2002, 24(6): 561-565.

[10] AHMAD A J, PAREKH S, ASHLEY P F. Methods of space maintenance for premature loss of a primary molar: a review[J]. Eur Arch Paediatr Dent, 2018, 19(5): 311-320.

[11] ALEXANDER S A, ASKARI M, LEWIS P. The premature loss of primary first molars: space loss to molar occlusal relationships and facial patterns[J]. Angle Orthod, 2015, 85(2): 218-223.

[12] WALDON K, BARBER S K, SPENCER R J, et al. Indications for the use of auto-transplantation of teeth in the child and adolescent[J]. Eur Arch Paediatr Dent, 2012, 13(4): 210-216.

第六章

口腔护理专业

ICS 11.060.01
CCS C05

中华口腔医学会

团 体 标 准

T/CHSA 014—2019

口腔种植修复临床护理专家共识

Expert consensus on clinical nursing techniques of dental implant

2019-12-31 发布

2020-01-31 实施

中华口腔医学会　发布

目　　次

前　言

本标准按照 GB/T 1.1—2009 给出的规则起草。

本标准由中华口腔医学会口腔护理专业委员会提出。

本标准由中华口腔医学会归口。

本标准由口腔护理专业委员会负责起草,北京大学口腔医院、南方医科大学口腔医院、四川大学华西口腔医院、空军军医大学第三附属医院、武汉大学口腔医院、吉林大学口腔医院、浙江大学医学院附属口腔医院、中国医科大学附属口腔医院、中山大学光华口腔医学院·附属口腔医院、广西医科大学附属口腔医院、上海交通大学医学院附属第九人民医院、同济大学附属口腔医院参加起草。

本标准主要起草人:李秀娥、侯雅蓉、鲁喆、姜慧娟、尹丽娜、王春丽、徐佑兰、刘东玲、俞雪芬、高玉琴、林丽婷、文学锦、刘蕊、宣岩、张亚池、赵佛容、阮洪、刘晓芬。

引　言

口腔种植修复彻底改变了传统义齿修复的支持固位模式,实现了人工牙与颌骨的生物性、机械性结合。近年来口腔种植修复技术取得了迅猛发展,接受诊疗的患者数量逐年增加,该方法已成为牙列缺损及牙列缺失患者的首选修复方式,患者对于口腔诊疗服务的期望值也不断提升。优质的口腔诊疗服务不仅包括医生精湛的诊疗技术,也包括娴熟的护理操作。在种植修复过程中,护理人员的专业技术水平至关重要。

中华口腔医学会口腔护理专业委员会组织专家经过充分讨论,制定了口腔种植修复临床护理专家共识,规定了口腔种植修复(特指牙种植体)护理配合流程的基本要点,以期为全国各级各类医疗机构从事口腔种植修复护理操作的护理人员提供指导,规范该技术的临床操作流程,促进其推广应用。

口腔种植修复临床护理专家共识

1 范围

适用于全国各级各类开展口腔种植修复技术操作的医疗机构。

2 术语及定义[1-3]

2.1

上颌窦底部提升术　maxillary sinus floor elevation

为解决上颌后牙区牙槽骨吸收或者上颌窦腔气化后种植体植入时垂直骨量不足的问题,而采取的骨增量技术。通常将自体骨与骨替代品混合后植入上颌窦腔,增加骨容积并避免骨改建过程中的骨吸收。

2.2

牙种植体　dental implant

植入骨组织内替代天然牙根的结构,具有支持、传导、分散殆力的作用。

2.3

骨替代品　bone substitute

用于骨重建,为新骨形成提供支架的无生命的生物材料。骨替代品在植入区可被吸收或保持不变,也可用于辅助保持重建区的形态。

2.4

屏障膜　barrier membrane

用于种植患者缺损区骨增量的引导骨组织再生的材料。屏障膜通过创造一个封闭空间,防止上皮细胞和成纤维细胞长入骨增量区,而缓慢生长的血管和骨细胞可以进入该区。

2.5

愈合基台　healing abutment

连接在种植体上的部件,在最终修复体完成前用来引导牙周软组织愈合。

2.6

覆盖螺丝　cover screw

愈合组件中的一种,为种植体顶端封闭螺丝,在骨结合过程中用于保护种植体并引导组织愈合。

2.7

无菌技术　aseptic technique

在医疗、护理操作过程中,防止一切微生物侵入人体和防止无菌物品、无菌区域被污染的技术。

2.8

基台 implant abutment

连接种植体,为修复体提供支持和/或固位的种植体部件。

2.9

四手操作技术 four-handed technique

在口腔治疗的全过程中,医生、护士采取舒适的座位,病人采取放松的仰卧位,医护双手同时在口腔治疗中完成各种操作,平稳而迅速地传递所用器械及材料,从而提高工作效率及医疗质量。

2.10

封闭式印模法 closed tray

用预成或特殊制作托盘装载印模材制取印模,记录放置转移基底的位置,在灌制模型前将转移基底与替代体连接的印模制取方法。

2.11

开窗式印模法 open-tray impression

在制作的个别托盘上相对于种植区域咬合面的方向开孔,使得印模转移部件可以和印模材料作为一个整体取下的印模制取方法。

2.12

印模转移部件 impression coping

与口内种植体相连接,用来制取印模,印模制取后与替代体连接进行灌模,将种植体在牙弓内的位置、方向及与其他种植体/牙齿的相对关系转移到技工室模型上的修复部件。

2.13

替代体(代型) analogue

在种植修复体制作过程中安放在石膏模型中,用于替代口内种植体、基台,方便技师精确的制作终末模型和(或)修复体。也可用于临床宣教模型制作。

3 口腔种植体植入术护理[4,5]

3.1 术前准备

3.1.1 环境准备

种植治疗室按医疗Ⅲ类环境(GB 15982—2012)要求准备。

3.1.2 资料准备

病历资料含:治疗方案、手术同意书、相关实验室及放射学检查结果等。

3.1.3 护理评估

测量生命体征,并对患者进行心理、全身状况及口腔状况的评估。

3.1.4 患者准备

核对患者信息，交代麻醉、术中注意事项及配合要点。做好患者心理护理。根据手术区域调整患者体位。

3.1.5 用物准备

a）准备相关消毒液、麻醉药品、4~5℃无菌生理盐水。

b）口腔外科常规器械及材料：镊子、刀柄、刀片、骨膜分离器、牙龈分离器、刮匙、血管钳、剪刀、持针器、治疗盘、吸引器头、口内拉勾、组织镊、牙周探针、无菌敷（材）料包（治疗巾、手术衣、管线套等）、缝针、缝线、纱布。

c）口腔种植专科器械：种植手机、相应种植系统专用器械、必要时备种植导板，并根据治疗方案准备其他专用器械（如：骨引导再生术器械、上颌窦底部提升术器械）。

d）口腔种植设备及材料：外科微型动力系统、吸引装置、种植机灌注管、吸引器连接管。

e）口腔种植材料：根据患者治疗方案，准备种植体、骨替代品、屏障膜等材料。准备相应系统和型号的愈合基台（非埋入式手术）或覆盖螺丝（埋入式手术）。

f）急救物品准备：根据患者全身情况准备急救物品。

3.2 术中配合

a）铺无菌操作台，依次将手术所需无菌物品置于无菌台，正确连接吸引器及种植机等设备。对患者术区进行消毒。

b）手术医生、助手/器械护士应外科洗手，穿无菌手术衣、戴无菌手套及护目镜。

c）通过牵拉软组织充分暴露术区，根据手术进程及时调整患者体位、灯光。

d）应根据手术流程（如：切开、翻瓣、修整牙槽嵴、逐级备洞、植入种植体和/或植骨、安装愈合基台/覆盖螺丝、修整牙龈、缝合）做好手术护理配合。依次传递器械和材料，细小的手术器械应有防止误吞、误吸措施，组装器械和配件应连接稳固后传递；备洞钻针传递前应与医生复核型号，确保无误。手术前后进行器械、材料清点。

e）吸引器放置位置靠近术区，保证术野清晰，适时吸引患者口内的冲洗液、血液、唾液等。吸引器在取骨、钻孔区域时要保持少许距离，以保证生理盐水对工作头钻针、骨组织的充分冷却。吸引植骨区域时，吸引器与骨移植物保持一定距离，避免吸到骨移植物。吸引器头端勿进入种植窝内，以免造成污染。

f）术中收集的自体骨、软组织等需专用容器湿润保存。

g）根据不同系统包装特点正确开启种植体，用专用携带工具拿取，种植体严禁碰触种植窝洞之外的任何（含无菌）器械和物品，在产品规定时间内尽快植入。

h）不同种植体系统对于每个步骤的参数要求略有差异，巡回护士应遵循产品使用说明，根据手术流程调节种植机的转速、扭力、旋转方向等；应根据手术进程及时调整患者体位、灯光及其他各类设备。

i）巡回护士根据手术进程和需要提供各类器械、材料、种植体及其配件、骨替代品、屏障膜等，植入材料应即用即开，开启前应复述医嘱，与术者核对名称、型号、规格、有效期等。使用后根据医用高值耗材管理办法和植入物管理要求做好登记。

j）术中随时观察患者的生命体征及反应，防止误吞、误吸、意外损伤等，敲击时做好患者安全防护。

k）术中严格遵循无菌技术原则操作。

3.3　术后护理

a）常规口腔外科手术术后护理。

b）牙种植术后健康指导（见 6.1）。

c）手术器械处置按《口腔器械消毒灭菌技术操作规范》（WS 506—2016）相应要求进行。

d）环境处理按医疗Ⅲ类环境（GB 15982—2012）要求处理。

4　口腔种植印模制备（转移）

4.1　治疗前准备

4.1.1　资料准备

包括病历资料、放射学检查结果。

4.1.2　评估与患者准备同修复印模制取评估与准备

4.1.3　用物准备

a）印模制备用物：应使用钢性托盘/个性化托盘、印模材料（工作印模宜使用高分子弹性印模材料）。

b）种植修复专科器械：相应种植系统的印模制取配套器械；相应型号的基台、印模转移部件、替代体，各部件完整无损坏，功能完好。

c）人工牙龈、咬合记录材料等。

4.2　治疗中配合

a）根据治疗流程（如：拆卸口内愈合基台，安装转移体/基台、制取印模、拆卸印模装置/安装基台保护帽、取颌位记录、安装愈合基台）及时正确传递用物，传递方法应遵循四手操作技术要求。

b）选择合适的托盘，开窗式印模使用前应检查确保开窗处与患者口内种植区域准确对应。

c）根据不同的印模制取方式传递相应用物。

d）封闭式印模法：待印模材料固化后，取出印模，根据种植系统的要求，配合印模转移部件的安装。

e）开窗式印模法：制取过程中，协助医生去除开窗处多余印模材料，确保印模转移部件外露，待印模材料固化后，传递螺丝刀给医生，将转移部件连同印模一起取出。将替代体与印模转移部件连接固定，固定时适度用力，避免印模转移部件移位。

f）印模取出后冲洗、吹干、消毒。各类印模按照说明在规定时间内制作人工牙龈、灌模。

4.3 治疗后护理

4.3.1 修复常规护理

4.3.2 健康指导

5 种植义齿／修复体安装／戴入

5.1 治疗前准备

5.1.1 资料准备

准备病历资料、放射学检查结果。

5.1.2 评估与患者准备同修复体戴入治疗常规

5.1.3 种植修复用物准备

核对、消毒种植修复基台及修复体。准备相应系统的螺丝刀、扭矩扳手等修复工具。

5.1.4 修复器械及材料

咬合纸、牙线、充填器、光敏固化灯、调拌刀、封闭材料、粘接材料。

5.2 治疗中配合

a）根据治疗流程传递器械与配件，协助医生拆卸口内愈合基台，安装、固定基台，义齿试戴调改，封闭螺丝孔、修复体义齿安装等，需要组装的器械和配件应连接稳固后传递。

b）先选择合适的材料封闭基台螺丝孔，按要求和比例调拌粘接剂，内冠涂布均匀、适量，避免过多溢入龈下。应在粘接剂固化前传递医生牙线、探针等去除多余粘接剂。

5.3 治疗后护理

5.3.1 修复常规护理

5.3.2 健康指导（见6.2）

6 健康宣教

6.1 种植体植入术后健康指导

a）术后术区咬纱卷压迫止血。指导患者术区冷敷及伤口观察，出现活动性出血、发热、下颌术区麻木及时复诊。

b）嘱遵医嘱用药，糖尿病、凝血功能障碍等特殊用药患者应在相关专科医生指导下用药。

c）保持口腔卫生：告知正确刷牙方法，第一周餐后使用漱口水，保持口腔及口内愈合基台部件清洁。当天刷牙不触及伤口，避免用力、频繁漱口。

d）保护伤口、植骨区域不受碰撞及局部压迫。

e）上颌窦底部提升术后，勿用力擤鼻涕、打喷嚏及剧烈咳嗽，避免上颌窦内压力改变。

f）术后1~3天宜进温凉软食。

g）建议戒烟，近期避免饮酒。

h）术后3天内注意休息，避免过多说话及剧烈运动。

i）7~10天复诊。

　　j）告知患者口内种植部件如有松动、脱落，应保留部件及时复诊。原义齿应调改后遵医嘱使用。

6.2　种植修复体戴入后健康指导

　　a）饮食指导：种植区域应遵循渐进负重的原则，从软食逐渐过渡到正常饮食，避免咀嚼过硬食物。改变偏侧咀嚼等不良饮食习惯。

　　b）保持口腔卫生，选择合适的口腔清洁用品（牙缝刷/牙线等）并正确使用。

　　c）种植覆盖义齿戴入后，应指导/教会患者正确摘戴义齿与自我维护；观察覆盖义齿部件是否松脱及松脱后处理方法；保持口内基台或杆等部件清洁。

　　d）定期复诊，应在修复后1个月、3个月、半年和1年时复诊，之后每年复查一次，进行专业维护，不适随诊。

参 考 文 献

［1］林野.口腔颌面种植学词汇［M］.北京：人民军医出版社，2010.

［2］李小寒，尚少梅.基础护理学［M］.5版.北京：人民卫生出版社，2012.

［3］赵佛容.口腔护理学［M］.2版.上海：复旦大学出版社，2009.

［4］韦春华，郑玉萍，曾美荣.护理流程对口腔种植患者种植成功率及患者满意的影响［J］.国际护理学杂志，2013，32（6）：1292-1293.

［5］张景华.不同护理流程在口腔种植患者中的应用效果比较［J］.齐鲁护理杂志，2016，22（4）：64-65.

ICS 11.060.01
CCS C05

中华口腔医学会

团 体 标 准

T/CHSA 027—2020

口腔四手操作技术规范

Technical specification of four-handed dentistry

2020-12-29 发布　　　　　　　　　　　　　　　　2021-01-01 实施

中华口腔医学会　　发布

目　次

前　　言

本文件按照 GB/T 1.1—2020《标准化工作导则　第 1 部分：标准化文件的结构和起草规则》的规定起草。

本文件由中华口腔医学会口腔护理专业委员会提出。

本文件由中华口腔医学会归口。

本文件起草单位：北京大学口腔医院、武汉大学口腔医院、吉林大学口腔医院、四川大学华西口腔医院、空军军医大学第三附属医院、中国医科大学附属口腔医院、浙江大学医学院附属口腔医院、中山大学光华口腔医学院·附属口腔医院、南方医科大学口腔医院。

本文件主要起草人：李秀娥、徐佑兰、王春丽、刘东玲、赵佛容、刘蕊、高玉琴、俞雪芬、林丽婷、侯雅蓉、邱钧琦。

引　言

四手操作技术是口腔医疗服务中的重要组成部分。应用此技术可显著提高工作效率、保证患者安全、预防医院感染、降低职业损伤及暴露风险,提高医护患的满意度。

中华口腔医学会口腔护理专业委员会组织专家经过充分讨论,从四手操作技术原则、环境设施要求、医护患体位与位置关系以及传递技术、交换技术、吸引技术等方面制定了口腔四手操作技术规范,以规范该技术,促进其在临床的推广应用。

口腔四手操作技术规范

1 范围

本规范给出了四手操作技术的环境设施要求、基本操作原则、基本技术要点。

本规范适用于各级各类开展口腔疾病预防、诊断、治疗服务的医疗机构。

2 规范性引用文件

本文件没有规范性引用文件。

3 术语和定义 [1-5]

下列术语和定义适用于本文件。

3.1

四手操作技术 four-handed dentistry

是在口腔诊疗过程中,医护采取舒适的坐位,患者采取放松的仰卧位。医护双手同时为患者进行操作,护士平稳而迅速地传递诊疗器械及材料,从而提高工作效率,保证工作质量的操作技术。

3.2

传递技术 transfer technique

在口腔诊疗过程中护士协助拿取用物并交予医生的操作技术。

3.3

交换技术 exchange technique

在口腔诊疗过程中护士从医生手中接回用物,同时将待用用物递予医生的技术。

3.4

吸引技术 evacuation technique

通过负压系统吸除口腔诊疗过程中产生的冷却水、水雾、碎屑及唾液、血液的技术。

3.5

操作区 operating zones

使用钟面定位的医护患诊疗区域及仪器物品的放置区域。

4 四手操作技术的基本原则

4.1 节力原则

在诊疗过程中,医护人员以最少的体力达到最大工作效率的原则。宜只涉及身体动作分级的Ⅰ、Ⅱ、Ⅲ级动作。身体动作分级见附录 A。

4.2 安全原则

在诊疗过程中,避免患者和医护人员出现职业暴露伤的原则。

4.3 视野清晰原则

在诊疗过程中,保持视野清晰。

5 环境设施要求

5.1 诊疗区域布局

5.1.1 护理侧应有足够空间,口腔综合治疗台头托部距最近物品宜≥80cm,牙科椅边缘距最近物品宜≥80cm,可容纳诊疗设备及器械台,便于临床操作[6](见图1)。

5.1.2 静止区应放置器械台,器械台可移动,台面宜足够大,诊疗用物应触手可及。

5.1.3 诊疗单元宜设立医护双通道,避免医护出入相互干扰(见图1)。

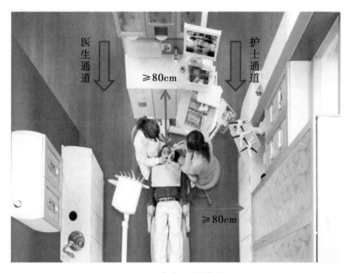

图1　诊疗区域布局

5.2 诊疗设施设备

应配备口腔综合治疗台、医生和护士专用座椅、器械台(车)(见图2,图3)。

6 医、护、患体位及灯光调节

6.1 医生体位

医生体位可根据具体操作调整。宜采用平衡舒适坐位。紧靠椅背就坐,座椅椅背支持下背部[5];脚平放在地面上,大腿与地面平行或膝盖稍低于臀部。两腿自然分开;身体长轴及上臂垂直,双肘部贴近肋部,双手保持在心脏水平;两瞳孔连线呈水平位,眼与患者口腔距离为30~35cm(见图4)。

6.2 护士体位

腰部贴近靠背,左肘部可放置于弯形靠背上;腿部宜与牙椅平行,尽可能靠近牙科椅;大腿与地面平行,双脚放置于座椅脚踏上[5](见图5)。视线应高于医生视线10~15cm(见图6)。

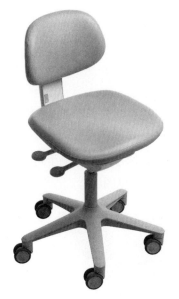

图 2 医生专用座椅

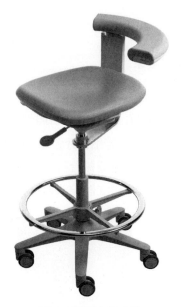

图 3 护士专用座椅

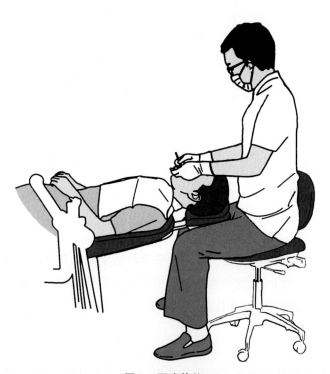

图 4 医生体位

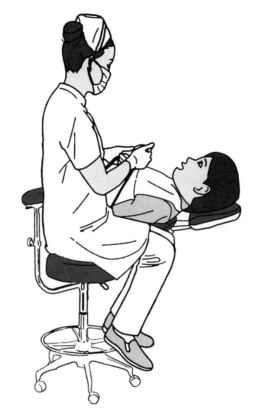

图 5　护士体位

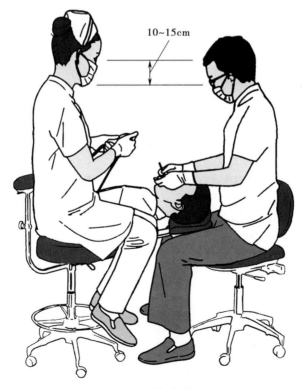

图 6　医护视线关系

6.3 患者体位

患者体位可根据具体操作适当调整。宜采取平卧位,诊疗椅背呈水平或抬高 7°~15°,脊柱放松,头顶部与口腔综合治疗台头托顶部相平。患者上颌的咬合面与地面垂直[7]。头部左右可转动 45°[1]。

6.4 灯光调节

6.4.1 灯光调节保证操作区域清晰的同时避免灯光照射到患者的眼部,且避免出现医护手部的投射阴影。

6.4.2 检查时的基本位置为头托调节到与地面平行,灯光到口腔的焦点距离宜为 60~80cm[7]。

6.4.3 上颌操作时头托稍向后倾斜,灯光宜直接照射到殆平面上[7]或调至与地面约成 90° 角的位置,通过口镜反射照射在牙面上[1](见图 7,图 8)。

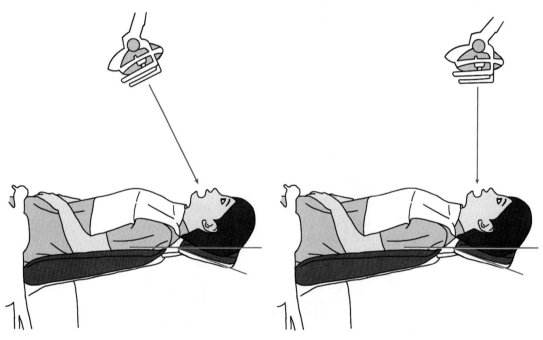

图 7 治疗上颌牙的灯光角度 1   图 8 治疗上颌牙的灯光角度 2

6.4.4 下颌区诊疗时,抬起头托,使殆平面向前方倾斜,灯光宜调至与地面约成 60° 角的位置,直接照射在牙面上[7](见图 9)。

7 医、护、患位置关系

以患者面部为中心将操作区假想为一个时钟面,患者的头顶部朝向 12 点钟位置,将操作区分割为 4 个时区[4](见图 10)。

7.1 医生工作区

位于时钟 7~12 点。上颌操作多选 12 点位,左侧下颌操作多选 10~11 点位,右侧下颌操作多选 7~9 点位。

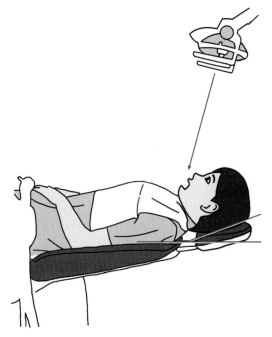

图 9 治疗下颌牙的灯光角度

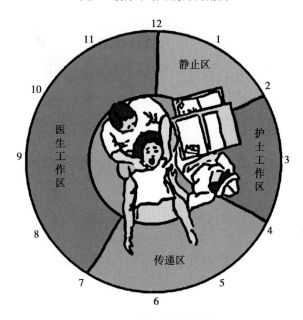

图 10 医、护、患的位置关系

7.2 静止区

位于时钟 12~2 点。此区应放置护士器械台（车）。

7.3 护士工作区

位于时钟 2~4 点。

7.4 传递区

位于时钟 4~7 点。

8 传递与交换技术

8.1 基本原则

8.1.1 所需物品宜按照操作顺序依次摆放与传递。

8.1.2 宜左手传递或根据需要双手传递,右手吸唾及准备下一步治疗材料和器械。

8.1.3 应避开医生握持部位并施加一定的力进行传递。

8.1.4 应将传递的用物工作端朝向操作的牙面或牙弓。

8.1.5 交换时宜遵循先接后递的原则。

8.2 传递与交换方法

8.2.1 医生握持器械的方法 因用物类型、使用方式及口内诊疗区域位置不同包括三种方法。

　　a）执笔式握持法 将器械如握笔一样拿在手中(见图11)。

　　b）掌式握持法 用手掌将器械牢固握于手中(见图12)。

　　c）掌-拇式握持法 将器械握于手掌之中,大拇指稳定器械,引导方向(见图13)。

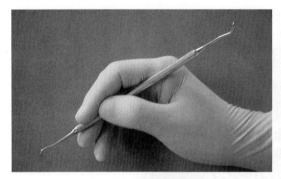

图 11　执笔式握持法

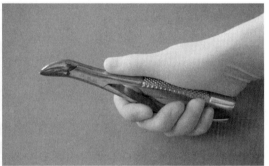

图 12　掌式握持法

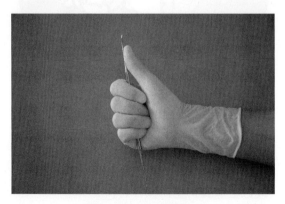

图 13　掌-拇式握持法

8.2.2 传递方法

　　a）医生执笔式握持时,护士将器械握持部位递予医生拇指、中指和示指指腹处,确认医生握住后松手。

b）医生掌（掌 - 拇）式握持时,护士将医生握持部位递予其手掌中,确认医生握住后松手。

8.2.3 交换方法

a）单手交换法　左手小指（和无名指）接过医生使用后的用物,拇指、中指和示指传递待用用物（见图 14,图 15）。

b）双手交换法　一只手取回医生使用后的用物,另一只手传递待用用物（见图 16）。

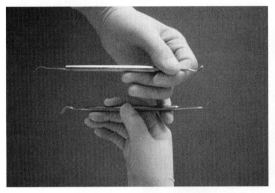
图 14　单手交换法 1

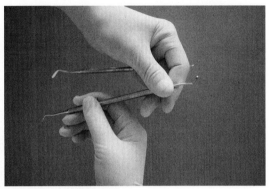
图 15　单手交换法 2

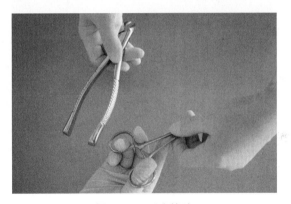
图 16　双手交换法

8.3　注意事项

a）传递位置不可过高,避开患者面部。

b）传递钻针、根管锉等小器械时可使用收纳器具传递,避免锐器伤的发生。

c）传用用物时应确认医生握持稳固后方可松手。

d）交换过程中用物应避免污染及碰撞。

9　吸引技术

9.1　基本原则[1]

a）协助医生保持视野清晰。

b）护士宜用右手握持吸引器管,左手持三用枪或传递用物。

c）吸引器管的放置位置不应妨碍医生的操作。

9.2 吸引器管的握持方法[7]（同 8.2.1）（见图 17~ 图 19）

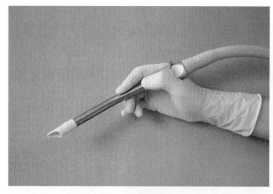

图 17 执笔式握持法

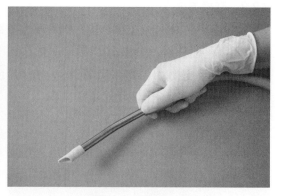

图 18 掌式握持法

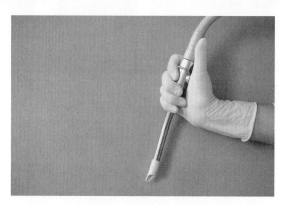

图 19 掌 - 拇式握持法

9.3 吸引器管的放置

治疗上前牙区宜放在诊疗牙的切端；治疗下前牙区宜放在诊疗牙的根部；治疗左侧上下颌磨牙区宜放在颊侧；治疗右侧上下颌磨牙区宜放在腭侧（舌侧）。

9.4 注意事项[1]

a）可使用吸引器管协助医生牵拉患者口角，动作轻柔，吸引器前端不应紧贴黏膜，避免引起患者不适或黏膜血肿。

b）吸引器管斜面朝向牙列的方向，以达到最大吸引效果。

c）吸引器管与冷却水保持一定距离，避免冷却水被吸走。

d）吸引器管不宜放入患者软腭、咽部等敏感区域，以免导致患者恶心。

e）不应让患者闭嘴包住吸引器，以免造成吸引器内污水反流入口内。

附 录 A

（资料性）

身体动作分级

A.1　Ⅰ级　只涉及手指的动作

A.2　Ⅱ级　涉及手指及手腕的动作

A.3　Ⅲ级　涉及手指、手腕及手肘的动作

A.4　Ⅳ级　涉及手指、手腕、手肘及手臂的动作

A.5　Ⅴ级　涉及上身的转动动作

参 考 文 献

［1］李秀娥,王春丽.实用口腔护理技术［M］.北京:人民卫生出版社,2016:36-52.

［2］赵佛容.口腔护理学［M］.2版.上海:复旦大学出版社,2009:21.

［3］吕波.口腔诊疗辅助技术与护理［M］.北京:人民卫生出版社,2009:200-214.

［4］BIRD D L, ROBINSON D S. Modern dental assisting［M］. 12th ed. St. Louis: Elsevier, 2018.

［5］徐丹慧,刘翠梅,辛鹏举,等.模拟牙体预备操作时的喷溅范围与合理布局［J］.中国感染控制杂志, 2019, 18（1）: 27-31.

［6］全国歯科衛生士教育協議会.歯科診療補助論［M］.2版.東京:医歯薬出版社株式会社, 2017: 63-72.

［7］AMERICAN DENTAL ASSOCIATION. The ADA practical guide to effective infection control［R］. Chicago: American Dental Association Department of Product Development and Sales, 2016.

附加说明:图 10~ 图 19 分别见书末彩图 6-1~ 彩图 6-10。

ICS 11.060.01
CCS C05

中华口腔医学会

团 体 标 准

T/CHSA 036—2022

牙科水门汀材料调和操作规范

Operating specifications for mixing dental cement

2022-01-17 发布 2022-02-01 实施

中华口腔医学会　发布

目　次

前　言

本文件按照 GB/T 1.1—2020《标准化工作导则　第 1 部分：标准化文件的结构和起草规则》的规定起草。

本文件由中华口腔医学会口腔护理专业委员会提出。

本文件由中华口腔医学会归口。

本文件起草单位：武汉大学口腔医院、北京大学口腔医院、空军军医大学第三附属医院、吉林大学口腔医院、四川大学华西口腔医院、中国医科大学附属口腔医院、浙江大学医学院附属口腔医院、中山大学光华口腔医学院·附属口腔医院、上海交通大学医学院附属第九人民医院。

本文件主要起草人：徐佑兰、李秀娥、刘蕊、刘东玲、毕小琴、高玉琴、俞雪芬、林丽婷、袁卫军、王春丽、唐娟。

引　言

　　牙科水门汀是口腔诊疗过程中常用的材料。大多数水门汀类材料需要口腔专业护理人员调和后使用,材料调拌的质量好坏直接影响临床的使用效果。有研究显示,不同的粉液比例、调拌方式、调拌速度和时间会影响水门汀材料的凝固时间、抗压强度及粘接强度。可见,材料调拌过程中的技术规范与质量控制对保证材料性能、提高口腔诊疗效果至关重要。

　　中华口腔医学会口腔护理专业委员会组织专家经过充分讨论,主要针对手工调和的水基水门汀,从调和技术基本原则、调和前准备、调和技术实施、注意事项等方面制定了调和技术操作规范,以规范该技术,促进其在临床的推广应用。

牙科水门汀材料调和操作规范

1 范围

本规范给出了牙科水门汀的调和原则、调和前准备、调和方法以及调和注意事项。

本规范适用于各级各类诊疗过程中涉及手工调和的水基水门汀材料的医疗机构。

2 规范性引用文件

下列文件中的内容通过文中的规范性引用而构成本文件必不可少的条款。其中,注日期的引用文件,仅该日期对应的版本适用于本文件;不注日期的引用文件,其最新版本(包括所有的修改单)适用于本文件。

YY 0271.1　牙科水基水门汀 第1部分:粉/液酸碱水门汀

GB 15982　医院消毒卫生标准

WS/T 313　医务人员手卫生规范

3 术语和定义

下列术语和定义适用于本文件。

3.1

牙科水门汀　dental cements

由金属盐或其氧化物作为粉剂与水或专用液体调和后能够凝固的非金属暂时性材料,可用于窝洞的充填、垫底及修复体、正畸附件等的粘接[1]。临床上常用的牙科水门汀有磷酸锌水门汀、聚羧酸锌水门汀、氧化锌丁香酚水门汀和玻璃离子水门汀等[2]。

3.2

充填　filling

将龋损牙体组织制备成具有机械固位的形状(即窝洞),用具有可塑性的材料恢复牙齿的形态和功能的方法。

3.3

垫底　basing[3]

在洞底(髓壁和轴壁)垫一层足够厚度(>0.5mm)的材料,隔绝外界和充填材料的温度、化学、电流及机械等刺激的方法,同时有垫平洞底,形成窝洞,承受充填压力和咀嚼力的作用。

3.4

粘接　bonding[3]

两个同种或异种的固体物质,通过介于两者表面的另一种物质的作用而产生牢固结合的方法。

3.5

调和 hand-mixed

将双组分材料按一定比例进行混合,并通过专业方法和技巧进行充分混匀,达到口腔治疗所需性状的操作方法。

3.6

调和时间 mixing time

各组分达到充分混合所需的那部分工作时间。

4 调和技术基本原则

a)材料应现用现取现调。材料拿取后及时加盖瓶盖。

b)调和时应遵守节力原则。调和前备齐所需用物,宜使用腕力进行调拌。

c)调和操作过程中避免材料的污染。

5 调和前准备

5.1 环境准备

操作环境应符合 GB 15982—2012 Ⅳ类医疗环境要求。

5.2 操作者准备

操作者应遵循 WS/T 313—2019 要求洗手或进行卫生手消毒,戴口罩。

5.3 评估治疗中材料需要量

5.4 调和用物准备

5.4.1 备齐调和所需牙科水门汀粉剂、牙科水门汀液剂、专用量勺、调和板(纸)、调和刀(金属或塑料)、清洁纱布、75% 乙醇纱布(棉球)、治疗巾、持物镊。

5.4.2 调和刀、调和板(纸)应清洁干燥、表面平整。

5.4.3 材料应在有效期内,颜色、性状正常。

6 调和技术[4]

6.1 取粉剂

轻拍瓶体,使其均匀,根据治疗需要量使用专用量勺取若干平勺粉剂,并置于调和板(纸)上,加盖瓶盖。

6.2 取液剂

将瓶体倒置,垂直于调和板(纸),轻弹瓶体充分排气。根据瓶口大小及瓶内剩余液剂量,使用适当力量挤压瓶体,取出适量液体。瓶口与调和板(纸)保持 2~4cm 距离,粉与液间距 1~2cm(图 1,图 2)。取完液剂后及时用清洁纱布清洁瓶口,加盖瓶盖。

6.3 粉液调和

6.3.1 将粉剂按照说明书要求一次或分次加入液体中。分次加入时,应在第一份粉剂混合均匀后再加入第二份粉剂,依次完成调和。

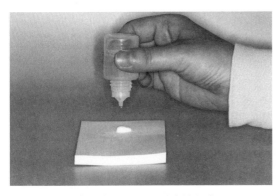

图1　瓶体垂直,瓶口距调和板(纸)2~4cm

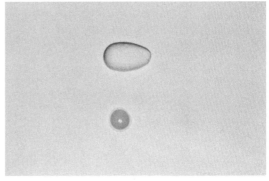

图2　粉与液间距1~2cm

6.3.2　磷酸锌水门汀应使用玻璃板和金属调拌刀调拌,调和时应先将少部分粉剂加入液剂中调和,调和中期可加入大量粉,最后加入剩余的少部分粉剂调和至理想稠度。加压碾磨时面积尽量大,有利于散热。

6.3.3　聚羧酸锌水门汀可在纸板或玻璃板上调和。调和时可将粉一次性加入液剂中调和,也可将粉分为两等份,先后加入液剂中进行调和。

6.3.4　玻璃离子水门汀可在纸板或玻璃板上使用塑料调拌刀进行调和,金属调拌刀会导致调和物染色。调和时可先加入一部分粉剂调和均匀后再加入剩余部分粉剂进行调和。

6.3.5　调和时操作者食指与拇指按压调和板(纸)两边,使用调和纸时,应按压调和纸无胶带的两个边(图3)。

6.3.6　调和刀工作端前1/3~1/2应贴近调和板(纸),角度宜小于5°(图4),采用推拉或旋转加压法研磨的方法进行调和。

6.3.7　应在说明书规定的调和时间内完成。

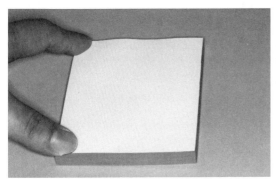

图3　按压纸板无胶带处

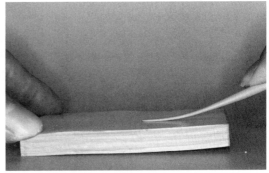

图4　调和刀与调和板(纸)角度宜小于5°

6.4　调和性状评价

6.4.1　充填和垫底用水门汀材料调和至面团状(图5),均匀、细腻无颗粒,无气泡、不粘调刀。

6.4.2　粘接用水门汀材料调和至奶油拉丝状,拉丝长度不低于10mm(图6)。

6.4.3　暂时粘接用氧化锌丁香酚水门汀材料调和至奶油糊状,可拉丝。

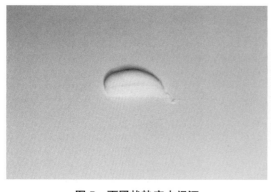

图 5　面团状垫底水门汀　　　　　　　　图 6　拉丝状粘接水门汀

6.5　清洁处理

用 75% 乙醇纱布（棉球）清除调和刀、调和板上剩余材料或使用流动水冲洗[5]。

7　注意事项

7.1　应严格按照说明书比例要求取用粉剂和液剂。

7.2　取粉、液后应及时加盖，避免粉剂受潮，液剂挥发[6]。

7.3　磷酸锌水门汀材料调和范围宜大于 5cm，让材料充分散热，且调拌速度要快，一般在 25~30s 内完成。

7.4　操作时调和板（纸）应置于平整的桌面。

7.5　不应在粉液完全调和后再追加液剂或粉剂。

参 考 文 献

[1] 赵信义. 口腔材料学[M]. 6 版. 北京: 人民卫生出版社, 2020.

[2] 林红. 口腔材料学[M]. 2 版. 北京: 北京大学医学出版社, 2013.

[3] 周学东. 牙体牙髓病学[M]. 5 版. 北京: 人民卫生出版社, 2020.

[4] 李秀娥, 王春丽. 口腔门诊治疗材料护理技术[M]. 北京: 人民卫生出版社, 2011.

[5] 徐琨. 口腔科护理技能实训[M]. 北京: 科学出版社, 2014.

[6] 赵佛容. 口腔护理学[M]. 3 版. 上海: 复旦大学出版社, 2017.

附加说明：图 1~ 图 6 分别见书末彩图 6-11~ 彩图 6-16。

第七章

口腔麻醉专业

ICS 11.060.01

CCS C05

中华口腔医学会

团 体 标 准

T/CHSA 028—2020

儿童口腔门诊全身麻醉操作指南

Guideline on the use of general anesthesia for pediatric
dentistry under office-based setting

2020-12-29 发布　　　　　　　　　　　　　　　2021-01-01 实施

中华口腔医学会　发布

目　　次

前　言

　　本文件按照 GB/T 1.1—2020《标准化工作导则　第 1 部分：标准化文件的结构和起草规则》的规定起草。

　　本文件由中华口腔医学会镇静镇痛专业委员会提出。

　　本文件由中华口腔医学会归口。

　　本文件起草单位：空军军医大学第三附属医院、重庆医科大学附属口腔医院、中国医学科学院北京协和医院、北京大学口腔医院、上海交通大学医学院附属第九人民医院、南京大学医学院附属口腔医院、哈尔滨市口腔医院、南方医科大学口腔医院、中国人民解放军联勤保障部队第 989 医院、杭州市口腔医院城西分院。

　　本文件主要起草人：徐礼鲜、郁葱、万阔、张伟、李刚、徐辉、王小竞、史宝林、陈柯、杨旭东、王玲、张国良、李小凤、夏斌、冉龙宽、马林。

引　言

　　儿童是特殊的医疗群体,口腔门诊常常由于患儿的焦虑、恐惧、哭闹和挣扎而无法完成检查和治疗,通过强制甚至束缚可能对儿童的身心发育产生不利的影响[1,2]。近年来,随着麻醉学的快速发展,全身麻醉技术使儿童所涉及的口腔诊疗范围更为广泛,特别是门诊儿童全身麻醉下口腔治疗已经发展成为一种较成熟的儿童行为管理模式,具有显著提高患儿的依从度、缩短治疗时间和疗程、提高医疗质量与安全和医疗资源使用效率的优势,已经得到患者家长、医护人员及卫生行政部门的关注和肯定。由于门诊儿童口腔诊治时间短、流动性大、周转快,对麻醉及围诊疗期管理提出了更高的要求[3,4]。因此,有必要制定适合我国国情的门诊儿童口腔诊治的全身麻醉操作指南,为临床麻醉与口腔诊治提供指导和帮助,有利于我国儿童在门诊实施全身麻醉下口腔诊疗的安全开展和推广。

儿童口腔门诊全身麻醉操作指南

1 范围

本指南给出了门诊儿童口腔诊疗全身麻醉的操作建议。

本指南适用于同时具有全身麻醉和儿童口腔诊疗资质的全国各级各类医疗机构,为开展全身麻醉下实施儿童口腔诊治的临床操作提供指导。

重要提示1:在儿童口腔门诊实施全身麻醉与常规手术室内麻醉存在许多不同[5,6]。首先,它远离手术室,一旦发生紧急情况不易快速得到有效的支援和帮助;其次是门诊儿童在接受口腔诊疗后观察时间短,当天都会离开医院,存在突发事件处理滞后的风险。由于在儿童口腔门诊实施全身麻醉难度大,风险更高,因此,对开展口腔门诊儿童全身麻醉的医疗机构、口腔诊疗种类、全身麻醉实施条件及人员资质的基本要求也就更高[7,8]。

2 规范性引用文件

本文件没有规范性引用文件。

3 术语和定义

本文件没有需要界定的术语和定义。

4 临床基本条件

4.1 人员配置及资质

在门诊实施儿童全身麻醉下口腔诊疗时,麻醉人员配备不低于在手术室内实施全身麻醉的要求,即:每台全身麻醉必须有2名麻醉医师,1名为麻醉住院医师,1名为麻醉主治医师,麻醉住院医师不能独立开展全身麻醉[9,10]。口腔治疗需要符合四手操作的要求,具备开展相关工作所需资质的口腔科医师和护士各1名。恢复单元配备具备生命体征监护和生命支持能力的专职医护人员1名以上。

4.2 设备、药品及治疗区域

门诊儿童全身麻醉口腔单元的麻醉相关仪器与药品配置通常不低于常规手术室。

4.2.1 麻醉相关医疗仪器、药品和区域设置

a)配备具有精确小潮气量和容量/压力控制模式的多功能麻醉机/呼吸机。

b)可靠的供氧/吸氧装置,包括氧气源、鼻导管、口咽通气道/鼻咽通气道、简易呼吸器、气管内插管和建立静脉通道的相关器材等。

c)监护设备的监测指标包括心电图(ECG)、无创血压、脉搏氧饱和度(SPO_2)、呼气末二

氧化碳分压（$P_{ET}CO_2$）、潮气量、气道压和体温，有条件者可配置麻醉气体浓度和麻醉深度监测。

d）急救复苏设备包括除颤仪及抢救设备，必须配备急救车。

e）需配有单独的负压吸引装置、室内换气系统、充分的照明设备和转运车等。

4.2.2 麻醉相关药品配置

a）全身麻醉药品需要配备全身麻醉诱导和麻醉维持的药物，如咪达唑仑、右美托咪定、依托咪酯、异丙酚、氯胺酮、七氟醚、异氟醚、氧化亚氮、芬太尼、舒芬太尼、瑞芬太尼、维库溴铵、顺式阿曲库铵、阿托品等。

b）急救药品包括利多卡因、阿托品、艾司洛尔、胺碘酮、硝酸甘油、西地兰、肾上腺素、去甲肾上腺素、多巴胺、异丙肾上腺素、间羟胺、尼可刹米、多沙普仑、异丙嗪、氨茶碱、氢化泼尼松、呋塞米、碳酸氢钠、氯化钾、常用静脉输液器械及液体等。

c）麻醉科拮抗药物需要配备纳洛酮、氟马西尼和新斯的明等。

d）局部麻醉药主要包括普鲁卡因、利多卡因、罗哌卡因、布比卡因、阿替卡因等。

4.2.3 诊疗区域设置

a）均需要设置独立门诊全身麻醉口腔诊疗室，面积为 24~40m²，可根据医疗单位自身建造规划进行适当调整。

b）均需要设置独立门诊麻醉苏醒室，面积为 >30m²。

c）苏醒室内也必需配备氧气源、吸氧装置、多功能监护仪和抢救设备。

4.3 医疗机构的资质

全身麻醉须要在具有麻醉诊疗科目的各级各类医疗机构开展。

5 儿童口腔诊疗的种类

门诊儿童全身麻醉下口腔诊治主要指在Ⅲ级以下层流净化手术室或区域，手术室以外的场所，为接受儿童口腔牙齿治疗、口腔外科小手术、各种影像学检查的儿童所实施的全身麻醉操作。

总原则：宜选择对机体生理功能干扰小、麻醉时间一般不超过 2h、预计诊治后并发症少的诊疗种类，各级医疗单位宜综合考虑其医疗场所、设备条件、医疗水平及患儿情况等多方面因素，在确保医疗质量和医疗安全的前提下，选择可开展的门诊儿童全身麻醉下口腔诊疗种类。

重要提示 2：由于口腔检查和治疗邻近呼吸道，对刺激敏感性高，口内分泌物容易进入咽后壁和气道产生呛咳，甚至引起喉痉挛、气管或支气管道痉挛等严重并发症[11,12]。因此，在门诊实施儿童全身麻醉下口腔治疗对医护人员提出了更高的挑战。在门诊实施儿童全身麻醉下口腔治疗前，宜根据儿童全身情况制订合适的治疗方案。

6 适应证及禁忌证

6.1 适应证

适合门诊全身麻醉的儿童（一般≥2 岁）符合以下条件：

a）全身情况评估为美国麻醉医师协会（ASA）分级Ⅰ~Ⅱ级的患儿；

b）因恐惧、焦虑、不能交流或其他辅助措施不能配合牙科治疗的儿童；

c）脑性瘫痪、智力障碍、语言障碍、癫痫及精神行为异常等精神智力异常的儿童；

d）预计需进行较复杂或较长时间（>30min）口腔治疗的儿童；

e）预计口腔治疗后呼吸道梗阻、疼痛及严重恶心呕吐等并发症发生率低的儿童。

6.2 禁忌证

下列情况不建议行门诊儿童全身麻醉下口腔诊治：

a）全身状况不稳定的 ASA Ⅲ 级以上的儿童；

b）估计可能因潜在或已并存的疾病将会导致口腔治疗中出现严重并发症的儿童（如恶性高热家族史，过敏体质者）；

c）近期出现急性上呼吸道感染未愈者、哮喘发作及持续状态的儿童；

d）气道评估存在困难气道的儿童；

e）预计口腔诊治后，呼吸功能恢复时间可能延长的病理性肥胖、阻塞性睡眠呼吸暂停综合征（OSAS）的儿童。

下列情况谨慎进行门诊儿童全身麻醉下口腔诊治：

a）因某种并存的疾病长期服用抗精神病药、镇痛药、抗心律失常药的儿童；

b）一般性过敏体质者；

c）3 岁以下儿童宜平衡风险与收益。

7 诊治前评估与准备

7.1 评估方法

原则上实施门诊儿童全身麻醉下口腔诊治前必须由麻醉医师进行充分评估及准备。在口腔诊治当日，麻醉医师还需要在麻醉开始前与患儿及家长进行面对面直接沟通和评估，并做出最后决策。

7.2 评估内容

评估内容主要包括三个方面：病史、体格检查、辅助检查（参照住院患儿的评估内容），特别是要注意辨别出患儿诊治中可能出现的特殊问题，包括近 2 周内是否患有上呼吸道感染病史、现在用药情况、过敏史、是否存在打鼾、困难气道、恶性高热易感人群、肥胖、血液系统疾病、心脏病、呼吸系统疾病、水电解质紊乱及胃肠反流性疾病等。

7.3 诊治前检查及准备

7.3.1 体格检查

常规体格检查除身高、体重外，主要还包括基本生命体征，如心率、呼吸频率、脉搏血氧饱和度、血压、体温。呼吸系统重点检查包括是否存在鼻道通气不畅，有无鼻甲肥大、鼻中隔弯曲、困难气道、呼吸道梗阻症状、呼吸音异常等，注意检查牙齿松动情况，必要时行喉镜鼻内镜检查。循环系统关注是否存在心律失常、心脏杂音等情况。

7.3.2 辅助检查

常规实验室检查主要包括血常规，出、凝血功能，肝肾功能，传染病学筛查（肝炎，梅毒，

AIDS等）及尿常规检查,胸部X线片检查。以及根据患儿全身情况所需的其他检查。各项化验检查均宜在口腔诊治前完成,对于有并存疾病的患儿,在仔细评估病情的基础上安排合理的诊治前准备,必要时和相关学科医师共同制定诊治前准备方案,并选择合适的诊治时机。

7.3.3 知情同意

凡实施儿童门诊全身麻醉下口腔治疗的患儿均必须由法定监护人签署麻醉知情同意书,麻醉科医生有责任告知监护人使用药物或全身麻醉技术的适应证、禁忌证和潜在的风险及可替代治疗方案,最终由患儿的法定监护人与医生共同决定是否采用该项技术,并签署麻醉知情同意书,并告知麻醉后的注意事项。

7.3.4 诊治前患儿准备

推荐参照ASA术前禁食规定:择期口腔诊治的患儿都要限定严格的禁水食时间,如禁食油炸食物、富含脂肪或肉类食物至少8h,易消化固体食物或非人类乳至少6h,禁母乳至少4h,禁饮清饮料至少2h,包括饮用水、果汁（无果肉）、苏打饮料、清茶、纯咖啡,但不包括酒精饮料[13,14]。原则上不需要麻醉前用药。对明显焦虑的患儿可酌情口腔治疗前用药。

8 麻醉的实施与监测

8.1 局部或区域阻滞麻醉

当全身麻醉起效后,对于可致痛的口腔操作前,推荐复合实施局部浸润麻醉或区域阻滞麻醉,以减少全身麻醉药用量,降低不良反应。

8.2 气管内插管全身麻醉

气管内插管全身麻醉常用于口腔诊疗时间较长（>1h）,口腔操作对呼吸干扰较大的诊治,如多发龋齿治疗、复杂多生牙拔除、口腔内小肿物切除或活检等。该方法可以确保口腔内操作、分泌物或血液不易引起喉、气管、支气管的痉挛或窒息,安全性较高。但该方法存在有气管内插管相关并发症,如牙齿损伤、咽喉部和鼻腔的黏膜损伤、下颌关节脱位、呼吸道黏膜损伤、声音嘶哑、喉头水肿等并发症。

推荐1：静脉置管前镇静

患儿进入诊疗室后,先以30%~50%氧化亚氮+50%~70%氧气吸入1~2min,再以潮气量法复合吸入6%~8%七氟醚（新鲜气流量3~6L/min）,当患儿意识消失后将七氟烷的挥发罐调至3%~4%（新鲜气流量1~2L/min）,维持自主呼吸,并建立静脉通路。

推荐2：快速麻醉诱导

诊治前评估无困难气道的患儿,从静脉通道注射起效快、呼吸抑制轻、作用时间短的镇静药,如咪唑安定0.1~0.2mg/kg、异丙酚2.0~2.5mg/kg,或依托咪酯200~300μg/kg;麻醉性镇痛药,如芬太尼2~3μg/kg,或瑞芬太尼1~2μg/kg;肌肉松弛药,如维库溴铵0.08~0.10mg/kg,或顺式阿曲库铵0.1~0.2mg/kg;其他药物,如地塞米松0.2~0.5mg/kg、阿托品0.01mg/kg诱导麻醉。

推荐3：可视气管内插管

2岁以上儿童选择带套囊气管导管内径（ID）=年龄/4+4,不带套囊气管导管ID=年龄/4+4.5,

应用可视喉镜从通气顺畅侧鼻腔（或口腔）插入气管导管，经鼻腔插入的气管导管 ID 较经口腔插管小 0.5#，经口腔插入导管的深度约为年龄（岁）/2+12cm 或者 ID×3cm；经鼻腔插入导管的深度约为年龄（岁）/2+14cm 或者 ID×3+2cm；摆好体位后需要再次确认导管深度。

重要提示 3：插管时手法轻柔切忌导管 ID 过大，忌用暴力插入导管，插管后一定要听诊双肺和观察 $P_{ET}CO_2$ 波形、气道压力，确认气管导管是否在合适位置，如有异常及时处理，导管固定前要正确握持气管导管，确保导管位置没有变化，防止导管扭折。

8.3 使用喉罩通气道（LMA）全身麻醉

应用 LMA 全身麻醉常用于短时间（<1h）口腔诊治的麻醉，麻醉药应用参照推荐 1 实施，待患儿意识消失、下颌松弛后置入 LMA（LMA 型号选择见表 1）。

表 1　各种 LMA 与体重及套囊容量的关系

LMA 型号	患儿体重 kg	套囊容量 mL
1.0 号	<5kg	2~5
1.5 号	5~10kg	5~7
2.0 号	10~20kg	7~10
2.5 号	20~30kg	12~14
3.0 号	30~50kg	15~20

重要提示 4：a）不能完全按体重选择 LMA，宜根据患儿的发育情况参考标准体重，选择大小合适的喉罩；b）维持麻醉期间可保持自主呼吸或控制呼吸，但以保留自主呼吸更为安全，通过 $P_{ET}CO_2$ 调节通气量；c）LMA 对气道密封性较气管内插管差，口腔分泌物易流入气管，需要加强吸引保证安全；d）口腔诊治过程中可因头位变动，而引起 LMA 的位置改变，而增加正压通气时气体泄漏的可能性，需引起注意。

推荐 4：维持麻醉

气管插管完成后，连接麻醉机控制呼吸，设置呼吸参数潮气量 8~10mL/kg；分钟通气量 100~200mL/kg；吸气峰压一般维持在 12~20cmH₂O；呼吸频率调整至 1~5 岁为 25~30 次 /min，6~9 岁为 20~25 次 /min，10~12 岁为 18~20 次 /min，并根据胸廓起伏和 $P_{ET}CO_2$ 调整合适的通气量及频率。吸呼时间比值为 1：1.5~2.0，治疗中麻醉维持推荐采用 2%~3% 七氟醚，或异氟醚 1.5%~2.5% 吸入麻醉，或丙泊酚 50~200μg/kg/min 从静脉泵注维持。维持麻醉期间可依据口腔诊疗情况及麻醉深度，酌情加用麻醉性镇痛药，或镇静药调整合适的麻醉深度。

8.4 生命参数及相关监测指标

在实施全身麻醉期间，需使用多功能监护仪对患儿重要生命参数进行持续有效的监测，参与诊疗的医护人员需要注意观察患儿的口面部颜色及胸廓起伏情况，特别是麻醉医师需全程观察患儿生命体征，主要监测内容包括心率、心律、血压、体温、SPO₂、ECG、呼吸频率、气道压、潮气量、$P_{ET}CO_2$。有条件单位可实时监测麻醉深度，吸入 / 呼出麻醉剂浓度监测。对于口腔诊治时间 >2h 的患儿，建议进行血气检测，以便更科学地调节呼吸参数。

9 麻醉恢复苏醒期管理

9.1 拔除气管导管或喉罩

当口腔科医师完成预定诊疗操作，并检查诊疗创面无渗血、无残留物后，麻醉科医师即可停用所有全身麻醉药物，以新鲜氧气逐渐转置换呼吸回路内的气体，待肌张力和自主呼吸基本恢复正常，呛咳反射恢复良好，潮气量 >8mL/kg，吸入空气时 SPO_2>95%，$P_{ET}CO_2$<45mmHg 时，充分清理口咽分泌物后拔除气管导管或喉罩，取侧卧位或头偏向一侧，如有舌后坠时，放置口咽通气道，保持呼吸道通畅。

9.2 麻醉后恢复室（PACU）观察

所有实施全身麻醉的患儿，都必须进入 PACU，由专职医护人员继续监护和观察至少 30min 以上，并填写麻醉苏醒记录单，当达到离开苏醒室标准（改良 Aldrete 评分 ≥12 分，其中任何一单项评分均不能少于 1 分（见表 2）后方可离开苏醒室。未能达到苏醒标准的患儿，必需继续留在苏醒室观察，直到达到离室标准。

表 2　改良 Aldrete 评分标准

指标 / 评分	意识水平	肢体活动	血流动力学稳定	呼吸稳定	血氧饱和度	术后疼痛	术后恶心呕吐
0	只对触觉刺激有反应	不能自主活动	血压波动 > 基础平均动脉压值的 30%	呼吸困难且咳嗽无力	吸氧时血氧饱和度 <90%	持续严重疼痛	持续中重至重度恶心呕吐
1	轻微刺激即可唤醒	肢体活动减弱	血压波动在基础平均动脉压值的 15%~30%	呼吸急促但咳嗽有力	需鼻导管吸氧	中至重度疼痛需用静脉止疼药物控制	短暂呕吐或干呕
2	清醒，定向力好	各肢体能完成指令运动	血压波动 < 基础平均动脉压值的 15%	可深呼吸	呼吸空气 SpO_2≥92%	无或轻微不适	无或轻度恶心，无呕吐

9.3 离院标准

全身麻醉口腔诊疗后直接回家的患儿，必须确认呼吸循环稳定，无明显疼痛及恶心呕吐，口腔诊疗区域无明显渗血，经麻醉医师确认改良 Aldrete 评分为 14 分，方可离院，并在 24h 内保持联系或有回访记录[15]。

9.4 诊疗后随访

患儿离院后 24h 内要常规进行诊疗后随访，以电话随访为主；24h 后如患儿病情需要，宜延长随访时间。及时了解患儿是否出现全身麻醉和口腔诊疗相关的并发症（如伤口疼痛、出血、感染、意识改变、恶心呕吐、头晕、全身麻醉后声嘶、呛咳、头痛等），并提供处理意见，情况严重者建议尽快到医院就诊，以免延误病情。

重要提示 5：虽然患儿达到标准离院，但是麻醉药物残留作用依然存在，约半数患儿在术后 1~2d 内仍存在观察力、判断力和肌张力等方面的异常,宜向监护人交待相关注意事项:a)患儿在接受治疗后 24h 内要有专人陪护;b)原则上 Aldrete 评分为 14 分,呛咳反应完全恢复,就可开始进食,其进食顺序遵从清水 - 流质食物 - 固体食物的顺序,逐渐加量;c)如有伤口疼痛可遵医嘱服用非甾体类抗炎药;d)如有任何不适应及时回院或在当地医疗单位就诊;e)请监护人记住诊治医师回访电话。

10 儿童口腔门诊全身麻醉常见问题及处理

10.1 呼吸抑制

全麻苏醒期,常因药物残留或拔管过早等原因出现呼吸抑制,绝大多数可通过吸氧或面罩(加压)给氧后得到有效缓解。如尚不能恢复,宜及时进行气管内插管或放置喉罩辅助呼吸直至恢复[16]。

10.2 舌后坠

全麻苏醒期,部分患儿特别是肥胖或腺样体肥大患儿,容易出现舌后坠,当出现舌后坠时,可通过头后仰并托下颌打开阻塞的气道,如仍无明显改善可放置鼻 / 口咽通气道,或面罩辅助通气直至恢复。

10.3 喉痉挛、支气管痉挛

当麻醉较浅时的操作刺激可能诱发气道痉挛,尤其在全身麻醉诱导插管或诊治结束后拔管时更易发生。当气道痉挛发生后需要立即停止操作,清除口内分泌物,面罩辅助(加压)供氧,可选用缓解支气管平滑肌痉挛药,如沙丁胺醇、氨茶碱、糖皮质激素等直至恢复。如仍无缓解时可使用肌肉松弛药行气管内插管控制呼吸,并请相关专业医师会诊协助治疗。

10.4 苏醒期躁动

患儿全身麻醉诊治后躁动是苏醒期常见并发症,发生率约 8% 左右,多见于以吸入麻醉为主的患儿。建议治疗中适当使用镇静类药物,以降低治疗后躁动的发生率。一旦发生,可使用安定类镇静药物,或小剂量芬太尼($1~2\mu g/kg$ 鼻腔内给药或静脉注射)大多可减轻躁动[17,18]。

10.5 恶心呕吐

恶心呕吐是患儿全身麻醉苏醒期可能发生的并发症。建议对治疗前评估有可能发生恶心呕吐的患儿,在口腔治疗结束前可预防性使用抑制呕吐的药物。一旦发生,立即头偏向一侧,清理口内分泌物,防止误吸,并使用止吐药物,留院观察直至恢复。

10.6 心律失常

心律失常也是儿童口腔门诊全身麻醉可能发生的并发症,多为浅麻醉状态下,由于缺氧、气管导管、口腔诊疗、眼球压迫、疼痛等刺激诱发心律失常,多以室上性心动过速、心动过缓,或室性早搏多见,如治疗期间出现新的心律失常,通常需立即检查原因及时纠正,并通过调整麻醉深度后恢复。

10.7 低血压

常见原因是麻醉过深,禁水食时间长引起血容量不足,口腔诊治或压迫眼球刺激迷走神经反射性引起血压下降及心率减慢,需要积极查找原因,调整麻醉深度,补充有效血容量,必要时暂停治疗刺激,使用心血管活性药物,并积极寻求帮助。

重要提示6: 麻醉药物对儿童尤其是幼儿的潜在神经毒性一直是人们担忧的重要问题。一项涉及澳大利亚、意大利、美国、英国、加拿大、荷兰和新西兰7个国家的28家医院,722名小于14个月的幼儿,通过一项随机对照研究,分别在全身麻醉和区域麻醉下接受腹股沟疝修补术,其中区域麻醉363名,全身麻醉359名,平均手术麻醉时间为54分钟,实际最终纳入分析的全身麻醉的儿童为242名,接受区域麻醉的儿童为205名,应用全量表智商(FSIQ)值对两组儿童进行连续观察,分别在手术后2年和5年在《柳叶刀》发表跟踪论文2篇(Lancet. 2016, 387(10015): 239, Lancet. 2019, 393(10172): 664)。结果显示2岁时接受区域麻醉组的儿童平均认知综合得分为98.6,全身麻醉组的儿童平均认知综合得分为98.2。5岁时接受区域麻醉组的儿童平均FSIQ值为99.08,全身麻醉组的儿童平均FSIQ值为98.97。这一结果提示婴幼儿期短时间接受全身麻醉对儿童的智商和认知功能没有影响,不再需要担忧全身麻醉对儿童智力的影响,而让儿童承受延迟手术(口腔治疗)所带来的潜在风险[19,20]。但美国FDA2016年发表声明,对于小于3岁、时间超过3h、多次麻醉的需要平衡风险和受益,宜让家长知道目前的研究现状,然后作出选择。

参 考 文 献

[1] 葛立宏. 全身麻醉下儿童牙齿治疗技术在我国应用现状及展望[J]. 口腔医学, 2016, 36(3): 193-196.

[2] 徐浩, 每晓鹏, 徐礼鲜. 牙科畏惧症的诱发因素与防治策略[J]. 牙体牙髓牙周病学杂志, 2016, 26(3): 184-187.

[3] 刘芬, 周志斐, 邬礼政, 等. 西安市1 002名家长对儿童牙科全身麻醉技术认知及接受度调查[J]. 临床口腔医学杂志, 2013, 29(3): 156-158.

[4] 夏斌, 秦满, 马文利, 等. 693例全身麻醉下儿童牙齿治疗患者特征分析[J]. 北京大学学报(医学版), 2013, 45(6): 984-988.

[5] 万阔. 儿童全身麻醉下全口腔治疗的应用和展望[J]. 现代口腔医学杂志, 2015, 29(1): 1-3.

[6] 陈小贤, 姜霞, 钟洁, 等. 儿童全身麻醉下牙齿治疗术后反应的调查分析[J]. 中华口腔医学杂志, 2017, 52(11): 661-666.

[7] 黄华, 沈浩林, 郑玉萍, 等. 不合作儿童全身麻醉下牙病治疗34例报告[J]. 广西医科大学学报, 2007, 24(2): 312-313.

[8] 刘冰, 冯彩华, 朱伟, 等. 日间全麻下儿童牙病治疗麻醉管理规范[J]. 麻醉安全与质控, 2017, 1(2): 81-84.

[9] 中国心胸血管麻醉学会日间手术麻醉分会, 中华医学会麻醉分会小儿麻醉学组. 小儿日间手术麻醉指南[J]. 中华医学杂志, 2019, 99(8): 566-570.

[10] 陈菲, 王寿勇, 刘巍, 等. 探讨儿童日间手术麻醉管理规范[J]. 重庆医学, 2018, 47(8): 1130-1132.

[11] 刘德行, 李娟, 龚涛武, 等. 儿童全身麻醉后呼吸系统相关不良事件的风险分析[J]. 遵义医学院学报, 2015, 38(3): 289-293.

[12] 李思思, 郁葱. 舒适化口腔治疗: 儿童口腔舒适化治疗的医疗安全考量[J]. 中国实用口腔科杂志, 2018, 11(2): 65-69.

[13] 金姬延, 许蕊凤, 苑垒. 加速康复外科理念下术前禁食管理的发展现状[J]. 中国微创外科杂志, 2019, 19(4): 360-362.

［14］樊会云,李会芳,梁二芳,等.对择期手术病人术前禁食水时间的调查分析及护理对策［J］.护理研究：下旬版,2008,22（27）:2483-2484.

［15］李芸,李天佐.日间手术麻醉离院标准［J］.国际麻醉学与复苏杂志,2011,32（6）:742-746.

［16］杨军.麻醉恢复室对全麻患者术后常见并发症及护理探究［J］.世界最新医学信息文摘,2018,18（79）:231-232.

［17］马丽,杨飞,田蔼萍.儿童全身麻醉苏醒期躁动的临床相关因素分析［J］.山西职工医学院学报,2016,26（6）:15-17.

［18］范皓,陶凡,万海方,等.学龄前儿童全身麻醉后苏醒期躁动危险因素的回顾性分析［J］.中华医学杂志,2012,92（17）:1194-1197.

［19］DAVIDSON A J, DISMA N, DE GRAAFF J C, et al. Neurodevelopmental outcome at 2 years of age after general anaesthesia and awake-regional anaesthesia in infancy（GAS）: an international multicentre, randomised controlled trial［J］. Lancet, 2016, 387（10015）: 239-250.

［20］MCCANN M E, DE GRAAFF J C, DORRIS L, et al. Neurodevelopmental outcome at 5 years of age after general anaesthesia or awake-regional anaesthesia in infancy（GAS）: an international, multicentre, randomised, controlled equivalence trial［J］. Lancet, 2019, 393（10172）: 664-677.

ICS 11.060.01
CCS C05

中华口腔医学会

团 体 标 准

T/CHSA 041—2022

口腔门诊笑气 - 氧气吸入镇静技术操作指南

Guideline on nitrous oxide-oxygen inhalation
sedation in dental outpatient

2022-01-17 发布   2022-02-01 实施

中华口腔医学会   发布

目　次

前　言

本文件按照 GB/T 1.1—2020《标准化工作导则　第 1 部分：标准化文件的结构和起草规则》的规定起草。

本文件由中华口腔医学会镇静镇痛专业委员会提出。

本文件由中华口腔医学会归口。

本文件起草单位（按医院名称拼音顺序）：北京大学口腔医院、重庆医科大学附属口腔医院、大连市口腔医院、哈尔滨市口腔医院、杭州口腔医院、江苏省口腔医院、空军军医大学第三附属医院、南方医科大学口腔医院、南京大学医学院附属口腔医院、山西医科大学口腔医院、上海交通大学医学院附属第九人民医院、深圳市儿童医院、四川大学华西口腔医院、天津医科大学口腔医院、武汉大学口腔医院、西安交通大学第一附属医院、新乡牧野小白象口腔门诊部、中国科学技术大学附属第一医院、中国人民解放军联勤保障部队第九八九医院、中国医科大学口腔医学院、中国医学科学院北京协和医院、中南大学湘雅口腔医院、中山大学光华口腔医学院·附属口腔医院。

本文件主要起草人：万阔、景泉、徐礼鲜、张伟、葛立宏、秦满、徐辉、郁葱、邹静、王小竞、李宏卫、刘国胜、陈柯、李小凤。

本文件参与起草人（按姓名拼音顺序）：丁桂聪、葛学军、胡延佳、李刚、李湛海、每晓鹏、单维芳、申岱、史宝林、唐海阔、王玲、张惠、张倩、张志宏、赵保建。

引　言

笑气（化学名氧化亚氮）是一种无色、无臭、微有甜味的无机气体，在 19 世纪中期首次用于外科手术和口腔麻醉，至今已在全世界范围内使用近 200 年，在很多国家早已成为口腔诊疗中缓解焦虑的常用技术，其安全性、有效性均已得到充分证实，有相关的使用规范[1,2]。

在口腔诊疗操作中，给病人吸入适宜浓度的笑气和氧气的混合气体，可产生轻中度的镇静作用，并具有一定的镇痛作用。氧化亚氮的镇痛作用机制为促使神经元释放内源性阿片类多肽，激活阿片多肽受体和下行的氨基丁酸 A 型（gamma-aminobutyric acid type A，GABAA）受体，激活在脊髓水平调节痛觉过程的去甲肾上腺素能通路；抗焦虑作用机制为通过苯二氮䓬类药物结合位点直接或间接激活 GABAA 受体。氧化亚氮对于呼吸、循环、内分泌、免疫等系统和及肝肾等器官功能无明显不良影响，到目前为止未见氧化亚氮引起过敏的报道[3,4]。笑气本身也存在一些副作用，它不可逆地氧化维生素 B_{12}，干扰蛋氨酸和胸腺嘧啶合成酶的活性，长时间、高浓度接触笑气，包括药物滥用等导致的一些健康问题不可忽视[5-8]。

近十余年以来，随着生活水平的提高，人民群众对于口腔疾病治疗舒适化的需求不断增加，笑气 - 氧气吸入镇静技术在国内各级口腔医疗机构不断普及，表现出非常好的使用价值和前景。2010 年，由口腔镇静镇痛临床技术规范、操作指南编写专家组制订了《口腔治疗中笑气 - 氧气吸入镇静技术应用操作指南（试行）》[9]，经过 10 年的推广普及以及国内外基于循证的大量相关研究的开展和指南的更新，口腔门诊笑气 - 氧气吸入镇静技术的需求和现状有了很大的改变，特别是中华口腔医学会镇静镇痛专业委员会的成立，进一步加强了国内口腔镇静镇痛领域的跨学科合作和整体学术实力，因此，为进一步促进这一技术的开展和普及，兼顾医疗安全和医疗质量，规范使用和管理流程，加强职业防护，造福广大口腔科病患，有必要在学会范畴内，基于循证医学的原则，制定新的笑气 - 氧气吸入镇静技术操作指南。

中华口腔医学会镇静镇痛专业委员会在学会批准立项后，成立专门工作组，在充分借鉴国内外最新指南、科研文献和调研临床医务人员具体使用情况、参考本领域专家意见的基础上制定本指南，旨在更好地为医疗机构和口腔医务人员提供具有循证医学支持和满足最佳医疗实践目标的建议。

本文件与现行的政策法规无冲突。

口腔门诊笑气 - 氧气吸入镇静技术操作指南

1 范围

本指南涵盖了实施笑气 - 氧气吸入镇静技术的适应证、禁忌证、规范流程、职业防护、设备建议、机构管理、人员资质、培训、感控措施等方面的内容。

本指南适用于经培训充分掌握该项技术的口腔医务人员在口腔门诊环境下使用笑气（氧化亚氮）和氧气的混合气体给病人实施吸入镇静的医疗场景。可以作为笑气 - 氧气吸入镇静的操作指导，保证医疗安全和医疗质量，并作为规范人员资质与机构管理，职业防护等的参考。

本指南适用于单纯使用笑气 - 氧气吸入镇静作为除局麻外的唯一的镇静镇痛措施，且在其与氧气的混合气体中，笑气体积浓度在 70% 以下，镇静程度为轻度和中度镇静的情形。本指南不适用于笑气复合其他镇静或麻醉措施（如笑气复合口服镇静药物及在全身麻醉中吸入笑气）的临床情况。

2 规范性引用文件

本文件没有规范性引用文件。

3 术语和定义

下列术语和定义适用于本文件。

3.1

笑气 nitrous oxide
医用氧化亚氮气体。

3.2

吸入镇静技术 inhalation sedation
通过给病人经呼吸道吸入镇静药物来获得镇静效果的一种镇静给药技术。

3.3

轻度镇静 minimal sedation
一种由药物诱导的，可消除焦虑、恐惧和紧张情绪的最低程度的意识抑制状态，病人可以对口头命令做出正常反应。虽然认知功能和协调能力可能受到干扰，但保护性反射、呼吸和心血管功能不受影响[10]。

3.4

中度镇静（清醒镇静） moderate sedation/conscious sedation
是一种药物诱导的意识抑制状态，在此期间，病人能够有目的地对单纯的或伴随轻度触觉刺激的口头命令做出反应,不需要其他干预来保持气道通畅,自主呼吸功能良好,心血管功能通常保持良好[10]。

3.5

气体流率 total liter flow

在镇静治疗中通过笑气设备给病人吸入的笑气和氧气的气体总流率,一般用升每分钟表示。

3.6

滴定 titration

通过逐步增加给药剂量以达到个体化的临床终止点(获得个体化理想药物效果)的一种给药方法[11]。

4 口腔门诊笑气 - 氧气吸入镇静技术的适应证

- 对口腔治疗存在焦虑恐惧心理的成人与儿童。
- 病人有特殊的健康背景和个体化需求。
- 病人因为存在咽部敏感妨碍口腔治疗[12]。
- 减轻口腔局部麻醉注射引起的不适或者口腔局部麻醉效果欠佳[13]。
- 病人需要接受较长时间、较复杂、可能引起较多不适的口腔诊疗。

5 口腔门诊笑气 - 氧气吸入镇静技术的禁忌证

- 中耳炎、鼻窦炎、肠梗阻。
- 急性上呼吸道感染或其他原因导致的呼吸不畅。
- $VitB_{12}$ 缺乏症。
- 美国麻醉医师协会健康状况分级(ASA)在Ⅲ级以上的病人。
- 药物滥用、酗酒、严重精神疾病或异常。
- 幽闭恐惧症或鼻罩不耐受。
- 慢性阻塞性肺疾病、气胸、肺大泡。
- 亚甲基四氢叶酸还原酶缺乏症。
- 重度睡眠呼吸暂停综合征的病人。
- 行为管理效果较差的儿童口腔病人[1,2,14]。

6 口腔门诊笑气 - 氧气吸入镇静建议操作流程

6.1 治疗前准备
6.1.1 初次就诊与健康评估

建议在正式开始笑气 - 氧气镇静治疗,或者病人第一次接受笑气 - 氧气镇静治疗之前,安排帮助病人适应熟悉吸入镇静的环节。此环节的内容包括:了解病人的需求和主诉,评估口腔疾病,评估病人口腔焦虑恐惧的具体情况和程度,评估病人全身健康情况(现病史、过敏史、手术史、生命体征），明确是否为笑气-氧气吸入镇静的适应证。此过程中如有疑问，也可以请相关专业的医务人员（如内科、麻醉科等）会诊。

6.1.2 治疗前沟通与医嘱

向病人或其监护人解释口腔治疗方案，解答笑气-氧气吸入镇静相关的问题，签署知情同意书（参见 12.1），指导病人使用鼻罩；对于儿童病人可以进行一些相关的行为管理和就诊适应性训练。成人接受笑气-氧气吸入镇静前不建议过饱食，不建议进食过油腻食物，可少量饮水或不含果肉的果汁，儿童口腔病人治疗前是否需要空腹无确定结论[15]。推荐病人在治疗时有亲属陪伴。

6.2 有关鼻罩的正确使用

笑气-氧气吸入镇静必须通过病人持续地使用鼻罩吸入笑气实现，而且为了避免污染诊室环境，病人呼气也建议通过鼻罩将废气排出，再经由废气回收管路排出到诊室外。对于鼻罩的使用，推荐在治疗前首先选择与病人鼻子大小合适的鼻罩，指导病人正确通过鼻罩吸气呼气，并充分检查鼻罩是否舒适且密合并在病人头部后方固定良好，开始吸入镇静前，检查管道内气流是否顺畅，笑气及氧气量是否充足。沟通时可以告知病人在治疗过程中使用鼻子呼吸并且减少说话和口呼吸；为了减少病人在治疗中讲话，可以在治疗前与病人约定沟通的方法，如通过手势表达"感觉良好舒适""不舒适""需要停止"等[16]。

6.3 滴定

6.3.1 调定气体流率

检查设备上的成人或儿童贮气囊，打开氧气开关。在操作面板上调定治疗中给予病人的气体流率，计算公式：潮气量 × 每分钟呼吸频率（一般为 12~15 次），其单位为升每分钟。调定流率的方法可以参考经验性的数值：成年人 6~7 升每分钟，儿童 4~5 升每分钟[11, 17]。询问病人呼吸是否顺畅，并观察贮气囊随病人呼吸运动而呈现的塌陷充盈变化。此时可以对气体流率进行微调，达到病人呼气时贮气囊不会过度饱胀，吸气时不会过度塌陷为适宜。确定好流率后给予记录。

6.3.2 滴定过程

笑气-氧气吸入镇静过程中，对于成人和绝大多数儿童，根据病人的紧张焦虑状况和治疗本身的刺激，对笑气体积浓度进行调节。在治疗过程中的某些非激惹期（如龋齿充填或根管充填）可适当降低笑气吸入浓度，某些刺激较强的时候（如局麻针刺或智齿拔除）可以适当提高笑气吸入浓度，以达到轻度镇静或者中度镇静（保留意识镇静）的程度[9, 11]，在此镇静程度下，病人自我感觉舒适，并可以配合口腔治疗，生命体征平稳，意识清楚，各种生理保护性反射均存在。达到此状态后，可以维持此浓度并开始治疗；建议笑气浓度起始设定为 10%~15%，进行滴定时每次增加/递减的量为 5%~10%，两次滴定间隔应至少观察 1~2 分钟。绝大多数病人在 30%~40% 笑气浓度下可以获得良好的镇静状态，不推荐使用 50% 以上浓度的笑气为病人实施超过 2 小时以上的口腔治疗。在治疗接近结束时可以预先关闭笑气，吸入纯氧。不推荐给行为管理效果不佳的儿童强行采用笑气-氧气吸入镇静[1, 2, 14]。

6.4 监护 在治疗的全过程,诊室里至少有一位受过专业培训的医护人员持续严密地监护病人。在治疗开始前,让病人安静休息 3~5 分钟缓解焦虑,监测记录生命体征基线数据,包括脉搏、血压、呼吸频率、指端血氧饱和度等。对于全身健康状况良好的口腔病人,建议监护的内容包括意识状态、呼吸频率、脉搏、指端血氧饱和度;对于使用 50% 及以上体积浓度的笑气的病例,可以增加监测血压和呼气末二氧化碳($EtCO_2$)。以上指标建议 3~5 分钟记录一次。

6.5 镇痛 无论成人还是儿童,都建议在笑气 - 氧气吸入镇静的同时,充分做好疼痛管理措施,包括无痛局麻注射及实施能够取得完善镇痛效果的局部麻醉措施;此外,建议在笑气 - 氧气吸入镇静的同时适当辅助以行为管理措施。

6.6 治疗后恢复 为预防笑气 - 氧气吸入镇静可能产生的弥散性缺氧及其他不良反应,在治疗结束后必须让病人吸入纯氧至少 3~5 分钟,以帮助彻底排出体内的氧化亚氮[11]。

6.7 常见不良反应的表现、预防及处理

6.7.1 头晕 较常见,大多数情况与笑气在体内代谢不彻底有关,适当休息和吸氧可以缓解[18]。

6.7.2 恶心呕吐 笑气 - 氧气吸入镇静发生恶心呕吐的因素包括:治疗前过饱食,治疗前禁食时间过长,儿童病人,在吸入笑气过程中经口呼吸,治疗时间过长,长时间吸入超过 50% 浓度的笑气,缺氧等等。如出现呕吐,立即停止治疗,将病人头偏向一侧,取出口内的治疗器械,并用强力吸引器清理呕吐物,安抚病人并让病人漱口、吸氧等。

6.7.3 镇静过深 症状包括头疼、嗜睡、瘫软无力等。处置方法:呼唤病人,适当给予刺激帮助意识觉醒,监测氧饱和度、呼吸、心率、血压,降低笑气浓度或关闭笑气,高流率吸纯氧,必要时可以中止治疗。

6.7.4 弥散性缺氧 常发生于治疗结束切断笑气后,症状为胸闷憋气。处置方法:治疗结束后,建议让病人吸纯氧不少于 3~5 分钟,并在此期间严密观察病人。

6.7.5 烦躁、异常兴奋、哭闹、配合度下降 多见于儿童,处置方法:适当加深镇静,加强行为管理和镇痛。预防:在治疗前推荐提供经面罩吸入笑气的适应性训练,选择合适的适应证,笑气 - 氧气镇静适用于有一定合作能力,或者经过适应性就诊训练的儿童。

6.7.6 面部皮肤过敏 可能与鼻罩本身材料有关,中止治疗,更换其他材料的鼻罩。

6.7.7 意外跌倒、摔伤 多见于治疗时间较长,镇静程度过深的病人。预防方法:治疗过程中严密看护病人,治疗结束后让病人吸氧,待意识状态充分恢复后再让病人起身,必要时建议病人提前安排可履行看护责任的陪同人员。

6.8 离开诊室和离院 病人完成治疗后,生命体征及意识状态恢复到合适的水平(参考治疗前的基准数值)方可离开诊室。在此基础上建议再适当休息,达到可独立行走后,可以考虑离院。向病人提供书面的治疗后注意事项,儿童由监护人带离医院;治疗结束后当天不建议病人驾驶交通工具,操作精密仪器或者签署法律文件。

6.9 镇静治疗记录 治疗结束后完善笑气 – 氧气吸入镇静的治疗记录(参见 12.2)。

7 口腔门诊笑气 - 氧气吸入镇静的职业防护措施

7.1 潜在危害

在空气流动较差的环境中,长时间接触较高浓度笑气有可能对医护人员造成健康损害,包括引发贫血、神经系统病变、生殖系统损害、妊娠不良事件等,因此口腔医疗机构开展笑气 - 氧气吸入镇静建议做好职业防护措施[19,20]。

7.2 防护措施

7.2.1 机构管理 具备条件的机构可以在使用笑气时监测诊室内空气中的笑气浓度,建议治疗时诊室空气中笑气浓度低于 50ppm[19]。笑气排出装置的户外部分不得接近新风系统或空调进气口。推荐安装主动换气装置(排风扇或新风系统)。不建议备孕或已怀孕的医务人员长期接触笑气。

7.2.2 设备管理 建议定期对设备进行检修维护,包括贮气囊、鼻罩、送气管的密封性,故障安全(failsafe)机制是否运作良好,气体输送各个部件有无破损老化。在更换钢瓶后要检查钢瓶与设备接口是否漏气,定期校准流量计和浓度调节装置。推荐使用带有单向活瓣的鼻罩。

7.2.3 临床操作 指导病人正确使用鼻罩呼吸,尽量避免口呼吸,治疗中减少病人的交谈,治疗中使用橡皮障和强力负压吸引器。建议将鼻罩接废气回收管路,接负压吸引装置,并保持治疗中持续开启。建议在治疗中诊室开窗开门通风,诊室空气流率建议不低于 45 升每分钟。建议治疗开始前打开氧气,检查鼻罩密封性并固定鼻罩,打开废气回收排放,然后打开笑气;治疗结束应给病人吸纯氧 3~5 分钟,保证笑气充分排出体外[11,19]。

8 口腔门诊笑气 - 氧气吸入镇静设备的建议[21]

8.1 安全设计 笑气 - 氧气镇静设备主机必须有故障安全(failsafe)机制和报警系统;设备管路应有标识或者防止接反的接口设计,保证笑气和氧气钢瓶正确接驳。

8.2 设备需定期校准、检测与维护

8.3 鼻罩 推荐备有成人、儿童专用贮气囊和不同尺寸的鼻罩。鼻罩选择具有良好的密封性与舒适性的产品,材料安全不刺激皮肤,有单向通气设计或其他能够防止废气污染的系统(scavenging system)。针对鼻罩、送气管、贮气囊是否为一次性或可消毒给出说明,对消毒的具体建议条件给出说明。

8.4 浓度限定 设备气体流率和浓度调节必须精准。设备必须有笑气浓度限定,用于口腔诊疗的笑气镇静体积浓度建议被限定在 70% 以内。推荐提供废气排出管路。

9 开展笑气 - 氧气吸入镇静的口腔医疗机构建议具备的条件和管理建议

9.1 设备 口腔医疗机构建议使用具备医疗资质的笑气设备,建议完备笑气设备维护、检修、校准的记录,并有专人负责管理。建议非中央供气的医疗机构准备备用的氧化亚氮及氧气满装钢瓶。

9.2 急救物料和药品 口腔医疗机构建议配备必须的急救物料和药品；建议有笑气 - 氧气吸入镇静不良反应与事件处理的书面预案和流程；医疗机构可以定期组织医务人员参加笑气 - 氧气吸入镇静相关的培训,开展必要的急救演练。

9.3 医疗文件 医疗机构建议有笑气 - 氧气吸入镇静的知情同意书(参见 12.1)和治疗记录(参见 12.2),与病历一同留存。

9.4 告知 建议医疗机构为病人提供治疗前、治疗后书面注意事项。

9.5 监护设备 建议配备脉搏、指氧饱和度、血压监护设备,推荐儿童口腔机构配备呼气末二氧化碳监护设备。

9.6 法律问题 禁止将笑气用于非医疗用途,如发现病人有笑气滥用的情形,中止笑气 - 氧气吸入镇静治疗计划,并向医疗机构负责人报告。

10 实施笑气 - 氧气吸入镇静的人员资质与相关培训

10.1 人员 口腔科医生(非口腔麻醉专业)获得口腔执业医师资格证后,并从事口腔临床诊疗工作三年以上；口腔科配合护士获得护士资格证书后,并从事口腔临床护理工作三年以上。

10.2 培训 建议开展笑气 - 氧气吸入镇静的口腔医生及配合护士接受可授予国家级一类继续教育学分的有关笑气 - 氧气吸入镇静的培训,培训内容应至少包括: 笑气 - 氧气吸入镇静的适应证、禁忌证、规范化操作流程、监护技术、设备使用与维护、不良反应预防、识别与处理、职业防护技术、基础生命支持(basic life support, BLS)等内容[22]。建议培训时长不少于10学时,其中实操内容不少于 4 学时。建议为儿童口腔病人实施笑气 - 氧气吸入镇静的口腔医生和护士接受儿童基础生命支持培训。培训建议有效果考评。

10.3 知识更新 建议口腔医生及配合护士定期参加可获得国家一类继续教育学分的笑气 - 氧气吸入镇静相关培训,以巩固、更新知识技能。

11 笑气 - 氧气吸入镇静的感染控制措施

11.1 设备表面清洁与防护 每个病人治疗结束后,对所有暴露于空气的笑气设备表面进行擦拭消毒。建议治疗中对操作面板进行贴膜覆盖,对设备覆盖塑料盖布,并在治疗完成后及时更换。

11.2 污染物品处理 每个病人治疗后,按照厂商提供的说明和建议,对一次性鼻罩进行医疗废物处理,非一次性鼻罩进行相应的灭菌或消毒处理。

12 笑气 - 氧气吸入镇静的知情同意和治疗记录

12.1 知情同意 建议口腔医疗机构在开展笑气 - 氧气吸入镇静时,与病人签署知情同意书。同意书可包含以下内容:病人的基本情况,实施笑气 - 氧气吸入镇静的适应证或理由,病人接受镇静治疗的收益,如果不接受镇静治疗可能产生的不良后果,其他可供选择的替代方案；接受笑气 - 氧气吸入镇静可能出现的不良反应,医疗机构的应对策略；病人保证如实告知病情,医患双方签字。

12.2 治疗记录 口腔医疗机构在开展笑气 - 氧气吸入镇静时,进行镇静治疗记录,内容可包括:治疗日期时间,病人的一般信息,治疗当日的健康状况(特别是呼吸系统情况),治疗中气体流率,治疗时长,笑气最高浓度,病人基线生命体征,治疗中及离院时生命体征(如意识状态、呼吸频率、脉搏、指氧饱和度、血压等),治疗后吸氧时长,发生的不良反应及处理,离院时间,术者签名等;对于儿童病人,可以额外记录合作程度(Frankl 量表)和治疗完成情况评分(Houpt 量表)等。

参 考 文 献

[1] AMERICAN ACADEMY OF PEDIATRIC DENTISTRY. Use of nitrous oxide for pediatric dental patients. The reference manual of pediatric dentistry[M]. Chicago: American Academy of Pediatric Dentistry, 2021: 338-343.

[2] ASHLEY P, ANAND P, ANDERSSON K. Best clinical practice guidance for conscious sedation of children undergoing dental treatment: an EAPD policy document[J]. Eur Arch Paediatr Dent, 2021, 22(6): 989-1002.

[3] ANTOGNINI J, ATHERLEY R, DUTTON R, et al. The excitatory and inhibitory effects of nitrous oxide on spinal neuronal responses to noxious stimulation[J]. Anesth Analg, 2007, 104(4): 829-835.

[4] EMMANOUIL D, QUOCK R. Advances in understanding the actions of nitrous oxide[J]. Anesth Prog, 2007, 54(1): 9-18.

[5] CHIEN W H, HUANG M C, CHEN L Y. Psychiatric and other medical manifestations of nitrous oxide abuse: implications from case series[J]. J Clin Psychopharmacol, 2020, 40(1): 80-83.

[6] SHAH K, MURPHY C. Nitrous oxide toxicity: case files of the Carolinas medical center medical toxicology fellowship[J]. J Med Toxicol, 2019, 15(4): 299-303.

[7] THOMPSON A, LEITE M, LUNN M, et al. Whippits, nitrous oxide and the dangers of legal highs[J]. Pract Neurol, 2015, 15(3): 207-209.

[8] VAN AMSTERDAM J, NABBEN T, VAN DEN BRINK W. Recreational nitrous oxide use: prevalence and risks[J]. Regul Toxicol Pharmacol, 2015, 73(3): 790-796.

[9] 中华口腔医学会. 口腔治疗中笑气 - 氧气吸入镇静技术应用操作指南(试行)[J]. 中华口腔医学杂志, 2010, 45(11): 645.

[10] COMMITTEE ON QUALITY MANAGEMENT AND DEPARTAMENTAL ADMINISTRATION, AMERICAN SOCIETY OF ANESTHESIOLOGISTS. Continuum of depth of sedation: definition of general anesthesia and levels of sedation-analgesia. 2019[EB/OL]. (2019-10-23)[2022-01-17]. https://www.asahq.org/standards-and-guidelines/statement-on-continuum-of-depth-of-sedation-definition-of-general-anesthesia-and-levels-of-sedation-analgesia.

[11] CLARK M, BRUNICK A. Handbook of nitrous oxide and oxygen sedation[M]. 5th ed. St. Louis: Elsevier Mosby, 2019.

[12] 唐璟,刘朝阳,唐祎,等. 笑气吸入镇静系统在咽反射敏感病人根管治疗中的应用[J]. 临床口腔医学杂志, 2020, 36(3): 161.

[13] 汪凤,李娜,许岩,等. 笑气 - 氧气镇静辅助计算机程控给药系统对牙科畏惧症患儿口腔治疗的临床研究[J]. 实用口腔医学杂志, 2020, 36(5): 791.

[14] 葛鑫,周志斐,张百泽,等. 笑气 - 氧气镇静在牙科畏惧症患儿口腔治疗中的应用研究[J]. 临床口腔医学杂志, 2018, 34(7): 419.

［15］KUPIETZKY A，TAL E，SHAPIRA J，et al. Fasting state and episodes of vomiting in children receiving nitrous oxide for dental treatment［J］. Pediatr Dent, 2008, 30（5）：414-419.

［16］STANELY M. Sedation：a guide to patient management［M］. 6th ed. St. Louis：Elsevier Mosby, 2016.

［17］BECKER D, ROSENBERG M. Nitrous oxide and the inhalation anesthetics［J］. Anesth Prog, 2008, 55（4）：124-130.

［18］邓宇杰,杨晓彬,陈浩,等 . 口腔门诊治疗中 1429 例病人应用笑气镇静技术的回顾性分析［J］. 口腔疾病防治, 2021, 29（4）：249.

［19］Control of nitrous oxide in dental operatories. National institute for occupational safety and health［J］. Appl Occup Environ Hyg, 1999, 14（4）：218-220.

［20］王莹,万阔 . 口腔治疗中笑气应用的医源性污染危害与防控［J］. 中华口腔医学杂志, 2019, 54（4）：282.

［21］AMERICAN DENTAL ASSOCIATION. Guideline for the use of sedation and general anesthesia by dentists. 2016［EB/OL］.（2016-10）［2022-01-17］. https：//www. ada. org/-/media/project/ada-organization/ada/ada-org/files/publications/cdt/anesthesia_guidelines. pdf.

［22］AMERICAN DENTAL ASSOCIATION. Guidelines for teaching pain control and sedation to dentists and dental students. 2016［EB/OL］.（2016-10）［2022-01-17］. https：//www. ada. org/-/media/project/ada-organization/ada/ada-org/files/resources/research/oral-health-topics/ada_sedation_teaching_guidelines. pdf?rev=913e67f 8773a4e1a97d22f5e9e2844af&hash=97C11D7719974A0C33E8EACE2CF69C05.

第八章

口腔病理专业

ICS 11.060.01

CCS C05

中华口腔医学会

团 体 标 准

T/CHSA 017—2020

口腔癌及口咽癌病理诊断规范

Guideline on pathological diagnosis of oral and
oropharyngeal squamous cell carcinoma

2020-12-29 发布   2021-01-01 实施

中华口腔医学会 发布

目　　次

前　言

本文件按照 GB/T 1.1—2020《标准化工作导则　第 1 部分：标准化文件的结构和起草规则》的规定起草。

本文件由中华口腔学会口腔病理学专业委员会提出。

本文件由中华口腔医学会归口。

本文件起草单位：上海交通大学医学院附属第九人民医院、北京大学口腔医院、武汉大学口腔医院、四川大学华西口腔医院、厦门大学附属翔安医院、中国医科大学附属口腔医院、浙江大学医学院附属口腔医院、空军军医大学第三附属医院、首都医科大学附属北京口腔医院、中山大学附属口腔医院、南京医科大学附属口腔医院、南京市口腔医院。

本文件主要起草人（按姓氏汉语拼音排序）：陈宇、陈小华、陈新明、高岩、郭伟、胡济安、黄晓峰、李江、李铁军、任国欣、阮敏、宋晓陵、孙宏晨、汤亚玲、杨雯君、余强、袁晓红、张陈平、张春叶、张佳莉、钟来平、钟鸣、周峻、朱凌、朱国培。

本规范执笔人：张春叶、李江。

志谢：感谢上海交通大学医学院附属第九人民医院口腔病理科田臻、王丽珍、胡宇华、夏荣辉、孙晶晶、李蕾在本规范撰写、制定过程中给予的意见和帮助。

引　言

口腔癌及口咽癌是口腔颌面部最常见的恶性肿瘤，其中 90% 以上为黏膜鳞状细胞癌。病理学诊断是口腔及口咽黏膜鳞状细胞癌确诊和临床制定治疗方案的重要依据。规范化的口腔及口咽黏膜鳞状细胞癌的病理诊断不仅应为临床提供准确的组织病理学诊断，还应提供与预后评估、治疗策略选择等相关的病理学及相关要素。规范化病理报告的完成需结合患者临床及影像学信息，并要求合格的标本固定和取材，在此基础上形成包含与临床预后及治疗相关病理信息的诊断报告。

关于口腔癌和口咽癌的临床病理，近年来出现一些重要变化。2017 年第 4 版 WHO 头颈肿瘤分类（WHO Classification of Head and Neck Tumours, 4th Edition）[1] 和 2017 年第 8 版 AJCC TNM 分期（AJCC Cancer Staging Manual, 8th Edition）[2] 与之前版本相比主要有以下一些变动：口咽癌从口腔及口咽癌中独立出来作为一个单独类型的肿瘤，并依据肿瘤是否与人乳头状瘤病毒（human papilloma virus, HPV）相关，将口咽癌分为 HPV 相关性鳞状细胞癌和非 HPV 相关性鳞状细胞癌；口腔癌 T 分期除需测量肿瘤最大径外，需测量肿瘤侵袭深度（depth of invasion, DOI）；口腔癌和非 HPV 相关性鳞状细胞癌 N 分期中，增加了需考量转移淋巴结是否有肿瘤的淋巴结外扩展（extranodal extension, ENE）。因此，对于口腔癌及口咽癌的病理诊断，除需提供肿瘤的组织学分级、切缘状况、有无神经侵犯、有无淋巴管血管侵犯等信息外，还应提供口咽癌是否与 HPV 相关、口腔癌的侵袭深度、口腔癌及非 HPV 相关口咽癌的转移淋巴结是否有 ENE 等相关信息。此外，还应在可能的条件下，提供肿瘤距切缘的距离、是否存在最差侵袭方式 5（worst pattern of invasion-5, WPOI-5）等影响患者预后的相关病理指标。

我国幅员辽阔，地区经济和学术发展不平衡，考虑到各项操作的可行性和临床需要，在中华口腔医学会的倡导下，由中华口腔医学会口腔病理学专业委员会牵头，组织国内各大院校口腔病理学专家、口腔肿瘤手术治疗专家、肿瘤内科专家、放疗专家、影像学专家等起草本规范。本规范基于国内外规范及指南、循证医学证据、临床研究成果、各专家意见，将证据级别高、专家共识度高、可行性好的指标，作为 I 级专家推荐，为基本要求[3-8]；证据级别较高、专家共识度稍低、或可行性较差的指标，作为 II 级专家推荐，为较高要求[5,6,9-15]。虽然目前已有大量口腔癌及口咽癌中分子改变的报道，包括针对药物治疗靶点的分子检测，如二代测序等，但考虑到国内相关检测的普适性，二代测序等尚未被列入本规范的推荐。本规范仅适用于口腔及口咽原发鳞状细胞癌。

口腔癌及口咽癌病理诊断规范

1 范围

本标准给出了口腔癌及口咽癌病理诊断规范。

本标准适用于中国各级医疗机构病理科或其他具备相应资质的病理诊断教研室、独立实验室等机构进行口腔及口咽黏膜鳞状细胞癌病理诊断。

2 规范性引用文件

下列文件中的内容通过文中的规范性引用而构成本文件必不可少的条款。其中,注日期的引用文件,仅该日期对应的版本适用于本文件;不注日期的引用文件,其最新版本(包括所有的修改单)适用于本文件。

WHO Classification of Head and Neck Tumours(4th, 2017)[1]

AJCC Cancer Staging Manual(8th, 2017)[2]

《临床技术操作规范 - 病理学分册》(2010)[3]

中国临床肿瘤学会(CSCO)常见恶性肿瘤诊疗指南(2020)[13]

Human Papillomavirus Testing in Head and Neck Carcinomas: Guideline From the College of American Pathologists(College of American Pathologists, 2018)[14]

Rosai and Ackerman's Surgical Pathology(10th Edition, 2010)[15]

3 术语和定义

下列术语和定义适用于本文件。

3.1

口腔鳞状细胞癌 oral squamous cell carcinoma

起源于口腔黏膜上皮的伴有鳞状分化的癌,口腔黏膜包括颊黏膜、牙龈黏膜、磨牙后三角区黏膜、舌体(界沟前 2/3)黏膜、口底黏膜、硬腭黏膜、唇黏膜。

3.2

口咽鳞状细胞癌 oropharyngeal squamous cell carcinoma

起源于口咽黏膜上皮的伴有鳞状分化的癌,口咽黏膜包括软腭黏膜、舌根(界沟后 1/3)黏膜、咽侧壁黏膜、咽后壁黏膜、扁桃体黏膜。

3.3

HPV 相关性鳞状细胞癌 squamous cell carcinoma, HPV-positive

经 HPV DNA 或 RNA 检测后证实有 HPV 感染的鳞状细胞癌。

3.4

HPV 相关性（p16+）鳞状细胞癌 squamous cell carcinoma, HPV-mediated, p16+

p16 免疫组织化学检测示≥70% 肿瘤细胞核和细胞浆中等至强阳性、但未行 HPV DNA 或 RNA 检测的非角化鳞状细胞癌[2]。

3.5

侵袭深度 depth of invasion

显微镜下肿瘤组织突破基底膜向下方结缔组织内侵袭的深度。

3.6

淋巴结外扩展 extranodal extension

转移至淋巴结的肿瘤突破淋巴结被膜,侵袭至周围软组织。

3.7

最差侵袭方式 5 worst pattern of invasion-5

肿瘤生长方式中最差的一种,指肿瘤卫星灶与距其最近的肿瘤灶之间间隔的正常组织≥1mm[2]。

4 标本类型及固定

4.1 标本类型

本规范针对口腔及口咽黏膜鳞状细胞癌手术切除标本。活检标本、辅助化疗后的标本、细胞学样本不适用本规范。患者借阅切片至会诊单位行会诊时,会诊单位出具病理报告时可不参考本规范。

4.2 标本固定

标本离体后应在 30min 以内用 4~10 倍标本体积的 10% 中性缓冲福尔马林固定,组织较大时,应将其适当分切,以保障固定液的充分渗透和固定。固定时间 8~24h。

5 大体描述及取材规范

5.1 大体检查及记录

5.1.1 I 级推荐

a）接收标本后,必须先核对患者姓名、性别、年龄、住院号/门诊号、病区及床位号、标本名称及部位[3]。

b）按照病理申请单的描述,核对原发灶标本部位。

c）测量原发灶标本 3 个径线的大小,并描述标本所包含组织的情况。例如带颌骨组织,应描述所带颌骨组织的部位及其上所附牙齿情况;带皮肤组织,应测量皮肤组织的大小。

d）描述原发灶肿瘤或可疑病变的部位、外观（溃疡性、外生性等）,测量 3 个径线的大小。描述肿块的切面情况,如颜色、质地、与周围组织关系等（见图 1）[15]。

e）记录临床医师送检切缘的名称及大小。

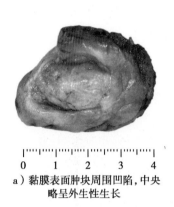
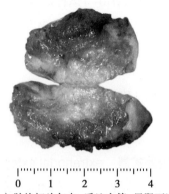

a）黏膜表面肿块周围凹陷，中央
略呈外生性生长

b）肿块切片灰白，质地中等，界限不清

图1 人颊部黏膜鳞状细胞癌的大体标本

f）描述颈部淋巴结清扫标本 3 个径线大小、所含组织及外观。

g）如有颈部淋巴结清扫淋巴结，按临床医师已分组的淋巴结描述每组淋巴结的数目、淋巴结最大直径、有无融合、有无与周围组织黏连、有无肉眼可见的 ENE（见图 2）。

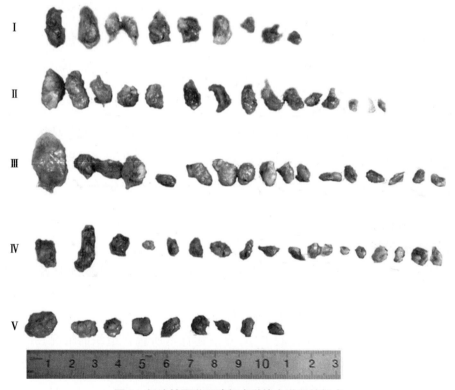

图2 根治性颈淋巴清扫术送检人淋巴结标本

注：I 为颏下及下颌下淋巴结；II 为颈内静脉上组淋巴结；III 为颈内静脉中组淋巴结；IV 为颈内静脉下组淋巴结；V 为颈后三角淋巴结。

5.1.2 Ⅱ级推荐

a) 在上述Ⅰ级推荐的基础上,完成下述内容。

b) 若标本带颌骨组织,应描述肿瘤有无侵犯颌骨组织及侵犯情况。

c) 根据临床医师的标识或肉眼判断送检标本方向以及不同切缘面(如前、后、左、右、底等),在标本表面涂布一种或不同颜色的染料(见图3),待色标略干后,吸干多余染料,并记录不同切缘面所对应的颜色。

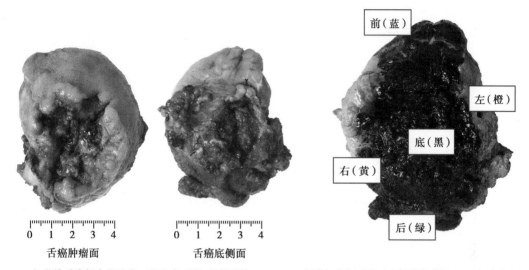

a) 送检舌癌标本的肿瘤面观和底面观,根据送检标本可判断标本方向、切面缘部位

b) 涂好色标后的舌癌标本的底侧面观,标本的各个切缘面(前、后、左、右、底)被涂上不同颜色染料

图3 人舌鳞状细胞癌原发灶切除标本涂色大体标本

5.2 取材

5.2.1 肿块 -Ⅰ级推荐

a) 如无肉眼可见的明显肿块,应对可疑病变处充分取材,必要时宜全部取材。

b) 如肉眼可见明显肿块,应每10mm至少取材1块,确保取到肿瘤侵袭最深处、肿瘤与周围正常组织交界部位的组织,宜将肿瘤侵袭最深处、肿瘤与周围正常组织交界处取在同一个组织块上以便于测量侵袭深度(见图4)。对于肿瘤累及颌骨组织者,应对颌骨组织连同肿瘤组织整体取材、脱钙。取材可在新鲜标本中进行,也可在固定标本中进行(见图4)。如组织块过大,可适当将边缘正常组织修除,但应留取肿块旁邻近正常黏膜以测量侵袭深度。

5.2.2 切缘

5.2.2.1 Ⅰ级推荐

将临床医师送检切缘全部取材。

5.2.2.2 Ⅱ级推荐

在上述Ⅰ级推荐的基础上,首先,将送检标本肿块处沿短轴分切成3mm薄片,肉眼判断肿瘤侵袭最深处,将此处组织与周围邻近黏膜一起取材,以确保制片后可以正确测量侵袭深度。同时,在垂直于短轴切缘面涂染料处取材。然后,在剩余标本的两长轴处,垂直于涂染

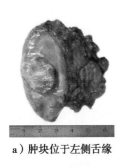

a）肿块位于左侧舌缘

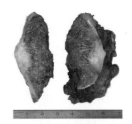

b）肿块剖面观

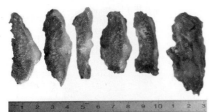

c）新鲜组织分切成3mm薄片，选取肿瘤
浸润较深的组织置包埋盒中固定

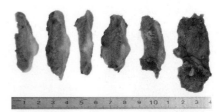

d）或者组织固定后再分切，同样选取肿瘤
浸润较深的组织块进一步处理

图4　人舌黏膜鳞状细胞癌取材标本

料切缘面，将标本分切成 3mm 薄片，肉眼判断肿瘤距涂染料切缘面最近的组织块，将此组织块取材（见图 5、图 6）。

5.2.3　淋巴结

　　每个颈部淋巴结清扫淋巴结及其他送检淋巴结均应取材、包埋。最大径≤3mm 的淋巴结可以直接包埋，较大的淋巴结可以一分为二，必要时可以将淋巴结分切成 2-3mm 的薄片。如一个包埋盒可以容纳，每个淋巴结均应至少选取 1 片进行取材、包埋。对肉眼怀疑有肿瘤转移的淋巴结，应选取可疑 ENE 的部位取材，对于有粘连的淋巴结，注意需附带淋巴结周围的结缔组织。根据 AJCC 推荐，择区性颈部淋巴结清扫标本中，取材淋巴结需≥10 枚；全颈部淋巴结清扫（包括根治性和改良根治性）标本中，取材淋巴结≥15 枚[2]。

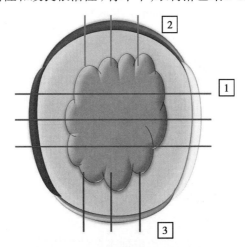

图 5　肿瘤切缘的取材示意图

注：首先沿肿块短轴切开标本，如图中编号 1 所示，并确保取材肿瘤侵袭最深处及两侧涂染料（红、黄）切缘处；再将剩余组织沿长轴切开取两长轴切缘处（蓝、绿），如图中编号 2、3 所示。

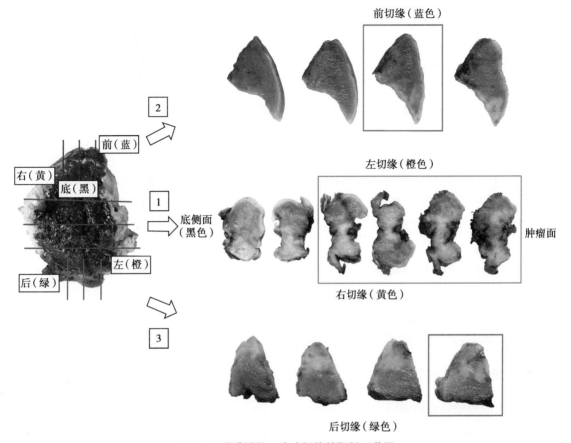

图 6　舌黏膜鳞状细胞癌切缘的取材示范图

注:1 表示侵袭深度取材:舌癌标本首先沿肿块短轴分切成 3mm 薄片,如左图中蓝色线条所示;2 表示前切缘取材:沿红色线条处将剩余标本分切成 3mm 薄片;3 表示后切缘取材:沿绿色线条处将剩余标本分切成 3mm 薄片。肉眼观察肿瘤浸润最深组织块或距切缘最近的组织块进行包埋,图中蓝色框中为所选包埋组织。

6　病理诊断分类、分级和分期方案

6.1　组织学分型

口腔及口咽黏膜鳞状细胞癌的组织学亚型参考 2017 年第 4 版 WHO 头颈肿瘤分类[1](参见附录 A)。

6.2　组织学分级

口腔及口咽非 HPV 相关性鳞状细胞癌根据肿瘤细胞的分化程度分为高分化、中分化、低分化。

口咽 HPV 相关性鳞状细胞癌无需组织学分级。

6.3　口腔及口咽部黏膜鳞状细胞癌的 TNM 分期

口腔黏膜鳞状细胞癌 TNM 分期(参见附录 B)、口咽非 HPV 相关性鳞状细胞癌 TNM 分期(参见附录 C)、口咽 HPV 相关性鳞状细胞癌 TNM 分期(参见附录 D)参考 2017 年第 8版 AJCC TNM 分期[2]。

7 免疫组化及分子检测

7.1 Ⅰ级推荐

对于常规 HE 染色诊断有困难的病例,建议行免疫组织化学检测辅助诊断。常用的免疫组织化学标志物推荐如下:细胞增殖指数:Ki-67(MIB-1);鳞状上皮细胞标记:AE1/AE3,CKHMW,CK5/6,p63。

对于口咽黏膜鳞状细胞癌,所有病例均应行 p16 蛋白免疫组织化学检测。在下述情况下,p16 的免疫组织化学检测可作为 HPV 感染的替代检测指标。当 p16 阳性细胞数≥70%、阳性表达定位于细胞核和细胞浆、且为中等至强阳性时,并且组织学形态为非角化型鳞状细胞癌时,应报告"HPV 相关性(p16+)鳞状细胞癌"[1,5,14]。

7.2 Ⅱ级推荐

对于口咽黏膜鳞状细胞癌,除行 p16 蛋白免疫组织化学检测外,可行 HPV DNA 或 RNA 检测。对于 HPV DNA 或 RNA 检测阳性者,应报告"HPV 相关性鳞状细胞癌"[5,14]。

对于分化较差且伴有淋巴组织背景的癌、怀疑为淋巴上皮癌者,应行 EB 病毒原位杂交检测以明确肿瘤是否与 EB 病毒感染相关。

8 病理报告内容及规范

8.1 口腔黏膜鳞状细胞癌

8.1.1 Ⅰ级推荐

口腔黏膜鳞状细胞癌的病理报告(参见附录 E)应包括患者基本信息、大体检查所见、镜下描述、组织学诊断及必要的免疫组织化学和分子检测结果。

患者基本信息包括姓名、性别、年龄、住院号/门诊号、病区及床位号、家庭住址、联系方式等;大体检查所见中应包括肿瘤 3 径,尤其是最大径;肿瘤的组织病理学诊断应包括肿瘤部位、组织学类型及分级、侵袭深度、有无神经侵犯、有无血管及淋巴管侵犯、切缘情况、是否有淋巴结转移,如有淋巴结转移,则应明确转移淋巴结的个数、部位及有无 ENE(见图 7)(见表 1)[1,4,8]。

病理学评估侵袭深度的方法:首先确定距肿瘤最近的两侧正常黏膜处的基底膜,将此两点连接作一水平线,然后由此水平线向肿瘤侵袭最深点作一垂直线,此垂直距离即侵袭深度(见图 8)。侵袭最深点需依据实际情况,可以是纤维组织、横纹肌组织或骨组织。测量时可选择显微镜标尺,也可在玻片上直接测量。侵袭深度不同于肿瘤厚度,对于外生性肿瘤,侵袭深度评估应忽略外生性部分,故侵袭深度小于肿瘤厚度;而对于溃疡性肿瘤,侵袭深度测量可能会增加由于肿瘤向下凹陷而缺少的距离,故侵袭深度大于肿瘤厚度[2]。

8.1.2 Ⅱ级推荐

除上述Ⅰ级推荐中的基本要求外,可增加肿瘤有无侵犯颌骨组织、侵袭深度确切数值、有无 WPOI-5(见图 9)、肿瘤距最近切缘面的距离(见图 10)(见表 1),参见附录 F[2]。

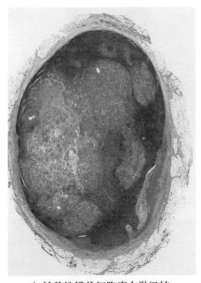
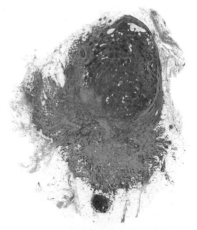

a）转移性鳞状细胞癌在淋巴结
被膜内，即无ENE

b）转移性鳞状细胞癌侵犯至淋巴结
被膜外软组织，即有ENE

图7 人口腔黏膜鳞状细胞癌淋巴结转移的病理检查结果（HE染色，低倍放大）

表1 口腔黏膜鳞状细胞癌病理报告内容

内容	I级推荐	II级推荐
患者基本信息	姓名、性别、年龄、病区及床位号、住院号/门诊号、家庭住址、联系方式	无
巨检所见	送检标本所含组织情况、所附牙齿情况、肿块部位、大小、外观、切面观；切缘组织大小；颈部淋巴结清扫标本所含组织大小、外观；送检淋巴结分区、个数及直径范围	骨组织有无累及；肉眼切缘距离
镜下所见描述	肿瘤细胞排列方式、分化情况、生长方式；切缘内有无肿瘤；颈部淋巴结清扫淋巴结内有无肿瘤	无
原发灶	标本类型、肿瘤部位、肿瘤大小、组织学类型及分级、侵袭深度范围（如≤5mm、5mm<侵袭深度≤10mm或侵袭深度>10mm）、有无神经侵犯、有无血管及淋巴管侵犯	骨组织有无累及、累犯情况、侵袭深度具体数值（如侵袭深度8mm）、是否有WPOI-5
切缘	有无肿瘤、上皮中或重度异常增生	肿瘤距最近切缘距离
淋巴结	送检淋巴结数目、淋巴结转移个数、有无ENE	无
辅助检查（如必要）	免疫组织化学	原位杂交

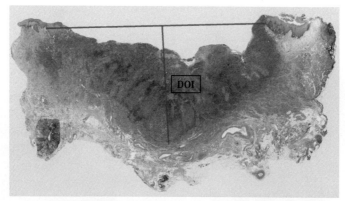

图8 人舌黏膜鳞状细胞癌侵袭深度的测量示意图(HE染色,扫描切片)。
该肿瘤为溃疡型,侵袭深度为1.2cm,大于肿瘤厚度

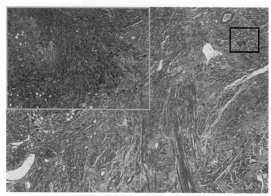

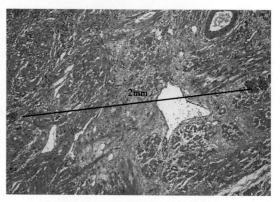

a)肿瘤侵袭前沿处可见肿瘤卫星灶(黑色框),
黄色框为肿瘤主巢(HE,×40)

b)黑色线段示肿瘤卫星灶距肿瘤主巢的距离为2mm,
本例病例存在WPOI-5(HE,×100)

图9 肿瘤最差侵袭方式5(WPOI-5)测量示例

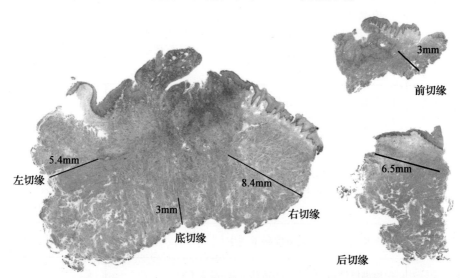

图10 人舌黏膜鳞状细胞癌最近切缘测量示意图。在显微镜下根据染料颜色分别测
量肿瘤距离最近切缘面的距离。左侧为切除标本横断面全景图,测量肿瘤距左(黄)、右
(橙)、底(黑)切缘面的距离。右侧为分别独立取材后的前(蓝)、后(绿)切缘面。该例
患者最近切缘为底切缘及前切缘,均为3mm

8.2 HPV 相关性口咽黏膜鳞状细胞癌

8.2.1 Ⅰ级推荐

HPV 相关性口咽黏膜鳞状细胞癌的病理报告(参见附录 G)应包括患者基本信息、巨检所见、镜下描述、组织学诊断及必要的免疫组织化学及分子检测结果。

患者基本信息包括姓名、性别、年龄、住院号/门诊号、病区及床位号、家庭住址、联系方式等;巨检所见中应包括肿瘤最大径;肿瘤的组织学诊断应包括肿瘤部位、组织学类型[HPV 相关性(p16+)鳞状细胞癌]、有无神经侵犯、有无血管及淋巴管侵犯、切缘情况、是否有淋巴结转移,如有淋巴结转移,则应明确转移淋巴结的个数、部位,以及 p16 蛋白免疫组化检测结果(见表 2)。

8.2.2 Ⅱ级推荐

除上述Ⅰ级推荐中的基本要求外,HPV DNA 检测(原位杂交或 PCR)明确肿瘤是否与 HPV 感染相关(见表 2),参见附录 H[2,14]。

表 2　HPV 相关性口咽黏膜鳞状细胞癌病理报告内容

内容	Ⅰ级推荐	Ⅱ级推荐
患者基本信息	姓名、性别、年龄、病区及床位号、住院号/门诊号、家庭住址、联系电话	无
巨检所见	送检标本所含组织情况、肿块部位、大小、外观、切面观、切缘组织大小;颈部淋巴结清扫标本所含组织大小、外观;送检淋巴结分区、个数及直径范围	肉眼切缘距离
镜下所见描述	肿瘤细胞排列方式、分化情况、生长方式;切缘内有无肿瘤;颈部淋巴结清扫淋巴结内有无肿瘤	无
原发灶	标本类型、肿瘤部位、肿瘤大小、组织学类型、有无神经及脉管侵犯	无
切缘	有无肿瘤、上皮中或重度异常增生	无
淋巴结	送检淋巴结数目、淋巴结转移个数	无
HPV 感染检测	p16 蛋白免疫组织化学检测,对于检测阳性者,应报告"HPV 相关性(p16+)鳞状细胞癌"	HPV DNA 或 RNA 检测,对于检测阳性者,应报告"HPV 相关性鳞状细胞癌"

注:对于口咽非 HPV 相关性鳞状细胞癌,病理报告内容除上述内容外,转移淋巴结应注明是否有 ENE。

综上所述,结合近年来口腔癌和口咽癌临床病理方面的新进展,本专家组对口腔癌和口咽癌手术标本的固定、取材及报告内容进行了规范。本规范推广后,将结合实际工作中的问题及相关领域的进展不断进行更新。相信本规范的制定,将对口腔癌及口咽癌的规范病理诊断、临床治疗策略选择及预后评估提供有价值的依据。

附 录 A

（规范性）

口腔及口咽部黏膜鳞状细胞癌的组织学亚型

（2017 版 WHO 分类）

口腔黏膜鳞状细胞癌的组织学亚型

经典型鳞状细胞癌

基底样鳞状细胞癌

梭形鳞状细胞癌

腺鳞癌

穿掘性癌

疣状癌

淋巴上皮癌

乳头状鳞状细胞癌

棘层松解型鳞状细胞癌

口咽部黏膜鳞状细胞癌的组织学亚型

HPV 相关性鳞状细胞癌

非 HPV 相关性鳞状细胞癌

附　录　B

（规范性）

口腔癌 AJCC TNM 分期

T- 原发肿瘤

TX　原发肿瘤不能评估

Tis　原位癌

T1　肿瘤最大径≤2cm,浸润深度（DOI）≤5mm（DOI 指侵袭深度而不是肿瘤厚度）

T2　肿瘤最大径≤2cm,5mm<DOI≤10mm,或者 2cm< 肿瘤最大径≤4cm 且 DOI≤10mm

T3　肿瘤最大径 >4cm,或者任何肿瘤 DOI>10mm

T4　中等晚期或非常晚期局部疾病

　　T4a　中等晚期局部疾病:（唇）肿瘤侵犯穿透皮质骨或累及下牙槽神经、口底或面部皮肤（如颏部或鼻）;（口腔）肿瘤仅侵犯邻近结构（如穿透下颌骨或上颌骨的皮质骨,或累及上颌窦或面部皮肤）;注意侵犯浅表骨 / 牙槽窝的牙龈原发肿瘤不足以将其分类至 T4

　　T4b　非常晚期局部疾病:肿瘤侵犯咀嚼肌间隙、翼板、或颅底和 / 或包绕颈内动脉

N- 区域淋巴结

临床 N（cN）

NX　区域淋巴结不能评估

N0　无区域淋巴结转移

N1　同侧单个淋巴结转移,最大径≤3cm 且 ENE（-）

N2　同侧单个淋巴结转移,3cm< 最大径≤6cm 且 ENE（-）;或同侧多个淋巴结转移,最大径≤6cm,且 ENE（-）;或双侧或对侧淋巴结转移,最大径≤6cm,且 ENE（-）

　　N2a　同侧单个淋巴结转移,3cm< 最大径≤6cm 且 ENE（-）

　　N2b　同侧多个淋巴结转移,最大径≤6cm,且 ENE（-）

　　N2c　双侧或对侧淋巴结转移,最大径≤6cm,且 ENE（-）

N3　转移淋巴结最大径 >6cm 且 ENE（-）;或任意一个转移淋巴结临床明显 ENE（+）

　　N3a　转移淋巴结最大径 >6cm 且 ENE（-）

　　N3b　任意一个转移淋巴结临床明显 ENE（+）

病理 N（pN）

NX　区域淋巴结不能评估

N0　无区域淋巴结转移

N1　同侧单个淋巴结转移,最大径≤3cm 且 ENE（-）

N2　同侧单个淋巴结转移,最大径≤3cm 且 ENE（+）;或 3cm< 最大径≤6cm 且 ENE

（－）；或同侧多个淋巴结转移，最大径≤6cm，且 ENE（－）；或双侧或对侧淋巴结转移，最大径≤6cm，且 ENE（－）

N2a 同侧或对侧单个淋巴结转移，最大径≤3cm 且 ENE（＋）；或同侧单个淋巴结转移，3cm< 最大径≤6cm 且 ENE（－）

N2b 同侧多个淋巴结转移，最大径≤6cm，且 ENE（－）

N2c 双侧或对侧淋巴结转移，最大径≤6cm，且 ENE（－）

N3 转移淋巴结最大径 >6cm 且 ENE（－）；或同侧单个淋巴结转移，最大径 >3cm，并且 ENE（＋）；或同侧、对侧或双侧多个淋巴结转移，且任意一个 ENE（＋）

N3a 转移淋巴结最大径 >6cm 且 ENE（－）

N3b 同侧单个淋巴结转移，最大径 >3cm，并且 ENE（＋）；同侧、对侧或双侧多个淋巴结转移，且任意一个 ENE（＋）

M- 远处转移

M0 无远处转移

M1 有远处转移

总体分期

总体分期	T	N	M
0 期	Tis	N0	M0
I 期	T1	N0	M0
II 期	T2	N0	M0
III 期	T3	N0	M0
III 期	T1-3	N1	M0
IVA 期	T1-3	N2	M0
IVA 期	T4a	N0-2	M0
IVB 期	T4b	任何 N	M0
IVB 期	任何 T	N3	M0
IVC 期	任何 T	任何 N	M1

附 录 C

（规范性）

非 HPV 相关性口咽癌 AJCC TNM 分期

T- 原发肿瘤

Tx　原发肿瘤不能评价

T0　无原发肿瘤证据

Tis　原位癌

T1　肿瘤最大径 ≤2cm

T2　2cm< 肿瘤最大径 ≤4cm

T3　肿瘤最大径 >4cm，或侵犯会厌舌侧面

T4　中等晚期或非常晚期局部疾病

　　T4a　中等晚期局部疾病

　　　　肿瘤侵犯喉、舌外侧肌肉、翼内肌、硬腭或下颌骨 *

　　T4b　非常晚期局部疾病

　　　　肿瘤侵犯翼外肌、翼板、鼻咽侧壁、或颅底或包绕颈动脉

注：* 舌根或会厌谷的原发肿瘤侵犯至会厌舌面黏膜并不意味着侵犯喉

N- 区域淋巴结

临床 N（cN）

Nx　区域淋巴结无法评价

N0　无区域淋巴结转移

N1　同侧单个淋巴结转移，转移淋巴结最大径 ≤3cm，且 ENE（－）

N2　同侧单个淋巴结转移，3cm< 转移淋巴结最大径 ≤6cm，且 ENE（－）；或同侧多个淋巴结转移，转移淋巴结最大径 ≤6cm，且 ENE（－）；或双侧或对侧淋巴结转移，转移淋巴结最大径 ≤6cm，且 ENE（－）

　　N2a　同侧单个淋巴结转移，3cm< 转移淋巴结最大径 ≤6cm，且 ENE（－）

　　N2b　同侧多个淋巴结转移，转移淋巴结最大径 ≤6cm，且 ENE（－）

　　N2c　双侧或对侧淋巴结转移，转移淋巴结最大径 ≤6cm，且 ENE（－）

N3　单个淋巴结转移，且最大径 >6cm，同时 ENE（－）；或任何淋巴结转移，且转移淋巴结临床明显 ENE（＋）

　　N3a　单个淋巴结转移，且最大径 >6cm，同时 ENE（－）

　　N3b　任何淋巴结转移，且转移淋巴结临床明显 ENE（＋）

N- 区域淋巴结

病理 N（pN）

Nx　区域淋巴结无法评价

N0　无区域淋巴结转移

N1　同侧单个淋巴结转移,转移淋巴结最大径≤3cm,且 ENE（－）

N2　同侧单个淋巴结转移,转移淋巴结最大径≤3cm,且 ENE（＋）;或同侧单个淋巴结转移,3cm< 转移淋巴结最大径≤6cm,且 ENE（－）;或多个同侧淋巴结转移,转移淋巴结最大径 <6cm,且 ENE（－）;或双侧或对侧淋巴结转移,转移淋巴结最大径 <6cm,且 ENE（－）

　　N2a　同侧单个淋巴结转移,转移淋巴结最大径≤3cm,且 ENE（＋）;或同侧单个淋巴结转移,3cm< 转移淋巴结最大径≤6cm,且 ENE（－）

　　N2b　多个同侧淋巴结转移,转移淋巴结最大径 <6cm,且 ENE（－）

　　N2c　双侧或对侧淋巴结转移,转移淋巴结最大径 <6cm,且 ENE（－）

N3　单个淋巴结转移,最大径 >6cm 且 ENE（－）;或单个同侧淋巴结转移,最大径 >3cm,且 ENE（＋）;或多发同侧、对侧或双侧淋巴结转移,且其中任意一个 ENE（＋）

　　N3a　单个淋巴结转移,最大径 >6cm 且 ENE（－）

　　N3b　单个同侧淋巴结转移,最大径 >3cm,且 ENE（＋）;或多发同侧、对侧或双侧淋巴结转移,且其中任意一个 ENE（＋）

M- 远处转移

M0　无远处转移

M1　有远处转移

总体分期

总体分期	T	N	M
0 期	Tis	N0	M0
Ⅰ期	T1	N0	M0
Ⅱ期	T2	N0	M0
Ⅲ期	T3	N0	M0
Ⅲ期	T1-3	N1	M0
ⅣA 期	T4a	N0-1	M0
ⅣA 期	T1-3, T4a	N2	M0
ⅣB 期	任何 T	N3	M0
ⅣB 期	T4b	任何 N	M0
ⅣC 期	任何 T	任何 N	M1

附　录　D

（规范性）

HPV 相关性口咽癌 AJCC TNM 分期

T- 原发肿瘤

T0　原发肿瘤不能评估

T1　肿瘤最大径≤2cm

T2　2cm<肿瘤最大径≤4cm

T3　肿瘤最大径 >4cm，或者肿瘤累及至会厌舌侧面

T4　中等晚期局部疾病：肿瘤侵犯喉、舌外侧肌肉、翼内肌、硬腭、下颌骨或更远

N- 区域淋巴结

临床 N（cN）

Nx　区域淋巴结无法评价

N0　无区域淋巴结转移

N1　同侧单个或多个淋巴结转移，最大径≤6cm

N2　对侧或双侧淋巴结转移，最大径≤6cm

N3　转移淋巴结最大径 >6cm

N- 区域淋巴结

病理 N（pN）

Nx　　区域淋巴结无法评价

pN0　无区域淋巴结转移

pN1　淋巴结转移数目≤4 个

pN2　淋巴结转移数目 >4 个

M- 远处转移

M0　无远处转移

M1　有远处转移

总体分期（临床）

总体分期（临床）	T	N	M
Ⅰ期	T0-2	N0-1	M0
Ⅱ期	T0-2	N2	M0
Ⅱ期	T3	N0-2	M0
Ⅲ期	T0-3	N3	M0

续表

总体分期（临床）	T	N	M
Ⅲ期	T4	N0-3	M0
Ⅳ期	任何 T	任何 N	M1

总体分期（病理）

总体分期（病理）	T	N	M
Ⅰ期	T0-2	N0-1	M0
Ⅱ期	T0-2	N2	M0
Ⅱ期	T3-4	N0-1	M0
Ⅲ期	T3-4	N2	M0
Ⅳ期	任何 T	任何 N	M1

附 录 E

（资料性）

口腔黏膜鳞状细胞癌病理诊断报告书推荐格式（Ⅰ级推荐）

病理号：×××

姓名：×××　　　性别：×　　　年龄：×　　　送检日期：×××

住院号：×××　　床号：×　　　科室：×　　　报告日期：×××

电话：×××　　　地址：×××

巨检：右半舌体切除标本 5.0cm×4.5cm×2.5cm，舌缘表面见一溃疡性肿块 2.3cm×1.7cm×1.5cm，切面灰白色，界限不清。

临床送检切缘 5 处：前：0.5cm×0.3cm×0.2cm　　后：0.4cm×0.3cm×0.2cm

　　　　　　　　　　内：0.5cm×0.3cm×0.2cm　　外：0.5cm×0.3cm×0.2cm

　　　　　　　　　　底：0.8cm×0.5cm×0.5cm

另送：右侧颈大块组织 7.0cm×6.5cm×3.2cm，内见一下颌下腺组织 4.0cm×3.0cm×1.7cm，灰黄分叶，余为肌肉脂肪组织，切面未见明显异常。

送检淋巴结：Ⅰ区：7 枚，最大径 0.5~1.1cm　　Ⅱ区：6 枚，最大径 0.5~2.2cm

　　　　　　Ⅲ区：8 枚，最大径 0.3~0.7cm　　Ⅳ区：4 枚，最大径 0.6~0.8cm

　　　　　　Ⅴ区：2 枚，最大径 0.5~1.2cm

镜下表现：

右舌：肿瘤细胞巢与表面黏膜相延续，伴鳞状分化，累及至横纹肌，可见肿瘤细胞巢包绕神经束。

切缘：均未见肿瘤细胞。

淋巴结：部分见肿瘤细胞。

病理诊断：

"右舌" 黏膜鳞状细胞癌，高 - 中分化，侵袭深度 1.7cm，肿瘤侵犯神经，未见脉管侵犯。

送检切缘："前、后、内、外、底" 均阴性（－）。

"右下颌下腺" 慢性唾液腺炎。

送检淋巴结："右""Ⅰ" 区 1/3 枚、"Ⅱ" 区 1/5 枚（累及包膜外软组织 4mm）有肿瘤转移（＋），余及 "右""Ⅲ" 区 8 枚、"Ⅳ" 区 4 枚、"Ⅴ" 区 2 枚均阴性（－）。

报告医师签名：　　　　　　　　　审核医师签名：

附　录　F

（资料性）

口腔黏膜鳞状细胞癌病理诊断报告书推荐格式（Ⅱ级推荐）

病理号：×××

姓名：×××　　　性别：×　　　年龄：×　　　送检日期：×××

住院号：×××　　床号：×　　　科室：×　　　报告日期：×××

电话：×××　　　地址：×××

巨检：右半舌体切除标本 5.0cm×4.5cm×2.5cm，舌缘表面见一溃疡性肿块 2.3cm×1.7cm×1.5cm，距前切缘 1.2cm，距后切缘 1.5cm，距内切缘 1.5cm，距外切缘 1.3cm，距底切缘 1cm，切面灰白色，界限不清。

临床送检切缘 5 处：前：0.5cm×0.3cm×0.2cm　　后：0.4cm×0.3cm×0.2cm

　　　　　　　　　　内：0.5cm×0.3cm×0.2cm　　外：0.5cm×0.3cm×0.2cm

　　　　　　　　　　底：0.8cm×0.5cm×0.5cm

另送：右侧颈大块组织 7.0cm×6.5cm×3.2cm，内见一下颌下腺组织 4.0cm×3.0cm×1.7cm，灰黄分叶，余为肌肉脂肪组织，切面未见明显异常。

送检淋巴结：Ⅰ区：7 枚，最大径 0.5~1.1cm　　Ⅱ区：6 枚，最大径 0.5~2.2cm

　　　　　　Ⅲ区：8 枚，最大径 0.3~0.7cm　　Ⅳ区：4 枚，最大径 0.6~0.8cm

　　　　　　Ⅴ区：2 枚，最大径 0.5~1.2cm

镜下表现：

右舌：肿瘤细胞巢与表面黏膜相延续，伴鳞状分化，累及至横纹肌，可见肿瘤细胞巢包绕神经束。

切缘：均未见肿瘤细胞。

淋巴结：部分见肿瘤细胞。

病理诊断：

"右舌"黏膜鳞状细胞癌，高 - 中分化，侵袭深度 1.7cm，肿瘤侵犯神经，未见脉管侵犯。

手术切缘情况：底切缘距肿瘤最近，为 0.9cm。

临床送检切缘："前、后、内、外、底"均阴性（－）。

"右下颌下腺"慢性唾液腺炎。

送检淋巴结："右""Ⅰ"区 1/3 枚、"Ⅱ"区 1/5 枚（累及包膜外软组织 4mm）有肿瘤转移（＋），余及"右""Ⅲ"区 8 枚、"Ⅳ"区 4 枚、"Ⅴ"区 2 枚均阴性（－）。

报告医师签名：　　　　　　　　　　审核医师签名：

附 录 G

（资料性）

口咽癌病理诊断报告书推荐格式（Ⅰ级推荐）

病理号：×××

姓名：×××　　　性别：×　　　年龄：×　　　送检日期：×××

住院号：×××　　床号：×　　　科室：×　　　报告日期：×××

电话：×××　　　地址：×××

巨检：右侧舌根切除标本 4.5cm×3.0cm×2.0cm，黏膜表面见一不规则隆起性，表面见一溃疡，直径 0.5mm，切面见一肿块，2.3cm×1.7cm×1.2cm，灰白色，界限不清。

临床送检切缘 5 处：前：0.5cm×0.3cm×0.3cm　　后：0.4cm×0.3cm×0.2cm

内：0.5cm×0.3cm×0.3cm　　外：0.5cm×0.5cm×0.3cm

底：0.7cm×0.6cm×0.5cm

另送：右侧颈大块组织 7.0cm×6.5cm×3.2cm，内见一下颌下腺组织 4.0cm×3.0cm×1.7cm，灰黄分叶，余为肌肉脂肪组织，切面未见明显异常。

送检淋巴结：Ⅰ区：4 枚，最大径 0.8~1.0cm　　Ⅱ区：7 枚，最大径 0.2~2.0cm

Ⅲ区：8 枚，最大径 0.3~1.8cm　　Ⅳ区：6 枚，最大径 0.2~0.8cm

Ⅴ区：5 枚，最大径 0.5~1.2cm

镜下描述：

右舌根：异型上皮性肿瘤侵袭性生长，无明显角化，可见肿瘤细胞巢与隐窝上皮相延续。

切缘：均未见明显肿瘤。

淋巴结：部分见肿瘤细胞。

病理诊断：

"右舌根" HPV 相关性（p16+）鳞状细胞癌，未见神经侵犯，未见脉管侵犯。

临床另送检切缘："前、后、内、外、底" 均阴性（－）。

"右下颌下腺" 慢性唾液腺炎。

送检淋巴结："右""Ⅱ"区 2/7 枚、"Ⅲ"区 2/8 枚有肿瘤转移（+），余及"右""Ⅰ"区 1/4 枚、"Ⅳ"区 6 枚、"Ⅴ"区 5 枚均阴性（－）。

免疫组化结果（×××）：p16 细胞核和细胞浆 90% 强阳性。

报告医师签名：　　　　　　　　　审核医师签名：

附　录　H

（资料性）

口咽癌病理诊断报告书推荐格式（Ⅱ级推荐）

病理号：×××

姓名：×××　　　性别：×　　　年龄：×　　　送检日期：×××

住院号：×××　　床号：×　　　科室：×　　　报告日期：×××

电话：×××　　　地址：×××

巨检：右侧舌根切除标本4.5cm×3.0cm×2.0cm，黏膜表面见一不规则隆起性，表面见一溃疡，直径0.5mm，切面见一肿块，2.3cm×1.7cm×1.2cm，距前切缘1.2cm，距后切缘1.0cm，距内切缘0.8cm，距外切缘0.7cm，距底切缘0.8cm，切面灰白色，界限不清。

临床送检切缘5处：前：0.5cm×0.3cm×0.3cm　　后：0.4cm×0.3cm×0.2cm

内：0.5cm×0.3cm×0.3cm　　外：0.5cm×0.5cm×0.3cm

底：0.7cm×0.6cm×0.5cm

另送：右侧颈大块组织7.0cm×6.5cm×3.2cm，内见一下颌下腺组织4.0cm×3.0cm×1.7cm，灰黄分叶，余为肌肉脂肪组织，切面未见明显异常。

送检淋巴结：Ⅰ区：4枚，最大径0.8~1.0cm　　Ⅱ区：7枚，最大径0.2~2.0cm

Ⅲ区：8枚，最大径0.3~1.8cm　　Ⅳ区：6枚，最大径0.2~0.8cm

Ⅴ区：5枚，最大径0.5~1.2cm

镜下描述：

右舌根：异型上皮性肿瘤侵袭性生长，无明显角化，可见肿瘤细胞巢与隐窝上皮相延续。

切缘：均未见明显肿瘤。

淋巴结：部分见肿瘤细胞。

病理诊断：

"右舌根"HPV相关性鳞状细胞癌，未见神经侵犯，未见脉管侵犯。

手术切缘情况：外切缘距肿瘤最近，为6mm。

临床另送检切缘："前、后、内、外、底"均阴性（－）。

"右下颌下腺"慢性唾液腺炎。

送检淋巴结："右""Ⅱ"区2/7枚、"Ⅲ"区2/8枚有肿瘤转移（＋），余及"右""Ⅰ"区1/4枚、"Ⅳ"区6枚，"Ⅴ"区5枚均阴性（－）。

免疫组化结果（×××）：p16细胞核和细胞浆90%强阳性。

分子检测结果（×××）：HPV原位杂交检测示肿瘤细胞16亚型（＋）。

报告医师签名：　　　　　　　　　　审核医师签名：

参 考 文 献

［1］EI-NAGGAR A K., CHAN J K C, GRANDIS J R, et al. WHO classification of head and neck tumours［M］. 4th ed. Lyon：IARC, 2017.

［2］AMIN M B. AJCC cancer staging manual［M］. 8th ed. New York：Springer, 2017.

［3］中华医学会. 临床技术操作规范：病理学分册［M］. 北京：人民军医出版社, 2010.

［4］HELLIWELL T R, GILES T E. Pathological aspects of the assessment of head and neck cancers：United Kingdom National Multidisciplinary Guidelines［J］. J Laryngol Otol, 2016, 130（S2）：S59-S65.

［5］FAKHRY C, LACCHETTI C, PEREZ-ORDONEZ B. Human papillomavirus testing in head and neck carcinomas：ASCO clinical practice guideline endorsement summary of the CAP guideline［J］. J Oncol Pract, 2018, 14（10）：613-617.

［6］LYDIATT W M, PATEL S G, O'SULLIVAN B, et al. Head and neck cancers-major changes in the American joint committee on cancer eighth edition cancer staging manual［J］. CA Cancer J Clin, 2017, 67（2）：122-137.

［7］MERMOD M, TOLSTONOG G, SIMON C, et al. Extracapsular spread in head and neck squamous cell carcinoma：a systematic review and meta-analysis［J］. Oral Oncol, 2016, 62：60-71.

［8］BRANDWEIN-GENSLER M, TEIXEIRA M S, LEWIS C M, et al. Oral squamous cell carcinoma：histologic risk assessment, but not margin status, is strongly predictive of local disease-free and overall survival［J］. Am J Surg Pathol, 2005, 29（2）：167-178.

［9］SHAPIRO M, SALAMA A. Margin analysis：squamous cell carcinoma of the oral cavity［J］. Oral Maxillofac Surg Clin North Am, 2017, 29（3）：259-267.

［10］SIM F W, XIAO H D, BELL R B. Margin analysis：squamous cell carcinoma of the oropharynx［J］. Oral Maxillofac Surg Clin North Am, 2017, 29（3）：269-280.

［11］LUBEK J E, MAGLIOCCA K R. Evaluation of the bone margin in oral squamous cell carcinoma［J］. Oral Maxillofac Surg Clin North Am, 2017, 29（3）：281-292.

［12］SHAW R J, BROWN J S, WOOLGAR J A, et al. The influence of the pattern of mandibular invasion on recurrence and survival in oral squamous cell carcinoma［J］. Head Neck, 2004, 26（10）：861-869.

［13］头颈部肿瘤诊疗指南专家组. 中国临床肿瘤学会头颈部肿瘤诊疗指南［M］. 北京：人民卫生出版社, 2020.

［14］LEWIS JS J R, BEADLE B, BISHOP J A, et al. Human papillomavirus testing in head and neck carcinomas：guideline from the college of american pathologists［J］. Arch Pathol Lab Med, 2018, 142（5）：559-597.

［15］ROSAI J. Rosai and Ackerman's surgical pathology［M］. 10th ed. St. Louis：ELESVIER Inc, 2011.

附加说明：图 1~ 图 10 分别见书末彩图 8-1~ 彩图 8-10。

ICS 11.060.01

CCS C05

中华口腔医学会

团 体 标 准

T/CHSA 018—2020

唾液腺肿瘤病理诊断规范

Guideline on pathological diagnosis of salivary gland tumors

2020-12-29 发布　　　　　　　　　　　2021-01-01 实施

中华口腔医学会　发布

目　次

前　言

本文件按照 GB/T 1.1—2020《标准化工作导则　第 1 部分：标准化文件的结构和起草规则》的规定起草。

本文件由中华口腔学会口腔病理学专业委员会提出。

本文件由中华口腔医学会归口。

本文件起草单位：上海交通大学医学院附属第九人民医院、北京大学口腔医院、武汉大学口腔医院、四川大学华西口腔医院、厦门大学附属翔安医院、中国医科大学附属口腔医院、浙江大学医学院附属口腔医院、空军军医大学第三附属医院、首都医科大学附属北京口腔医院、中山大学附属口腔医院、南京医科大学附属口腔医院、南京市口腔医院。

本文件主要起草人（按姓氏汉语拼音排序）：陈宇、陈小华、陈新明、高岩、郭伟、胡济安、黄晓峰、李江、李铁军、任国欣、阮敏、宋晓陵、孙宏晨、汤亚玲、杨雯君、余强、袁晓红、张陈平、张春叶、张佳莉、钟来平、钟鸣、周峻、朱凌、朱国培。

本规范执笔人：张春叶、李江

志谢：感谢上海交通大学医学院附属第九人民医院口腔病理科田臻、王丽珍、胡宇华、夏荣辉、孙晶晶、李蕾在本规范撰写、制定过程中给予的意见和帮助。

引　言

　　病理学诊断是唾液腺肿瘤确诊和临床制订治疗方案的重要依据。规范化的唾液腺肿瘤病理诊断不仅应为临床提供准确的组织病理学诊断,还应提供与患者预后判断、治疗方案选择等相关的病理学要素及相关指标。规范化唾液腺肿瘤病理报告的完成需结合患者临床及影像学信息,并要求合格的标本固定和取材,在此基础上形成包含与临床预后及治疗相关病理信息的诊断报告。

　　唾液腺肿瘤种类繁多,不同类型或同一类型中不同亚型的肿瘤生物学行为可能显著不同,并且近年来不断有新类型肿瘤的报道。唾液腺恶性肿瘤中,大唾液腺癌和小唾液腺癌的TNM 分期标准有所不同,大唾液腺癌有其独立的分期标准,而小唾液腺癌分期标准与口腔癌相同。2017 年第 4 版 WHO 头颈肿瘤分类(WHO Classification of Head and Neck Tumours, 4th edition)[1]中,关于唾液腺肿瘤的类型、命名以及部分肿瘤生物学行为的界定有所变动。2017 年第 8 版 AJCC TNM 分期(AJCC Cancer Staging Manual, 8th edition)[2]较之前版本也有一定改动,将恶性肿瘤淋巴结转移的包膜外扩展(extranodular extension, ENE)纳入到 N 分期中。为此,针对不同的唾液腺肿瘤,病理报告中所包含的内容应有一定针对性,除肿瘤诊断名称外,肿瘤的组织学亚型、分级、切缘状况、有无神经侵犯、有无血管淋巴管侵犯、肿瘤转移淋巴结是否存在 ENE 等信息都应包含在其中。另外,部分唾液腺肿瘤位置较为深在,尤其是发生于腮腺、下颌下腺者,不宜术前做常规活检,多是在肿瘤及周围腺体、组织完整切除后进行冷冻或常规病理检查明确肿瘤性质,故无论良性、恶性唾液腺肿瘤,其标本观察、取材、处理等过程是相似的,因此本规范的制定涵盖唾液腺良性、恶性肿瘤。

　　我国幅员辽阔,地区经济和学术发展不平衡,考虑到各项操作在不同地区、不同级别医疗机构的可行性和临床需要,由中华口腔医学会口腔病理学专委会牵头,组织国内各大院校病理学专家及相关专业专家,起草本规范。本规范基于国内外规范及指南、循证医学证据、临床研究成果、各专家意见,将证据级别高、专家共识度高、可行性好的指标,作为Ⅰ级专家推荐,为基本要求;证据级别较高、专家共识度稍低、或可行性较差的指标,作为Ⅱ级专家推荐,为较高要求[3-12]。希望本规范的制定,可以规范唾液腺肿瘤术后标本固定、取材及病理报告内容,为临床治疗及预后评估提供依据。此外,虽然近年来有大量唾液腺肿瘤中分子改变的报道,包括针对药物治疗靶点的分子检测,如二代测序(next generation sequence, NGS)等,但考虑到国内相关检测的普适性,本规范仅将具有诊断意义的荧光原位杂交(fluorescence in situ hybridization, FISH)检测列为Ⅱ级专家推荐,二代测序等尚未被列入推荐。本规范仅适用于唾液腺原发肿瘤,并且会随着相关领域的进展不断更新。

唾液腺肿瘤病理诊断规范

1 范围

本标准给出了唾液腺肿瘤病理诊断规范。

本标准适用于中国各级医疗机构病理科或其他具备相应资质的病理诊断教研室、独立实验室等机构进行唾液腺肿瘤病理诊断。

2 规范性引用文件

下列文件中的内容通过文中的规范性引用而构成本文件必不可少的条款。其中,注日期的引用文件,仅该日期对应的版本适用于本文件;不注日期的引用文件,其最新版本(包括所有的修改单)适用于本文件。

WHO Classification of Head and Neck Tumours(4th, 2017)[1]

AJCC Cancer Staging Manual(8th, 2017)[2]

Rosai and Ackerman's surgical pathology(10th Edition)[3]

《临床技术操作规范 - 病理学分册》[12]

3 术语和定义

下列术语和定义适用于本文件。

3.1

包膜累及 capsule involvement

指肿瘤细胞累及肿瘤包膜,但未侵犯至包膜外组织。

3.2

恶性肿瘤的低级别 low grade、**中级别** intermediate grade、**高级别** high grade

低级别指肿瘤细胞分化较好,胞核和细胞的多形性不明显,核分裂像少见;高级别指肿瘤细胞分化较差,胞核和细胞的多形性明显,核分裂像多见;中级别指肿瘤细胞分化及多形性介于低级别和高级别之间。

3.3

高级别转化 high grade transformation

指在同一恶性肿瘤中,除经典的肿瘤形态外,部分区域出现肿瘤细胞异型性显著增大、恶性级别更高的肿瘤。

3.4

包膜内癌 intracapsular carcinoma

指具有恶性表型的细胞局限在肿瘤包膜内,未突破包膜侵犯周围腺体及软组织。

3.5

淋巴结外扩展 extranodular extension,ENE

转移至淋巴结的肿瘤突破淋巴结被膜,侵袭至周围软组织。

4 标本类型及固定

4.1 标本类型

该标准针对唾液腺原发肿瘤手术切除标本。活检标本、辅助化疗后的标本、细胞学样本不适用本规范。患者借阅切片至会诊单位行会诊时,会诊单位出具病理报告时可不参考本规范。

唾液腺肿瘤除可发生在口腔内的小唾液腺及三对大唾液腺之外,也可发生在鼻腔、上颌窦、支气管、食管等部位,这些部位的肿瘤形态虽与唾液腺肿瘤有相似之处,但也有不同的特点,本规范中的唾液腺肿瘤仅指发生在口腔内小唾液腺和三对大唾液腺的肿瘤,发生在其他部位的与唾液腺肿瘤有类似形态特征的肿瘤并未涵盖其中。

4.2 标本固定

标本离体后 30 分钟以内应及时用 4~10 倍于标本体积的 10% 中性缓冲福尔马林固定,组织较大时,应将其适当分切,以保障固定液的充分渗透和固定。固定时间 8~24 小时。

5 大体描述及取材规范

5.1 大体检查及记录

接收标本后,首先必须核对患者姓名、性别、年龄、住院号 / 门诊号、床位号、标本名称及部位[12]。

5.1.1 Ⅰ级推荐

a)按照病理申请单的描述,核对原发灶标本部位。

b)测量原发灶标本三个径线的大小,并描述标本所包含组织情况。例如带颌骨组织,应描述所带颌骨组织的部位及上附牙齿情况;带皮肤组织,应测量皮肤组织的大小。

c)描述原发灶肿瘤或可疑病变的部位、外观,测量三个径线的大小。描述肿块的切面情况,如颜色、质地、与周围组织关系、有无囊性变、出血、坏死等改变(见图 1、图 2)。

d)如肿块周围附带大唾液腺,描述腺体切面情况。

e)记录临床医师所送切缘的名称及大小。

f)描述颈部淋巴结清扫标本三个径线大小、所含组织、外观。

g)如有颈部淋巴结清扫淋巴结,按临床医师已分组的淋巴结,描述每组淋巴结的数目、淋巴结最大直径、有无融合、有无与周围组织黏连、有无肉眼可见的 ENE(见图 3)。

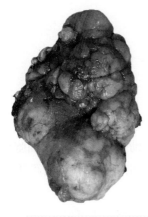

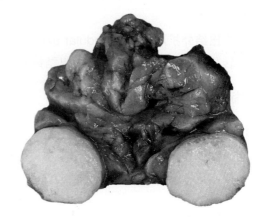

a）肿瘤位于腺体一侧，表面有包膜，局灶呈结节状

b）剖面见肿瘤与腺体组织界限清楚，切面呈黄白色，部分区域半透明

图1 下颌下腺多形性腺瘤切除标本

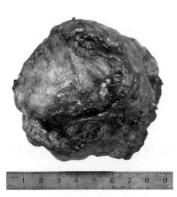

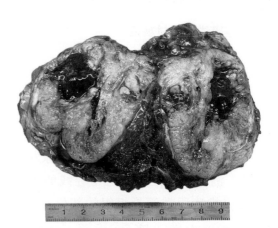

a）肿块及周围组织

b）剖面见肿瘤灰红色，质地中等，伴囊性变，内含血样液体，肿块周围部分区域与周围组织界限不清

图2 腮腺癌在多形性腺瘤中切除标本

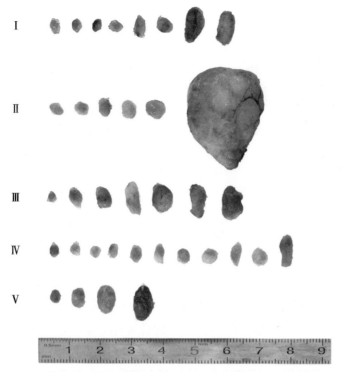

图3 腮腺癌在多形性腺瘤中颈淋巴结根治性颈部淋巴结清扫标本

5.1.2 Ⅱ级推荐

a）在上述一级推荐的基础上，完成下述内容。

b）若标本带颌骨组织，应描述肿瘤有无侵犯颌骨组织、侵犯情况。

c）可将送检标本表面涂上一种颜色的染料（见图4），也可根据临床标记判断切缘面（如上、下、内、外、前、后等），将标本各切缘面涂上不同颜色的染料（见图5）。待色标略干后，吸干多余的染料，并记录不同切缘面所对应的颜色。

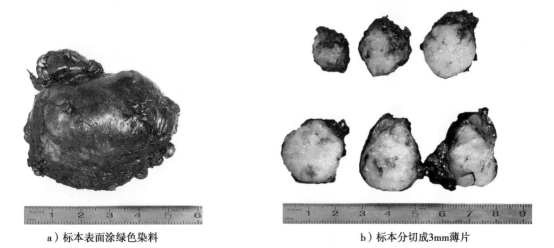

a）标本表面涂绿色染料　　　　　　　b）标本分切成3mm薄片

图4 多形性腺瘤肿块及少量周围组织切除标本

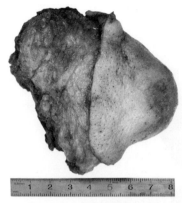
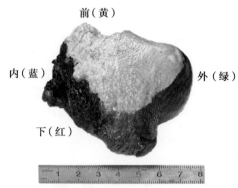

a）左腮腺的癌在多形性腺瘤中切除标本   b）各切缘面涂不同颜色染料

图5　唾液腺恶性肿瘤及周围组织切除标本各切缘面涂染料示意图

5.2　取材

5.2.1　术中冷冻取材

a）送检为摘除的肿瘤，取材时应连同包膜一起取材（见图6）。

b）送检为切除的肿瘤及周围组织者，应在肿瘤与周围组织交界处取材。

c）对肿块较大、质地及颜色有明显差别的肿瘤，应在不同质地、颜色处分别取材。

d）对囊性为主的肿瘤，应仔细观察，寻找有无实性区域，如有实性区域，应在囊性、实性区域分别取材。

e）如无肉眼可见明显肿块，应对可疑病变处充分取材。

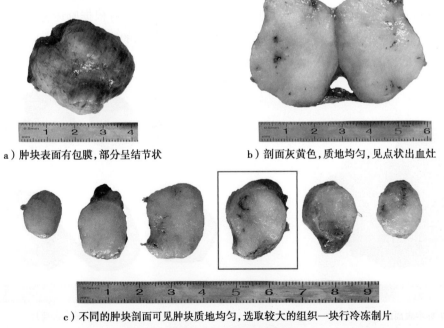

a）肿块表面有包膜，部分呈结节状　　　　b）剖面灰黄色，质地均匀，见点状出血灶

c）不同的肿块剖面可见肿块质地均匀，选取较大的组织一块行冷冻制片

图6　腮腺多形性腺瘤肿块摘除标本

5.2.2 石蜡取材

5.2.2.1 肿块

5.2.2.1.1 Ⅰ级推荐

a）唾液腺肿瘤如未行术中冷冻检查,请参考上述术中冷冻取材方法充分取材。

b）唾液腺肿瘤的肿块如已行术中冷冻,石蜡取材时应充分参考冷冻诊断。

• 冷冻诊断结果较明确,若肿块最大径小于或等于 50mm,应至少每 10mm 取材 1 块,必要时全部取材;若肿块最大径大于 50mm,应每 10mm 至少取材 1 块。

• 冷冻诊断提示细胞具不典型性,需除外恶性可能时,应对肿瘤组织不同切面充分取材,必要时可全部取材。

• 冷冻未能对肿瘤进行定性时,应充分取材,必要时可全部取材。

5.2.2.1.2 Ⅱ级推荐

在上述Ⅰ级推荐的基础上,如肿瘤累及颌骨组织者,对肿瘤组织连同颌骨组织整体取材、脱钙。

5.2.2.2 切缘

5.2.2.2.1 Ⅰ级推荐

切缘取材只针对唾液腺恶性肿瘤,将临床医师送检切缘全部取材。

5.2.2.2.2 Ⅱ级推荐

在上述Ⅰ级推荐的基础上,首先,将送检标本剖开,分切成 3mm 薄片,肉眼选择距已染色的每个切缘面最近距离处分别取材。然后,在剩余标本上,垂直于之前未取到的已染色切缘面,将标本分切成 3mm 薄片,肉眼判断肿瘤距涂染色切缘面最近的组织块,将此组织块取材（见图 7）。

5.2.2.3 腺体

对发生在大唾液腺的肿瘤,如肿块周围附带腺体,应对腺体组织进行取材。

5.2.2.4 淋巴结

每个颈部淋巴结清扫淋巴结及其它送检淋巴结均应取材、包埋。最大径小于等于 3mm 的淋巴结可以直接包埋,较大的淋巴结可以一分为二,必要时可以将淋巴结分切成 2~3mm 的薄片。如一个包埋盒可以容纳,每个淋巴结均应至少选取 1 片进行取材、包埋。对肉眼怀疑有肿瘤转移的淋巴结,应选取可疑 ENE 的部位取材,对于有粘连的淋巴结,注意需附带淋巴结周围的结缔组织。

6 病理诊断分类和肿瘤分期

6.1 组织学分类

唾液腺上皮性肿瘤的组织学分类参见附录 A。

6.2 唾液腺恶性肿瘤的 TNM 分期

大唾液腺恶性肿瘤的分期方案（参见附录 B）及小唾液腺恶性肿瘤的分期方案（参见附录 C）参考 2017 年第 8 版 AJCC TNM 分期[2]。

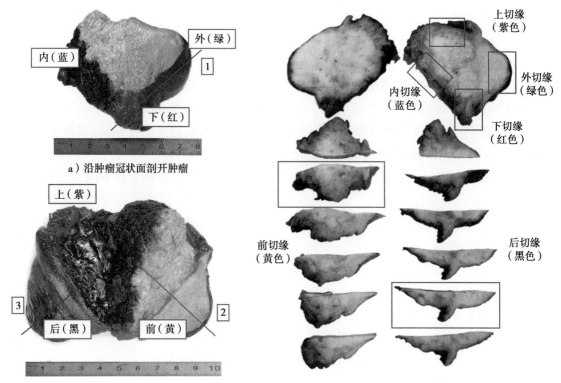

a）沿肿瘤冠状面剖开肿瘤

b）沿图中红色和绿色标线将肿块分切成3mm薄片　　　c）肉眼观察距切缘最近的组织块进行制片

图 7　肿瘤切缘的取材示意图

注：1. 沿肿瘤冠状面剖开肿瘤，分切成 3mm 薄片，如 a）图中蓝色线条所示，剖面可见肿瘤上（紫）、下（红）、内（蓝）、外（绿）4 个切缘面所涂颜料；2. 前（黄）切缘面取材：沿 b）图绿色线条处将剩余标本分切成 3mm 薄片；3. 后（黑）切缘面取材：沿左下图红色线条处将剩余标本分切成 3mm 薄片。c）图：肉眼观察距切缘最近的组织块进行制片，图中蓝色框中为所选包埋组织。

7　免疫组化、特殊染色和分子病理检测

7.1　Ⅰ级推荐

对于常规 HE 染色诊断困难的病例，建议行免疫组化检测辅助诊断。常用的免疫组化标记物推荐如下：细胞增殖指数 Ki-67（MIB-1）；腺上皮细胞：CAM5.2，CK7，CK8，CK19；肌上皮 / 基底细胞：P63，P40，SMA，Calponin，CK14，S-100，Vimentin；分泌癌：Mammaglobin、S-100、Vim、CK7、DOG1、P63。

对于一些胞浆内含特殊成分的细胞，建议行特殊染色。常用的特殊染色推荐如下：胞浆内酶原颗粒的特殊染色：PAS；黏液细胞的特殊染色：AB，消化 PAS，黏液卡红。

7.2　Ⅱ级推荐

对差分化的癌，伴或不伴有淋巴组织背景，可行 EB 病毒原位杂交检测以明确肿瘤是否与 EB 病毒感染相关。

对于一些形态不典型的病例可选择 FISH 检测进行鉴别诊断。唾液腺癌常用的探针推荐如下：MYB 分离探针（腺样囊性癌），MAML2 分离探针（黏液表皮样癌），ETV6 分离探针（分泌性癌），PLAG1 分离探针（癌在多形性腺瘤中）。

酌情对可能的药物靶标进行免疫组化检测,如 HER2 等。

8 病理报告内容及规范

8.1 良性肿瘤

8.1.1 Ⅰ级推荐

唾液腺良性肿瘤的病理报告应包括患者基本信息、巨检所见、镜下描述、组织病理学诊断、必要的免疫组化及分子检测结果。

患者的基本信息包括姓名、性别、年龄、住院号/门诊号、床位号、家庭住址、联系方式等;巨检所见中应包括肿瘤三径,尤其是最大径;肿瘤的组织病理学诊断应包括肿瘤部位、组织学类型、包膜情况(见表1)(附录 D)。

表 1 唾液腺肿瘤病理报告内容

内容	Ⅰ级推荐	Ⅱ级推荐
患者基本信息	姓名、性别、年龄、床位号、住院号/门诊号、家庭住址、联系电话	无
巨检所见	送检标本所含组织情况、所附牙齿情况、肿块部位、大小、外观、切面观;切缘组织大小;颈部淋巴结清扫标本所含组织大小、外观;送检淋巴结分区、个数及直径范围	骨组织有无累及;肉眼切缘距离
镜下所见描述	肿瘤细胞排列方式、分化情况、生长方式;切缘内有无肿瘤;颈部淋巴结清扫淋巴结内有无肿瘤	无
原发灶	标本类型、肿瘤部位、肿瘤大小、镜下表现、组织学类型及分级、有无神经侵犯、有无血管淋巴管侵犯。常见唾液腺癌需报告的内容见正文	骨组织有无累及、累及情况;恶性成分的类型和所占面积(仅针对癌在多形性腺瘤中)
切缘	有无肿瘤(临床医生送检者)	肿瘤距最近切缘距离
淋巴结	送检淋巴结数目、淋巴结转移个数、有无 ENE	无
辅助检查(如有必要)	免疫组化、特殊染色	原位杂交、FISH

8.1.2 Ⅱ级推荐

如标本表面涂染料,可在镜下观察肿瘤包膜情况(见图 8)。

8.2 恶性肿瘤

8.2.1 Ⅰ级推荐

唾液腺恶性肿瘤的病理报告应包括患者基本信息、巨检所见、镜下描述、组织病理学诊断、必要的免疫组化及分子检测结果。

患者的基本信息包括姓名、性别、年龄、住院号/门诊号、床位号、家庭住址、联系方式等;巨检所见中应包括肿瘤三径,尤其是最大径;肿瘤的组织病理学诊断应包括肿瘤部位、组织学类型及分级、有无神经侵犯、有无血管淋巴管侵犯等(见表 1)。

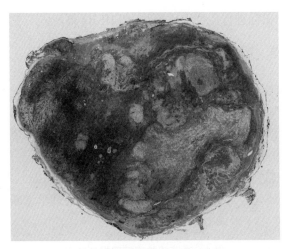

图 8　多形性腺瘤肿瘤包膜表面可见完整绿色染料，提示肿瘤包膜完整且临床完整切除

常见唾液腺癌的组织病理学报告内容如下：

a）腺样囊性癌：基本组织学类型为筛状型、管状型、实体型，需报告是否存在实体型以及实体型所占比例（是否大于 30% 或报告具体数值），病理报告格式参考附录 E。

b）黏液表皮样癌：按细胞构成、细胞异型性、囊性成分多少、有无神经侵犯、有无血管淋巴管侵犯、有无坏死等分为低级别、中级别、高级别，病理报告格式参考附录 F。

c）癌在多形性腺瘤中：应报告癌的侵袭性（包膜内癌、微侵袭性癌、侵袭性癌）、恶性级别（低级别、中级别、高级别），病理报告格式参考附录 G。

d）其他类型的癌，按细胞的分化程度、细胞的异型性及核分裂像多少、肿瘤的侵袭性，报告低级别、中级别、高级别。生物学行为多为低（如腺泡细胞癌、分泌癌）、中级别的癌，当出现高级别转化时，需报告。

e）如临床送检切缘，应包括切缘情况；如有淋巴结转移，则应明确转移淋巴结的个数、部位、有无 ENE（见图 9）。

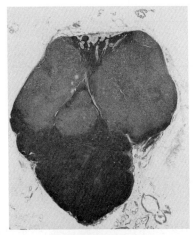
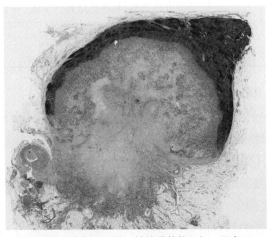

a）转移性腺癌在淋巴结　　　　　b）转移性腺癌侵犯至淋巴结被膜外软组织，即有ENE
被膜内，即无ENE

图 9　唾液腺腺癌淋巴结转移

8.2.2　Ⅱ级推荐

对于癌在多形性腺瘤中,报告恶性成分的组织学亚型(导管癌、非特指腺癌、肌上皮癌等)、恶性成分占肿瘤的百分比。

除上述Ⅰ级推荐的内容外,可增加肿瘤有无侵犯颌骨组织、肿瘤距最近切缘距离(见图10)、分子检测结果等(见表1),参见附录H、附录Ⅰ及附录J。

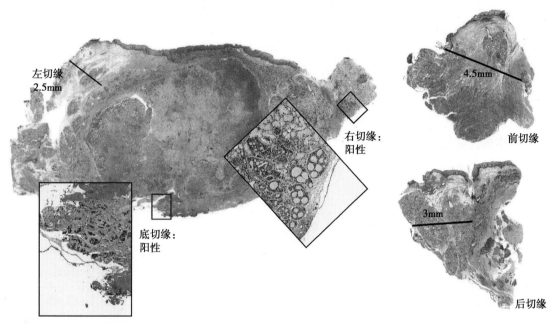

图 10　恶性肿瘤最近切缘测量示意图。在显微镜下根据染料颜色分别测量肿瘤距最近切缘面的距离。左侧为腭部腺样囊性癌切除标本横断面全景图,测量肿瘤距左(黄)、右(蓝)及底(绿)切缘面的距离。右侧为分别独立取材后的前(红)、后(紫)切缘面。该例病例显示右、底切缘阳性

附 录 A

（规范性）

唾液腺上皮性肿瘤的组织学分型（2017 版 WHO 分类）

恶性肿瘤
  黏液表皮样癌
  腺样囊性癌
  腺泡细胞癌
  多形性腺癌
  透明细胞癌
  基底细胞腺癌
  导管内癌
  腺癌,非特指
  唾液腺导管癌
  肌上皮癌
  上皮 - 肌上皮癌
  癌在多形性腺瘤中
  分泌性癌
  皮脂腺癌
  癌肉瘤
  低分化癌
  淋巴上皮癌
  鳞状细胞癌
  嗜酸细胞癌
恶性潜能未定
  成涎细胞瘤

良性肿瘤
  多形性腺瘤
  肌上皮瘤
  基底细胞腺瘤
  Warthin 瘤
  嗜酸细胞瘤
  淋巴腺瘤
  囊腺瘤
  乳头状唾液腺瘤
  导管乳头状瘤
  皮脂腺瘤
  管状腺瘤和其他导管腺瘤

附　录　B

（规范性）

大唾液腺癌 AJCC TNM 分期

T- 原发肿瘤

Tx　原发肿瘤不能评估

T0　无原发肿瘤证据

Tis　原位癌

T1　肿瘤最大径≤2cm,无腺体实质外侵犯

T2　2cm<肿瘤最大径≤4cm,无腺体实质外侵犯

T3　肿瘤 >4cm 且 / 或有腺体实质外侵犯

T4　中等晚期或非常晚期局部疾病

　　T4a　中等晚期局部疾病:肿瘤侵犯皮肤、下颌骨、外耳道、和 / 或面神经

　　T4b　非常晚期局部疾病:肿瘤侵犯颅底和 / 或翼板和 / 或包绕颈动脉

注:腺体实质外侵犯是指临床或肉眼可见的软组织或神经受侵证据,T4a 和 T4b 提到的组织 / 神经除外。在分级时,仅有显微镜下证据不构成腺体实质外侵犯。

N- 区域淋巴结

临床 N（cN）

Nx　区域淋巴结不能评估

N0　无区域淋巴结转移

N1　同侧单个淋巴结转移,最大径≤3cm,且 ENE（ - ）

N2　同侧单个淋巴结转移,3cm< 最大径≤6cm,且 ENE（ - ）;或同侧多个淋巴结转移,所有转移淋巴结最大径≤6cm,且 ENE（ - ）;或双侧或对侧淋巴结转移,最大径≤6cm,且 ENE（ - ）

　　N2a　同侧单个淋巴结转移,3cm< 最大径≤6cm,且 ENE（ - ）

　　N2b　同侧多个淋巴结转移,所有转移淋巴结最大径≤6cm,且 ENE（ - ）

　　N2c　双侧或对侧淋巴结转移,最大径≤6cm,且 ENE（ - ）

N3　转移淋巴结最大径 >6cm,且 ENE（ - ）;或任何一个转移淋巴结临床明显 ENE（ + ）

　　N3a　转移淋巴结最大径 >6cm,且 ENE（ - ）

　　N3b　任何一个转移淋巴结临床明显 ENE（ + ）

病理 N（pN）

Nx　区域淋巴结不能评价

N0　无区域淋巴结转移

N1　同侧单个淋巴结转移,最大径≤3cm,且 ENE（ - ）

N2 同侧单个淋巴结转移,最大径≤3cm,且 ENE(+);或同侧单个淋巴结转移,3cm< 最大径≤6cm,且 ENE(−);或多个同侧淋巴结转移,转移淋巴结最大径≤6cm,且 ENE(−);或双侧或对侧淋巴结转移,最大径≤6cm,且 ENE(−)

N2a 同侧单个淋巴结转移,最大径≤3cm,且 ENE(+);或同侧单个淋巴结转移,3cm< 最大径≤6cm,且 ENE(−)

N2b 多个同侧淋巴结转移,转移淋巴结最大径≤6cm,且 ENE(−)

N2c 双侧或对侧淋巴结转移,最大径≤6cm,且 ENE(−)

N3 单个淋巴结转移,最大径大于 6cm,且 ENE(−);或单个同侧淋巴结转移,最大径 >3cm,且 ENE(+);或多个同侧、对侧或双侧淋巴结转移,任意一个淋巴结 ENE(+)

N3a 单个淋巴结转移,最大径大于 6cm,且 ENE(−)

N3b 单个同侧淋巴结转移,最大径 >3cm,且 ENE(+);或多个同侧、对侧或双侧淋巴结转移,任意一个淋巴结 ENE(+)

M- 远处转移

M0 无远处转移

M1 有远处转移

总体分期

总体分期	T	N	M
0 期	Tis	N0	M0
I 期	T1	N0	M0
II 期	T2	N0	M0
III 期	T3	N0	M0
III 期	T0-3	N1	M0
IVA 期	T4a	N0-1	M0
IVA 期	T0-T4a	N2	M0
IVB 期	任何 T	N3	M0
IVB 期	T4b	任何 N	M0
IVC 期	任何 T	任何 N	M1

附 录 C

（规范性）

小唾液腺癌 AJCC TNM 分期

T- 原发肿瘤

TX 原发肿瘤不能评估

Tis 原位癌

T1 肿瘤最大径≤2cm

T2 2cm< 肿瘤最大径≤4cm

T3 肿瘤最大径 >4cm

T4 中等晚期或非常晚期局部疾病

　　T4a 中等晚期局部疾病：（唇）肿瘤侵犯穿透皮质骨或累及下牙槽神经、口底或面部皮肤（如颏部或鼻）；（口腔）肿瘤仅侵犯邻近结构（如穿透下颌骨或上颌骨的皮质骨，或累及上颌窦或面部皮肤）；注意侵犯浅表骨 / 牙槽窝的牙龈原发肿瘤不足以将其分类至 T4

　　T4b 非常晚期局部疾病：肿瘤侵犯咀嚼肌间隙、翼板、或颅底和 / 或包绕颈内动脉

N- 区域淋巴结

临床 N（cN）

NX 区域淋巴结不能评估

N0 无区域淋巴结转移

N1 同侧单个淋巴结转移，最大径≤3cm 且 ENE（－）

N2 同侧单个淋巴结转移，最大径≤3cm 且 ENE（＋）；或同侧单个淋巴结转移，3cm< 最大径≤6cm 且 ENE（－）；或同侧多个淋巴结转移，最大径≤6cm，且 ENE（－）；或双侧或对侧淋巴结转移，最大径≤6cm，且 ENE（－）

　　N2a 同侧单个淋巴结转移，3cm< 最大径≤6cm 且 ENE（－）

　　N2b 同侧多个淋巴结转移，最大径≤6cm，且 ENE（－）

　　N2c 双侧或对侧淋巴结转移，最大径≤6cm，且 ENE（－）

N3 转移淋巴结最大径 >6cm 且 ENE（－）；或任意一个转移淋巴结临床明显 ENE（＋）

　　N3a 转移淋巴结最大径 >6cm 且 ENE（－）

　　N3b 任意一个转移淋巴结临床明显 ENE（＋）

病理 N（pN）

NX 区域淋巴结不能评估

N0 无区域淋巴结转移

N1 同侧单个淋巴结转移，最大径≤3cm 且 ENE（－）

N2　同侧单个淋巴结转移,最大径≤3cm 且 ENE(+);或同侧单个淋巴结转移,3cm< 最大径≤6cm,且 ENE(−);或同侧多个淋巴结转移,最大径≤6cm,且 ENE(−);或双侧或对侧淋巴结转移,最大径≤6cm,且 ENE(−)

　　N2a　同侧或对侧单个淋巴结转移,最大径≤3cm 且 ENE(+);或同侧单个淋巴结转移,3cm< 最大径≤6cm 且 ENE(−)

　　N2b　同侧多个淋巴结转移,最大径≤6cm,且 ENE(−)

　　N2c　双侧或对侧淋巴结转移,最大径≤6cm,且 ENE(−)

N3　转移淋巴结最大径 >6cm 且 ENE(−);或同侧单个淋巴结转移,最大径 >3cm,并且 ENE(+);或同侧、对侧或双侧多个淋巴结转移,且任意一个 ENE(+)

　　N3a　转移淋巴结最大径 >6cm 且 ENE(−)

　　N3b　同侧单个淋巴结转移,最大径 >3cm,并且 ENE(+);同侧、对侧或双侧多个淋巴结转移,且任意一个 ENE(+)

M- 远处转移

M0　无远处转移

M1　有远处转移

总体分期

总体分期	T	N	M
0 期	Tis	N0	M0
I 期	T1	N0	M0
II 期	T2	N0	M0
III 期	T3	N0	M0
III 期	T1-3	N1	M0
IVA 期	T1-3	N2	M0
IVA 期	T4a	N0-2	M0
IVB 期	T4b	任何 N	M0
IVB 期	任何 T	N3	M0
IVC 期	任何 T	任何 N	M1

附　录　D

（资料性）

唾液腺多形性腺瘤病理诊断报告书推荐格式（Ⅰ级推荐）

病理号：×××

姓名：×××　　　　性别：×　　　年龄：×　　　送检日期：×××

住院号：×××　　　床号：×　　　科室：×　　　报告日期：×××

电话：×××　　　　地址：×××

巨检：左腮腺肿块切除标本：一肿块3.2cm×3.0cm×2.5cm，表面呈结节状，有包膜，切面灰白色，质地中等，部分区域半透明，局灶伴囊性变。

镜下表现：大部分肿瘤有包膜，局灶包膜缺失。腺上皮、肌上皮构成的肿瘤细胞巢呈片、巢状生长，部分区域见黏液软骨样结构。

病理诊断：

"左腮腺"多形性腺瘤，黏液样成分丰富，表面包膜菲薄，局灶不完整。

报告医师签名：　　　　　　　　　　审核医师签名：

附 录 E

（资料性）

唾液腺腺样囊性癌病理诊断报告书推荐格式（Ⅰ级推荐）

病理号：×××

姓名：×××　　　性别：×　　　年龄：×　　　送检日期：×××

住院号：×××　　床号：×　　　科室：×　　　报告日期：×××

电话：×××　　　地址：×××

巨检：左腭部肿块切除标本：带黏膜组织一块 4.0cm×3.2cm×1.8cm，剖面黏膜下方见一肿块，3.0cm×1.7cm×1.5cm，未见明显包膜，切面灰白色，质地中等。

临床另送检切缘 5 处：前：0.4cm×0.3cm×0.2cm　　后：0.4cm×0.2cm×0.2cm

　　　　　　　　　　　内：0.5cm×0.3cm×0.2cm　　外：0.5cm×0.3cm×0.2cm

　　　　　　　　　　　底：0.6cm×0.5cm×0.5cm

镜下表现：

基底样细胞/肌上皮细胞排列呈筛状、管状及实体型，侵袭性生长，见神经累及；

送检切缘均未见肿瘤。

病理诊断：

"左腭"腺样囊性癌，筛状、管状、实体混合型，实体型成分占 10%。局灶见肿瘤侵犯神经，未见脉管侵犯。

临床送检切缘："前，后，内，外，底"均未见肿瘤（－）。

　　　　　　　　报告医师签名：　　　　　　　　　　　审核医师签名：

附　录　F

（资料性）

唾液腺黏液表皮样癌病理诊断报告书推荐格式（I级推荐）

病理号：×××

姓名：×××　　　性别：×　　　年龄：×　　　送检日期：×××

住院号：×××　　床号：×　　　科室：×　　　报告日期：×××

电话：×××　　　地址：×××

巨检：右侧腮腺腺体及肿块切除标本 5.5cm×3.0cm×2.5cm，切面见一肿块 2.5cm×2.3cm×1.8cm，与周围腺体组织界限欠清，剖面灰红色，质地偏嫩，伴囊性变。

另送：腮腺下极淋巴结：淋巴结 1 枚，直径 0.8cm。

镜下表现：

肿瘤细胞呈基底样、立方状，部分似鳞状细胞，多灶形成呈囊性结构，部分囊腔内衬黏液细胞，间质中富于淋巴组织。

腮腺下极淋巴结：未见明显肿瘤。

病理诊断：

"右腮腺"黏液表皮样癌，低级别，未见神经及脉管侵犯。

"右腮腺"唾液腺组织慢性炎。

送检淋巴结："腮腺下极" 1 枚为阴性（－）。

免疫组织化学（编号 ×××）：CK7+，CK19+，CK14 部分 +，CKH 部分 +，P63 部分 +，S-100-，Calp-，ki-67 5%+

组织化学检测（编号 ×××）：AB、消化 PAS：见散在阳性细胞（+）

报告医师签名：　　　　　　　　审核医师签名：

附　录　G

（资料性）

唾液腺癌在多形性腺瘤中病理诊断报告书推荐格式（Ⅰ级推荐）

病理号：×××

姓名：×××　　　性别：×　　　年龄：×　　　送检日期：×××

住院号：×××　　床号：×　　　科室：×　　　报告日期：×××

电话：×××　　　地址：×××

巨检：左腮腺腺体及肿块切除标本 7.8cm×5.0cm×5.0cm，切面见一肿块 3.2cm×3.0cm×2.5cm，表面包膜不完整，肿块周围附腺体组织，部分区域与腺体组织界限不清，切面灰白灰黄色，质地中等，局灶伴囊性变。

镜下表现：肿瘤由腺上皮及肌上皮细胞构成，局灶区域可见黏液样背景，腺上皮细胞体积增大，异型明显，可见核分裂，异型腺上皮细胞团突破包膜，累及至周围腺体组织。

病理诊断：

"左腮腺"癌在多形性腺瘤中，侵袭性，中级别，肿瘤侵犯神经，未见脉管侵犯。

"左腮腺"唾液腺组织轻度慢性炎。

免疫组化（编号 ×××）：CK19 部分（+），P63 部分（+），Calponin 部分（+）SMA 部分（+），HER2（+），ki67 热点区 30%。

报告医师签名：　　　　　　　　　　审核医师签名：

附 录 H

（资料性）

唾液腺腺样囊性癌病理诊断报告书推荐格式（Ⅱ级推荐）

病理号：×××

姓名：×××　　　性别：×　　　年龄：×　　　送检日期：×××

住院号：×××　　床号：×　　　科室：×　　　报告日期：×××

电话：×××　　　　地址：×××

巨检：左腭部肿块切除标本：带黏膜组织一块 4.0cm×3.2cm×1.8cm，剖面黏膜下方见一肿块，3.0cm×1.7cm×1.5cm，未见明显包膜，切面灰白色，质地中等。垂直于前、后、内、外、底切缘面取切缘 5 块。

临床另送检切缘 5 处：前：0.4cm×0.3cm×0.2cm　　后：0.4cm×0.2cm×0.2cm

内：0.5cm×0.3cm×0.2cm　　外：0.5cm×0.3cm×0.2cm

底：0.6cm×0.5cm×0.5cm

镜下表现：

基底样细胞／肌上皮细胞排列呈筛状、管状及实体型，侵袭性生长，见神经累及；

检查"底切缘"内见呈管状排列的肿瘤细胞。

病理诊断：

"左腭"腺样囊性癌，筛状、管状、实体混合型，实体型成分占 10%，肿瘤侵犯神经，未见脉管侵犯。

检查切缘：肿块距前切缘 0.7cm，距后切缘 0.3cm，距内切缘 0.8cm，距外切缘 0.7cm。底切缘见肿瘤组织（＋）。

临床送检切缘："前、后、内、外、底"均阴性（－）。

免疫组化（编号 ×××）：CK19 部分（＋），P63 部分（＋），Calponin 部分（＋），SMA 部分（＋），MYB（＋），ki67 8%+。

分子检测（编号 ×××）（FISH）：MYB 分离探针检测示 30% 细胞见 MYB 分离，即 MYB 分离（＋）。

报告医师签名：　　　　　　　　　审核医师签名：

附　录　I

（资料性）

唾液腺黏液表皮样癌病理诊断报告书推荐格式（Ⅱ级推荐）

病理号：×××

姓名：×××　　　性别：×　　　年龄：×　　　送检日期：×××

住院号：×××　　床号：×　　　科室：×　　　报告日期：×××

电话：×××　　　地址：×××

巨检：右侧腮腺腺体及肿块切除标本5.5cm×3.0cm×2.5cm，切面见一肿块2.5cm×2.3cm×1.8cm，与周围腺体组织界限欠清，剖面灰红色，质地偏嫩，伴囊性变。垂直于上、下、前、后、底切缘面取切缘5块。

镜下表现：

肿瘤细胞呈基底样、立方状，部分胞浆嗜酸性，排列呈囊性，部分区域可见黏液细胞，间质中富于淋巴组织；

腮腺下极淋巴结：未见明显肿瘤。

病理诊断：

"右腮腺"Warthin样黏液表皮样癌，低级别，未见神经及脉管侵犯。

检查切缘：肿块距上切缘面2.1cm，距下切缘面2.0cm，距前切缘面1.0cm，距后切缘面0.8cm，距内切缘面0.7cm，距外切缘面1.2cm。

另送：腮腺下极淋巴结：淋巴结1枚，直径0.8cm。

"右腮腺"唾液腺组织慢性炎。

送检淋巴结："腮腺下极"1枚为阴性（－）。

免疫组织化学检测（编号×××）：CK7+，CK19+，CK14部分+，CKH部分+，P63部分+，S-100-，Calp-，Ki-67 5%+

组织化学检测（编号×××）：AB，消化PAS：见阳性细胞（+）

分子检测（编号×××）（FISH）：MAML2分离探针检测示，35%肿瘤细胞核内见红色、绿色信号分离（+）（详见分子报告单）

报告医师签名：　　　　　　　　　审核医师签名：

附 录 J

（资料性）

唾液腺癌在多形性腺瘤中病理诊断报告书推荐格式（Ⅱ级推荐）

病理号：×××

姓名：×××　　　性别：×　　年龄：×　　送检日期：×××

住院号：×××　　床号：×　　科室：×　　报告日期：×××

电话：×××　　　地址：×××

巨检：左腮腺腺体及肿块切除标本 7.8cm×5.0cm×5.0cm，切面见一肿块 3.2cm×3.0cm×2.5cm，表面包膜不完整，肿块周围附腺体组织，部分区域与腺体组织界限不清，切面灰白灰黄色，质地中等，局灶伴囊性变。垂直于上、下、前、后、底切缘面取切缘 5 块。

镜下表现：肿瘤由腺上皮及肌上皮细胞构成，局灶区域可见黏液样背景，腺上皮细胞体积增大，异型明显，可见核分裂，异型腺上皮细胞团突破包膜，累及至周围腺体组织。

病理诊断：

"左腮腺"癌在多形性腺瘤中，侵袭性，恶性成分为腺癌，中级别，恶性面积占 60%，肿瘤侵犯神经，未见脉管侵犯。

检查切缘：肿块距上切缘 2.1cm，距下切缘 2.6cm，距前切缘 1cm，距后切缘 0.8cm，距内切缘 1cm，距外切缘 1.2cm。

"左腮腺"唾液腺组织轻度慢性炎。

免疫组化（编号 ×××）：CK19 部分（+），P63 灶性（+），Calponin 少量（+），SMA 少量（+），HER2（++），ki67 热点区 40%。

分子检测（编号 ×××）（FISH）：PLAG1 分离探针示 25% 肿瘤细胞见红色、绿色信号分离，即 PLAG1 分离（+）。

报告医师签名：　　　　　　　　　　　审核医师签名：

参 考 文 献

［1］EI-NAGGAR A K, CHAN J K C, GRANDIS J R, et al. WHO classification of head and neck tumours［M］. 4th ed. Lyon: IARC, 2017.

［2］AMIN M B, EDGE S B, GREENE F L, et al. AJCC cancer staging manual［M］. 8th ed. New York: Springer, 2017.

［3］ROSAI J. Rosai and Ackerman's surgical pathology［M］. 10th ed. St. Louis: ELESVIER Inc, 2011.

［4］《肿瘤病理诊断规范》项目组 . 肿瘤病理诊断规范（乳腺癌）［J］. 中华病理学杂志, 2016, 45（8）: 525-528.

［5］BJØRNDAL K, KROGDAHL A, THERKILDSEN M H, et al. Salivary gland carcinoma in Denmark 1990-2005: outcome and prognostic factors. Results of the danish head and neck cancer group（DAHANCA）［J］. Oral Oncol, 2012, 48（2）: 179-185.

［6］SEETHALA R R. An update on grading of salivary gland carcinomas［J］. Head Neck Pathol, 2009, 3（1）: 69-77.

［7］SEETHALA R R, HUNT J L, BALOCH Z W, et al. Adenoid cystic carcinoma with high-grade transformation: a report of 11 cases and a review of the literature［J］. Am J Surg Pathol, 2007, 31（11）: 1683-1694.

［8］HU Y H, LI W, ZHANG C Y, et al. Prognostic nomogram for disease-specific survival of carcinoma ex pleomorphic adenoma of the salivary gland［J］. Head Neck, 2017, 39（12）: 2416-2424.

［9］GANLY I, AMIT M, KOU L, et al. Nomograms for predicting survival and recurrence in patients with adenoid cystic carcinoma. An international collaborative study［J］. Eur J Cancer, 2015, 51（18）: 2768-2776.

［10］ZHANG C Y, XIA R H, HAN J, et al. Adenoid cystic carcinoma of the head and neck: clinicopathological analysis of 218 cases in a Chinese population［J］. Oral Surg Oral Med Oral Pathol Oral Radiol, 2013, 115（3）: 368-375.

［11］HELLIWELL T R, GILES T E. Pathological aspects of the assessment of head and neck cancers: United Kingdom National Multidisciplinary Guidelines［J］. J Laryngol Otol, 2016, 130（S2）: S59-S65.

［12］中华医学会 . 临床技术操作规范: 病理学分册［M］. 北京: 人民军医出版社, 2010.

附加说明: 图 1~ 图 10 分别见书末彩图 8-11~ 彩图 8-20。

第九章

口腔急诊专业

ICS 11.060.01
CCS C05

中华口腔医学会

团 体 标 准

T/CHSA 040—2022

口腔诊疗过程中伴发急性全身性病症的
规范化椅旁急救专家共识

Expert consensus on standardized chair-side first aid of medical emergencies during
dental management

2022-01-17 发布

2022-02-01 实施

中华口腔医学会　发布

目　次

前　言

本文件按照 GB/T 1.1—2020《标准化工作导则第 1 部分：标准化文件的结构和起草规则》的规定起草。

本文件由中华口腔医学会口腔急诊专业委员会提出。

本文件由中华口腔医学会归口。

本文件起草单位：空军军医大学第三附属医院、空军军医大学第一附属医院、空军军医大学第二附属医院、首都医科大学附属北京口腔医院、北京大学口腔医院、上海交通大学医学院附属第九人民医院、南京医科大学附属口腔医院、中山大学附属口腔医院、中国医科大学附属口腔医院、浙江大学医学院附属邵逸夫医院牙科、解放军总医院第一医学中心、兰州大学口腔医院、南方医科大学口腔医院。

本文件主要起草人：陈永进、朱亚琴、尹文、徐礼鲜、李妍、余东升、姬爱平、陈亚明、张英、张旻、郭斌、李志革、盛列平、龚怡、任飞、刘艳丽、冯斌、李强、王迎捷、徐典、刘杨、梁晓丽。

引　言

口腔诊疗过程中伴发的急性全身性病症需要紧急救治,如不及时正确处置可能危及患者生命。针对口腔医师急救知识和临床急救能力不足的现状,中华口腔医学会口腔急诊专业委员会召集国内多学科的著名医学专家研讨并制订此专家共识,旨在指导口腔临床伴发的急性全身性病症椅旁急救过程中的诊疗行为,降低和防范口腔诊疗风险,保障患者的生命安全和健康。

口腔临床伴发急症(medical emergencies in dentistry)是指患者在接受口腔疾病诊治过程中突发的与口腔诊疗直接相关的紧急情况或意外事故,以及因其他不良刺激或意外原因产生异常的机体反应引发的急性全身性病症,需要紧急救治,如不及时正确处置可能危及生命[1]。口腔临床伴发急症主要包括:①口腔疾病相关诊疗导致或诱发的晕厥、脑血管意外、癫痫发作、过敏反应、过度换气、低血糖、哮喘、心绞痛、急性心肌梗死、恶性心律失常,甚至猝死等;②口腔疾病诊疗过程中出现的意外状况,如器械掉入消化道或呼吸道,以及器械造成的组织损伤如血管、口腔黏膜损伤等[2,3]。这种椅旁现场救治以挽救患者生命、避免患者受到进一步伤害为目标,涉及临床医学特别是急诊医学的基本知识和基本急救技能,如对急危重症患者的判断和应急处置、休克患者的抢救、除颤仪、肾上腺素等急救设备和急救药物的使用,其知识和技能要求都超出了口腔医学和口腔专科医师的专业范畴,给口腔临床工作和口腔医护人员带来巨大挑战。

为提高口腔临床医师的医疗安全意识和知识水平、保障口腔疾病患者在接受专科诊疗过程中的安全和全身健康,许多口腔专科医院近年陆续成立了专业的口腔急救医疗团队,逐步配备了口腔椅旁急救设备和药物,建立了口腔椅旁急救制度和流程。但调查显示,到目前为止各口腔专科医院的椅旁急救设备配置的种类与规模、椅旁急症救治流程等缺乏统一的认知与规范,大多数民营口腔和基层公立口腔医疗机构尚未配备椅旁急救必需的急救设备与药物[4]。另外,目前我国口腔医师普遍缺乏系统的口腔临床伴发急症的相关急救知识和技术培训,不具备应对口腔临床伴发急症的能力,特别是缺乏椅旁急救理论和技能,在口腔临床工作中一旦遇到并发全身性急危重症时,往往不知所措,甚至延误急救的最佳时机。同时,医师的应急处置能力在不同单位和地区存在明显不均衡的情况,基层口腔医疗机构以及大量民营口腔医疗机构的医师对口腔临床伴发急症及其救治的重要性认识不足,处置能力欠缺,无法应对诊疗过程中出现的过敏、晕厥、休克等突发全身急症。

由于口腔专业的临床特点和局限性,越来越专的口腔医务人员普遍缺乏临床医学和急诊医学的知识与技能,而非口腔专业医护人员又欠缺口腔医学的知识,不了解口腔医学临床的工作特点和常见并发急症情况[5]。因此,迫切需要根据口腔临床特点,围绕常见的口腔临床伴发急症,明确椅旁急救的定义、范围、职责、方法、流程、培训等,推出统一规范的椅旁急救专家共识,制订救治范围、分级救治流程、完善规章制度和绿色通道以及各类突发急症的抢救预案;同时,规范口腔临床伴发急症的急救硬软件设施的标准化配置,并在全国范围的口腔医院、门诊和诊所内推进分级配备。

中华口腔医学会口腔急诊专业委员会依据广泛的口腔临床调研和口腔文献资料查阅,经过全国经验丰富的口腔急诊专家反复讨论并全面听取临床医学急诊科、麻醉科、药剂科、心内科等相关学科专家的意见,共同制订的第 1 版"口腔诊疗过程中伴发急性全身性病症的规范化椅旁急救专家共识",包括口腔临床伴发急症的概念、救治原则、临床判断、救治流程、救治预案、绿色通道、条件建设、人员要求等,供口腔医师在口腔临床工作中参考,旨在指导口腔临床伴发急症椅旁急救过程中的诊疗行为,降低和防范口腔诊疗风险,保障患者的生命安全和健康。本共识为第 1 版,随着其在临床实践中的应用,有些内容可能需要再版时修订和完善,口腔急诊专业委员会将适时组织相关专家修订并发布新的专家共识。

口腔诊疗过程中伴发急性全身性病症的
规范化椅旁急救专家共识

1 范围

本共识提出口腔诊疗过程中伴发急性全身性病症的规范化椅旁急救（以下简称口腔临床规范化椅旁急救）的救治原则、医护人员组织、配合与方法实施、常见口腔临床伴发急症的判断与急救预案、椅旁急救过程的详细记录与病历内容书写，以及椅旁急救设备与药物准备。

本共识适用于口腔诊疗过程中伴发急性全身性病症的规范化椅旁急救应用，并可作为口腔专科医院、综合医院口腔科、基层口腔医疗机构等口腔急症规范化建设的指导性建议。

本共识供口腔临床医师借鉴与参考。

2 规范性引用文件

本文件没有规范性引用文件。

3 术语和定义

下列术语和定义适用于本文件。

3.1

基础生命支持 basic life support, BLS

又称现场急救或初期复苏处理，是指专业或非专业人员进行徒手抢救。主要包括 3 个主要步骤：胸外按压、开放气道和人工呼吸。主要目标是尽可能保证心、脑等重要脏器的基本血供，减轻缺血过程导致的脏器损伤，最大程度提高脏器功能恢复的可能性，降低死亡率。包括心肺复苏（cardiopulmonary resuscitation, CPR）、基本创伤救命术（basic traumatic life Support, BTLS）和海姆立克手法（Heimlich maneuver）等技术。

3.2

高级生命支持 advanced cardiac life support, ACLS

为 CPR 的第 2 阶段，由有经验的医护人员参与此阶段的抢救工作，并且有明确的分工，协调处理呼吸、胸外心脏按压、辅助药物应用、输液、监护及必要的记录。主要包括：用辅助器械和特殊技术建立和维持有效的通气和循环、心电监测、建立和维持静脉通路、尽快明确心搏或呼吸停止患者的致病原因并进行对症治疗。

4 口腔临床规范化椅旁急救

4.1 口腔临床规范化椅旁急救的原则

4.1.1 明确椅旁急救目标

患者在接受口腔临床诊治过程中的伴发急症重在预防。建议医师掌握和牢记相关适应证和禁忌证,口腔医疗基本单元(科室或诊所)制订适合自身机构硬件和人员条件的针对性应急处置预案,并保证医师随手可及。医师在治疗口腔疾病前,应仔细询问患者的既往史,进行必要的物理和实验室检查,获取患者口腔治疗过程中可能发生意外和全身急症的预警信息,通过系统的综合评估,有针对性地做好患者的救治预案。

口腔临床伴发急症的椅旁急救目标:挽救患者生命,稳定病情,减轻痛苦,减少伤残,促进康复。建议口腔医疗机构成立急救小组,建立口腔临床椅旁伴发急症救治制度,有专人负责,配备包括自动体外除颤仪(automated external defibrillator, AED)在内的急救设备、器械及药物。围绕目标的救治原则包括:早期发现,准确诊断,及时现场救治,维持基本生命体征,保持呼吸道通畅,预防并发症,尽快寻求专业救援。

4.1.2 早期发现、准确诊断

为及早发现患者在口腔诊疗过程中发生的伴发急症,及时采取有效救治措施,建议口腔医护人员熟知常见口腔临床伴发急症的诱发因素和临床表现。对年老体弱者以及患有高血压、冠心病、哮喘等系统性疾病的患者,应避免候诊时间过长、治疗时间过长、镇痛效果不佳等可能导致系统性疾病急性发作的诱因;医师在治疗过程中随时注意观察患者的面部表情和全身状态,一旦发生急症,根据患者的现场症状并结合病史,及时给予准确诊断,尽早采取有效的急救措施;针对高危患者,必要时在心电监护(心率、血压、呼吸、血氧饱和度)下进行口腔疾病的诊治,以便及时发现患者的异常情况。

4.1.3 及时现场救治

患者出现心搏骤停或过敏性休克等急危重症时,口腔医护人员要争分夺秒及时展开有效救治,为患者实施BLS,最大限度提高患者的生存率。对心搏骤停患者,医师首先应评估现场环境安全情况,继而快速准确地评估患者意识状态及生命体征,随即开始徒手CPR;如具备AED可同时进行心律失常的评估,必要时给予及时除颤;早期建立抢救用药的静脉通路,避免因血管收缩导致的静脉穿刺困难;同时,现场救治时注意使患者脱离过敏原、锐器等危险环境。

当患者突发椅旁急症时,现场第一目击者在急救小组和基本急救设施到达之前,首先要评估患者意识状态,如无意识/无反应,应立即评估患者呼吸及脉搏,如合并呼吸状态异常或无呼吸,未扪及脉搏(检查脉搏不超过10s),即可判断为心搏骤停;医师立即实施持续徒手CPR,进行高质量心肺复苏,同时建立静脉通道、应用复苏药物、心电监护,在急救团队到达前或护送患者到达综合医院急诊科之前争取时间,避免大脑等重要器官的不可逆损伤。

4.1.4 保持呼吸道通畅、预防并发症

时刻保持患者呼吸道通畅十分重要。迅速取出口内的异物如棉球、纱布、义齿、锉、针等物品,避免急救过程中患者误吸误咽造成进一步的气管阻塞或气管、食管划伤等;如有异

物不慎脱落至气管或食管,在不明确异物梗阻的位置和附近血管情况时,建议不主动活动颈部,以免加速异物的脱落甚至造成周围黏膜或血管的二次损伤。保证患者的自主呼吸,有口腔分泌物时可就地取材,使用吸引器将口腔分泌物吸引干净,避免呛咳、误吸甚至呼吸骤停;检查气道,观察有无上呼吸道梗阻、高调喘鸣音、发绀或无效呼吸,如有气道异物导致呼吸道梗阻,可行海姆立克急救法或负压吸引,如呼吸道梗阻进一步加重导致意识障碍情况,应立即吸氧、气管插管、环甲膜穿刺或者气管切开;同时拨打急救电话,为预防长时间缺氧出现呼吸、心搏骤停做积极准备。

4.1.5 尽快寻求专业救援

鉴于口腔医护人员的急救知识储备和实践经验相对不足,建议医疗机构(科室或诊所)与距离最近、具备高级急救能力的医疗机构(如本院急诊科或综合性医院急诊科)建立快速联动反应机制,捋顺突发急症后的急救、转运和接收流程。在积极进行急救的同时,尽快寻求专业救援或及时将生命体征平稳的患者转诊至具备高级急救能力的科室或医疗机构。需要强调的是,如患者心跳呼吸已经停止,则就地开展 CPR,禁止搬运,直到专业救援人员到达现场。

4.2 口腔临床规范化椅旁急救的组织与实施

4.2.1 口腔临床规范化椅旁救治的任务与人员分工

建议专科口腔医疗机构明确口腔临床椅旁伴发急症的椅旁急救小组组成和人员职责,一般至少由 4 人组成,每个人都有明确的分工[6]。同时配备必要的急救设备,包括心电监护仪、除颤仪(优先建议配置自动体外除颤仪(AED)、可视可视喉镜、气管导管、简易呼吸球囊和面罩、血糖仪、急救药品等。建议救治小组任务分工如下。

医师一:正在对患者进行治疗的医师或急症发生时第一个到达患者身边的医师。医师一对患者的基本生命体征进行快速评估,使患者脱离引起发病的危险因素,对心搏骤停的患者立即实施 CPR,调整患者体位,患者最好取平卧位并且位于硬质平面上,进行高质量心肺复苏,保持呼吸道通畅。

护士一:离医师最近的护士。通知急救小组,启动应急预案;监测患者生命体征,遵医嘱配合医师,建立静脉通道,协助进行现场抢救工作。

医师二:离抢救现场最近的医师。在听到医师一呼救信号后,尽快赶到现场并配合医师一进行 BLS。

护士二:随后赶到抢救现场的护士。护士二全程记录测量结果、抢救过程及医嘱,必要时及时通知家属或患者单位。

一旦出现口腔临床伴发急症,口腔医护人员在抢救中主要的任务是按照既定流程启动应急预案给予患者 BLS,等待急救专业人员到达后评估患者生命体征,将生命体征平稳但有进一步病情反复或加重隐患的患者转运至就近综合医院急诊科进行后续的 ACLS[7,8](急救分工流程图见附录 A)。

主要任务包括以下内容:

当患者意识清醒时,立即询问患者的基本情况和相关病史(尤其是否有头晕、头痛、心慌、胸闷、心前区疼痛或后背放射痛等症状);监测评估患者心率、心律、血压、脉搏、呼吸、血氧饱和度等生命体征。

当患者意识淡漠或意识模糊时，首先评估患者全身状况，检查患者有无意识、有无恶心呕吐、视物是否模糊、瞳孔大小与对光反射，观察患者口唇颜色、呼吸是否困难。迅速联系急救人员实施急救。

对意识淡漠的患者采取如下措施：①将患者仰卧平放，保持头侧位以防止误吸，松解衣领，取出可摘义齿或口内其他异物，保持呼吸道通畅；②如有口腔或颌面部出血时，立即压迫伤口或压迫相应部位的支配动脉止血；③必要时给予鼻导管或面罩吸氧。

当发现患者出现高血压急症、脑出血等急症发作时，宜立即采取有效降压措施，尽快建立静脉通路、动态监测血压、血氧饱和度变化，静脉应用降压药物，0.5~1h 使血压降至第一目标值，根据不同疾病设定降压目标（原则上降低不超过初测血压的 25%），2~6h 使血压降至第二目标值（参考值：160/100mmHg，1mmHg=0.133kPa）。如考虑脑出血，可优先评估患者意识及生命体征，意识清楚且生命体征平稳者尽快完善头颅 CT 明确诊断；意识不清伴生命体征不平稳者，确保呼吸道通畅，立即送急救中心进一步处置。如考虑为冠心病、心绞痛、急性心肌梗死者，立即舌下含服硝酸甘油 0.5mg；明确有无出血表现，如无出血，给予阿司匹林 300mg 嚼服。持续心电监测，建立静脉通路，完善心电图检查，嘱患者仰卧位，给予吸氧，如疼痛不缓解，可静脉注射吗啡 3mg，必要时可 5min 重复 1 次。在处理过程中应尽量避免搬动患者，并迅速联系相关专业或急救中心的医师前来帮助，以免造成病情恶化。

如果患者意识、呼吸、颈动脉搏动消失，医护人员应立即行 CPR，胸外按压频率为 100~120 次/min，成人按压深度为 5~6cm；用仰头抬颏法开放气道，口对口人工呼吸或简易呼吸球囊面罩通气，按压/通气比为 30:2，每 5 个循环评估 1 次患者的生命体征，直至急救人员到达。

急救团队应针对常见的口腔临床伴发急症进行经常性演练，确保每位医师和护士都知道在急救流程启动后各自的角色定位与分工，熟悉急救设备和药物的存放位置和使用方法，以保证整个抢救流程紧张有序地进行。

基层口腔医疗机构或诊所发生口腔临床伴发急症时建议遵循椅旁急救原则，按照医护分工，展开急救。（基层口腔医疗机构或诊所急救流程图见附录 B）。

4.2.2 口腔临床伴发急症椅旁急救后的进一步救治、转诊与绿色通道

专家组成员或急救专业人员到达抢救现场后，由专业急救人员接替展开进一步救治，实施 ACLS，如建立高级气道（气管插管、环甲膜穿刺或气管切开等）、心电监护、除颤，使用抢救药物通过静脉通道等途径调整血压、血容量、纠正电解质紊乱、改善呼吸、抗过敏，并判断抢救效果，决定是否转诊。首诊医师向急救专业人员介绍患者病情的发展情况及抢救过程。

当患者意识恢复，生命体征平稳后，将患者调整为复苏体位（图 1），即一只手将患者对侧的手拉至救护员一侧、固定在地面上，另一只手把住患者对侧的膝关节，拉向救护员侧，着地固定，以保证膝、髋、肘、肩同时成 90° 角，患者伸直的手手心朝上，弯曲的手手心朝下，保证脊柱轴向弯曲（翻转时患者头部枕在上臂上）。

继续给予患者吸氧、保暖，在确认患者无危险后，由家属陪同患者离开。参加抢救的医护人员整理并保管好抢救病历资料，抢救团队负责人签字。

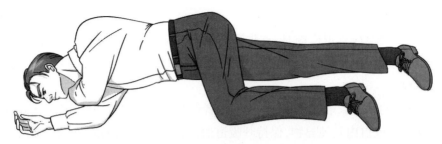

图 1　口腔临床伴发急症患者椅旁急救复苏体位示意图

如患者意识恢复,生命体征基本平稳,抢救初步成功,建议由首诊医护人员、患者家属或陪伴者等陪同患者,或由专业急救人员将患者转运到邻近的专业急救机构进行进一步救治或病因排查。转运过程中保留原有的静脉通道,如有必要建议继续进行心电监护并使用转运呼吸机等维持患者生命体征。

如患者意识或心跳持续未恢复,CPR 抢救时间不得少于 30min。如果邻近有专业急救机构,可拨打急救电话,由急救人员转诊至急救中心,由急诊科医师进一步诊治,注意转运过程中持续进行 CPR,人工维持心脑等重要脏器的血液灌注。

任何口腔医疗机构在制订急救预案时,必须明确转诊实行进一步救治的具体专业急救机构名称,并与之建立绿色通道,以方便对患者实施进一步救治。在转诊时,建议提前与相应医疗机构取得联系,请其做好紧急收治准备。当患者到达时,直接送入抢救室,随行的口腔医护人员做好病情交接工作,避免因前期情况不明等延误进一步抢救时机[9]。同时,要及时与家属等沟通患者危急情况,告知病情。

4.3　常见口腔临床伴发急症的判定与急救预案建议（常见椅旁急症救治流程图见附录C）

4.3.1　晕厥

4.3.1.1　判定:晕厥前有短暂头昏、注意力不集中、面色苍白、恶心、上腹部不适、出冷汗、心慌、无力、视力模糊等前驱症状;如病情继续发展将很快出现意识丧失,发作时间短暂,意识丧失时间大多不超过 20s,苏醒后定向力和行为随即恢复正常[10,11]。

4.3.1.2　救治预案:医师应立即停止口腔治疗,放平牙椅,使患者平卧并松解衣扣和腰带、注意保暖,保持呼吸道通畅,连接心电监护仪密切监视患者生命体征变化。如果通过上述措施后患者症状逐步缓解,可酌情继续进行口腔相关操作,或建议患者进行进一步检查诊治。疼痛、医疗操作、情绪刺激或晕血等导致患者发生的血管迷走性晕厥,发作时往往伴有一过性低血压和 / 或心动过缓[12]。如果患者出现心动过缓（心室率 <50 次 /min）,应及时完善椅旁心电图,并观察是否持续心动过缓,是否因持续心动过缓引起低氧血症、神志改变、休克、缺血性胸部不适、心力衰竭等表现,如未出现上述症状,可继续监护和观察;如发生上述症状,可给予阿托品静脉注射,首剂 0.5mg,每 3~5min 重复,总剂量 3mg,如阿托品无效,同时伴有血压下降时可考虑给予肾上腺素（1:1 000）:≥14 岁的患者单次 0.3~0.5mL 深部肌内注射,<14 岁的患者 0.01mL/kg 体重深部肌内注射（单次最大剂量 0.3mL）,5~15min 后效果不理想者可重复注射,注射最佳部位为大腿中部外侧,同时建立静脉通路,必要时也可静脉给予肾上腺素,0.05~0.1μg/kg/min 静脉泵注至所需效果,并立即联系心内科会诊,考虑经静脉起搏。

如血糖过低可给予口服或静脉推注 50% 葡萄糖注射液 20~40mL；血容量低的患者则需快速补足血容量，如患者出现血压下降，需评估血压下降的原因以及是否伴有休克、心肌梗死、肺栓塞，甚至内脏破裂、主动脉夹层、宫外孕等因素，立即启动休克的液体复苏，联系急诊绿色通道，进一步专科评估诊治。严重的晕厥可出现呼吸循环停止，此时应立即按照心搏骤停救治预案处置。恢复后及时请相关科室会诊，处理原发疾病。糖尿病患者应特别注意用药安全性。如患者出现生命体征异常，建议尽早寻求专业治疗。

4.3.2 过度换气

4.3.2.1 判定：患者常存在紧张、恐惧、疼痛、情绪激动等诱发因素，在无器质性病变的前提下，呼吸加快、心跳加速、心悸、出汗，呼吸频率 25~30 次 /min；如发生因二氧化碳不断被排出导致机体血液中二氧化碳分压过低、体内酸碱平衡失调引起的继发性呼吸性碱中毒，可出现手脚特别是口周麻木，严重时四肢可出现抽搐。

4.3.2.2 救治预案：立即停止口腔治疗操作，调整椅位使患者半卧位，监测患者生命体征，安抚患者情绪，可用较大的纸袋罩在患者口鼻上，或指导患者用双手呈杯状捂住口鼻，再进行呼吸（注意患者口鼻是否有分泌物或呕吐物）；对重度焦虑、烦躁的患者，建议缓慢静脉注射地西泮 5mg，如条件不允许可肌内注射地西泮 10mg，症状可逐渐缓解。

4.3.3 高血压急症

4.3.3.1 判定：患者突然感到头痛、头晕、视物不清或失明，可同时伴有恶心、呕吐、心慌、气短、面色苍白或潮红，两手抖动、烦躁不安；严重者可出现暂时性瘫痪、失语、心绞痛，甚至抽搐昏迷。患者血压骤升至 180/120mmHg 以上[13]。

4.3.3.2 救治预案：立即停止口腔治疗操作，让患者安静休息，头部抬高，取半卧位，吸氧，尽量避光，监测血压。给予硝酸甘油 0.5mg 舌下含服。如果患者发生抽搐，可置入牙垫，必要时可给予地西泮 5~10mg 缓慢静脉注射控制症状，如条件不允许可行肌内注射。若患者昏迷，让其侧卧注意保持呼吸道通畅，或使用仰头抬颏法保持气道通畅，同时尽快明确有无脑卒中情况。建议尽快建立静脉通路、动态监测血压、血氧。如条件允许，静脉应用降压药物，硝普钠 50mg 用 0.9% 生理氯化钠注射液 50mL 稀释后，按照 0.5μg/kg/min 的剂量持续微量泵泵入，0.5~1h 使血压降至第一目标值，根据不同疾病设定降压目标（原则上降低不超过初测血压的 25%），2~6h 使血压降至第二目标值（参考值：160/100mmHg）[14]。

高血压急症一般需要紧急静脉降压治疗，但是口腔诊室院前急救条件有限，因此在实施上述措施的同时，应尽早寻求专业治疗，及时将患者转移至相关专科救治。转运过程中行车尽量平稳，以免因过度颠簸造成出血性脑卒中[15]。

4.3.4 心绞痛

4.3.4.1 判定：心绞痛的典型症状为：心前区突然剧痛，有压榨感或闷胀感，向左肩、左上肢内侧和颈咽部放射，或有肩背部持续性钝痛，疼痛持续 3~5min，常可自行缓解。要考虑到心肌梗死的可能，心肌梗死的常见症状为患者持续性心前区痛、胸闷，症状严重且持续不能缓解，常伴有心悸、面色苍白、恶心、呕吐、出冷汗、濒死感等症状，迫使患者停止活动[16]。需要注意的是，无明显阳性体征的左侧牙痛可能是不典型的心绞痛，即心源性牙痛。

4.3.4.2 救治预案：立即停止口腔治疗操作，让患者立即卧位休息，停止活动；密切观察患者意识，心电监护、吸氧；舌下含服硝酸甘油片 0.5mg，如疼痛未缓解，每 5min 可重复 1 次，连续使用不超过 3 次[17]。尽快完善心电图检查。如药物及措施效果不佳，或患者 15min 内症状无缓解，心电图有 ST 段抬高或显著压低，考虑是否存在急性心肌梗死的可能，如无明确出血、排除主动脉夹层前提下，建议给予阿司匹林 300mg 嚼服及替格瑞洛 180mg 或氯吡格雷 600mg 嚼服；静脉泵入硝酸甘油，10μg/min 起，逐渐加量至症状控制；注意监测血压，无禁忌证时给予 β 受体阻滞剂。立即联系 120 救护车转送至最近的胸痛专科医院或综合医院，尽早寻求专业治疗，以免耽误救治[18]。

4.3.5 哮喘

4.3.5.1 判定：患者发作性伴有哮鸣音的呼气性呼吸困难，或发作性胸闷和咳嗽，严重者被迫采取坐位或呈端坐呼吸，干咳或咳大量白色泡沫痰，甚至出现发绀、大汗、精神紧张甚至昏迷[19]。

4.3.5.2 救治预案：立即停止口腔治疗操作，患者取半坐位，保持呼吸道通畅，给予吸入 β 受体激动剂如沙丁胺醇吸入剂 1~2 喷，并吸入糖皮质激素如布地奈德等；给予患者吸氧，监测生命体征。如平喘效果不佳，可采用吸入 β 受体激动剂，同时口服糖皮质激素；如症状仍不缓解，建议大流量吸氧，吸入 β 受体激动剂如沙丁胺醇，15~20min 重复使用；开放静脉通道，将氨茶碱注射液 0.25~0.50g 加入到 250mL 的 5% 或 10% 葡萄糖注射液中缓慢滴注[20,21]。

4.3.6 过敏反应

4.3.6.1 判定：轻度过敏反应主要表现为皮肤瘙痒、皮疹、流鼻涕、流眼泪，患者呼吸及血压均无明显异常；中度过敏反应还伴有呼吸道症状，如哮喘、喉部水肿；重度过敏反应除上述症状外，伴有呼吸困难、全身水肿、胃肠痉挛、腹泻、恶心、呕吐、血管扩张、血压快速下降、心率下降、意识模糊甚至丧失。

4.3.6.2 救治预案：一旦患者发生药物过敏反应，医师应立即停止使用致敏药物和口腔治疗，放平椅位，使患者保持呼吸道通畅。对轻度过敏反应患者，建议口服组胺受体阻滞剂异丙嗪，嘱患者前往综合医院急诊科就诊。对中度过敏反应患者，建议给予异丙嗪 25mg 肌内注射，静脉注射地塞米松 5~10mg，帮助患者尽快转院治疗。对于重度过敏反应患者，医师应立即呼救其他医护人员帮助，共同协作争取救治时间；同时伴有血压下降时可考虑给予肾上腺素（1:1 000）：≥14 岁的患者单次 0.3~0.5mL 深部肌内注射，<14 岁的患者 0.01mL/kg 体重深部肌内注射（单次最大剂量 0.3ml），5~15min 后效果不理想者可重复注射，注射最佳部位为大腿中部外侧，同时建立静脉通路，必要时也可静脉给予肾上腺素，0.05~0.1μg/kg/min 静脉泵注至所需效果。早期应用糖皮质激素，给予静脉推注地塞米松 10mg，氢化可的松 100mg 静脉滴注作为维持治疗。迅速建立两条静脉通路：一条通路根据病情继续给予糖皮质激素维持治疗，另一条静脉通路给予平衡盐溶液 500mL 快速静脉滴注纠正低血容量；同时肌内注射异丙嗪（非那根）25mg。如患者血氧饱和度低于 90%，建议可考虑气管插管或气管切开。当采取以上措施后患者血压仍低于 90/60mmHg，建议选用多巴胺或去甲肾上腺素进行升压（具体用法见后文"口腔临床伴发急症椅旁救治条件的规范化建设"中 2.6 及 2.16）[22,23]。如患者出现心室颤动（以下简称室颤）或心搏骤停，按照心搏骤停救治预案施救[24]。建议尽早寻求专业

治疗,在专业急救人员到达后,尽快与其交接好抢救工作,由专业人员给予 ACLS 的抢救。

4.3.7 气道异物梗阻

4.3.7.1 判定:患者清醒状态下突然不能讲话、咳嗽,并有窘迫窒息症状,呼吸困难,嘴唇发绀,双手交叉于颈部,呈典型的"V"字形。

4.3.7.2 救治预案:如发生异物误吸时患者呈卧位或半卧位,切勿让患者坐起,可嘱患者大张口,如直视下可发现口内异物,使用卵圆钳或止血钳夹取异物,动作准确、轻柔,切勿使用常规检查镊子、尖锐器械、弱吸引器或手指探查;如无法在直视下看到异物,保持患者平卧,尽快寻求专科救治(如 X 线片检查、耳鼻咽喉科会诊等)。如异物梗阻时患者呈直立体位,且患者清醒、尚能有效通气,鼓励其用力咳嗽,并观察是否有异物咳出;对于气道完全性阻塞不能讲话的患者,推荐立即采用海姆立克手法救治(图 2):即对清醒(立位)的气道异物阻塞患者,抢救者须站在患者背后,两臂环绕患者的腰部,一手握拳,另一手抱住握拳的手,拇指侧顶住患者脐上 2cm 处,远离剑突,连续向后、向上猛压 6~10 次,直至异物咳出;对昏迷(卧位)的气道异物阻塞患者,立即实施 CPR,如有条件可行环甲膜穿刺或气管切开,注意在通气时检查口腔内有无异物,如有可小心移除[25]。

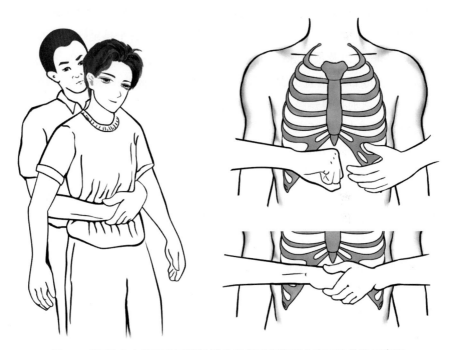

图 2 对气道完全性阻塞不能讲话的患者采用海姆立克手法救治示意图

如果上述方法仍无效,建议立即寻求专业治疗。请求专科医师及早进行手术治疗,如进行支气管镜、气管切开或开胸手术治疗等,具体采用哪种治疗方法需根据气道异物阻塞的部位决定。如果是上部的支气管梗阻,可用支气管镜取出异物。

4.3.8 癫痫发作

4.3.8.1 判定:患者无明显诱因突发四肢强直阵挛,两眼上翻或凝视,嘴角抽搐,牙关紧闭,口吐白沫,或有舌咬伤,呼吸暂停,意识丧失。结合患者病史,不难做出判断。

4.3.8.2 救治预案：首先要保持患者呼吸道通畅，采取仰卧位或侧卧位，头颈半伸位，然后转向一侧，以利于分泌物的流出；清理口内义齿、吸出口鼻分泌物，避免患者误吸入呕吐物导致吸入性窒息。癫痫急性发作期患者的肢体抖动现象和抽搐现象会比较严重，要放置牙垫，做好患者肢体的防护，确保患者周围安全，不要强制束缚患者四肢，避免发生骨折和软组织损伤。发作持续 5min 以上，或 2 次以上发作，发作间期意识未能完全恢复者，初始治疗建议首选静脉注射 10mg 地西泮（2mg/min），10~20min 内可酌情重复 1 次，或肌内注射 10mg 咪达唑仑（0.2mg/kg 剂量）。院前急救和无静脉通路时，建议优先选择肌内注射咪达唑仑[26]。持续癫痫发作或反复发作者需转至综合医院急诊科进一步观察治疗，尽早寻求专业治疗。

4.3.9 心搏骤停

4.3.9.1 判定：患者突然发生意识丧失，可伴抽搐、心音消失、大动脉脉搏消失、血压测不出；呼吸停止或濒死样喘息，随后停止；昏迷，瞳孔散大。心电图表现室颤、无脉性电活动或呈等电位线（心脏停搏）[27]。

4.3.9.2 救治预案：心搏骤停是极为凶险的口腔临床伴发急症，心搏骤停发生后 4min 内为抢救的最佳时机。因此，争取救治时间是抢救成功的关键。

当医师判定患者意识丧失后，立即呼叫其他医护人员，启动紧急应急预案，按照美国心脏学会 2020 年最新版 CPR 指南[28]，立即对患者实施 CPR。将患者平移至硬质平面或地面，首先评估患者有无意识、呼吸以及颈动脉搏动情况，拨打急救电话；检查脉搏 10s，有脉搏每 5~6min 给予 1 次人工通气，每 2min 检查 1 次脉搏。无脉搏则立刻胸外按压和人工呼吸（按压 / 通气比为 30∶2）：①在识别心搏骤停后 10s 内开始按压；②用力按压、快速按压：按压频率 100~120 次 /min，按压深度成人至少 5~6cm，儿童至少为胸部厚度的 1/3，约 5cm；婴幼儿至少为胸部厚度的 1/3，约 4cm；③按压时胸廓需充分回弹（按压和回弹时间 1∶1）；④按压过程中尽量减少中断（中断控制在 10s 以内）；⑤给予有效的人工呼吸，使胸廓隆起；⑥避免过度通气。

当 AED 到达现场，评估是否为可电击心律，如发生室颤 / 无脉性室性心动过速，应立即电除颤 1 次，继续 5 组 CPR 后再判断，无自主循环功能恢复指征则继续 CPR，每 5 组后检查 1 次心律，直至患者出现反应或启动 ACLS[29]。支援团队到位后建议在统一指挥下分别进行呼吸管理、心电管理和静脉通路建立。呼吸管理包括气道管理和氧合评估，尽早建立人工气道，可给予简易呼吸器辅助呼吸或机械通气；护理配合快速建立静脉通道并记录抢救过程。一旦静脉通道开放，立即给予肾上腺素 1mg 静脉推注（每次静脉给药后，建议再推注 20mL 0.9% 氯化钠注射液以保证药物能到达心脏）。以后间隔 3~5min 多次重复使用，每次 1mg。CPR 2min 后再次评估，如再次发生可除颤心律则再次除颤，如此循环操作。尽快将患者转运至急诊专科，按照 ACLS 的抢救流程进一步救治。

团队各成员保持快速、有序的操作，直至患者抢救初步成功，即自主循环功能恢复，并尽早寻求专业治疗，抢救应持续到专业急救医师到位接管患者继续治疗为止[30,31]。

4.4 口腔临床伴发急症救治的记录与病历书写内容

4.4.1 口腔临床伴发急症救治的记录

要有专人负责记录患者的主要症状、基本生命体征、抢救措施和用药情况等，所使用药品和器械的溯源信息、外包装甚至剩余的药品等不得随意丢弃。记录内容包括一般情况、病历记录、抢救记录、知情告知内容及告知双方签字等。

一般情况：包括患者基本资料、急救时间记录（急症的出现时间、急救小组人员到达患者身边的时间、病历完成时间等）；时间应精确到年月日、几点几分。病历记录：需要记录患者急症发作时所接受的口腔治疗操作内容、体格检查、辅助检查、初步诊断、急救医嘱及处理等。体格检查：主要记录患者急症发病后的血压、指脉氧、动脉搏动、自主呼吸、神志、体位、瞳孔、对光反射等。辅助检查：记录患者重要的与诊断、鉴别诊断相关的各种化验和影像结果。初步诊断应合理、主次分明，使用中文书写诊断全称。不能明确初步诊断的，可写为"**（症状或体征）原因待查"，若考虑为某种疾病可能，在疾病名称后加"？"表示。急救医嘱及处理：详细记录患者在急症发作后，对其生命体征的改变和病情变化所采取的具体救治措施（如放平椅位、呼叫急救小组成员、生命体征监测、吸氧、建立静脉通道、止血、包扎等）、执行时间（具体到分钟）、急救应用的器械及急救药物（药物名称、剂量、给药途径）。

知情告知内容及告知双方签字：需要记录首诊医师对患者或陪护人的病情告知内容，并有首诊医师和责任人签字，非患者本人签字时，需注明签字人与患者的关系，责任人拒绝签字时，建议医师在"责任人签字"处加以文字说明。

上述资料可为患者的进一步救治提供重要的信息参考，对避免医患纠纷和维护医护人员权益亦有重要意义。

4.4.2 口腔临床伴发急症救治的病历书写内容

4.4.2.1 医师病历书写要求简明扼要、重点突出、及时准确、字迹清楚、不得涂改。

4.4.2.2 建议在不延误救治患者的前提下记录救治情况，重点记录患者的症状和体征。

4.4.2.3 医师采取的各种救治措施的记录要具体到分钟，如因抢救来不及记录，医师必须在6 h内据实补记完成，要注明补记时间，由补记者签名。

4.4.2.4 医师的诊断要书写规范，诊断明确者应写明诊断全称，未明确者标明待查，并写出首先考虑的可能诊断。

4.4.2.5 当急危重症患者经抢救转送至综合医院时，医师需有完善的病情与资料交接。

4.4.2.6 对于急诊留观患者，医师要书写留观期间的观察记录；留观者出院时，医师必须在急诊病历上写明离院时的生命体征，写明医嘱与注意事项。

4.4.2.7 抢救医师要签署全名，患者或家属也要在病历上签字[32]。

4.4.2.8 医师在完善急诊抢救病历后1天内将病历上交给科室或相关管理机构，进行登记归档。

5 口腔临床伴发急症椅旁救治条件的规范化建设

5.1 实施椅旁救治的设备与器械

5.1.1 BLS

口腔诊所或口腔门诊部由于受到场地、运营成本限制，难以配备大型急救设备；综合医院口腔科依托于综合医院，能更快得到急诊医学专业医师的会诊和救治。上述医疗机构在口腔临床伴发急症发生时，医护人员主要是对患者进行生命体征监测和BLS，为高级生命救援争取时间。

BLS 需要配备的器械和设备包括：简易呼吸球囊、口咽通气管、环甲膜穿刺针、基本吸氧设备、听诊器、血压计和 AED，以及常规的注射器、输液器、纱布等耗材。

5.1.2 ACLS

口腔专科医院等机构除配备用于 BLS 的器械和设备外，建议配备 ACLS 所需的气管插管器材、气管切开包、心电监护仪、专业吸氧设备和配置较齐全的抢救药品柜（车）等；为方便患者转运，尽可能配备铲式担架或移动式担架床、转运呼吸机等，便于特殊情况下供专业救援团队抢救时使用。

为保证抢救效率，氧气输送系统、应急药箱和 AED 需存放在一起，并且放在便于拿到的位置。

5.2 实施椅旁救治所需基本药物

5.2.1 口腔医疗机构建议配备的基本急救药物

建议口腔专业的医务人员掌握基本急救药品的使用。虽然国外部分文献中提出口腔医师需掌握血管活性药、抗心律失常药、血管扩张药、利尿药、脱水药等急救药物的使用，但由于口腔医师属于非专业临床急救人员，缺乏使用专业急救药物的系统性培训，临床医学专家建议慎重使用上述药品[33-36]。

因此，本共识从口腔从业人员的实际能力和口腔临床伴发急症的椅旁急救需要出发，建议口腔医师了解下列药物在救治椅旁伴发急症时的适应证、用法用量及禁忌证。

5.2.1.1 盐酸肾上腺素（注射剂）

【适应证】过敏性休克，心搏骤停。

【用法用量】①抢救过敏性休克：大腿前外侧中部肌内注射肾上腺素的推荐剂量为 0.01mg/kg，对于 ≥14 岁的患者最高可达 0.5mg，对于 <14 岁的患者最高可达 0.3mg，若 5~15min 症状未缓解可重复注射。②抢救心搏骤停：对于 ≥14 岁的患者，静脉注射 0.5~1.0mg，对于 <14 岁的患者推荐静脉注射 10~20μg/kg。3~5min 无反应，再一次静脉注射。肾上腺素静注配制浓度（0.05~0.10mg/mL）。

【禁忌证】器质性脑病、心血管病、青光眼、帕金森病、噻嗪类引起的循环虚脱及低血压等患者慎用。用量过大或皮下注射误入血管后，可引起患者血压突然上升而致脑出血。

5.2.1.2 地塞米松（注射剂）

【适应证】对抗中重度过敏反应。

【用法用量】缓慢静脉注射或肌内注射 0.1~0.4mg/kg，成人最大剂量 20mg，儿童最大剂量 10mg。

【禁忌证】高血压、血栓症、心肌梗死、胃及十二指肠溃疡、精神病、电解质代谢异常、青光眼等患者一般不宜使用，在特殊情况下权衡利弊使用，且注意病情恶化的可能。糖皮质激素可诱发或加重感染，对病毒性感染慎用。

5.2.1.3 盐酸异丙嗪（注射剂）

【适应证】用于皮肤黏膜过敏、晕动症、麻醉和手术前后的辅助治疗、防治放射性或药源性恶心、呕吐。

【用法用量】肌内注射。

（1）成人用量：①抗过敏，1 次 25mg，严重过敏时可肌内注射 25~50mg，最高用量不得超过 100mg。②在特殊紧急情况下，可用灭菌注射用水稀释至 0.25% 浓度，缓慢静脉注射。③止吐，1 次 12.5~25mg，必要时每 4h 重复 1 次。④镇静催眠，1 次 25~50mg。

（2）小儿常用量：①抗过敏，每次按体重 0.125mg/kg 或按体表面积 3.75mg/m^2，1 次 /4~6h。②抗眩晕，睡前可按需给予，按体重 0.25~0.50mg/kg 或按体表面积 7.5~15.0mg/m^2 或 1 次 6.25~12.50mg，3 次 / 天。③止吐，按体重 0.25~0.50mg/kg 或按体表面积 7.5~15.0mg/m^2，必要时每 4~6h 重复；或每次 12.5~25.0mg，必要时每 4~6h 重复。④镇静催眠，必要时每次按体重 0.5~1.0mg/kg 或每次 12.5~25.0mg。

【禁忌证】尚不明确。但以下情况慎用：急性哮喘、膀胱颈部梗阻、骨髓抑制、心血管疾病、昏迷、闭角型青光眼、肝功能不全、高血压、胃溃疡、前列腺肥大症状明显者、幽门或十二指肠梗阻、呼吸系统疾病（尤其是儿童，可使痰液黏稠，影响排痰，并可抑制咳嗽反射）、癫痫患者（注射给药时可增加抽搐的严重程度）、黄疸、各种肝病及肾功能衰竭者。

5.2.1.4 葡萄糖（注射剂）

【适应证】低血糖症，补充能量和体液，饥饿性酮症，高钾血症。

【用法用量】①补充热能，患者因某些原因进食减少或不能进食时，一般可予 25% 葡萄糖注射液静脉注射，并同时补充体液。②饥饿性酮症，症状严重者应用 5%~25% 葡萄糖注射液静脉滴注，每日 100g 葡萄糖可有效缓解症状。③低糖血症，重症患者可先用 50% 葡萄糖注射液 40~60mL 静脉推注。然后继续用 5%~10% 葡萄糖静脉滴注，大多数患者可迅速清醒。④高钾血症，高糖 + 胰岛素（10% 葡萄糖 500mL+ 普通胰岛素 12~16U 或 20%~25% 葡萄糖 250mL+ 短效胰岛素 16~21U）促进钾离子转入细胞内。

【禁忌证】糖尿病酮症酸中毒未控制者，高血糖非酮症性高渗状态。

5.2.1.5 地西泮（注射剂）

【适应证】为治疗癫痫持续状态的首选药，对破伤风轻度阵发性惊厥也有效。

【用法用量】①成人常用量，10mg，静脉注射，可以每隔 15~20min 重复应用，总量不超过 100~200mg。②小儿常用量，抗癫痫、癫痫持续状态和严重频发性癫痫。出生 30 天至 5 岁，静脉注射为宜，0.2~0.5mg/2~5min，最大限用量为 5mg；5 岁以上 1mg/2~5min，最大限用量 10mg。缓慢静脉注射，3min 内按体质量不超过 0.25mg/kg，间隔 15~30min 可重复。

【禁忌证】孕妇、新生儿禁用或慎用。本品含苯甲醇，禁止用于儿童肌内注射。

5.2.1.6 盐酸多巴胺（注射剂）

【适应证】用于各种类型休克，特别对伴有肾功能不全、心排出量降低、周围血管阻力增高且已补足血容量的患者更有意义。

【用法用量】轻中度休克，5~20μg/kg/min 静脉滴注；重度休克，20~50μg/kg/min 静脉滴注。

【禁忌证】高血压、心肌梗死、甲亢、糖尿病、嗜铬细胞瘤患者禁用。

为防止药物外渗引起组织脱落及坏死，药物外渗后立即给予 10~15mL 0.9% 氯化钠注射液（含 5~10mg 甲磺酸酚妥拉明）注射，浸润缺血区域，建议使用细皮下注射针。液体足量以完全覆盖缺血区域。

5.2.1.7　氨茶碱（注射剂）

【适应证】用于支气管哮喘、慢性喘息性支气管炎、慢性阻塞性肺疾病等缓解喘息症状，也可用于心功能不全和心源性哮喘。

【用法用量】静脉给药。负荷剂量 4~6mg/kg，维持剂量为 0.6~0.8mg/kg/h，加入 5%~10% 葡萄糖溶液 100mL 静脉滴注。

【禁忌证】对本品过敏的患者，活动性消化溃疡和未经控制的惊厥性疾病患者禁用。

5.2.1.8　硝酸甘油（注射剂）

【适应证】用于冠心病心绞痛的治疗及预防，也可用于降低血压或治疗充血性心力衰竭。

【用法用量】用 5% 葡萄糖或氯化钠液稀释后静滴，开始剂量为 5~10μg/min，每 5~10min 增加 5~10μg，直至症状缓解或平均压降低 10% 但收缩压不低于 90mmHg。最好用输液泵恒速输入。静脉应用硝酸甘油的患者症状消失 24h 后可改用口服制剂或应用皮肤贴剂。患者对本药的反应个体差异很大，静脉滴注无固定适合剂量，可根据个体的血压、心率和其他血流动力学参数调整用量。

【禁忌证】有严重低血压及心动过速时的心肌梗死、早期以及严重贫血、青光眼、颅内压增高患者。

5.2.1.9　硝酸甘油（片剂）

【适应证】用于冠心病心绞痛的紧急治疗及预防，也可用于降低血压或治疗充血性心力衰竭的患者。

【用法用量】成人 1 次用 0.25~0.50mg 舌下含服（硝酸甘油片的剂量通常为 0.5mg/ 片）。每 5min 可重复 1 次，直至疼痛缓解。如果患者 15min 内服用总量达 1.5mg 后疼痛持续存在，应立即送医院。

【禁忌证】禁用于心肌梗死早期（有严重低血压及心动过速时）、严重贫血、青光眼、颅内压增高和已知对硝酸甘油过敏的患者；使用枸橼酸西地那非的患者，后者能增强硝酸甘油的降压作用。

5.2.1.10　阿司匹林（片剂）

【适应证】用于降低心肌缺血患者的心肌梗死风险（阿司匹林的适应证很多，此处仅列出进行椅旁急救时的适应证）。

【用法用量】建议急性心肌梗死患者起始负荷剂量为 300mg，嚼服，以后改为小剂量 75~100mg/d，口服。

【禁忌证】对阿司匹林或其他水杨酸盐，或药品的任何其他成分过敏的患者；有水杨酸盐或含水杨酸物质、非甾体抗炎药导致哮喘病史的患者；活动性消化性溃疡患者；出血体质者；严重心、肝、肾功能衰竭患者；孕妇妊娠的最后 3 个月。

5.2.1.11　沙丁胺醇（气雾剂）

【适应证】缓解哮喘或慢性阻塞性肺部疾病（可逆性气道阻塞疾病）患者的支气管痉挛；预防运动诱发的哮喘，或其他过敏原诱发的支气管痉挛。

【用法用量】缓解哮喘急性发作,包括支气管痉挛:吸入 1~2 揿（100μg/ 揿,作为最小起始剂量）,必要时每 20min 重复 1 次。24h 内用药量不得超过 8 揿。

【禁忌证】对本品中任何成分有过敏史者禁用。

5.2.1.12 布地奈德（气雾剂）

【适应证】用于治疗支气管哮喘。

【用法用量】成人 2 揿 / 次,2 次 / 天,对需加强治疗效果的患者可增加至 15 揿 / 天。

【禁忌】对本品成分过敏者禁用。

5.2.1.13 硝普钠（注射剂）

【适应证】用于高血压急症如高血压危象、高血压脑病、恶性高血压、嗜铬细胞瘤手术前后阵发性高血压等的紧急降压。

【用法用量】用前将本品 50mg（1 支）溶解于 5mL 5% 葡萄糖溶液中,再稀释于 250~1 000mL 5% 葡萄糖液中,在避光输液瓶中静脉滴注（建议使用微量泵和留置针）,起始用量:成人 0.5μg/kg/min。

【禁忌证】代偿性高血压如动静脉分流或主动脉缩窄。

5.2.1.14 阿托品（注射剂）

【适应证】对于口腔医师,阿托品主要用于抗休克。

【用法用量】肌内注射,首剂 0.5mg,每 3~5min 重复,总剂量 3mg。

【禁忌证】青光眼及前列腺肥大者、高热者禁用。

5.2.1.15 替格瑞洛（片剂）

【适应证】用于急性冠脉综合征（不稳定型心绞痛、非 ST 段抬高心肌梗死或 ST 段抬高心肌梗死）患者,包括接受药物治疗和经皮冠状动脉介入治疗的患者,可降低血栓性心血管事件的发生率。

【用法用量】起始剂量为单次负荷量 180mg（90mg×2 片）,此后每次 1 片（90mg）,2 次 / 天。

【禁忌证】对替格瑞洛或本品任何辅料成分过敏者;活动性病理性出血（如消化性溃疡或颅内出血）的患者;有颅内出血病史者;中 - 重度肝脏损害患者;因联合用药可导致替格瑞洛的暴露量大幅度增加,禁止替格瑞洛片与强效 CYP3A4 抑制剂（如:酮康唑、克拉霉素、奈法唑酮、利托那韦和阿扎那韦）联合用药。

5.2.1.16 去甲肾上腺素（注射剂）

【适应证】抗休克的血管活性药,主要用于抢救急性低血压和周围血管扩张引起的休克等。

【用法用量】可用 1~2mg 加入 0.9% 氯化钠注射液或 5% 葡萄糖 100mL 内静脉滴注,0.1~0.2μg/kg/min,根据情况掌握滴注速度,待血压升至所需水平后减慢滴速,以维持血压于正常范围（建议使用微量泵和留置针）。

【禁忌证】交叉过敏反应,对其他拟交感胺类药不能耐受者,对本品也不能耐受。孕妇应用本品必须权衡利弊。下列情况慎用:①缺氧,此时用本品易致心律失常,如室性心动过速或室颤;②闭塞性血管病,如动脉硬化、糖尿病、闭塞性脉管炎等,可进一步加重血管闭塞,一般静脉注射不宜选用小腿以下静脉;③血栓形成,无论内脏或周围组织,均可促使血供减少,缺血加重,扩展梗塞范围。

5.2.1.17 咪达唑仑(注射剂)

【适应证】强镇静类药,用于诊断或治疗性操作(如心血管造影、心律转复、支气管镜检查、消化道内镜检查等)时患者的镇静及癫痫持续状态的控制。

【用法用量】先以 0.2mg/kg 静脉推注,继之以 0.05mg/kg/h 静脉滴注维持。

【禁忌证】对苯二氮䓬过敏、重症肌无力、精神分裂症及严重抑郁状态的患者禁用。

5.2.1.18 氢化可的松琥珀酸钠(注射剂)

【适应证】用于抢救危重患者如中毒性感染、过敏性休克、严重的肾上腺皮质功能减退症、结缔组织病、严重的支气管哮喘等过敏性疾病。

【用法用量】100mg,用 0.9% 氯化钠注射液稀释后静脉滴注。

【禁忌证】对本品及其他甾体类激素过敏者禁用。下列疾病患者一般不宜使用:严重的精神病(过去或现在)和癫痫,活动性消化性溃疡病,新近胃肠吻合手术,骨折,创伤修复期,角膜溃疡,肾上腺皮质机能亢进症,高血压,糖尿病,孕妇,抗菌药物不能控制的感染如水痘、麻疹、霉菌感染、较重的骨质疏松等。

本共识建议,有条件的口腔医疗机构应配备上述急救药品,并指定专人管理,保证药品随时在有效期内,且可第一时间获取并使用。建议配备的药物规格及数量参考下表。根据实际情况可增加配备抗心律失常药物(胺碘酮、利多卡因)、呼吸兴奋剂(尼可刹米、洛贝林)等(表1)。

表1 建议口腔专科常备的急救药品

药品种类	药品及剂型	规格	建议配备数量
抗休克血管活性药	肾上腺素注射液	1mg	5 支
抗休克血管活性药	多巴胺注射液	20mg	10 支
抗休克血管活性药	去甲肾上腺素注射液	2mg	5 支
糖皮质激素	地塞米松注射液	10mg	5 支
糖皮质激素	氢化可的松琥珀酸钠注射液	50mg	5 支
糖皮质激素	布地奈德喷剂	20mg/瓶	1 瓶
平喘药	沙丁胺醇喷剂	28mg/瓶	1 瓶
平喘药	氨茶碱注射液	0.25g	3 支
抗过敏药	异丙嗪注射液	50mg	5 支
血管扩张药	硝酸甘油注射液	5mg	5 支
血管扩张药	硝酸甘油片	0.5mg	1 瓶
血管扩张药	注射用硝普钠	50mg	2 支
镇静药	地西泮注射液	10mg	10 支
镇静药	咪达唑仑注射液	5mg	5 支
抗血小板药	阿司匹林肠溶片	100mg	1 盒
抗血小板药	替格瑞洛片	90mg	1 盒
抗胆碱药	阿托品注射液	0.5mg	10 支
常用溶液	50% 葡萄糖注射液	20mL	3 支

5.3 口腔临床伴发急症椅旁救治的人员培训

5.3.1 培训内容

培训的病种：常见口腔临床伴发急症包括晕厥、过度换气、高血压急症、心绞痛、急性心肌梗死、哮喘、过敏反应、气道异物梗阻、癫痫发作、心搏骤停的临床判定及救治方法。

培训的技术：心电监护术、清创缝合术、止血包扎术、气管插管术、简易呼吸器使用技术、电除颤技术、海姆立克手法、CPR 及后送转运等。

器械药物：常用椅旁救治器械设备及所需急救药物的正确使用方法。

5.3.2 培训要求

5.3.2.1 理论要求

实施椅旁救治的口腔医务人员建议掌握：①常见口腔临床伴发急症的病因、表现、治疗和预后；②常用的 BLS 救治技术、救治器械设备和急救药物的使用方法。

5.3.2.2 技能要求

建议口腔医务人员需具备对常见口腔临床伴发急症做出迅速明确的诊断和及时高效的对症处理能力。

针对综合医院口腔科、口腔诊所或口腔门诊部医务人员的具体培训技能包括：清创缝合术、止血包扎术、单（双）人徒手 CPR、海姆立克手法、吸痰术、吸氧术等基本操作技能；肾上腺素注射液、利多卡因注射液等 BLS 药物的合理应用。建议掌握环甲膜穿刺术等紧急救治技术以及简易呼吸器、AED、心电监护仪等 BLS 器械设备的正确使用。

口腔专科医院急救医护人员除掌握上述技能外，建议组建并开展团队 ACLS 的培训，即常见心律失常心电图判读、心电监护技术、气管插管技术、CPR 以及 ACLS 的器械设备和药物使用等。

5.3.3 急救团队的建立

建立急救团队、明确急救时的指挥者是救治成功的关键之一。同时，要重视培养团队的集体配合意识、尽责意识，所有成员应明确知晓急救时的个人分工和角色，包括：启动应急预案、寻求其他团队成员的帮助、必要时呼叫救护车、提供相关的医疗信息给高级/专业医护人员、指导医护人员给患者吸氧、用药、操作 AED、患者的护理等[37,38]。

急救团队建议定期进行口腔临床伴发急症救治的急救演练，增强应对突发情况的信心和能力。

培训频率：建议每年 2~3 次，每次不少于 2h。

培训形式：理论授课与实际操作相结合，并以情景模拟演练为重点。

培训考核：科室和医院根据考评标准对所有医护人员培训后的急救技术进行评估，并将其纳入医务人员的综合考评。

6 结语

口腔临床医务工作者必须在思想上高度重视口腔临床伴发急症的危害，加强急救医学的知识普及和日常培训，掌握急救理论，具备娴熟的急救技术，能在危急关头实施规范化救治。各口腔医疗机构可根据自身急救医疗条件参照本共识内容开展急救工作,口腔医务人员原则上需掌握 BLS 急救技术,建议可依据自身急救医疗硬软件配置协助专业急救人员进行 ACLS 抢救工作。中华口腔医学会口腔急诊专业委员会组织编写的专家共识是建立在文献和多学科专家的知识与实践基础上的多学科专家共识,可为口腔临床诊疗过程中的伴发急性全身性病症的规范化椅旁急救提供重要参考和指导意见,有助于口腔急诊相关业务的规范化建设,降低口腔临床的医疗风险,减少医患纠纷,保障广大就诊患者的生命安全,提高治疗水平,促进口腔临床医学的健康发展。

附 录 A

（资料性）

口腔医院急救分工流程图

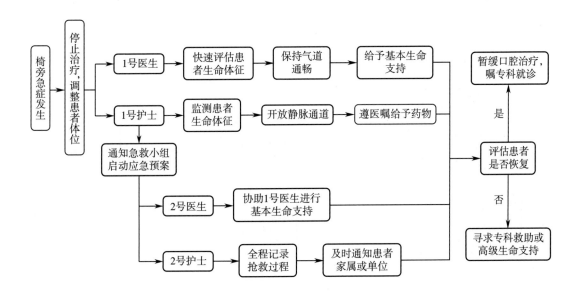

附　录　B
（资料性）
基层口腔医疗机构或诊所急救流程图

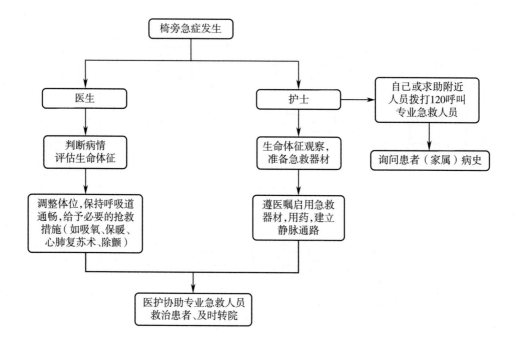

附　录　C

（资料性）

常见椅旁急症急救流程图

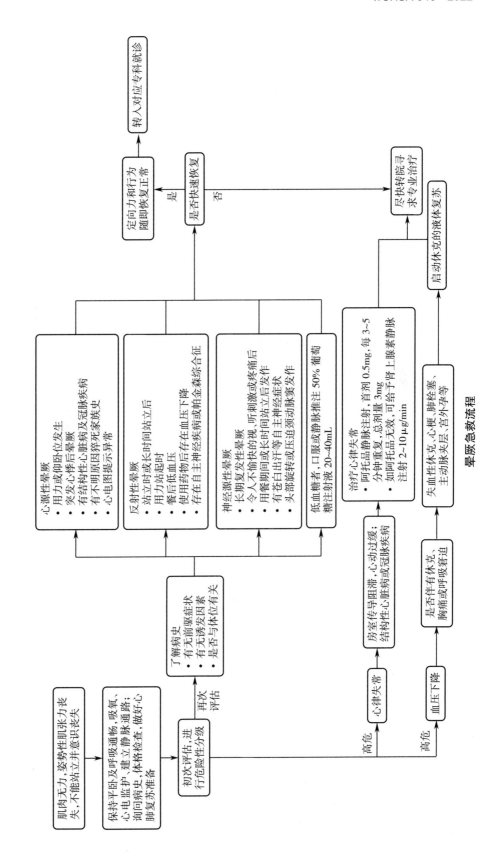

晕厥急救流程

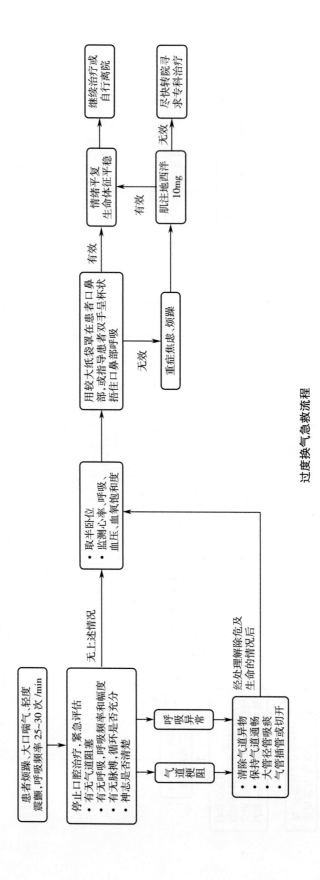

过度换气急救流程

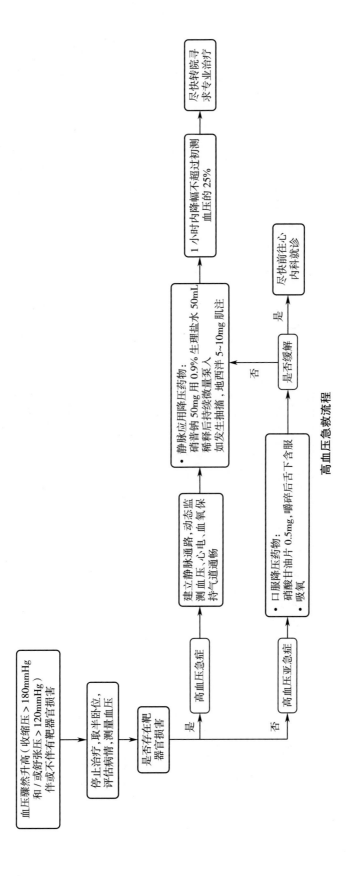

血压骤然升高（收缩压＞180mmHg 和/或舒张压＞120mmHg）伴或不伴有靶器官损害

停止治疗，取半卧位，评估病情，测量血压

是否存在靶器官损害

是 → 高血压急症

否 → 高血压亚急症

高血压急症：建立静脉通路，动态监测血压、心电、血氧保持气道通畅

• 静脉应用降压药物：硝普钠 50mg 用 0.9% 生理盐水 50mL 稀释后持续微量泵入 如发生抽搐，地西泮 5~10mg 肌注

1 小时内降幅不超过初测血压的 25%

尽快转院寻求专业治疗

高血压亚急症：
• 口服降压药物：硝酸甘油片 0.5mg，嚼碎后舌下含服 吸氧

是否缓解

是 → 尽快前往心内科就诊

否 →

高血压急救流程

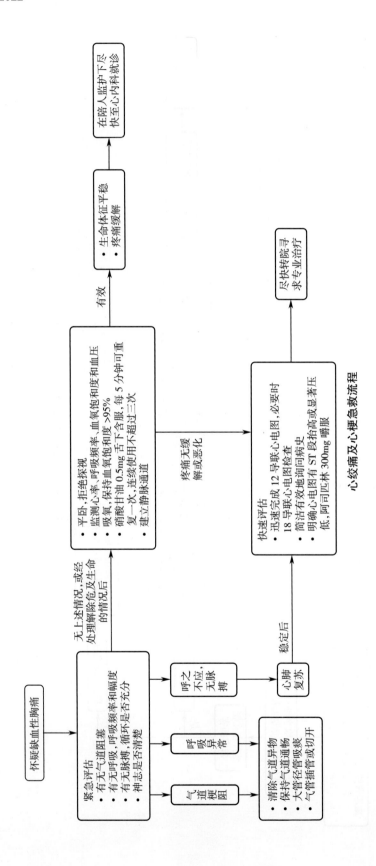

心绞痛及心梗急救流程

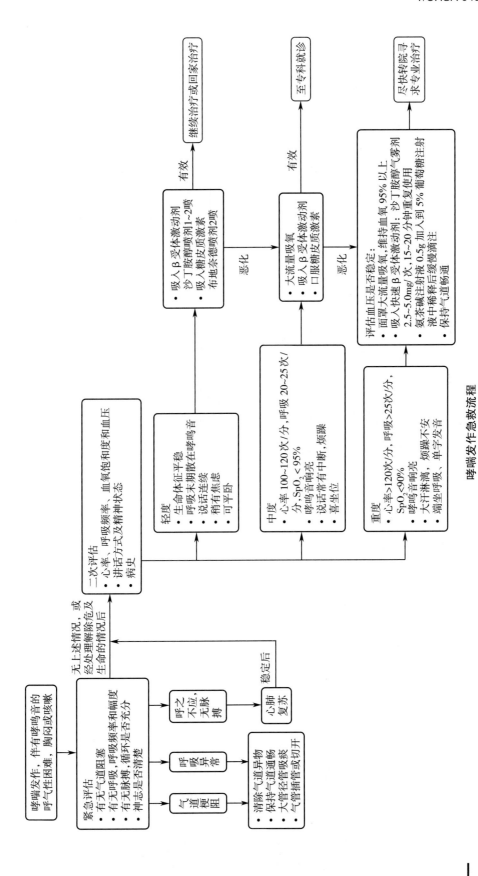

哮喘发作急救流程

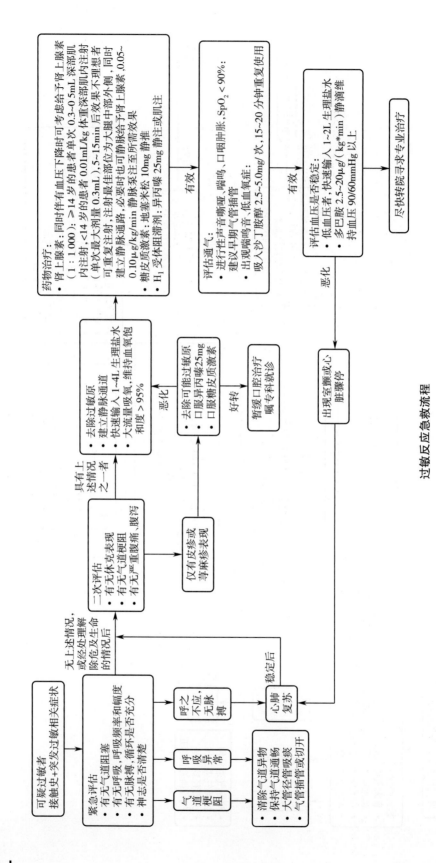

过敏反应急救流程

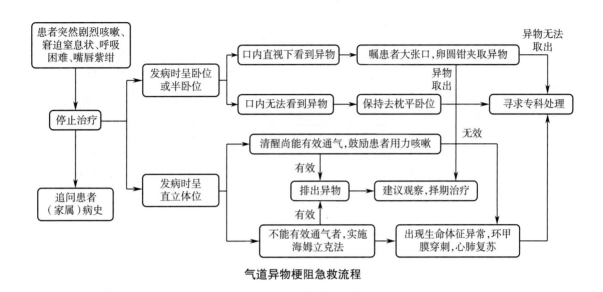

气道异物梗阻急救流程

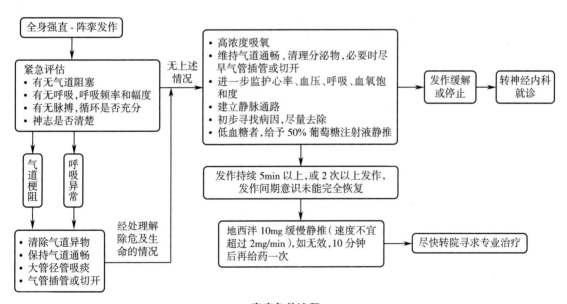

癫痫急救流程

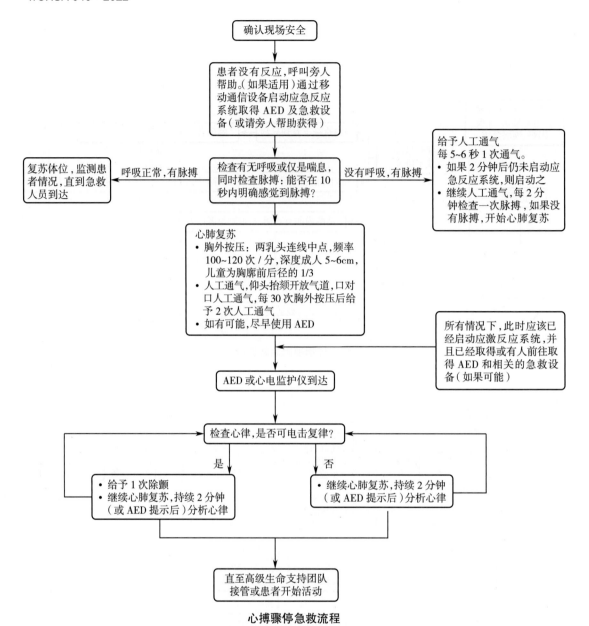

确认现场安全

患者没有反应,呼叫旁人帮助。(如果适用)通过移动通信设备启动应急反应系统取得 AED 及急救设备(或请旁人帮助获得)

复苏体位,监测患者情况,直到急救人员到达 ← 呼吸正常,有脉搏 ← 检查有无呼吸或仅是喘息,同时检查脉搏:能否在 10 秒内明确感觉到脉搏? → 没有呼吸,有脉搏 →

给予人工通气
每 5~6 秒 1 次通气。
• 如果 2 分钟后仍未启动应急反应系统,则启动之
• 继续人工通气,每 2 分钟检查一次脉搏,如果没有脉搏,开始心肺复苏

心肺复苏
• 胸外按压:两乳头连线中点,频率 100~120 次 / 分,深度成人 5~6cm,儿童为胸廓前后径的 1/3
• 人工通气,仰头抬颏开放气道,口对口人工通气,每 30 次胸外按压后给予 2 次人工通气
• 如有可能,尽早使用 AED

所有情况下,此时应该已经启动应激反应系统,并且已经取得或有人前往取得 AED 和相关的急救设备(如果可能)

AED 或心电监护仪到达

检查心律,是否可电击复律?

是
• 给予 1 次除颤
• 继续心肺复苏,持续 2 分钟(或 AED 提示后)分析心律

否
• 继续心肺复苏,持续 2 分钟(或 AED 提示后)分析心律

直至高级生命支持团队接管或患者开始活动

心搏骤停急救流程

参 考 文 献

［1］陈永进，赵寅华．我国口腔急诊医学现状与发展［J］．中国实用口腔科杂志，2016，9（7）：385-389.

［2］李强，刘佳，陈永进，等．口腔专业住院医师急诊规范化培训探索［J］．医学教育研究与实践，2020，28（1）：160-163.

［3］李强，刘佳，张旻，等．导师制在住院医师口腔急诊规范化培训中的探讨［J］．中国医学教育技术，2019，33（5）：510-513.

［4］李尔涛，任辉，安峰，等．张家口市民营口腔诊所急救管理现况调查［J］．中华医院管理杂志，2020，36（8）：639-642.

［5］邱昱，李媛媛，李天国，等．四川省口腔医生急救知识水平及影响因素调查［J］．华西口腔医学杂志，2018，36（2）：199-203.

［6］黄煜，何庆．2020AHA心肺复苏指南解读（六）：复苏教育科学和救治系统［J］．心血管病学进展，2021，42（2）：188-192.

［7］ZIDEMAN D A，SINGLETARY E M，BORRA V，et al. European resuscitation council guidelines 2021：first aid［J］. Resuscitation，2021，161：270-290.

［8］何庆，黄煜．2020 AHA心肺复苏指南解读（一）：概述［J］．心血管病学进展，2020，41（11）：1111-1115.

［9］CLARK A. Preparing for emergencies：resuscitation guidelines for general dental practice［J］. Primary dental journal，2014，3（1）：58-63.

［10］MARTIN T P，HANUSA B H，KAPOOR W N. Risk stratification of patients with syncope［J］. Annals of emergency medicine，1997，29（4）：459-466.

［11］ROPPOLO L P，DAVIS D，KELLY S P，et al. Emergency medicine handbook：critical concepts for clinical practice［M］. Amsterdam：Elsevier Science Health Science div，2006.

［12］中华心血管病杂志编辑委员会，中国生物医学工程学会心律分会，中国老年学和老年医学学会心血管病专业委员会，等．晕厥诊断与治疗中国专家共识（2018）［J］．中华心血管病杂志，2019，47（2）：96-107.

［13］UNGER T，BORGHI C，CHARCHAR F，et al. 2020 international society of hypertension global hypertension practice guidelines［J］. Hypertension，2020，75（6）：1334-1357.

［14］姚成增．心血管内科常见病诊疗手册［M］．北京：人民卫生出版社，2018.

［15］骆明涛，伍聪，陶传元，等．《高血压性脑出血中国多学科诊治指南》急救诊治解读［J］．中国急救医学，2021，41（3）：185-190.

［16］WEHRMACHER W H，BELLOWS R. Unstable angina［J］. Comprehensive therapy，2004，30（1）：6-9.

［17］中华医学会心血管病学分会，中华心血管病杂志编辑委员会．慢性稳定性心绞痛诊断与治疗指南［J］．中华心血管病杂志，2007，35（3）：195-206.

［18］ROBERTSON R M，TAUBERT K A. Warning signs for heart attack and stroke：what more can we do？［J］. Journal of cardiopulmonary rehabilitation，2005，25（1）：40-42.

［19］DOLOVICH M B，AHRENS R C，HESS D R，et al. Device selection and outcomes of aerosol therapy：evidence-based guidelines：american college of chest physicians/american college of asthma，allergy，and immunology［J］. Chest，2005，127（1）：335-371.

［20］邢斌．支气管哮喘急性发作评估及处理中国专家共识［J］．中华内科杂志，2018，57（1）：4-14.

［21］中华医学会呼吸病学分会哮喘学组．支气管哮喘防治指南（2020年版）［J］．中华结核和呼吸杂志，2020，43（12）：1023-1048.

［22］李晓桐，翟所迪，王强，等．《严重过敏反应急救指南》推荐意见［J］．药物不良反应杂志，2019，21（2）：85-91.

［23］李明华. 过敏性休克的诊断和紧急处置［J］. 中国临床医生, 2009, 37（8）: 5-6.

［24］NOLAN J P, MACONOCHIE I, SOAR J, et al. Executive summary 2020 international consensus on cardiopulmonary resuscitation and emergency cardiovascular care science with treatment recommendations［J］. Resuscitation, 2020, 156: A1-A22.

［25］JEVON P. Medical emergencies in the dental practice poster: revised and updated［J］. British dental journal, 2020, 229（2）: 97-104.

［26］MALAMED S F. Sedation, a guide to patient management［M］. 5th ed. St. Louis: Mosby, 2010.

［27］何亚荣, 郑玥, 周法庭, 等. 2020 年美国心脏协会心肺复苏和心血管急救指南解读: 成人基础/高级生命支持［J］. 华西医学, 2020, 35（11）: 1311-1323.

［28］MERCHANT R M, TOPJIAN A A, PANCHAL A R, et al. Part 1: executive summary: 2020 american heart association guidelines for cardiopulmonary resuscitation and emergency cardiovascular care［J］. Circulation, 2020, 142（16suppl2）: S337-S357.

［29］何庆, 黄煜. 2020AHA 心肺复苏指南解读（二）: 成人基础和高级生命支持（上）［J］. 心血管病学进展, 2020, 41（12）: 1333-1337.

［30］黄煜, 何庆. 2020 AHA 心肺复苏指南解读（三）: 成人基础和高级生命支持（中）［J］. 心血管病学进展, 2020, 41（12）: 1338-1344.

［31］黄煜, 何庆. 2020 AHA 心肺复苏指南解读（四）: 成人基础和高级生命支持（下）［J］. 心血管病学进展, 2020, 41（12）: 1345-1352.

［32］高迎春, 陈春芳. 防范医疗纠纷之病历规范书写的重要性［J］. 临床医药文献电子杂志, 2020, 7（19）: 179, 191.

［33］DYM H, BARZANI G, MOHAN N. Emergency drugs for the dental office［J］. Dental Clinics of North America, 2016, 60（2）: 287-294.

［34］HASS D A. Management of medical emergencies in the dental office: conditions in each country, the extent of treatment by the dentist［J］. Anesthesia progress, 2006, 53（1）: 20-24.

［35］王晓娟, 冯斌. 口腔诊室急救药品的合理使用［J］. 口腔疾病防治, 2018, 26（9）: 551-556.

［36］何庆, 黄煜. 2020 AHA 心肺复苏指南解读（七）: 成人基础和高级生命支持主要推荐意见总结［J］. 心血管病学进展, 2020, 42（3）: 285-289.

［37］MERCER S J, KINGSTON E V, JONES C P L. The trauma call［J］. BMJ, 2018, 361: k2272.

［38］张会会, 章玉兰, 滕丽君, 等. 急救小组模式在急危重症患者抢救中的应用效果［J］. 浙江医学教育, 2017, 16（5）: 25-27.

ICS 11.060.01
CCS C05

中华口腔医学会

团 体 标 准

T/CHSA 042—2022

恒牙外伤牙固定术技术专家共识

Expert consensus on stabilization of traumatic
permanent dental injuries with splint

2022-01-17 发布　　　　　　　　　　　　　　2022-02-01 实施

中华口腔医学会　发布

目　次

前　言

本文件按照 GB/T 1.1—2020《标准化工作导则　第 1 部分：标准化文件的结构和起草规则》的规定起草。

本文件由中华口腔医学会口腔急诊专业委员会提出。

本文件由中华口腔医学会归口。

本文件起草单位：空军军医大学第三附属医院、首都医科大学附属北京口腔医院、北京大学口腔医院、上海交通大学医学院附属第九人民医院、南京医科大学附属口腔医院、中山大学光华口腔学院·附属口腔医院、中国医科大学附属口腔医院、浙江大学医学院附属邵逸夫医院牙科、解放军总医院第一医学中心、兰州大学口腔医院、南方医科大学口腔医院。

本文件主要起草人：陈永进、龚怡、朱亚琴、余东升、姬爱平、陈亚明、张英、张旻、盛列平、郭斌、李志革、任飞、刘艳丽、刘杨、杨阳、雷容。

引　言

牙外伤（traumatic dental injuries，TDIs）是指在突然外力作用下，牙体硬组织、牙髓或牙周组织发生急性损伤的一种疾病。牙外伤可使单独一种组织受损，也可造成多种组织同时受累，形成牙体、牙髓、牙周组织的复合性损伤。牙外伤种类繁多，按照国际分类标准，恒牙外伤分为三大类：牙折断性损伤（fractures of permanent teeth）、牙脱位性损伤（luxation injuries of permanent teeth）以及牙撕脱性损伤或称完全性脱位（avulsion of permanent teeth）[1-3]。其中，牙根折、牙脱位性损伤及牙撕脱性损伤可不同程度地破坏牙周组织，发生牙周膜充血、出血或牙周韧带断裂，也可造成牙龈出血或撕裂，这些类型的牙外伤需要及时进行外伤牙的固定。除此之外，外伤后伴发的牙槽骨和牙槽突骨折也需要进行外伤牙固定。循证医学证实：恒牙外伤牙固定术是目前固定外伤牙、促进牙周愈合最常用的方法，可以有效提高外伤牙的保存率[4,5]。但是，该技术目前在我国临床应用比较混乱，一些医生对恒牙外伤牙固定术的认知滞后，操作技术存在误区，仍然依据骨折固定或牙周炎松牙固定的理念采用不恰当的固定方法和固定时间，影响了患牙的预后。因此，制定本专家共识。

恒牙外伤牙固定术技术专家共识

1 范围

本专家共识制定了恒牙外伤牙固定术的适应证、材料选择及操作方法,适用于牙外伤引起的牙松动、移位和脱落后再植的保存治疗,也适用于外伤牙固定前的术前评估和预后评估工作。

本专家共识供口腔临床医师借鉴与参考。

2 规范性引用文件

本文件没有规范性引用文件。

3 术语和定义

本文件没有需要界定的术语和定义。

4 恒牙外伤牙固定术的生物学基础

恒牙外伤牙固定术是将外伤牙与相邻正常牙通过夹板方式或其他方式连接固定,不仅可以稳固外伤牙,提高其牙周膜组织愈合的能力,增强患者舒适感,并且可以防止固定期间因为咬合和固定不佳对患牙造成的持续性再伤害[6]。

外伤牙固定的目的是稳定受伤患牙,促进受损的牙周膜组织愈合。医生在牙外伤固定术中使用过大、过小的力量,都会因为牙周膜组织受到不良机械刺激导致成纤维细胞代谢受到干扰。因此,夹板固定后需要维持外伤牙的正常生理动度,才能产生对牙周膜组织的生理性机械刺激,促进牙周膜血管的重建,降低牙周膜病理性愈合的可能性,从而避免根骨粘连,而且可以促进年轻恒牙牙根继续发育[7-12]。

因此,恒牙外伤牙固定术促进牙周膜组织愈合的生物学基础是:固定术中使外伤牙在咬合时受到生理性的力学刺激,更有利于促进牙周膜组织发生生理性愈合[13-15]。

5 恒牙外伤牙固定术的评价标准

理想恒牙外伤牙固定术的评价标准[15,16]:①使用简易方便;②材料容易获取;③患者无法自行拆卸;④维持生理动度;⑤易于清洁;⑥不影响发音功能;⑦不伤及口内软组织;⑧不干扰咬合;⑨易于医生拆卸;⑩自我感觉舒适。

成功的恒牙外伤牙固定术能够促进牙周膜组织的良性愈合及组织新生,并且新生组织可以修复受伤的牙周膜组织,达到或接近牙周膜的生理性愈合。

6 恒牙外伤牙固定术的术前准备

6.1 术前评估

治疗前需要考虑以下几个因素[17]:1)患者因素:年龄、牙根发育阶段,根尖孔是否闭合;2)外伤因素:外伤的种类和范围,牙根表面是否被污染,撕脱牙暴露于干燥环境的时间长短;3)牙与牙周组织状态:牙周膜、牙髓、牙槽骨的损伤程度,是否存在根折、冠根折;4)治疗因素:外伤牙固定方式的选择,外伤牙受伤后的即刻治疗与延期治疗;5)咬合关系及邻牙情况:咬合关系分析以避免出现咬合创伤;对邻牙状态进行术前评估。

外伤发生时/后,首先评估患者基本生命体征,包括是否存在意识障碍、气道是否通畅、呼吸是否困难、脉搏及血压是否正常,如果患者生命体征出现异常,立即进行抢救,挽救患者生命。在确定患者生命体征平稳后,需进一步确定患者无颅脑损伤,然后对患者进行病史采集,记录外伤发生的时间、地点、原因、形式等。

其次,对患者进行全面的临床检查:

a)颌面部软硬组织外伤情况:上颌骨、下颌骨及颞下颌关节是否存在骨折或损伤,面部是否对称;口周软组织是否有活动性出血和肿胀,软组织损伤程度和范围;

b)口腔内软硬组织情况:牙龈、舌体、上腭、颊黏膜、前庭沟处是否有损伤及异物,是否有活动性出血;口内牙是否缺失以及缺失数量,咬合关系有无异常;外伤后牙碎片是否飞溅至鼻腔、上颌窦、气管或开放性软组织伤口内,必要时进行头颈部、胸部影像学检查;

c)牙外伤类型及牙位:明确牙位,确定外伤牙是否变色,是否有折断、是否露髓、牙是否松动或移位,判断牙髓状态(牙髓温度测试和牙髓电活力测试)[18];

d)X线辅助检查:根尖片检查牙、牙周组织;咬合翼片检查牙根、根尖周、牙槽嵴顶外伤情况;全口曲面体层片检查颌骨、颞下颌关节损伤情况,锥形束计算机断层扫描(CBCT)检查外伤对牙冠、牙根、牙周膜和牙槽骨的影响,确定外伤牙是否需要进行固定[19-20]。

6.2 医患沟通

牙外伤伤情多样,愈合过程复杂且预后不易预测,治疗手段可能随外伤牙的愈合情况变化而发生改变。因此,有效的术前医患沟通使得患者有良好的依从性是治疗成功的必要前提[21]。

建议医生在治疗前将外伤牙的初步诊断、治疗手段、治疗时间、治疗费用、预后效果等全面告知患者及家属,双方签署知情同意书。知情同意相关内容主要涉及到以下几个方面:

a)麻醉药物的应用:因个体差异或某些不可预料的因素,麻醉术中或术后可能出现麻醉效果不佳、注射区疼痛、血肿、麻木、感染、麻醉药物过敏、其他麻醉意外情况等;

b)治疗方案可能改变:因不同牙外伤患者的牙所受撞击的力度、方向、严重程度以及就诊时间等存在差异,治疗方法因人而异、因病情而异,并且医生可能根据临床表现和牙髓状况变化等更改治疗方案;

c)辅助检查的应用:治疗过程中医生将多次通过X线片或/和CBCT等影像学检查进行外伤牙的确诊和病情追踪;

d）固定方式选择：医生会根据牙外伤情况及个体差异选择不同类型的外伤牙固定术；受牙清洁程度、年轻恒牙萌出不全、牙排列不齐等各种因素影响，在外伤牙固定治疗期间可能出现夹板松动或脱落。

e）口腔卫生维护：口腔卫生维护将对外伤牙的治疗效果产生直接影响，患者需严格执行医嘱，定期检查，保持口腔清洁；

f）治疗费用：具体费用将依据患者病情、治疗方案、使用的设备和材料来确定，也可能因为治疗方案的改变而有所变动。

6.3 预后评估

外伤牙行固定治疗后可能会因损伤类型的差异出现不同的并发症，主要包括：牙髓坏死、牙根吸收、牙脱落、牙周炎症等情况。医师根据术前的全面检查、诊断和治疗手段选择等，对外伤牙的预后进行正确、合理的评估。

7 不同类型外伤牙固定术的适应证及操作方法

7.1 刚性夹板

主要用于骨组织如颌骨、牙槽突骨折等外伤的固定治疗，也可用于外伤牙合并颌骨骨折的固定治疗。刚性夹板主要包括：弓杆夹板（arch bar splints）、钢丝结扎夹板（wire ligature splint）、复合树脂夹板（composite resin splints）[15]。刚性夹板不推荐用于单纯外伤牙的固定治疗，因为长期使用刚性夹板固定可能会影响外伤牙的牙周组织血运重建，导致 Hertwig 上皮根鞘营养缺陷，限制牙根发育，从而影响年轻恒牙牙根发育，也容易引起牙根发生骨性愈合、牙髓坏死和牙根外吸收，影响牙周膜组织和牙髓的愈合，因此，本专家共识不作为主要内容赘述。

7.2 半弹性夹板

半弹性外伤牙固定方式可用于牙脱位性损伤、水平向根折和伴有简单牙槽骨壁骨折时。有利于患牙维持正常生理性动度和牙周膜组织的血运重建[7,17]。

7.2.1 钛链夹板（the titanium trauma splint，TTS）

TTS 厚度为 0.2mm，采用独特的中空长方菱形设计，用光固化复合树脂固定于牙面，树脂用量少且易于除去；TTS 易于弯曲成型从而适应牙弓形态，可提供稳定可靠的固位力量；TTS 对口腔黏膜损伤小且患者感觉较舒适。

TTS 属于半弹性固定，可满足外伤牙愈合过程中需维持牙正常生理动度的要求，促进牙周膜组织的正常愈合。其缺点是成本较高，同时也存在美观和不易清洁等问题[22-24]。

a）适应证：脱出性脱位（部分脱出），侧方脱位（侧方移位），嵌入性脱位（挫入），牙撕脱性损伤（全脱出）[25,26]。

b）操作方法[25,26]：

1）复位患牙：局麻成功后对患牙进行手法复位，X 线片检查确定完全复位；

2）预备夹板：确定需固定的牙位，裁剪与固定牙位等长的钛链并按照牙弓形态预弯成形，调整钛链使其紧贴于牙面中三分之一（确定固定后不对所固定患牙产生任何外力），去除牙表面软垢及污染物；

3）牙面酸蚀：15%~35% 磷酸涂于牙面中 1/3 处，待 30s 后，冲洗、吹干；

4）涂布粘接剂：将粘接剂涂布于酸蚀后的牙面，吹匀粘接剂，光固化 20s；

5）放置钛链：将预备后的钛链夹板放置于牙表面上中 1/3 处，在钛链覆盖的牙面上点状涂布流动树脂，光照 20~40s；（此过程需注意勿将流动树脂挤入龈沟或邻接区，防止刺激牙龈和菌斑堆积，产生炎症；避免将树脂涂至咬合面，产生咬合高点。）

6）抛光、调𬌗：抛光牙面，检查咬合，若存在干扰进行调𬌗。

7.2.2　正畸夹板（orthodontic splints）

正畸夹板属正畸钢丝托槽固定技术，目前在外伤牙的固定中应用较为广泛。其优点在于该技术符合外伤牙固定的力学要求，当患牙受力时，各基牙单位能迅速分散咬合力，保护患牙，减少外力对患牙的不良刺激，有利于保护患牙牙周膜组织；通过基牙形成颌内支抗，达到固定患牙的目的。当患牙有轻度移位时，正畸托槽还可以同时起到牵引复位和固定的作用。

正畸钢丝托槽固定技术对托槽粘接和弓丝的弯制操作技术要求较高，医生对正畸弓丝操作力度不同，容易产生医源性差异，导致产生不良牵引力和引起基牙移位[27-31]。

a）适应证：脱出性脱位（部分脱出），侧方脱位（侧方移位），嵌入性脱位（挫入），牙撕脱性损伤（全脱出）。

b）操作方法[32]：

1）复位患牙：局麻成功后对患牙进行手法复位，X 线片检查确定完全复位；

2）清洁牙面：用生理盐水冲洗，消毒干棉球擦拭牙表面，去除牙表面软垢及污染物；

3）牙面酸蚀：15%~35% 磷酸涂于牙面中 1/3 处，待 30s 后，冲洗、吹干；

4）粘接托槽：用粘接剂将 0.022in 直丝弓托槽粘接于牙唇面，使患牙和基牙托槽位置处于同一水平线；

5）固定：按患者牙弓形态将 0.4mm 的不锈钢丝弯制成与牙弓形态相匹配的形状，确保固定后对患牙不施加任何矫治力，钢丝入槽后，再用 0.25mm 金属丝"8"字形结扎固定；

6）调整咬合：固定后检查是否存在正中或前伸合咬合干扰，若存在干扰进行调𬌗。

7.3　弹性夹板

弹性夹板固定方式可用于半脱位（亚脱位）、脱出性脱位（部分脱出）、侧方脱位（侧方移位）、嵌入性脱位（挫入）、牙撕脱性损伤（全脱出）等外伤牙的固定。弹性夹板固定可以使外伤牙维持稍大于生理性动度的活动度，有利于牙周膜组织愈合、再生与重建。

7.3.1　弹力纤维 - 复合树脂夹板（fiber-reinforced composite splints）

弹力纤维 - 复合树脂夹板固定在外伤牙固定中广泛运用，疗效确切。临床上使用的弹力固位纤维非常柔顺，易贴合牙；纤维表面光滑，易与光固化树脂粘接；不会影响牙髓电活力测试结果；光固化树脂固定在牙上美观，也易于拆除[15,16]。

a）适应证：未合并颌骨骨折的牙外伤类型均可使用弹性夹板固定。弹力纤维 - 复合树脂夹板是广泛应用于牙外伤固定治疗的弹性夹板[15]。

b）操作方法[33]：

1）复位患牙：局麻成功后对患牙进行手法复位，X线片检查确定完全复位；

2）清洁牙面：用生理盐水冲洗，消毒干棉球擦拭牙表面，去除牙表面软垢及污染物；

3）确定长度：用牙线测量所需固定的牙位长度，用眼科剪将纤维带剪成同等长度待用（此过程注意避光）；

4）牙面酸蚀：15%~35%磷酸涂于牙面中1/3处，待30s后，冲洗、吹干；

5）涂布粘接剂（釉质粘接剂）：将粘接剂涂布酸蚀后的牙面，吹匀粘接剂，光照20s；

6）放置纤维带：在牙面上点状涂布流动树脂，涉及所需要固定的全部牙；将纤维带放置牙面上，确保牙齿保持在正常位置，并确保纤维带与牙面尽可能紧密贴合；待纤维带稳定后，分段依次光照（每次光照时用遮光板遮挡住邻牙表面纤维），对每颗牙表面预光照5s进行初始固定；（此过程需注意勿将流动树脂挤入龈沟或邻接面，以防止菌斑堆积刺激牙龈、产生炎症，也勿涂至咬合面以免产生咬合高点）；

7）二次涂布树脂：在固定后的纤维带表面再次点状涂布流动树脂，整个纤维带光照20s，抛光牙面；

8）调整咬合：固定后检查是否存在正中合或前伸合咬合干扰，若存在干扰进行调𬌗。

7.3.2 金属丝-树脂夹板（wire-composite splints）

用直径等于或小于0.4mm的金属丝制作夹板，并用树脂将预成金属丝固定在患牙及其相邻健康牙的牙面上，以达到固定患牙的目的，是建立在粘接技术基础上的弹性固定技术，操作较为简单，不影响牙髓状态测试结果。

该技术在操作上避免了传统夹板固定可能造成的二次损伤，但是由于预弯的金属丝难以完全紧贴牙面，有可能形成不良的牵引力，因此，在进行金属丝-树脂夹板固定术操作时必须保证金属丝具有足够的强度韧度，金属丝（夹板）的形状尽量与牙列贴合无弹力，使患牙既能得到牢固的固定，又不会因金属丝的形变使牙位置发生变化。为了满足美观需求，可以采用树脂+舌侧固位丝的方法对患牙进行固定，以解决金属丝-树脂夹板影响美观的问题。此外，复合树脂等材料的表面均易附着菌斑，采用金属丝-树脂夹板固定需更加重视菌斑的控制[7,24-26,34,35]。

a）适应证：脱出性脱位（部分脱出），侧方脱位（侧方移位），嵌入性脱位（挫入），牙撕脱性损伤（全脱出）。

b）操作方法：

1）复位患牙：局麻成功后对患牙进行手法复位，X线片检查确定完全复位；

2）预备及放置夹板：将0.4mm直径金属丝按牙齿唇面的形态弯制成合适的弧形夹板[36]或使用0.4mm直径的圆形金属丝在受伤牙和邻牙拧成环，用楔子辅助金属丝保持在唇面的冠中部（楔子不能使松动牙受力和移位）[26]；

3）酸蚀牙釉质，放置复合树脂并固化：仅酸蚀牙中部小面积区域，带状酸蚀，推注少量光固化流动树脂于牙面，先用复合树脂固定非外伤牙，最后再固定脱位牙，指压来保证牙的位置[36]；

4）固定完成：去除多余金属丝,将两侧远中末端金属丝用金刚砂车针或者钨钢车针磨除,抛光树脂锐利边缘,完成固定；

5）咬合检查：固定后检查是否存在正中殆或前伸合咬合干扰,若存在干扰进行调殆。

7.3.3 尼龙丝夹板（the nylon splint）

最早出现的一种可以替代金属丝夹板的固定装置,直径约 0.13~0.25mm,临床操作简便,但是因粘接面积较小,易于脱落[15,16]。

a）适应证：若外伤牙为单颗,可用单根尼龙丝作固定；若涉及牙槽骨骨折或存在多个外伤牙的固定,则需要双条尼龙丝增强夹板的固定作用。

b）操作方法[15,37]：

1）复位患牙：局麻成功后对患牙进行手法复位,X 线片检查确定完全复位；

2）清洁牙面：用生理盐水冲洗,消毒干棉球擦拭牙表面,去除牙表面软垢及污染物；

3）牙面酸蚀：15%~35% 磷酸涂于牙面中 1/3 处,待 15~60s 后,冲洗、吹干；

4）涂布粘接剂：将粘接剂涂布酸蚀后的牙表面,吹匀粘接剂,光固化 20s；

5）放置尼龙丝：在牙面上点状涂布流动树脂,将尼龙丝放置牙面上,确保与牙面紧密贴合,待尼龙丝稳定后,光照 20~40s。其余牙依照此方式依次进行固定；（此过程需注意勿将流动树脂挤入龈沟或邻接面,以防止菌斑堆积刺激牙龈、产生炎症,也勿涂至咬合面以免产生咬合高点。）

6）抛光：抛光树脂表面,防止有尖锐树脂突划伤黏膜；检查咬合,若存在干扰进行调殆。

7.3.4 全牙列殆垫固定术（occlusal splint of full arch）

全牙列殆垫固定不需要与邻牙固定连接,能够有效解除咬合创伤,属于弹性固定。这种方法的优点在于使患牙保持生理动度、防止骨性愈合的发生,取戴方便且美观舒适,容易保持口腔清洁。缺点是影响患者的进食[27,38]。

a）适应证：适用于同时治疗多颗牙发生脱位性损伤的情况（不包括撕脱性损伤）,特别是替牙期牙冠长度不一、恒牙萌出不足的患者。

b）操作方法[39-41]：

1）复位患牙：局麻成功后对患牙进行手法复位,确认咬合关系正确,X 线片检查确定完全复位；

2）由于取模操作的本身有可能会导致患牙移位,建议先用树脂或玻璃离子粘固粉临时固定患牙,或用缝线从腭侧牙龈经患牙切缘与唇侧牙龈悬吊缝合进行初步固定后,再行取模；

3）取全口印模：因受伤牙松动,上颌托盘在取下时使腭侧进入少许空气,腭侧脱离后再脱离唇侧；

4）灌注并修整石膏模型：将石膏模型按临床治疗原则和目的修整,填补较大倒凹,并将创伤牙用蜡进行缓冲；

5）上颌架,制作全牙列殆垫（用厚 2mm 的弹性膜,真空压膜机压制）,要求基托在前牙部延伸并包绕切缘 1~2mm；

6）提倡数字化印模制取,以提高患者体验舒适度,并把取模过程二次损伤的可能性降到最低;

7）医嘱:殆垫除早晚及饭后清洗时取下,其他时间都需佩戴。

7.4 术后医嘱

嘱患者固定期间勿用手摇晃患牙和用患牙咬硬物,避免再次撞击患牙;保持口腔卫生,切勿因为受伤停止刷牙或者减少刷牙次数;牙周条件状况较差者,建议同期行牙周治疗;若固定期间夹板脱落或部分脱落,及时联系医生就诊。提醒患者外伤牙可能会出现牙髓炎、牙髓变性坏死以及牙齿变色等情况,一旦出现需及时就医。

8 效果评估与复查

8.1 外伤牙固定术后即刻评价

成功固定术的标准包括:1）固定后患牙无偏移、无伸长或嵌入;2）夹板固定装置紧贴于被固定牙牙面中 1/3 处;3）龈沟内、牙外展隙、牙间隙、咬合面处无多余粘接剂及流动树脂;4）流动树脂覆盖面积不超过牙面 1/3;5）树脂表面光滑无锐尖;6）夹板两端截面无锐尖;7）夹板对牙龈无压迫。

8.2 外伤牙固定术后复诊时间及内容[2, 15, 16, 21, 22, 41, 42]

牙外伤治疗后,医生要追踪患者外伤牙的变化情况,嘱患者定期进行复诊和检查。

8.2.1 术后复诊时间

外伤牙固定术后复诊时间通常为 2 周、4 周、3 个月、6 个月、1 年、5 年。具体复诊周期见附录 A。

8.2.2 术后复查内容

a）夹板状态:是否有松动、脱落、移位;

b）临床检查:临床检查主要包括:患者自觉症状（不适感程度）、有无叩痛及疼痛程度、有无牙冠变色、牙龈指数（分级牙龈炎性病变程度）、牙有无生理性动度及松动度分级、牙龈探诊出血（BOP）指数、牙周探诊深度、有无窦道;牙髓敏感性或牙髓活力监测;

c）影像学检查:是否有牙根炎性吸收、根尖炎症、根骨粘连、牙槽骨丧失。

8.3 夹板固定时间

夹板固定时间的长短取决于牙外伤的类型。具体固定时间见附录 B。

研究表明,长期的夹板固定会导致牙根替代性吸收和牙根骨性愈合,所以建议按照固定时间及时拆除夹板。

在拆除夹板时需注意对牙釉质的保护,宜用慢速钨钢车针和抛光碟拆除夹板固定装置和牙面抛光,将牙釉质的损伤降到最低,避免色素沉着、菌斑及软垢堆积,引起牙龈炎、牙周疾病,从而影响外伤牙的后期愈合。

附 录 A

（资料性）

恒牙外伤复诊随访周期表

外伤类型	2周	4周	6~8周	3个月	4个月	6个月	1年	至少5年
半脱位	（*S）*R			*R		*R	*R	
脱出性脱位	*S *R	*R	*R	*R		*R	*R	*R
侧方脱位	*R	*S *R	*R	*R		*R	*R	*R
嵌入性脱位	*R	（*S）*R	*R	*R		*R	*R	*R
撕脱性损伤（成年）	*S *R	*R		*R		*R	*R	*R
撕脱性损伤（年轻）	*S *R	*R	*R	*R		*R	*R	*R
根折（根中1/3）		*S *R	*R		*R	*R	*R	*R
根折（根颈1/3）		*R	*R		*S *R	*R	*R	*R
牙槽骨骨折		*S *R	*R		*R	*R	*R	*R
*= 临床复诊；S= 夹板固定时间；R= 即使没有临床症状或体征,也行X线检查								

附　录　B

（资料性）

夹板固定时间表

外伤类型	固定时间
半脱位	2 周
脱出性脱位	2 周
侧方脱位	4 周
嵌入性脱位	4 周
撕脱性损伤	2 周
根折（根中 1/3）	4 周
根折（根颈 1/3）	4 个月
牙槽骨骨折	4 周
注：伴发牙槽骨骨折的脱出性脱位和撕脱性损伤，夹板固定时间延长至 4 周	

参 考 文 献

［1］ FLORES M T, ANDERSSON L, ANDERSSON J O, et al. Guidelines for the management of traumatic dental injuries Ⅰ. Fractures and luxations of permanent teeth［J］. Dent Traumatol, 2007, 23（2）: 66-71.

［2］ FLORES M T, ANDERSSON L, ANDERSSON J O, et al. Guidelines for the management of traumatic dental injuries Ⅱ. Avulsion of permanent teeth［J］. Dent Traumatol, 2007, 23（3）: 130-136.

［3］ AMERICAN ASSOCIATION OF ENDODONTISTS. The recommended guidelines of the american association of endodontists for the treatment of traumatic dental injuries. 2013［EB/OL］. （2019-02-19）［2022-01-17］. https: //www. aae. org/specialty /wp-content/uploads/sites/2/2019/02/19_TraumaGuidelines. pdf#: ~: text=The%20Recommended%20Guidelines%20of%20the%20American%20of%20Endodontists, using%20 recommendedprocedures%20can%20maximize%20the%20chances%20for%20success.

［4］ OILARINEN K. Tooth splinting: a review of the literature and consideration of the versatility of a wire-composite splint［J］. Endod Dent Traumatol, 1990, 6（6）: 237-250.

［5］ BERTHOLD C, THALER A, PETSCHELT A. Rigidity of commonly used dental trauma splints［J］. Dent Traumatol, 2009, 25（3）: 248-255.

［6］ VON ARX T, FILIPPI A, LUSSI A. Comparison of a new dental trauma splint device（TTS）with three commonly used splinting techniques［J］. Dent Traumatol, 2001, 17（6）: 266-274.

［7］ ANDREASEN J O, ANDREASEN F M, MEJARE I, et al. Healing of 400 intra-alveolar root fractures. 2. Effect of treatment factors such as treatment delay, repositioning, splinting type and period and antibiotics［J］. Dent Traumatol, 2004, 20（4）: 203-211.

［8］ ANDREASEN J O, BAKLAND L K, ANDREASEN F M. Traumatic intrusion of permanent teeth. Part3. A clinical study of the effect of treatment variables such as treatment delay, method of repositioning type of splint, length of splinting and antibiotics on 140 teeth［J］. Dent Traumatol, 2006, 22（2）: 99-111.

［9］ DE DREGORIO C, COHENCA N, ROMANO F, et al. The effect of immediate controlled forces on periodontal healing of teeth replanted after short dry time in dogs［J］. Dent Traumatol, 2018, 34（5）: 336-346.

［10］ BELEVCIKLI M, ALTAN H, ALTAN A. Surgical extrusion of anterior teeth with intrusion traumatic injury: a report of two cases［J］. Eur Endod J, 2020, 5（3）: 295-299.

［11］ YASUDA T, KINOSHITA M, ABE M, et al. Unfavorable effect of knee immobilization on achilles tendon healing in rabbits［J］. Acta Orthop Scand, 2000, 71（1）: 69-73.

［12］ ISAKSSON H, KOCH G, BAKLAND L K, et al. Effect of splinting times on the healing of intra-alveolar root fractures in 512 permanent teeth in humans: a Scandinavian multicenter study［J］. Dent Traumatol, 2021, 37（5）: 672-676.

［13］ BURCAK CENGIZ S, STEPHAN ATAC A, CEHRELI Z C. Biomechanical effects of splint types on traumatized tooth: a photoelastic stress analysis［J］. Dent Traumatol, 2006, 22（3）: 133-138.

［14］ MAZZOLENI S, MESCHIA G, Cortesi R, et al. In vitro comparison of the flexibility of different splint systems used in dental traumatology［J］. Dent Traumatol, 2010, 26（1）: 30-36.

［15］ KAHLER B, HU J Y, MARRIOT SMITH C S, et al. Splinting of teeth following trauma: a review and a new splinting recommendation［J］. Aust Dent, 2016, 61（Suppl 1）: 59-73.

［16］ SOBCZAK-ZAGALSKA H, EMERICH K. Best splinting methods in case of dental injury-a literature review［J］. J Clin Pediatr Dent, 2020, 44（2）: 71-78.

［17］ LIKITH V R, RITESH B, et al. Dental injuries and management［J］. Facial Plast Surg, 2019, 35（6）: 607-613.

［18］ CHEN E, ABBOTT P V. Dental pulp testing: a review［J］. Int J Dent, 2009: ID365785.

［19］FONSECA R J. Oral and maxillofacial surgery［M］. 3rd ed. Amsterdam：Elsevier-Saunders Health Sciences，2017.

［20］COHENCA N, SIMON J H, ROGES R, et al. Clinical indications for digital imaging in dento-alveolar trauma. Part 1：traumatic injuries［J］. Dent Traumatol, 2007, 23（2）：95-104.

［21］龚怡. 牙外伤［M］. 2版. 北京：人民卫生出版社，2019.

［22］FOUAD A F, ABBOTT P V, Tsilingaridis G, et al. International association of dental traumatology guidelines for the management of traumatic dental injuries：2. Avulsion of permanent teeth［J］. Dent Traumatol, 2020, 36（4）：331-342.

［23］BOURGUIGNON C, COHENCA N, LAURIDSEN E, et al. International association of dental traumatology guidelines for the management of traumatic dental injuries：1. Fractures and luxations［J］. Dent Traumatol, 2020, 36（4）：314-330.

［24］何怡，邹静. 年轻恒牙外伤固定方法的研究进展［J］. 国际口腔医学杂志，2013，40（1）：129-131.

［25］ANDREASEN J, ANDREASEN F, ANDREASEN L. Textbook and color atlas of traumatic injuries to the teeth［M］. 5th ed. Oxford：John Wiley & Sons Ltd, 2019.

［26］葛立宏，龚怡. 牙外伤教科书及彩色图谱［M］. 4版. 北京：人民卫生出版社，2012.

［27］赵忱光. 年轻恒牙外伤固定治疗技术的研究进展［J］. 医学理论与实践，2015，28（4）：450-451.

［28］BECKER C M, KAISER D A, KALDAHL W B. The evolution of temporary fixed splints-the A-splint［J］. Int J Periodontics Restorative Dent, 1998, 18（3）：277-285.

［29］BALLAL N V. Microleakage of composite resin restorations［J］. Aust Dent J, 2008, 53（4）：369-370.

［30］OULIS C, VADIAKAS G, SISKOS G. Management of intrusive luxation injuries［J］. Endod Dent Traumatol, 1996, 12（3）：113-119.

［31］JAMAL S, MOTIWALA M A, GHAFOOR R. Conventional and contemporary approaches of splinting traumatized teeth：a review article［J］. J Pak Med Assoc, 2020, 70（Suppl 1）（2）：S53-S59.

［32］熊胜晖. 直丝弓矫治技术在牙外伤固定中的应用［J］. 医疗装备，2018，31（6）：133-134.

［33］SU J, CAI S. Effects of quartz splint woven fiber periodontal fixtures on evaluating masticatory efficiency and efficacy［J］. Medicine（Baltimore），2018, 97（44）：e13056.

［34］CHAPPUIS V, VON ARX T. Replantation of 45 avulsed permanent teeth：a 1-year follow-up study［J］. Dent Traumatol, 2005, 21（5）：289-296.

［35］IWASAKI N. A new machinability test machine and the machinability of composite resins for core built-up［J］. Kokubyo Gakkai Zasshi, 2001, 68（2）：208-214.

［36］姬爱平. 口腔急诊常见疾病诊疗手册［M］. 2版. 北京：北京大学医学出版社，2021.

［37］KWAN S C, JOHNSON J D, COHENCA N. The effect of splint material and thickness on tooth mobility after extraction and replantation using a human cadaveric model［J］. Dent Traumatol, 2012, 28（4）：277-281.

［38］FLORES M T, ANDREASEN J O, BAKLAND L K, et al. Guidelines for the evaluation and management of traumatic dental injuries［J］. Dent Traumatol, 2001, 17（3）：97-102.

［39］张辉伟，李雅，张峥. 全牙列牙合垫和超强纤维固定混合牙列期儿童外伤脱位前牙的临床观察［J］. 疑难病杂志，2015，14（12）：1296-1298.

［40］张辉伟，李雅，张峥. 全牙列牙合垫用于混合牙列期儿童上颌外伤前牙固定［J］. 牙体牙髓病学杂志，2014，24（8）：488-490.

［41］贺鸿星，肖水生，蒋琳. 全牙列牙合垫治疗儿童前牙创伤临床观察［J］. 重庆医学，2012，41（26）：2425-2726.

［42］LEVIN L, DAY P F, HICKS L, et al. International Association of Dental Traumatology guidelines for the management of traumatic dental injuries：general introduction［J］. Dent Traumatol, 2020, 36：309-313.

第十章

口腔设备专业

ICS 11.060.20
CCS C33

中华口腔医学会

团 体 标 准

T/CHSA 007—2019

在用光固化机质量控制指南

Guideline for quality control of powered polymerization
activator for chairside use

2019-12-31 发布 2020-01-31 实施

中华口腔医学会 发布

目　　次

前　　言

本指南按照 GB/T 1.1—2009 的规则起草。

本指南由中华口腔医学会口腔医学设备器材分会提出。

本指南由中华口腔医学会归口。

本指南起草单位：北京大学口腔医（学）院、四川大学华西口腔医（学）院、上海交通大学医学院附属第九人民医院、空军军医大学口腔医学院、武汉大学口腔医院、广西啄木鸟医疗器械有限公司。

本指南主要起草人：郭传瑸、范宝林、吴书彬、李心雅、王建霞、沈颉飞、张金宁、杨继庆、赵心臣、林剑华。

引　言

本质控指南是针对已取得合格资质上市的在用光固化机的质量控制指南。明确了在用光固化机的光辐射度并给出了光辐射累积温度的质控要求及测量方法,本指南适用于医疗机构设备管理部门及临床科室,其测量结果可为医师安全、有效的使用光固化机提供了依据,为设备采购及维护保养的质量控制提供参考。使用本指南提供的测量方法获得的测量结果推荐与本指南配合使用。

本指南在严格执行行业标准《牙科学 光固化机 YY 0055-2018》的基础上,对口腔临床在用光固化机操作控制、清洁消毒和灭菌、超温、光辐射度、光辐射累积温度、电气安全要求等提出了质量控制要求。

在用光固化机质量控制指南

1 范围

本指南规定了牙科诊室用光固化机（波长范围在 385~515nm）的质量控制要求和监测方法。该固化机用于对聚合物基口腔材料进行照射使之固化。

本指南不适用牙科技工室使用的，用于间接修复体、贴面、义齿和其他口腔应用的光固化机。

2 规范性引用文件

下列文件在本文件被全部或部分规范性引用，且对于本文件的应用是必不可少的。凡是标注日期的引用文件，仅标注日期的版本适用于本文件。凡是未标注日期的引用文件，其最新版本（包括所有的修改单）适用于本文件。

GB 9706.1—2007 医用电气设备第 1 部分: 安全通用要求

GB/T 9937 牙科学词汇［ISO 1942（所有部分）］

YY 0055-2018 牙科学光固化机

IEC 80601-2-60 医用电气设备第 2-60 部分: 牙科设备基本安全和基本性能专用要求（IEC 80601-2-60, Medical electrical equipment—Part 2-60: Particular requirements for basic safety andessential performance of dental equipment）

YY/T 0841-2011 医用电气设备周期性测试和修理后测试

3 术语和定义

YY 0055-2018 界定的术语和定义及下列术语和定义适用于本指南。

3.1

辐射度质控周期 quality control period of radiant exitance

辐射度质控周期是指设备维护保养人员的例行检查周期。

3.2

辐射累积温度 radiant accumulated temperature

光辐射结束时，被辐射物体表面累积的最大温度值。

3.3

在用光固化机 powered polymerization activator in use

在用光固化机是指已取得合格资质上市的、在临床使用中的光固化机。

4 光固化机分类

YY 0055-2018 适用。

按照使用的灯和供电电源,光固化机分类如下:

1 类:石英钨卤素灯

- 1 型:网电源供电的光固化机
- 2 型:可充电电池供电的光固化机

2 类:发光二极管(LED)灯

- 1 型:网电源供电的光固化机
- 2 型:可充电电池 / 电容供电的光固化机

5 质控建议

5.1 通用条款

5.1.1 外观及操控检查

通过目测及手工检查光固化机的外观、操作控制、固化程序、指示灯显示是否正常,光导棒外观完整,供电线路完好。

5.1.2 清洗和消毒

YY 0055-2018 5.1.4 适用。

5.1.3 超温

YY 0055-2018 5.1.5 适用。

5.2 辐射度质控条款

辐射度测试在单个的连续照射模式下或脉冲模式下进行测试,时间由设备自带定时确定,辐射度宜符合要求。如有多种定时时间,分别测试各定时周期内的辐射度,如无规定时间,则时间宜为 10 秒。

5.2.1 辐射度

本指南只规定监测 385~515nm 波长范围的辐射度。对于 1 类 1 型和 2 类 1 型,在临床正常供电及使用的条件下测试,对于 1 类 2 型和 2 类 2 型的光固化机,仅在充满电及正常使用的条件下测试,385~515nm 范围的辐射度符合制造商公布的数值。如制造商未给出辐射度有效的下限值,当监测辐射度测量值 <300mw/cm² 时,宜谨慎使用并及时进行维修。

5.2.2 辐射度质控周期

辐射度监控周期为 1 年。随着使用时间的延长,可适当缩短监测周期。遇有固化质量问题时,可随时监测。

5.3 辐射累积温度质控建议

单个辐射周期内,各辐射度模式下被辐射物表面的辐射累积温度宜不高于 65 摄氏度。

5.4 辐射周期定时质控建议

5.4.1 辐射周期定时

辐射周期定时与制造商规定一致。

5.4.2 辐射周期声响报警

辐射周期声响报警与制造商规定的一致。

6 质控测量方法

6.1 概述

6.1.1 一般测量条款

本指南所有质控测量都是对临床现场使用中的光固化机实施测量。

在每个连续照射模式下或脉冲模式下进行测量,时间由设备自带定时确定,辐射度、辐射累积温度宜符合要求。如有多种定时时间,分别测试各定时周期内的辐射度及辐射累积温度,如无规定时间,则时间宜为 10 秒。

6.1.2 大气条件

光固化机的测试在正常使用情况下,在以下条件进行:

a)环境温度(23±5)℃

b)相对湿度(50±20)%

6.1.3 供电条件

a)对 1 类 1 型和 2 类 1 型的光固化机,在供电正常状态下直接进行。

b)对 1 类 2 型和 2 类 2 型的光固化机,要求在充满电的情况下进行。

6.2 辐射度测量方法

6.2.1 辐射度测量设备

经校准的市售或设备生产商提供的光固化机光辐射计(测光表)。

6.2.2 辐射度测量步骤

将导光元件输出光端面贴紧测光表受光窗口中央,启动光固化机,读取一个辐射周期末的辐射度值,记录在表 1 中。连续照射三次,取其均值,作为质量监控时本设备实际具有的辐射度值(见图 1)。

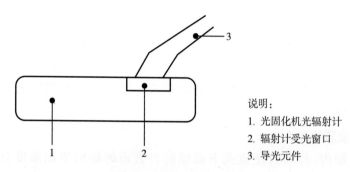

说明:
1. 光固化机光辐射计
2. 辐射计受光窗口
3. 导光元件

图 1 辐射度测量示意图

6.3 辐射累积温度测量方法

6.3.1 辐射累积温度测量设备

采用数码显示温度计(测温计),温度探头可采用模拟或数字温度传感器,精度要求
±0.5℃。

6.3.2 辐射累积温度测量步骤

将温度传感器探头放在白色纸质平面上,把导光元件端面贴紧温度传感器探头,启动
光固化机工作,记录单个预设辐射周期内最大辐射累积温度值(见图2),按上述方法测量三
次,记录在表1中,求其均值作为测量结果。

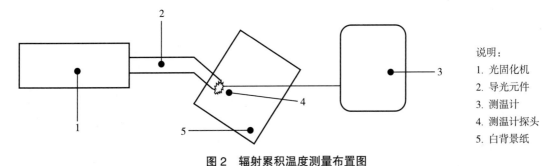

说明:
1. 光固化机
2. 导光元件
3. 测温计
4. 测温计探头
5. 白背景纸

图2 辐射累积温度测量布置图

表1 辐射度、辐射累积温度测量记录表

室温(℃)		测试日期:_____年_____月_____日		
设备型号		辐射周期时间 s	辐射度 mw/cm²	辐射累积温度 ℃
光照模式				
平均值				

第十一章

口腔医学计算机专业

ICS 01.040.11
CCS C30

中华口腔医学会

团 体 标 准

T/CHSA 013—2019

口腔医学交叉学科的数字化词汇和专业术语

Glossary of Digital Dental Terms for the interdiscipline of stomatology

2019-12-31 发布 2020-01-31 实施

中华口腔医学会 发布

目　次

前　言

本标准按照 GB/T 1.1—2009 给出的规则起草。

本标准由中华口腔学会口腔医学计算机专业委员会提出。

本标准由中华口腔医学会归口。

本标准主要起草单位：北京大学口腔医学院、广西医科大学口腔医学院、四川大学华西口腔医学院、上海交通大学口腔医学院、空军军医大学口腔医学院、首都医科大学口腔医学院、南昌大学附属口腔医院、山东大学口腔医院、中南大学湘雅口腔医学院、重庆医科大学附属口腔医院、中国医科大学口腔医学院、南京医科大学口腔医学院、南京大学口腔医学院、山西医科大学第二医院。

本标准主要起草人：王勇、周诺、汤炜、沈国芳、卢燕勤、白玉兴、白石柱、刘东旭、孙玉春、严斌、李志华、杨连平、吴琳、宋锦璘、张诗雷、陈溯、俞青、高勃、赵一姣、王超、叶红强、陈虎、谢理哲。

口腔医学交叉学科的数字化词汇和专业术语

1 范围

本标准参考国内外文献[1-6]和国内数字口腔医学学术团体专家意见,规定了口腔医学交叉学科的数字化词汇和专业术语的中文及英文表述。

本标准适用于数字化口腔医疗领域的学术交流和本科生、研究生教学,规范领域间学术沟通的词汇基础,促进数字化技术在口腔医疗实践中的进一步应用。

2 口腔医学交叉学科的数字化词汇和专业术语(中文排序)

2.1 B 样条 B-splines

2.2 白光扫描仪 white-light scanner

2.3 标准细分曲面语言 standard tessellation language(STL)

2.4 布尔对象 boolean object

2.5 参考扫描 reference scan

2.6 初始图形交换规范 initial graphics exchange specification(IGES)

2.7 初始牙位 initial tooth position

2.8 触觉技术 / 力反馈技术 haptic technology

2.9 大数据 big data

2.10 导航手术 navigation guided Surgery

2.11 点云 point cloud

2.12 电荷耦合元件 charge-coupled device(CCD)

2.13 电子束熔融 electron beam melting(EBM)

2.14 迭代最近点算法 iterative Closest Point(ICP)

2.15 顶点 vertex

2.16 定制式隐形正畸矫治器 customized invisible aligner

2.17 对比度分辨率 contrast resolution

2.18 对齐 align

2.19 多边形网格 polygon mesh

2.20 多源数据 multi-source data

2.21 多轴机床 multi-axis machines

2.22 非均匀有理 B 样条 non-uniform rational B-spline(NURBS)

2.23 封闭系统 closed architecture

2.24 感光聚合物喷射　photopolymer jetting（PPJ）

2.25 干法加工　dry processing/dry milling

2.26 光顺　smoothing

2.27 光学干涉法　optical interferometry

2.28 光学扫描仪　optical scanners

2.29 规划软件　planning software

2.30 合并　merging

2.31 亨氏单位值　Hounsfield unit scale

2.32 亨氏值　Hounsfield scale

2.33 环状伪影　ring artifact

2.34 基准标记点　fiducial marker

2.35 激光扫描　laser scanning

2.36 激光扫描仪　laser scanner

2.37 计算机仿真　computer simulation

2.38 计算机辅助技术　computer-aided technologies

2.39 计算机辅助设计　computer-aided design（CAD）

2.40 计算机辅助制作　computer-aided manufacturing（CAM）

2.41 加密狗 / 电子狗 / 软件狗　dongle

2.42 减材制造　subtractive manufacturing（SM）

2.43 接触式扫描仪　contact scanner

2.44 结构光三维扫描仪　structured-light 3D scanner

2.45 金属伪影　metal artifact

2.46 精密度 / 可靠性 / 可重复性 / 一致性 / 稳定性　precision/ reliability/reproducibility

2.47 镜像　mirroring

2.48 局部坐标系　local coordinate system

2.49 开放式构架　open architecture

2.50 口内扫描　intraoral scanning

2.51 快速成型技术　rapid prototyping（RP）

2.52 立体平板印刷 / 立体光固化　stereolithography（SLA）

2.53 立体摄影测量　stereophotogrammetry

2.54 连续液态界面成形　continuous liquid interface production（CLIP）

2.55 免费和开源软件　free and open-source software（F/OSS，FOSS）

2.56 面法线　surface normals

2.57 模拟工作流程　analog workflow

2.58 模型扫描　model scanning

2.59 磨 / 铣削　milling

2.60 目标牙位 target tooth position

2.61 拟合曲面 fitting surface

2.62 逆向工程 reverse engineering

2.63 逆向设计 reverse design

2.64 配准 registration

2.65 坯料 billet

2.66 人工智能 artificial intelligence（AI）

2.67 熔融沉积成型 fused deposition modeling（FDM）

2.68 融合 fusion

2.69 三角形网格 triangular mesh

2.70 三维比较 3D Comparing

2.71 三维表面扫描 3D surface scanning

2.72 三维打印 3D printing

2.73 三维打印 three dimensional printing

2.74 三维打印格式 3D Manufacturing Format

2.75 三维建模 3D modeling

2.76 三维面部扫描 3D facial scanning

2.77 三维偏差分析 3D Deviation Compare

2.78 三维扫描仪 3D scanner

2.79 三维数据格式 3D file formats

2.80 三维渲染 3D rendering

2.81 三维重建 3D reconstruction

2.82 三坐标测量仪 coordinate measuring machine（CMM）

2.83 扫描杆 scan body

2.84 射束硬化伪影 beam hardening artifact

2.85 摄影测量法 photogrammetry

2.86 深度学习 deep learning

2.87 神经网络 the neural network

2.88 湿法加工 wet milling

2.89 实际牙位 actual tooth position

2.90 世界坐标系 world coordinate system

2.91 数据挖掘 data mining（DM）

2.92 数控加工 computer numerical control machining（CNC）

2.93 数学模型 mathematic model/geometric model

2.94 数字𬌗架 digital articulator

2.95 数字成像 digital imaging

2.96　数字打印　digital print/printing

2.97　数字光处理　digital light processing（DLP）

2.98　数字化工作流程　digital workflow

2.99　数字化牙模　digital tooth model

2.100　数字模型　digital model

2.101　数字义齿　digital denture

2.102　数字印模　digital impression

2.103　双重扫描　dual scan

2.104　四维面部扫描　4D facial scanning

2.105　算法　algorithm

2.106　体素／容积像素／容积图像元素　voxel/volumetric pixel/volumetric picture element

2.107　图像分辨率　image resolution

2.108　图像分割　image segment

2.109　图像归档与通信系统　picture archiving and communication system（PACS）

2.110　图像获取　image capture

2.111　图像配准　image registration

2.112　图像拼接　image stitching

2.113　图像扫描仪　image scanner

2.114　图像缩放　image scaling

2.115　拓扑学　topology

2.116　网格　mesh

2.117　纹理映射　texture mapping

2.118　细分曲面　tessellation

2.119　下颌运动记录　mandibular movements recording

2.120　线框模型　wireframe model

2.121　像素　pixel

2.122　校准（标定）　calibration

2.123　虚拟𬌗架　virtual articulator

2.124　虚拟回切　virtual cutting back

2.125　虚拟蜡刀　virtual wax knife

2.126　虚拟模型　virtual model

2.127　虚拟手术设计　virtual surgical planning

2.128　虚拟现实　virtual reality（VR）

2.129　虚拟现实建模语言　virtual reality modeling language（VRML）

2.130　虚拟咬合　virtual articulation

2.131　许可证／激活密钥　license/activation key

2.132　选择性激光熔融　selective laser melting（SLM）

2.133　选择性激光烧结　selective laser sintering（SLS）

2.134　压膜　film pressing

2.135　牙齿形态调整　morphological tooth adaptation

2.136　牙科 CAD/CAM 系统　dental CAD/CAM system

2.137　医学数字成像和通信　digital imaging and communications in medicine（DICOM）

2.138　医学图像配准　medical image registration

2.139　影像伪影　imaging artifact

2.140　预期牙位　expected tooth position

2.141　云存储　cloud storage

2.142　云计算　cloud computing

2.143　运动伪影　motion artifact

2.144　增材制造　additive manufacturing（AM）

2.145　增材制造文件　additive manufacturing file（AMF）

2.146　栅格图像（位图）　raster graphics image（Bitmap）

2.147　正确度　correctness / trueness

2.148　正向工程　forward engineering

2.149　正向设计　forward design

2.150　直接金属激光烧结　direct metal laser sintering（DMLS）

2.151　种植规划软件　implant planning software

2.152　重叠　overlap

2.153　主动波前采样　active wavefront sampling

2.154　主动三角测量法　active triangulation

2.155　专家系统　expert system

2.156　锥形束计算机断层扫描 / 锥形束 CT　cone beam computed tomography（CBCT）

2.157　准确度 / 精度　accuracy

2.158　阻射率　radiodensity

2.159　最小二乘法　least squares method

2.160　坐标系　coordinate system

2.161　坐标变换　coordinate transform

2.162　坐标变换矩阵　coordinate transformation matrix

3　口腔医学交叉学科的数字化词汇和专业术语（英文排序）

3.1　3D comparing　三维比较

3.2　3D deviation compare　三维偏差分析

3.3　3D facial scanning　三维面部扫描

3.4　3D file formats　三维数据格式

3.5　3D manufacturing format　三维打印格式

3.6　3D modeling　三维建模

3.7　3D printing　三维打印

3.8　3D reconstruction　三维重建

3.9　3D rendering　三维渲染

3.10　3D scanner　三维扫描仪

3.11　3D surface scanning　三维表面扫描

3.12　4D facial scanning　四维面部扫描

3.13　accuracy　准确度 / 精度

3.14　active triangulation　主动三角测量法

3.15　active wavefront sampling　主动波前采样

3.16　actual tooth position　实际牙位

3.17　additive manufacturing file（AMF）　增材制造文件

3.18　additive manufacturing（AM）　增材制造

3.19　algorithm　算法

3.20　align　对齐

3.21　analog workflow　模拟工作流程

3.22　artificial intelligence（AI）　人工智能

3.23　beam hardening artifact　射束硬化伪影

3.24　big data　大数据

3.25　billet　坯料

3.26　Boolean object　布尔对象

3.27　B-splines　B 样条

3.28　calibration　校准（标定）

3.29　charge-coupled device（CCD）　电荷耦合元件

3.30　closed architecture　封闭系统

3.31　cloud computing　云计算

3.32　cloud storage　云存储

3.33　computer numerical control machining（CNC）　数控加工

3.34　computer simulation　计算机仿真

3.35　computer-aided design（CAD）　计算机辅助设计

3.36　computer-aided manufacturing（CAM）　计算机辅助制作

3.37　computer-aided technologies　计算机辅助技术

3.38　cone beam computed tomography（CBCT）　锥形束计算机断层扫描 / 锥形束 CT

3.39　contact scanner　接触式扫描仪

3.40 continuous liquid interface production（CLIP） 连续液态界面成形

3.41 contrast resolution 对比度分辨率

3.42 coordinate measuring machine（CMM） 三坐标测量仪

3.43 coordinate system 坐标系

3.44 coordinate transform 坐标变换

3.45 coordinate transformation matrix 坐标变换矩阵

3.46 correctness / trueness 正确度

3.47 customized invisible aligner 定制式隐形正畸矫治器

3.48 data mining（DM） 数据挖掘

3.49 deep learning 深度学习

3.50 dental CAD/CAM system 牙科 CAD/CAM 系统

3.51 digital articulator 数字𬮿架

3.52 digital denture 数字义齿

3.53 digital imaging 数字成像

3.54 digital imaging and communications in medicine（DICOM） 医学数字成像和通信

3.55 digital impression 数字印模

3.56 digital light processing（DLP） 数字光处理

3.57 digital model 数字模型

3.58 digital print/printing 数字打印

3.59 digital tooth model 数字化牙模

3.60 digital workflow 数字化工作流程

3.61 direct metal laser sintering（DMLS） 直接金属激光烧结

3.62 dongle 加密狗 / 电子狗 / 软件狗

3.63 dry processing/dry milling 干法加工

3.64 dual scan 双重扫描

3.65 electron beam melting（EBM） 电子束熔融

3.66 expected tooth position 预期牙位

3.67 expert system 专家系统

3.68 fiducial marker 基准标记点

3.69 film pressing 压膜

3.70 fitting surface 拟合曲面

3.71 forward design 正向设计

3.72 forward engineering 正向工程

3.73 free and open-source software（F/OSS, FOSS） 免费和开源软件

3.74 fused deposition modeling（FDM） 熔融沉积成型

3.75 fusion 融合

3.76　haptic technology　触觉技术 / 力反馈技术

3.77　hounsfield scale　亨氏值

3.78　hounsfield unit scale　亨氏单位值

3.79　image capture　图像获取

3.80　image registration　图像配准

3.81　image resolution　图像分辨率

3.82　image scaling　图像缩放

3.83　image scanner　图像扫描仪

3.84　image Segment　图像分割

3.85　image stitching　图像拼接

3.86　imaging artifact　影像伪影

3.87　implant planning software　种植规划软件

3.88　initial graphics exchange specification（IGES）　初始图形交换规范

3.89　initial tooth position　初始牙位

3.90　intraoral scanning　口内扫描

3.91　iterative closest point（ICP）　迭代最近点算法

3.92　laser scanner　激光扫描仪

3.93　laser scanning　激光扫描

3.94　least squares method　最小二乘法

3.95　license/activation key　许可证 / 激活密钥

3.96　local coordinate system　局部坐标系

3.97　mandibular movements recording　下颌运动记录

3.98　mathematic model / geometric model　数学模型

3.99　medical image registration　医学图像配准

3.100　merging　合并

3.101　mesh　网格

3.102　metal artifact　金属伪影

3.103　milling　磨 / 铣削

3.104　mirroring　镜像

3.105　model scanning　模型扫描

3.106　morphological tooth adaptation　牙齿形态调整

3.107　motion artifact　运动伪影

3.108　multi-axis machines　多轴机床

3.109　multi-source data　多源数据

3.110　navigation guided Surgery　导航手术

3.111　non-uniform rational B-spline（NURBS）　非均匀有理 B 样条

3.112　open architecture　开放式构架

3.113　optical interferometry　光学干涉法

3.114　optical scanners　光学扫描仪

3.115　overlap　重叠

3.116　photogrammetry　摄影测量法

3.117　photopolymer jetting（PPJ）　感光聚合物喷射

3.118　picture archiving and communication system（PACS）　图像归档与通信系统

3.119　pixel　像素

3.120　planning software　规划软件

3.121　point cloud　点云

3.122　polygon mesh　多边形网格

3.123　precision/reliability/reproducibility　精密度 / 可靠性 / 可重复性 / 一致性 / 稳定性

3.124　radiodensity　阻射率

3.125　rapid prototyping（RP）　快速成型技术

3.126　raster graphics image（bitmap）　栅格图像（位图）

3.127　reference scan　参考扫描

3.128　registration　配准

3.129　reverse design　逆向设计

3.130　reverse engineering　逆向工程

3.131　ring artifact　环状伪影

3.132　scan body　扫描杆

3.133　selective laser melting（SLM）　选择性激光熔融

3.134　selective laser sintering（SLS）　选择性激光烧结

3.135　smoothing　光顺

3.136　standard tessellation language（STL）　标准细分曲面语言

3.137　stereolithography（SLA）　立体平板印刷 / 立体光固化

3.138　stereophotogrammetry　立体摄影测量

3.139　structured-light 3D scanner　结构光三维扫描仪

3.140　subtractive manufacturing（SM）　减材制造

3.141　surface normal　面法线

3.142　target tooth position　目标牙位

3.143　tessellation　细分曲面

3.144　texture mapping　纹理映射

3.145　the neural network　神经网络

3.146　three dimensional printing　三维打印

3.147　topology　拓扑学

3.148 triangular mesh　三角形网格

3.149 vertex　顶点

3.150 virtual articulation　虚拟咬合

3.151 virtual articulator　虚拟𬌗架

3.152 virtual cutting back　虚拟回切

3.153 virtual model　虚拟模型

3.154 virtual reality modeling language（VRML）　虚拟现实建模语言

3.155 virtual reality（VR）　虚拟现实

3.156 virtual surgical planning　虚拟手术设计

3.157 virtual wax knife　虚拟蜡刀

3.158 voxel/volumetric pixel/volumetric picture element　体素／容积像素／容积图像元素

3.159 wet milling　湿法加工

3.160 white-light scanner　白光扫描仪

3.161 wireframe model　线框模型

3.162 world coordinate system　世界坐标系

参 考 文 献

[1] GRANT G T, CAMPBELL S D, MASRI R M, et al. Glossary of digital dental terms: American college of prosthodontists[J]. J Prosthodont, 2016, 25: S2-S9.

[2] 王勇. 口内数字印模技术[J]. 口腔医学, 2015（9）: 705-709, 743.

[3] 赵一姣, 王勇. 口腔医学与数字化制造技术[J]. 中国实用口腔科杂志, 2012, 5（5）: 257-261.

[4] 孙玉春, 李榕, 周永胜, 等. 三维打印在口腔修复领域中的应用[J]. 中华口腔医学杂志, 2017, 52（6）: 381-385.

[5] 王勇. 口腔医学与数字化技术[J]. 中华口腔正畸学杂志, 2016, 23（2）: 102-107.

[6] 王勇, 赵一姣, 司燕. 与三维测量有关的名词浅析[J]. 中华口腔正畸学杂志, 2009, 16（2）: 111-113.

第十二章

牙周病专业

ICS 11.060.01

CCS C05

中华口腔医学会

团 体 标 准

T/CHSA 016—2020

牙周基本检查评估规范

Standard of periodontal examination and evaluation

2020-12-29 发布

2021-01-01 实施

中华口腔医学会　发布

目　次

前　言

本文件按照 GB/T 1.1—2020《标准化工作导则　第 1 部分：标准化文件的结构和起草规则》的规定起草。

本文件由中华口腔医学会牙周病学专业委员会提出。

本文件由中华口腔医学会归口。

本文件由空军军医大学第三附属医院负责起草，四川大学华西口腔医院、南京大学医学院附属口腔医院、中国人民解放军总医院、哈尔滨医科大学附属第四医院、山东大学口腔医院、武汉大学口腔医学院、上海交通大学医学院附属第九人民医院、浙江大学医学院附属第二医院、北京大学口腔医院、南京医科大学附属口腔医院、中日友好医院、瑞尔集团、中国医科大学附属口腔医院参与起草。

本文件主要起草人：王勤涛、马志伟、安莹。

参与起草讨论专家（按姓氏笔画为序）：丁一、闫福华、刘洪臣、毕良佳、杨丕山、李成章、束蓉、吴亚菲、陈莉丽、孟焕新、欧阳翔英、徐艳、徐宝华、章锦才、潘亚萍。

引　言

牙周病是一种"沉默"的全球性流行病,具有巨大的疾病负担和社会经济影响[1,2]。牙周组织是口腔的重要组成部分,更是牙齿能够稳固存在于口腔内并行使功能的基础;成年人牙齿丧失的最主要原因是牙周病;即使要进行各种类型的修复治疗,也需要考虑和借助存留牙牙周组织的储备和支撑[3,4]。越来越多的证据也支持其可能的间接危害,即牙周病的存在及失控,可能导致或加重远隔的系统器官病症,甚至危及生命安全[5-7]。因此如何尽早发现和判定是否有牙周病损存在、如何检查和评估牙周病损的程度、是否进行干预、应用何种手段、是否能保证自然牙及修复体的稳定性及功能性等,是必须要面对和重视的现实问题。

《第四次全国口腔健康流行病学调查报告》显示,目前中国成年人的牙周情况不容乐观,牙龈炎和牙周炎的患病率居高不下;因此在患者就诊时,对其牙周健康状况的检查不容忽视,对其病情状况及风险评估尤为重要,制定规范化牙周检查评估方法的标准就显得刻不容缓[8-11]。

中华口腔医学会牙周病学专业委员会组织本学科及相关学科专家,制定了口腔诊疗中的牙周基本检查评估规范,旨在强调该检查的必要性和重要性,协助提高口腔临床医生对牙周病的认识、诊断和治疗方案的制订,也有助于就诊患者无论是自然牙还是修复体的长期健康维护及炎症控制。

牙周基本检查评估规范

1 范围

本规范制定了口腔诊疗中的牙周组织健康状态检查的项目、方法、标准及管理的基本要求,适用于所有口腔临床诊疗中的基本检查。

本规范也可适用于健康体检中的口腔检查。

2 规范性引用文件

本文件没有规范性引用文件。

3 术语和定义

本文件没有需要界定的术语和定义。

4 检查内容[12,13]

4.1 病史询问并记录

询问现病史、既往史、家族史、用药史、全身系统性疾病状况并进行记录。

4.2 牙周探诊检查器械

手动牙周探针:例如 UNC-15、Williams、WHO、Nabers 或其他类型。

牙周电子探针:例如 Florida 或其他类型。

4.3 基本检查项目

4.3.1 口腔卫生情况

根据菌斑和牙石的存在与牙面分布对口腔卫生状况进行评价,采用菌斑指数(plaque index, PLI)或简化牙石指数(calculus index-simplified, CI-S)进行记录。

1)检查牙位:16、21、24、41 的唇(颊)面,36、44 的舌面。

2)检查方法(选择一种方法进行检查并记录):

• 菌斑检查:患者先用清水漱口,然后用棉签或小棉球蘸取菌斑显示剂(2% 碱性品红溶液),涂布于检测牙龈缘附近的牙面上,再次漱口,被染色的区域即是附着的菌斑,根据牙面染色范围计分。

• 牙石检查:肉眼观察龈上牙石量;结合探查龈下牙石(探针插入检测牙远中邻面龈沟内,沿龈沟向近中邻面移动,观察牙颈部牙石的存在及量);以最高值计分。

3)记分标准(均以所在牙面计分最高值记录于检查表内):

菌斑指数(PLI):

0= 牙面无菌斑;

1= 牙颈部龈缘处有散在的点状菌斑;

2= 牙颈部连续窄带状菌斑宽度不超过 1mm;

3= 牙颈部菌斑覆盖面积超过 1mm,但少于牙面 1/3;

4= 菌斑覆盖面积至少占牙面 1/3,但不超过 2/3;

5= 菌斑覆盖面积占牙面 2/3 或以上。

简化牙石指数(CI-S):

0= 龈上、龈下无牙石;

1= 龈上牙石覆盖面积占牙面 1/3 以下;

2= 龈上牙石覆盖面积在牙面 1/3 与 2/3 之间,或牙颈部有散在龈下牙石;

3= 龈上牙石覆盖面积占牙面 2/3 或以上,或牙颈部有连续而厚的龈下牙石。

4)菌斑滞留因素:牙体解剖因素;牙齿位置异常、错𬌗畸形;充填体悬突;不良修复体;食物嵌塞等。

4.3.2 牙龈

检查牙龈色泽、形态、质地、龈缘位置、表型及角化龈宽度等;并进行相应记录。

1)牙龈颜色:正常牙龈呈粉红色;红色加深反映有炎症。

2)牙龈外形:正常牙龈菲薄而紧贴牙面;炎症时牙龈肿胀,龈缘变厚,牙间乳头圆钝或肥大。

3)牙龈质地:正常牙龈质地致密坚韧;炎症时牙龈松软缺乏弹性,增生时可变硬。

4)牙龈退缩:牙龈缘向根方退缩暴露出釉牙骨质界或牙根面。

5)牙龈表型:根据龈缘下的牙龈厚度和形态判别薄龈型和厚龈型。

6)角化龈宽度:唇(颊)面龈缘至膜龈联合间的距离。一般记录中部测量值;美学治疗时增加记录龈乳头测量值。

4.3.3 松动度

前牙用牙科镊夹住切缘,做唇舌方向摇动;在后牙,闭合镊子,用镊子尖端抵住合面窝,向颊舌或近远中方向摇动。无松动不需记录;如有以下状况则记录:

Ⅰ度松动　松动超过生理动度,但幅度在 1mm 以内;或仅为颊舌方向松动。

Ⅱ度松动　松动幅度在 1~2mm 间;或颊舌和近远中方向均有松动。

Ⅲ度松动　松动幅度在 2mm 以上;或颊舌、近中远中和垂直方向均有松动。

4.3.4 探诊出血(bleeding on probing, BOP)

用钝头牙周探针从颊、舌、近中、远中轻探到袋底或龈沟底(0.2~0.25N,即 20~25g 探诊力度),取出探针后观察 10~15 秒看有无出血,据此记录为(+)或(-)。

4.3.5 探诊深度(probing depth, PD)

手工探诊检查——选择标准化牙周探针,放稳支点后,以 0.2~0.25N(即 20~25g)的探诊压力,平行于检测牙长轴的方向轻轻插到袋底,按颊、舌面的远中、中央、近中测量,每个检测牙记录 6 个位点龈缘至袋底间的距离数值;

电子探诊检查——选择牙周电子探针,放稳支点后,同法按序检测每个检测牙位的 6 个位点；但其压力由仪器自动控制，并且自动记录检测数值。

根分叉探诊检查——检查能否水平探入磨牙根分叉区，记录探入深度值或是否贯通（上颌磨牙建议用根分叉测量专用弯探针从颊侧中央、远中、近中三个方向进行探查）。

4.3.6 临床附着丧失（clinical attachment loss，CAL）

测量探诊深度后，探针尖沿牙根面退出，探寻釉牙骨质界（cemento-enamel junction，CEJ）位置，记录 CEJ 到龈缘（gingival margin，GM）的距离，将探诊深度减去该距离即为牙周附着丧失程度。若两数相减为零或不能探到釉牙骨质界，说明无附着丧失；若牙龈退缩使龈缘位于釉牙骨质界的根方，则应将两个读数相加，得出附着丧失的程度。同探诊深度，每个检测牙记录 6 个位点附着丧失的数值。

4.3.7 影像学检查

根据病史、患者意愿、临床检查确定影像学检查范围：即主诉牙、区段牙或全口患牙。

接诊医师选择确定影像学检查类型：即根尖片 RVG/ 曲面断层片 / 牙科 CT。

必须进行以上至少一种影像学检查来辅助诊断。

5 分类

5.1 牙周专业医生

5.1.1 检查牙位

口腔内所有牙位。

5.1.2 检查项目

2.3 中的所有项目（包括口腔卫生、牙龈、松动度、BOP、PD、CAL、影像学检查）。

5.1.3 记录

记录所有项目的检查结果，可参见附录 A。

5.2 非牙周专业医生

5.2.1 检查牙位

主诉牙必须检查；指数牙或全口牙由接诊医师确定是否选择性检查。

1）主诉牙：患者主诉症状的牙位。

2）指数牙：将口腔中分为 6 个区段，每个区段至少选取 1 颗功能牙，如可以考虑 16、21、24、36、41、44；当同一区段所选取的功能牙有缺失时，则以邻牙替代；如整个区段已无功能牙，则省略。

3）全口牙：口腔内所有存留牙位。

5.2.2 检查项目

1）必查项目：主诉牙位的口腔卫生情况、牙龈色形质、牙松动度、探诊 BOP、PD 状况。记录检查的最高值。

2）选查项目：2.3 中除必查项目之外的其余项目，或增加指数牙位、全口牙位。

5.2.3 记录

记录所有项目的检查结果，可参见附录 B。

6　牙周检查记录表（见附录）

6.1　封面填写

姓名、性别、年龄、就诊时间、联系方式等。

6.2　检查项目记录

根据检测项目内容，在牙周检查表内直接填写相应数据。

6.3　牙周检查结果评估

根据临床指标、影像检查、血液生化检验等资料，做出病情判别和初步诊断。

对于复杂病例，可转诊到牙周专科医生处做详细判断（如全口 BOP>50%、龈红肿溢脓、龈退缩 >3mm、PD>5mm、牙松动 >Ⅱ度、根分叉病变、缺牙 5 颗以上等）。

如有不同时间的连续资料，可参照进行病情预后及进展可能的风险评估。

将检查结果记录于牙周检查表内。

附　录　A

（资料性）

牙周专业医生牙周检查记录表

姓名 ＿＿＿＿＿＿ 性别 ＿＿＿＿＿ 年龄 ＿＿＿＿＿ 病历号 ＿＿＿＿＿＿＿＿ X线片号 ＿＿＿＿＿＿＿＿＿＿

检查日期：＿＿＿＿＿年＿＿月＿＿日

菌斑																		
牙石																		
松动度																		
角化龈宽度																		
根分叉病变																		
BOP（探诊出血）	B																	
	L																	
CAL（临床附着丧失）	B																	
	L																	
龈缘-CEJ	B																	
	L																	
PD（探诊深度）	B																	
	L																	
牙位		8	7	6	5	4	3	2	1	1	2	3	4	5	6	7	8
PD（探诊深度）	L																	
	B																	
龈缘-CEJ	L																	
	B																	
CAL（临床附着丧失）	L																	
	B																	
BOP（探诊出血）	L																	
	B																	
根分叉病变																		
角化龈宽度																		
松动度																		
牙石																		
菌斑																		

咬合关系：错殆拥挤　　　深覆殆　　　深覆盖　　　对刃殆　　　反殆

特殊病史：　　　　　　　　　　　　其　他：

影像检查：　　　　　　　　　　　　诊　断：

附 录 B

（资料性）

非牙周专业医生牙周检查记录表（主诉牙）

姓名 ＿＿＿＿＿＿＿性别 ＿＿＿＿＿＿年龄 ＿＿＿＿＿＿病历号 ＿＿＿＿＿＿＿＿＿X线片号 ＿＿＿＿＿＿＿＿＿

检查日期：＿＿＿年＿＿月＿＿日

		8	7	6	5	4	3	2	1	1	2	3	4	5	6	7	8
菌斑																	
牙石																	
松动度																	
角化龈宽度																	
根分叉病变																	
BOP（探诊出血）	B																
	L																
PD（探诊深度）	B																
	L																
牙位		8	7	6	5	4	3	2	1	1	2	3	4	5	6	7	8
PD（探诊深度）	L																
	B																
BOP（探诊出血）	L																
	B																
根分叉病变																	
角化龈宽度																	
松动度																	
牙石																	
菌斑																	

特殊病史：

其　他：

影像检查：

诊　断：

备　注：1. 可仅记录主诉牙位

　　　　2. 可仅记录主诉牙位的检测最高值

参 考 文 献

［1］AMERICAN ACADEMY OF PERIODONTOLOGY. Parameter on comprehensive periodontal examination［J］. Journal of Periodontology, 2000, 71 (5S): 847-848.

［2］DOWELL P, CHAPPLE I L. The British society of periodontology referral policy and parameters of care［J］. Dental Update, 2002, 29 (7): 352-353.

［3］VAN AELST L, COSYN J, DE BRUYN H. Guidelines for periodontal diagnosis in Belgium［J］. Revue Belge de Medecine Dentaire, 2008, 63 (2): 59-63.

［4］ISMAIL A I, LEWIS D W. Periodic health examination, 1993 update: 3. Periodontal diseases: classification, diagnosis, risk factors and prevention. Canadian task force on the periodic health examination［J］. Canadian Medical Association Journal, 1993, 149 (10): 1409-1422.

［5］POLAK D, SHAPIRA L. An update on the evidence for pathogenic mechanisms that may link periodontitis and diabetes［J］. Journal of Clinical Periodontology, 2018, 45 (2): 150-166.

［6］LILJESTRAND J M, PAJU S, PIETIÄINEN M, et al. Immunologic burden links periodontitis to acute coronary syndrome［J］. Atherosclerosis, 2018, 268: 177-184.

［7］HERRERA D, MEYLE J, RENVERT S, et al. White paper on prevention and management of periodontal diseases for oral health and general health［R］. Geneva: FDI World Dental Federation, 2018.

［8］王兴. 第四次全国口腔健康流行病学调查报告［M］. 北京: 人民卫生出版社, 2018.

［9］国家卫生计生委. 中国居民口腔健康指南［EB/OL］.（2018-02-06）［2020-06-19］. https://www. sohu. com/a/221175566_214475.

［10］国家卫生健康委. 健康口腔行动方案（2019—2025 年）［EB/OL］.（2019-02-16）［2020-06-19］. https:// www. gov. cn/xinwen/2019-02/16/content_5366239. htm.

［11］国务院办公厅. 中国防治慢性病中长期规划（2017—2025 年）［EB/OL］.（2017-02-14）［2020-06-19］. https://www. gov. cn/zhengce/content/2017-02/14/content_5167886. htm.

［12］国家卫生健康委. 口腔健康调查检查方法: WS/T 472—2015［S］. 北京: 中国质检出版社, 2015.

［13］孟焕新. 牙周病学［M］. 5 版. 北京: 人民卫生出版社, 2020.

第十三章

牙体牙髓病专业

ICS 11.060.01

CCS C05

中华口腔医学会

团 体 标 准

T/CHSA 022—2020

牙体牙髓病诊疗中口腔放射学的应用指南

Guidelines for radiology in cariology and endodontics

2020-12-29 发布

2021-01-01 实施

中华口腔医学会　发布

目　次

前　　言

本文件按照 GB/T 1.1—2020《标准化工作导则　第 1 部分：标准化文件的结构和起草规则》的规定起草。

本文件由中华口腔医学会牙体牙髓病学专业委员会和口腔颌面放射专业委员会联合提出。

本文件由中华口腔医学会归口。

本文件起草单位：由武汉大学口腔医院负责起草，（按首字拼音排序）北京大学口腔医院、空军军医大学第三附属医院、上海交通大学医学院附属第九人民医院、首都医科大学附属北京口腔医院、四川大学华西口腔医院、中山大学光华口腔医学院·附属口腔医院参与起草。

本文件主要起草人：边专、余擎、岳林、周学东、凌均棨、梁景平、侯本祥、程勇、张祖燕、王虎、孟柳燕、花放、王欣欢、李刚、李波。

引　言

牙体牙髓疾病发病率高,影响患者的生活质量和美观。口腔放射学作为一种辅助检查手段,对于牙体牙髓疾病的术前诊断、治疗以及术后评估都至关重要,其中常用的手段包括X线检查:根尖片、𬌗翼片、曲面体层片和口腔颌面锥形束CT。

放射学广泛应用于牙体牙髓疾病诊疗。选择口腔放射学检查的原则是为诊疗提供精准必要信息的同时又最大限度保障患者的利益。中华口腔医学会牙体牙髓病学专业委员会在广泛征求意见、参考相关文献的基础上,经过多次讨论和修订,形成推荐性应用指南。基于牙体牙髓放射学研究及指南的特点和规律,本指南采用国际相关方法学[1],运用循证方法,在总结、评价既有文献证据的基础上,形成指南初稿,继而通过两轮德尔菲调查对专家组成员的观点及建议进行汇总和分析。最终结合定稿会意见进行修改,形成本指南最终版本。

本指南供口腔执业医师选择牙体牙髓病放射检查方法时使用。希望通过本指南的制定,解决现阶段存在的重要临床问题,为牙体牙髓病诊疗中放射学使用提供科学的依据。

牙体牙髓病诊疗中口腔放射学的应用指南

1 范围

本指南规定了口腔放射学在牙体牙髓病学诊疗中的应用指南。

本指南适用于所有牙体牙髓病科医生或诊疗牙体牙髓病的全科医生。

2 规范性引用文件

下列文件中的内容通过文中的规范性引用而构成本文件必不可少的条款。其中，注日期的引用文件，仅该日期对应的版本适用于本文件；不注日期的引用文件，其最新版本（包括所有的修改单）适用于本文件。

GBZ 130—2020 放射诊断放射防护要求

3 术语和定义

本文件没有需要界定的术语和定义。

4 总则

本指南共形成了 20 个临床场景，80 条推荐意见，基于系统搜集的证据，专家组通过德尔菲法形成最终的推荐意见，在这个过程中，专家组成员对推荐意见的适用性（appropriateness）进行了评分。评分结果为 1~9 分，1~3 分提示该推荐意见通常情况下是不适用的，4~6 分提示该推荐意见可能适用，7~9 分提示该推荐意见通常情况是适用的（见表 1）。

表 1 推荐强度说明

适宜性分类	适宜性评分	具体含义
通常适宜	7~9 分	该放射诊断学方法在该特定临床场景中通常情况下是适用的
可能适宜	4~6 分	该放射诊断学方法在该特定临床场景中可能适用
不适宜	1~3 分	该放射诊断学方法在该特定临床场景中通常情况下是不适用的

5 牙体牙髓病诊疗中常用口腔放射学检查方法

5.1 总则

牙体牙髓病诊疗中常用的口腔放射学检查方法主要包括根尖片、𬌗翼片、曲面体层片及口腔颌面锥形束 CT。口腔医疗机构开展 X 线放射诊断工作的场所、放射设备及人员资质需符合当地卫生行政部门的相关标准。

5.2 根尖片

根尖片在二维层面上展现牙体、根管系统和根尖周牙周组织形态及密度,辐射剂量小,费用低廉。因其拍摄范围小,针对性强,临床上最为常用。根尖片对于一些特殊病例的检查存在一定的局限性,例如:在皮质骨较厚且骨松质多孔区域存在的根尖周病或病变早期密度差异未达到根尖片分辨度时易漏诊;对于重度开口困难、严重颅脑损伤及因系统性疾病或其他病情严重无法配合、咽反射反应较重和口内有重度溃疡损伤的患者,拍摄根尖片困难。

5.3 𬌗翼片

𬌗翼片在二维层面上主要展现前磨牙和磨牙区上下颌牙的牙冠部及牙槽嵴顶。能用于检查邻面龋、髓石、牙髓腔的大小、充填物边缘密合情况以及牙槽嵴顶的破坏性改变,在儿童尚可观察滞留乳牙牙根的部位及位置。

5.4 曲面体层片

曲面体层片在二维层面上较为全面提供上下颌骨、颞下颌关节、上颌窦、牙齿等完整的形态、辐射剂量低、拍摄舒适度高、价格便宜。与根尖片相比,曲面体层片存在成像不对等的放大和伸长、在前磨牙区域与其他解剖结构影像重叠、切牙区域与颈椎结构影像重叠等情况。

5.5 口腔颌面锥形束 CT

锥体束 CT(cone beam computed tomography,CBCT)可从三维层面上呈现解剖结构,其成像准确度明显优于二维 X 线片,能够检测出根尖片无法检测出的牙体及根尖周病变[2]。与根尖片相比,CBCT 辐射剂量增加、拍摄费用高。而且,邻近组织 X 线阻射的高密度结构和材料也会影响其扫描的准确度,例如金属牙冠、金属充填体、髓腔内桩核、固定桥、种植体等修复体经常会干扰牙体牙髓疾病的判断。

6 放射投照的技术指标

6.1 面积剂量乘积 / 视野

面积剂量乘积(dose area product,DAP)可用于评估口内 X 线片和曲面体层摄影辐射相关风险。口内 X 线片拍摄时可以通过调节参数以达到辐射防护最优化原则(as low as reasonably achievable,ALARA)[3]。临床常用的曲面体层成像主要有三种模式:标准、儿童和正交模式,其 DAP 值分别为(57.91 ± 5.32)mGy·cm^2,(48.64 ± 7.21)mGy·cm^2,(50.73 ± 5.7)mGy·cm^2。标准模式常规应用于成年受检者,儿童模式可用于儿童和颌骨外形尺寸较小的成年人,正交模式常应用于龋病的诊断。

视野(field of view,FOV)代表 CBCT 扫描范围。一般情况下,FOV 越小,辐射剂量越低,同时也可选择更高的分辨率。对于诊断牙体牙髓疾病合适的 CBCT 分辨率应不超过200μm。FOV 取决于探测器的大小和形状、光束投影的几何位置、校准光束的能力。总体上讲,基于 FOV 大小,CBCT 可以分为大、中、小三种视野,骨骼和头颈 CBCT(FOV>15cm)、上下颌骨 CBCT(FOV 8~15cm)、牙槽 CBCT(FOV<8cm)[4]。与中、大视野 CBCT 相比,小视野 CBCT 辐射剂量低、目标明确、空间分辨率高、耗时短,可以只扫描到根尖区域 40mm 直径的体积,与根尖片的高度和宽度基本相似,大大减少辐射剂量。因此,小视野 CBCT 在牙体牙髓

疾病的诊疗应用中更加合适[5]。

6.2 放射剂量的考量

辐射防护最优化是放射检查的基本准则,即在获取诊疗所必需影像信息的前提下尽可能减少患者辐射剂量。常规口内根尖片有效放射剂量为 1.94~9.50μSv[6],曲面体层片为 7.4~24.3μSv[6-8]。不同视野的 CBCT 有效放射剂量不一样,使用小视野 CBCT 可以降低放射剂量[9](见表 2)。

表 2 放射诊断学方法有效辐射剂量

数字根尖 X 线片	☢ (1.94~9.5μSv)
殆翼片	☢ (1.25μSv)
曲面体层片	☢☢☢ (7.4~24.3μSv)
CBCT*	☢☢☢☢☢☢ (5~652μSv)

注:☢ 并不代表倍数关系,仅代表辐射剂量相对增加

* 由于 CBCT 在牙体牙髓临床诊疗中的应用绝大部分只涉及到中、小视野,故 CBCT 有效辐射剂量仅代表中、小视野

7 放射防护

在口腔放射诊疗实践中,应保障放射工作人员、患者及公众的放射防护安全与健康,应用 X 线检查应经过正当性判断,口腔执业医师应掌握好适应征,避免不必要的重复检查,优先选用非 X 射线的检查方法。尤其对于育龄妇女、孕妇和婴幼儿的 X 线诊断检查更应慎重;对不符合正当性原则的,不应进行 X 射线检查。口腔医疗机构应当为受检者配备必要的放射防护用品,对邻近照射野的敏感器官或组织采取必要的屏蔽防护措施。

8 指南推荐意见

8.1 辅助检查

8.1.1 龋病

检查龋病的口腔放射学手段通常为殆翼片和根尖片[10],当口腔内存在多颗牙的广泛性龋坏,可考虑曲面体层片进行初步诊断。

8.1.2 牙髓病

对于初次就诊的牙髓病患者,为了治疗操作的术前评估,通常需要拍摄根尖片。对于已确诊为牙髓炎且怀疑存在根管解剖变异的患牙,拍摄 CBCT 有利于明确根管解剖结构,指导后续根管治疗。对于难以确诊牙髓炎病因如牙髓钙化、牙体吸收,CBCT 亦有一定的诊断价值。

8.1.3 根尖周病

根尖周病首选的口腔放射学检查方法为根尖片。出现以下特殊情况须 CBCT 辅助检查:a)常规根尖片未能明确原因的久治不愈型根尖周炎,可拍摄 CBCT 明确炎症来源,确诊患牙牙位;b)行修复治疗后产生间歇性咬合痛的患牙,常规根尖片无法明确病因;c)怀疑存在有

上颌后牙根尖周炎造成的上颌窦病变;d)颌骨囊肿(如根尖周囊肿、鼻腭囊肿)、肿瘤等与根尖周炎的鉴别诊断;e)不明原因产生的皮肤窦道,疑为牙源性病变但根尖片未能明确患牙等。

8.1.4 牙外伤

牙外伤常规检查为根尖片。CBCT在牙外伤诊断应用是基于牙齿及颌面部损伤的类型及严重程度:a)冠根折:当根尖片无法判断折裂线的根尖向延伸时建议使用CBCT。CBCT可以精确了解冠根比以及剩余牙齿结构,从而选择恰当的治疗方案;b)牙齿脱位损伤:脱位牙齿位置的移动大部分为矢状方向移动,根尖片不能判断损伤的严重性,CBCT在这种牙外伤诊断中具有优势。

8.1.5 牙根纵裂

怀疑为牙根纵裂的患牙常规拍摄根尖片。但当根管内无充填材料时,CBCT诊断牙根纵裂的灵敏度和特异度均高于根尖片,其三维影像还可清晰地呈现颊舌侧根折线的具体位置和牙槽骨破坏范围,对诊断以及治疗方案的选择具有指导意义。

8.1.6 牙根吸收

牙根吸收常规检查为根尖片。CBCT诊断轻微程度牙根吸收明显优于根尖片,且CBCT可获取更多与吸收的位置、体积等相关的信息,对于鉴别牙根内吸收、外吸收、侵袭性牙颈部外吸收优于根尖片。

8.1.7 牙源性上颌窦炎

全口曲面体层片是牙源性上颌窦炎常规放射学检查方法,可了解牙源性病变与上颌窦的关系。若患牙需牙髓治疗,可加拍根尖片,以清晰显示患牙结构。当遇到较为复杂的牙源性上颌窦炎病例,需要了解根管系统,进一步定位病变牙与上颌窦各壁的情况,判断预后情况等,可考虑拍摄CBCT。

8.2 术前准备及术中评估

8.2.1 根管治疗

根管治疗在术前、术中、术后都需要口腔放射学的支持。拍摄根尖片,术前初步判断根管系统的解剖形态,若根尖片发现根管形态异常,建议使用CBCT;术中判断工作长度及牙胶型号选择是否合适,若治疗过程中发现额外根管或怀疑存在复杂的根管形态并可能影响治疗效果时建议使用CBCT;术后以评估根管治疗完成的质量,同时便于复查时评估根尖周病变愈合情况。

8.2.2 探查MB2及根管钙化疏通

上颌第一磨牙近中颊根第二根管MB2具有较高的发生率,但由于其本身细小且钙化物沉积导致在治疗时易被遗漏。上颌第一磨牙根管治疗前需拍摄根尖片仔细观察是否存在MB2根管,如高度怀疑存在MB2,若显微镜下观察髓底无根管入口时,需结合CBCT进行根管口及入路方向的定位。对于钙化根管,若从根管口到根尖为直线的根管或上段根管钙化下段根管尚通畅,可采用CBCT扫描,三维重建设计根管通路并利用导航定位去除钙化物。

8.2.3 牙齿发育异常或根管系统变异的辅助检查

a)根尖片怀疑为牙内陷、牛牙症、C形根管的病例建议治疗前拍摄CBCT以准确揭示根管的解剖、形态异常区结构及根尖周病损的范围[11]；b）双生牙、结合牙、融合牙常因不易自洁而好发牙髓病或根尖周病，其根管系统复杂，存在大量峡区，单纯使用根尖片检查往往会低估根管系统复杂程度，建议拍摄 CBCT 以准确了解根管解剖以利于对根管系统进行彻底清理及充填。

8.3 根管治疗并发症的辨识和处理前的评估

8.3.1 器械分离

CBCT 相比于根尖片能更准确地评估牙本质的厚度及根管弯曲度。对于器械分离患牙，建议拍摄 CBCT 定位分离器械，评估根管壁厚度及根管弯曲度，以权衡分离器械取出的利弊。

8.3.2 髓室底穿孔及根管壁穿孔

对于髓室底穿孔的患牙，显微镜下容易定位和检查。而对于根管壁穿孔的患牙，建议拍摄 CBCT 以准确评估穿孔的范围、位置，以帮助临床医生选择合适的治疗方案。

8.4 根管再治疗

若根管治疗久治不愈，建议拍摄 CBCT 确定是否有遗漏根管及其钙化程度，评估根尖周病损范围及与临近解剖结构之间的关系，以制定合理的治疗计划。CBCT 对于空隙的检测能力明显优于根尖片，相当一部分空隙在根尖片上很难被发现从而导致根管充填质量被高估。患牙根管治疗超充且有临床症状，建议拍摄 CBCT 评估超充牙胶与解剖结构的关系，以评估不同取出方法的难度和利弊。

8.5 显微根尖手术

显微根尖手术之前需要熟悉术区解剖标志及与周围重要解剖结构（如下颌神经管和上颌窦）之间的关系，确定牙齿的长度、角度、位置，根尖孔和病损范围的定位，这是术前计划和实施去骨及截根的关键因素。因此，实施显微根尖手术前建议使用 CBCT 辅助制定治疗计划。

8.6 临床疗效评估

口腔放射学是牙体牙髓疾病随访、预后判断的一种重要的评估手段。在缺乏临床体征或症状的情况下，牙髓病和根尖周病的治疗后随访评估，首选的口腔放射学方式应是口内 X 线片，如根尖片。如需明确治疗失败的原因如根充不严密、遗漏根管、牙周牙髓联合病变、超充、根折等，CBCT 在判定方面明显优于根尖片。在出现临床症状且难以评估的情况下，可考虑小视野 CBCT 作为成像方式[11]。

9 特殊人群

9.1 儿童

目前应用最广泛口腔放射学检查手段仍是根尖片[12]，若家长或患儿无法配合固定牙片位置，可考虑拍摄𬌗翼片检查龋损。对于咽反射敏感的患儿，拍摄后牙根尖片时胶片放置位置靠后容易引起恶心，可使用曲面体层片。儿童牙体发育异常性疾病如牙内陷需要进行根管治疗、阻生的多生牙需要拔除等，在评估利大于弊的情况下可使用 CBCT。

9.2 孕妇

对孕妇进行口腔放射学检查,应慎重考虑,严格把握适应征。有研究表明,检查过程中,即使孕妇没有铅服防护,胎儿所接收的放射剂量仍小于年辐射剂量限制(1mSv)的1%[13]。尽管口腔科放射学检查对孕妇和胎儿的影响较小,还是建议备孕前完善口腔检查和治疗,孕期在必要时于充分的防护措施下应用。

9.3 张口困难患者

颞下颌关节疾病、肿瘤或外伤导致张口受限,难以放置根尖片时,可根据诊断需要选择曲面体层片或CBCT。牙源性囊肿或肿瘤患者进行放射学检查时,一般选用曲面体层片或CBCT对肿瘤、囊肿和牙体组织疾病联合诊治。口腔组织对射线平均耐受量约为6~8周内给予60~80Gy,因此对于恶性肿瘤需放疗治疗的患者,在拍摄口内片和CBCT时应注意勿超过累积剂量最大值。

9.4 金属不良修复体患者

放射性检查时,金属会造成根尖片、殆翼片、曲面体层片和CBCT影像伪影,因此,建议患者取下活动义齿或拆除不良金属修复体,再行放射学检查。

10 读片

为了能够正确解读根尖片、殆翼片、曲面体层片以及CBCT,不仅需要了解四种成像技术的原理,而且必须学习颌面部硬组织和软组织正常解剖结构和病变情况下的特征。临床医生必须全面解读口腔放射所呈现的所有图像,而不能只解读目标区域病变。若临床医生对放射学报告有疑问,应当咨询放射科专业医师。

11 总结

口腔放射学检查为牙体牙髓病临床诊断和治疗提供依据。根尖片因其放射剂量低、针对性强且价格低廉,是常见牙体牙髓疾病诊断、治疗、评估的首选放射学检查方法。CBCT相对于二维成像技术可以为医生提供更精确可靠的解剖学信息。临床医生只有在二维影像检查无法获得诊疗所必需信息且评估利大于弊的情况下才能使用CBCT(见表3)。

表3 临床场景下口腔放射学方法推荐意见

序号	临床场景	放射学检查方法	有效辐射剂量	适宜性评分	适宜性分类
1	龋病	根尖片	☢	8	通常适宜
		殆翼片	☢	9	通常适宜
		曲面体层片	☢☢☢	5	可能适宜
		CBCT	☢☢☢☢☢	1	通常不适宜
2	牙髓病(初次就诊)	根尖片	☢	9	通常适宜
		殆翼片	☢	2	通常不适宜
		曲面体层片	☢☢☢	1	通常不适宜
		CBCT	☢☢☢☢☢	1	通常不适宜

续表

序号	临床场景	放射学检查方法	有效辐射剂量	适宜性评分	适宜性分类
3	牙髓病（无法明确病因）	根尖片	☢	9	通常适宜
		殆翼片	☢	1	通常不适宜
		曲面体层片	☢☢☢	5	可能适宜
		CBCT	☢☢☢☢☢☢	8	通常适宜
4	根尖周病（初次就诊）	根尖片	☢	9	通常适宜
		殆翼片	☢	1	通常不适宜
		曲面体层片	☢☢☢	5	可能适宜
		CBCT	☢☢☢☢☢☢	1	通常不适宜
5	无法明确病因的久治不愈型根尖周炎	根尖片	☢	9	通常适宜
		殆翼片	☢	1	通常不适宜
		曲面体层片	☢☢☢	1	通常不适宜
		CBCT	☢☢☢☢☢☢	9	通常适宜
6	颌骨囊肿、肿瘤等与根尖周炎的鉴别诊断	根尖片	☢	1	通常不适宜
		殆翼片	☢	1	通常不适宜
		曲面体层片	☢☢☢	9	通常适宜
		CBCT	☢☢☢☢☢☢	9	通常适宜
7	不明原因产生的皮肤窦道疑为牙源性病变	根尖片	☢	9	通常适宜
		殆翼片	☢	1	通常不适宜
		曲面体层片	☢☢☢	8	通常适宜
		CBCT	☢☢☢☢☢☢	9	通常适宜
8	牙外伤（初次就诊）	根尖片	☢	9	通常适宜
		殆翼片	☢	1	通常不适宜
		曲面体层片	☢☢☢	8	通常适宜
		CBCT	☢☢☢☢☢☢	5	可能适宜
9	牙根纵裂（初次就诊）	根尖片	☢	9	通常适宜
		殆翼片	☢	1	通常不适宜
		曲面体层片	☢☢☢	1	通常不适宜
		CBCT	☢☢☢☢☢☢	9	通常适宜
10	牙根吸收（初次就诊）	根尖片	☢	9	通常适宜
		殆翼片	☢	1	通常不适宜
		曲面体层片	☢☢☢	1	通常不适宜
		CBCT	☢☢☢☢☢☢	9	通常适宜

续表

序号	临床场景	放射学检查方法	有效辐射剂量	适宜性评分	适宜性分类
11	牙源性上颌窦炎	根尖片	☢	8	通常适宜
		𬌗翼片	☢	1	通常不适宜
		曲面体层片	☢☢☢	9	通常适宜
		CBCT	☢☢☢☢☢☢	9	通常适宜
12	根管形态复杂可能影响治疗效果	根尖片	☢	9	通常适宜
		𬌗翼片	☢	1	通常不适宜
		曲面体层片	☢☢☢	1	通常不适宜
		CBCT	☢☢☢☢☢☢	9	通常适宜
13	牙形态发育异常,如牙内陷、双生牙、结合牙、融合牙等	根尖片	☢	9	通常适宜
		𬌗翼片	☢	1	通常不适宜
		曲面体层片	☢☢☢	1	通常不适宜
		CBCT	☢☢☢☢☢☢	9	通常适宜
14	显微根尖手术	根尖片	☢	9	通常适宜
		𬌗翼片	☢	1	通常不适宜
		曲面体层片	☢☢☢	1	通常不适宜
		CBCT	☢☢☢☢☢☢	9	通常适宜
15	探查 MB2 及根管钙化疏通	根尖片	☢	9	通常适宜
		𬌗翼片	☢	1	通常不适宜
		曲面体层片	☢☢☢	1	通常不适宜
		CBCT	☢☢☢☢☢☢	9	通常适宜
16	器械分离	根尖片	☢	8	通常适宜
		𬌗翼片	☢	1	通常不适宜
		曲面体层片	☢☢☢	1	通常不适宜
		CBCT	☢☢☢☢☢☢	9	通常适宜
17	髓室底穿孔	根尖片	☢	9	通常适宜
		𬌗翼片	☢	1	通常不适宜
		曲面体层片	☢☢☢	1	通常不适宜
		CBCT	☢☢☢☢☢☢	9	通常适宜
18	根管壁穿孔	根尖片	☢	9	通常适宜
		𬌗翼片	☢	1	通常不适宜
		曲面体层片	☢☢☢	1	通常不适宜
		CBCT	☢☢☢☢☢☢	9	通常适宜

续表

序号	临床场景	放射学检查方法	有效辐射剂量	适宜性评分	适宜性分类
19	根管治疗后患牙出现阳性临床指征判断是否需行根管再治疗	根尖片	☢	9	通常适宜
		𬌗翼片	☢	1	通常不适宜
		曲面体层片	☢☢☢	1	通常不适宜
		CBCT	☢☢☢☢☢	9	通常适宜
20	常规牙髓根尖周病治疗和根尖手术随访	根尖片	☢	9	通常适宜
		𬌗翼片	☢	1	通常不适宜
		曲面体层片	☢☢☢	1	通常不适宜
		CBCT	☢☢☢☢☢	5	可能适宜

参 考 文 献

［1］王小钦,王吉耀.循证临床实践指南的制定与实施［M］.北京:人民卫生出版社,2016.

［2］衡士超,程勇,李波,等.锥形束CT在牙体牙髓病诊治中的临床应用［J］.中华口腔医学研究杂志,2017,6(1):85-92.

［3］马绪臣.口腔颌面医学影像诊断学［M］.6版.北京:人民卫生出版社,2016.

［4］PATEL S. New dimensions in endodontic imaging: Part 2. Cone beam computed tomography［J］. International endodontic journal, 2009, 42(6): 463-475.

［5］SPECIAL COMMITTEE TO REVISE THE JOINT AAE/AAOMR POSITION STATEMENT ON USE OF CBCT IN ENDODONTICS. AAE and AAOMR joint position statement: use of cone beam computed tomography in endodontics 2015 update［J］. Oral Surg Oral Med Oral Pathol Oral Radiol, 2015, 120(4): 508-512.

［6］WHITE S, PHAROAH M. Oral radiology: principles and interpretation［M］. 7th ed. St Louis: Elsevier, 2014.

［7］梁宇红,岳林.锥形束CT在牙髓根尖周病诊治中的合理应用与思考［J］.中华口腔医学研究杂志,2019,54(9):591-597.

［8］LOOE H K, EENBOOM F, CHOFOR N, et al. Conversion coefficients for the estimation of effective doses in intraoral and panoramic dental radiology from dose-area product values［J］. Radiation protection dosimetry, 2008, 131(3): 365-373.

［9］LUDLOW J B, TIMOTHY R, WALKER C, et al. Effective dose of dental CBCT-a meta analysis of published data and additional data for nine CBCT units［J］. Dentomaxillofacial radiology, 2015, 44(1): 20140197.

［10］中华人民共和国国家卫生健康委员会.放射诊断放射防护要求:GBZ 130—2020［S/OL］.(2020-04-03)［2020-12-29］. http://www.nhc.gov.cn/wjw/pcrb/202004/3db780ee6ba84d699d198da17f6f74d4/files/67d5d27c85814d118009e5671b795f63.pdf.

［11］刘彦,牛忠英,闫澍.CBCT在牙体牙髓病诊治中的临床应用［J］.中华老年口腔医学杂志,2016,14(4):248-252.

［12］HARGREAVES K, BERMAN L. Cohen's pathways of the pulp［M］. 11th ed. St. Louis: Elsevier, 2015.

［13］葛立宏.儿童口腔医学［M］.4版.北京:人民卫生出版社,2016.

第十四章

口腔正畸专业

ICS 11.060.01
CCS C05

中华口腔医学会

团 体 标 准

T/CHSA 031—2021

口腔正畸无托槽隐形矫治技术指南

Guidelines of clear aligner orthodontic treatment

2021-06-25 发布 2021-07-01 实施

中华口腔医学会 发布

目　次

前　言

本文件按照 GB/T 1.1—2020《标准化工作导则　第 1 部分：标准化文件的结构和起草规则》的规定起草。

本文件由中华口腔医学会正畸专业委员会提出。

本文件由中华口腔医学会归口。

本文件由首都医科大学附属北京口腔医院负责起草，四川大学华西口腔医院、北京大学口腔医院、空军军医大学第三附属医院、南京医科大学口腔医院、浙江中医药大学、上海交通大学医学院附属第九人民医院、武汉大学口腔医院、复旦大学附属口腔医院、吉林大学口腔医院、重庆医科大学附属口腔医院、中山大学光华口腔医学院·附属口腔医院参加起草。

本文件主要起草人：白玉兴、赵志河、周彦恒、金作林、王林、卢海平、刘月华、房兵、胡敏、贺红、蔡斌、戴红卫、厉松、王红梅、谢贤聚、薛俊杰、张莉。

引　言

随着无托槽隐形矫治技术的不断发展和推广,选择该技术的患者越来越多,临床接诊的无托槽隐形矫治疑难复杂病例也逐渐增多[1]。目前隐形矫治技术在诊断,适应证,接诊程序,治疗步骤,技术要点等方面缺乏统一的标准,不利于该技术在行业内的健康发展和广大患者的口腔健康及切身利益[2]。

本指南内容参考近五年来无托槽隐形矫治技术国内外相关专著及文献,并综合中华口腔医学会口腔正畸专业委员会全体委员的临床共识编写完成,旨在为广大正畸医生开展口腔无托槽隐形矫治技术提供借鉴和参考。由于无托槽隐形矫治技术仍处于快速发展阶段,相关内容将不断更新。

口腔正畸无托槽隐形矫治技术指南

1 范围

本指南从口腔正畸无托槽隐形矫治技术中的从业者要求、治疗风险、适应证、病历资料的采集要求、矫治方案的设计流程和常用治疗策略几个方面给出了口腔正畸无托槽隐形矫治技术的应用标准和指南。

本指南适用于各级医院的口腔正畸医师在口腔正畸无托槽隐形矫治中的技术操作,其他相关口腔执业医师、口腔助理医师、护理人员可参考使用。

2 规范性引用文件

本文件没有规范性引用文件。

3 术语和定义

本文件没有需要界定的术语和定义。

4 指南推荐意见

4.1 总则

本指南根据《世界卫生组织指南制订手册》(2014年),以及中华医学会发布的《制订/修订〈临床诊疗指南〉的基本方法及程序》(2016年)[3]开展制定工作。对国际相关指南、系统评价、经典文献进行评价,并使用GRADE方法[4]进行证据质量评价和推荐意见分级。通过筛选最终纳入指南1篇[5],META分析2篇[6,7],系统评价10篇[6-15]及相关文献10篇[16-24]。一些无法在上述文献中获得理想依据的特别重要的事宜,则基于专委会委员以上级别专家的临床经验判断[1,2,25-27]。

4.2 无托槽隐形矫治技术从业者要求

无托槽隐形矫治技术是正畸治疗技术的一种,从业者应为经过系统的正畸理论与技能学习,并具有相当的正畸临床实践经验的口腔正畸医师,需要掌握颅面解剖及生长发育理论、牙齿移动生物力学分析技能、系统的口腔颅颌面诊断分析技能等专业能力。医生是开展无托槽隐形矫治技术的主体,在治疗过程中起主导作用。没有经过口腔正畸系统培训的医师不能开展无托槽隐形矫治技术,无行医资质的机构不能开展任何形式的正畸治疗。

4.3 开展无托槽隐形矫治技术的治疗风险

4.3.1 无托槽隐形矫治器是一种可摘式矫治器,治疗过程依赖于患者的配合,良好的依从性是保证隐形矫治良好治疗效果的前提[5, 28]。

4.3.2 受目前隐形矫治器材料性能及生物个体差异的影响,隐形矫治过程中牙齿的移动与计算机预设会有所偏差,可能会导致治疗中出现脱轨的现象。对于一些复杂的牙齿移动,在治疗过程中可能需要重启治疗或使用固定矫治器及其他辅助装置,以达到良好的治疗效果[29]。

4.3.3 无托槽隐形矫治技术与传统固定正畸一样也存在各种正畸并发症的可能[30]。在治疗设计及治疗过程中应充分考虑。

4.3.4 无托槽隐形矫治器是一种医疗器械,无托槽隐形矫治过程是一种医疗行为,需要在经过专业训练、具备从业资质的正畸专业医生的指导下进行。自行戴用、接受非正畸专业医生的治疗、或是仅仅依靠无行医资质的公司、生产厂家等机构远程指导开展无托槽隐形矫治技术,具有极大的医疗风险。

5 诊断及设计

5.1 无托槽隐形矫治技术的适应证及选择

5.1.1 总则

合理的选择适应证是决定矫治成败的关键。无托槽隐形矫治是一种可摘式活动矫治器,其适应证首先在于可以接受正畸治疗的范围内,除此之外,与传统固定技术相比,无托槽隐形矫治技术的适应证尚有一定局限[25, 31]。随着该技术应用的日益广泛,临床及基础研究的不断深入,其适应证的范围也在不断扩展。本指南按照矫治结果的可预测性,可将临床病例分为以下三类适应证,分别给予开展治疗的建议。

5.1.2 高度可预测病例,是指能够精确实现模拟矫治目标的病例。

a)临床牙冠有足够高度,可以保证矫治器良好固位的病例;

b)牙量骨量不调≤4mm,可利用2~4mm的唇颊远中扩弓解除拥挤的轻度拥挤病例;

c)牙量骨量不调>8mm,重度拥挤的安氏Ⅰ类拔牙病例;

d)关闭<4mm的散在间隙;

e)拔除下切牙的矫治;

f)牙性反𬌗病例;

g)Ⅰ~Ⅱ度深覆𬌗病例。

5.1.3 中度可预测病例,需要有一定无托槽隐形矫治经验的医师进行治疗,方能精确实现模拟矫治目标的病例。

a)Ⅱ度深覆𬌗,需要牙齿控根移动的病例;

b)远中移动后牙不超过4mm的病例;

c)需要进行颌间牵引的治疗;

d)牙齿松动Ⅰ度及以上的病例;

e)前牙轻度开𬌗,需要前牙伸长的非拔牙病例;

f）前牙中度开𬌗,需要拔牙内收牙弓的病例。

5.1.4 低度可预测病例,需要有丰富的隐形矫治及固定矫治经验的医师进行治疗,方能精确实现模拟矫治目标的病例。

a）前磨牙及下颌尖牙重度扭转的病例;

b）双颌前突需拔牙内收的深覆𬌗病例;

c）前磨牙拔牙病例中,需要前移后牙超过 2mm 的病例;

d）临床牙冠萌出高度不足的病例;

e）需正畸正颌联合治疗的病例。

随着材料学的发展和技术的进步,无托槽隐形矫治技术可以治疗的病例范畴将逐渐扩展。虽然无托槽隐形矫治系统的设计是个性化的,但由于未使用个体牙齿的阻力中心信息以及不同个体牙槽骨改建速率不同等诸多原因,无托槽隐形矫治的实际牙移动与预期牙移动并不完全一致[26]。对于适应证的挑选,不仅应从错𬌗类型、拥挤和前突程度判断,更重要的是根据牙齿移动的类型分析,需要慎重对待。本指南强烈反对无托槽隐形矫治技术的初学者治疗低度可预测病例。

5.2 无托槽隐形矫治技术病例资料的采集要求

5.2.1 常规采集面𬌗相[32]

5.2.2 影像资料的采集

需拍摄曲面体层片及头颅侧位片。曲面体层片用于全面观察牙齿数目、牙胚发育情况,还可评估牙轴倾斜度、第三磨牙的有无、两侧髁突及颌骨对称性等。头颅侧位片用于明确牙、𬌗、面、颅之间的关系。必要时拍摄 CBCT,全面评估患者的颞下颌关节及上下前牙在基骨中的情况[33]。

5.2.3 数字化模型的获取

可利用硅橡胶印模或数字化口内扫描仪获取牙列及牙龈的详细信息,并建立数字化模型,用于模型分析、治疗计划的制定,以及治疗结果的预测[5]。

a）硅橡胶印模的制取

硅橡胶印模可用一次印模法或二次印模法获取,选取大小合适的专用托盘,制取的印模要求牙齿解剖结构完整清晰,龈缘连续,无气泡,无重叠印记,印模不可穿透露出托盘,印模末端边缘完整。如托盘不是完全合适可用硅橡胶重体做延展形成个别托盘。印模制取后流水冲洗残留的唾液,并用专用消毒剂消毒后存放。咬合记录在牙尖交错位利用硅橡胶材料获得[34]。

b）数字化口内扫描仪获取牙列信息

使用时应保证扫描仪口内配件的及时消毒和保存,避免交叉感染;扫描前嘱患者清洁口腔,必要时抛光牙面,扫描过程中应熟练掌握扫描顺序和要点,注意查漏补缺,保证牙列和咬合信息完整性。

5.3 无托槽隐形矫治技术矫治方案的设计流程

5.3.1 无托槽隐形矫治最突出的特点是前瞻性矫治设计,体现在医师需要在软件上根据正畸治疗目标的基本要求,数字化模拟设计一系列牙齿移动,包括对牙齿移动最终目标位置合适与否、牙齿移动过程中分步移动合理性的判断[29]。因此,无托槽隐形矫治设计应该是以正畸医师为主导的过程。

5.3.2 无托槽隐形矫治的最终目标需要根据患者的意愿以及详细的临床检查和评估确定,原则上应与常规矫治的目标一致。

5.3.3 矫治设计时应将牙齿移动实现效率的因素充分考虑到牙齿最终三维位置的设计中,这便是虚拟过矫正,即在三维设计软件中牙齿的最终位置不是理想位置,而是将预估的牙齿实际移动量与模拟移动量的差值预置到三维设计中[35]。

5.3.4 在对牙齿移动的中间过程进行三维设计时,医师首先需明确上下颌牙齿移动的先后顺序,判断开始移动的不同时间点是否合理,这需要医师根据支抗需求、牙齿移动难度以及上下颌协调移动等几方面进行判断。

5.3.5 三维方案设计也包括对牙齿移动速度的控制。牙齿移动方式会随着位移量的增加发生变化,医师可根据经验和患者自身情况调整牙齿移动的步距[36]。对特定牙齿进行分步移动设计时,除步距设置可根据患者需要调整外,还应分析所要实现的牙齿三维移动方式,优先或推迟实施较难实现的某一维度的移动,这样有利于降低牙齿移动难度,提高牙齿移动的可预测性。

5.3.6 对于附件的使用和选择,常在上述问题均已明确的情况下,根据特定牙齿移动方向进行修改,是三维设计和修改的重要步骤。正确使用附件有助于实现牙齿按照预期目标移动[37]。

6 常用治疗策略

6.1 推磨牙向远中

无托槽隐形矫治技术由于其材料特性,以及对于后牙整体包裹产生的控制力,可以有效实现磨牙远中移动,针对拔牙临界病例以及需要轻微改善咬合关系并解除前牙拥挤的成人病例更有优势[25],但在临床应用中也有其适应证及注意事项[33,38]。

6.1.1 推磨牙远中移动的适应证

a)患者是平均或水平生长型,前下面高正常或偏低,下颌平面角正常或偏小;

b)安氏Ⅰ类或轻度Ⅱ类骨性错𬌗,磨牙远中关系可伴有上下颌牙列轻中度拥挤或乳磨牙早失;面部凸度稍凸或直面型;

c)被远移磨牙牙体牙周情况良好,牙冠高度足够,磨牙后方无明显阻力;

d)磨牙牙冠向近中倾斜,且磨牙区间隙分析可容纳推入的磨牙;第二磨牙未萌出或第三磨牙已拔除,牙槽基骨丰满;

e)上前牙较直立或轻度内倾。

6.1.2 推磨牙远中移动的禁忌证

a）经磨牙区间隙分析其可用间隙明显不足；

b）上颌牙列重度拥挤，下颌牙列中度或重度拥挤；

c）磨牙牙轴明显向远中倾斜，且面部突度较大。

6.1.3 推磨牙向远中在无托槽隐形矫治技术中的设计

应用无托槽隐形矫治技术推磨牙向远中在牙齿移动步骤设计上建议分步移动单颗磨牙，在此过程中，为避免前牙支抗的消耗，建议采用种植钉，颌间牵引等方式加强支抗。在磨牙远中移动到位后，需要考虑排齐及内收前牙的时机及牙移动方式的设计。

6.2 邻面去釉

邻面去釉是正畸常用的临床策略之一，主要应用于轻、中度牙列拥挤，Bolton 比不调及需要通过这一方法轻微调整中线的病例。原则上无托槽隐形矫治技术应用邻面去釉与传统技术并无不同。但是，在目前无托槽隐形矫治技术的临床现状中，邻面去釉的使用有日益扩大的趋势，这一方面是由于邻面去釉工具和技术的提高，另一方面也存在适应证掌握不当的情况。因此，有必要强调该方法的适应证、禁忌证、操作规范及注意事项[34]，保证其安全正确的使用。

6.2.1 邻面去釉的适应证

a）非龋病易感个体；

b）牙体组织有足够的宽度和釉质厚度，且其形态适合邻面去釉；

c）前后牙区的轻度牙列拥挤；

d）因牙周病等造成的牙龈间隙（黑三角）；

e）上下颌牙齿之间的牙量 Bolton 比不调；

f）牙弓两侧牙齿形态不协调。

6.2.2 邻面去釉的禁忌证

a）龋病易感者，釉质发育不全或有大面积充填体的患牙；

b）过小牙或牙冠形态异常（如牙冠最宽处在龈方而不是𬌗方）；

c）对冷热刺激较敏感者；

d）口腔卫生较差者；

e）重度牙列拥挤（>8mm）或牙弓前突程度严重的患者单纯依靠邻面去釉治疗。

6.2.3 邻面去釉临床操作规范[34]

a）计算去釉量并设计间隙分配，把握好去釉时机和部位；

b）临床操作可用高速金刚砂车针，慢速金刚砂片，金刚砂条等方法结合使用，操作时注意保护牙龈乳头和唇舌软组织；保证牙齿外形及触点正常；

c）去釉完成后，对邻面实施抛光并涂布氟化物凝胶或氟化泡沫防龋；

d）复诊时用牙线检查去釉部位的触点，确认牙齿是否实现了预期的移动量。

6.3 牙齿分步移动

6.3.1 总则

无托槽隐形矫治技术由于使用压膜材料制作矫治器,刚性不足,生物力学性能也与传统固定矫治器有所差异。因此,在牙移动步骤上有别于固定矫治技术,往往需要通过单颗牙或组牙的分步移动来达到较好的治疗效果。近年来,经过大量的临床实践,无托槽隐形矫治技术在分步移动策略上已经形成了相对固定的几个模式,这几种分步移动模式主要基于对不同病例在矫治设计上的特点形成,是支抗设计的重要组成部分。

6.3.2 前牙的分步移动

将尖牙和切牙分为两组移动模块分开移动,采取尖牙、切牙交替移动的方式,完成前牙的内收或者压低。该方式可以更好的弥补隐形矫治器效率不足的缺点,降低关闭间隙或打开咬合过程中的难度。

6.3.3 后牙的分步移动

主要应用于推磨牙远移的病例,在远移过程中通过分步设计,从最后一个磨牙开始,单个牙按顺序逐次移动,并保证在治疗的任何阶段,发生移动的牙齿远少于支抗牙,兼顾支抗保护和矫治效率。

参 考 文 献

[1] 白玉兴.无托槽隐形矫治技术快速发展中的思考[J].中华口腔正畸学杂志,2017,24(2):62-64.

[2] 白玉兴.无托槽隐形矫治技术发展中的喜与忧[J].中华口腔医学杂志,2017,52(9):521-523.

[3] 蒋朱明,詹思延,贾晓巍,等.制订/修订《临床诊疗指南》的基本方法及程序[J].中华医学杂志,2016,96(4):250-253.

[4] GUYATT G, OXMAN A D, AKL E A, et al. GRADE guidelines: 1. Introduction—GRADE evidence profiles and summary of findings tables[J]. J Clin Epidemiol, 2011, 64(4): 383-394.

[5] TUNCAY ORHAN C. 口腔正畸无托槽隐形矫治临床指南(精)[M].北京:人民军医出版社,2008.

[6] PAPAGEORGIOU S N, HOCHLI D, ELIADES T. Outcomes of comprehensive fixed appliance orthodontic treatment: a systematic review with meta-analysis and methodological overview[J]. Korean J Orthod, 2017, 47(6): 401-413.

[7] AL-MOGHRABI D, SALAZAR F C, PANDIS N, et al. Compliance with removable orthodontic appliances and adjuncts: a systematic review and meta-analysis[J]. Am J Orthod Dentofacial Orthop, 2017, 152(1): 17-32.

[8] PAPADIMITRIOU A, MOUSOULEA S, GKANTIDIS N, et al. Clinical effectiveness of invisalign orthodontic treatment: a systematic review[J]. Prog Orthod, 2018, 19(1): 37.

[9] ALDEERI A, ALHAMMAD L, ALDUHAM A, et al. Association of orthodontic clear aligners with root resorption using three-dimension measurements: a systematic review[J]. J Contemp Dent Pract, 2018, 19(12): 1558-1564.

[10] ELHADDAOUI R, QORAICH H S, BAHIJE L, et al. Orthodontic aligners and root resorption: a systematic review[J]. Int Orthod, 2017, 15(1): 1-12.

[11] ROSCOE M G, MEIRA J B, CATTANEO P M. Association of orthodontic force system and root resorption: a systematic review[J]. Am J Orthod Dentofacial Orthop, 2015, 147(5): 610-626.

[12] ROSSINI G, PARRINI S, CASTROFLORIO T, et al. Efficacy of clear aligners in controlling orthodontic tooth

movement: a systematic review[J]. Angle Orthod, 2015, 85(5): 881-889.

[13] LAGRAVERE M O, FLORES-MIR C. The treatment effects of Invisalign orthodontic aligners: a systematic review[J]. J Am Dent Assoc, 2005, 136(12): 1724-1729.

[14] ZHENG M, LIU R, NI Z, et al. Efficiency, effectiveness and treatment stability of clear aligners: a systematic review and meta-analysis[J]. Orthod Craniofac Res, 2017, 20(3): 127-133.

[15] ROSSINI G, PARRINI S, CASTROFLORIO T, et al. Periodontal health during clear aligners treatment: a systematic review[J]. Eur J Orthod, 2015, 37(5): 539-543.

[16] LI W, WANG S, ZHANG Y. The effectiveness of the Invisalign appliance in extraction cases using the the ABO model grading system: a multicenter randomized controlled trial[J]. Int J Clin Exp Med, 2015, 8(5): 8276-8282.

[17] SIMON M, KEILIG L, SCHWARZE J, et al. Treatment outcome and efficacy of an aligner technique: regarding incisor torque, premolar derotation and molar distalization[J]. BMC Oral Health, 2014, 14: 68.

[18] KE Y, ZHU Y, ZHU M. A comparison of treatment effectiveness between clear aligner and fixed appliance therapies[J]. BMC Oral Health, 2019, 19(1): 24.

[19] TEPEDINO M, PAOLONI V, COZZA P, et al. Movement of anterior teeth using clear aligners: a three-dimensional, retrospective evaluation[J]. Prog Orthod, 2018, 19(1): 9.

[20] RAVERA S, CASTROFLORIO T, GARINO F, et al. Maxillary molar distalization with aligners in adult patients: a multicenter retrospective study[J]. Prog Orthod, 2016, 17: 12.

[21] ZHANG X J, HE L, GUO H M, et al. Integrated three-dimensional digital assessment of accuracy of anterior tooth movement using clear aligners[J]. Korean J Orthod, 2015, 45(6): 275-281.

[22] KUNCIO D, MAGANZINI A, SHELTON C, et al. Invisalign and traditional orthodontic treatment postretention outcomes compared using the American Board of Orthodontics objective grading system[J]. Angle Orthod, 2007, 77(5): 864-869.

[23] DJEU G, SHELTON C, MAGANZINI A. Outcome assessment of Invisalign and traditional orthodontic treatment compared with the American Board of Orthodontics objective grading system[J]. Am J Orthod Dentofacial Orthop, 2005, 128(3): 292-298.

[24] KE Y, ZHU Y, ZHU M. A comparison of treatment effectiveness between clear aligner and fixed appliance therapies[J]. BMC Oral Health, 2019, 19(1): 24.

[25] 谢贤聚,曹丽,韩彦峰. 等. 无托槽隐形矫治技术远中移动上下磨牙一例[J]. 中华口腔医学杂志, 2017, 52(9): 557-559.

[26] PROFFIT W R. Contemporary orthodontics[M]. 5th ed. St. Louis: Mosby/Elsevier LTD, 2013.

[27] CHAN E, DARENDELILIER M A. The Invisalign appliance today: a thinking person's orthodontic appliance[J]. Semin Orthod, 2017, 23(1): 12-64.

[28] BOWMAN S J. Improving the predictability of clear aligners[J]. Semin Orthod, 2017, 23(1): 65-75.

[29] 刘妍. 无托槽隐形矫治临床应用的优势与不足[J]. 中华口腔医学杂志, 2017, 52(9): 538-541.

[30] 周洁珉,潘晓岗,白玉兴,等. 无托槽隐形矫治技术的适应证[J]. 实用口腔医学杂志, 2009, 25(3): 446-451.

[31] 赖文莉. 浅谈无托槽隐形矫治技术减数矫治的临床体会[J]. 中华口腔医学杂志, 2017, 52(9): 534-537.

[32] 口腔美学临床摄影专家共识[J]. 中华口腔医学杂志, 2017, 52(5): 265-269.

[33] 潘晓岗. 渐行渐进: 无托槽隐形矫治技术进展[C]. 第十五届中国国际口腔器材展览会暨学术研讨会展会会刊, 2011: 117.

[34] 陈扬熙. 口腔正畸学:基础、技术与临床[M]. 北京: 人民卫生出版社, 2012.

[35] KRIEGER E, SEIFERTH J, MARINELLO I, et al. Invisalign treatment in the anterior region: were the

predicted tooth movements achieved? [J]. J Orofac Orthop, 2012, 73 (5): 365-376.

[36] BOYD R L, MILLER R J, VLASKALIC V. The invisalign system in adult orthodontics: mild crowding and space closure cases [J]. J Clin Orthod, 2000, 34 (4): 203-212.

[37] GOMEZ J P, PENA F M, MARTINEZ V, et al. Initial force systems during bodily tooth movement with plastic aligners and composite attachments: a three-dimensional finite element analysis [J]. Angle Orthod, 2015, 85 (3): 454-460.

[38] 段银钟, 冷军. 正畸临床推磨牙远移技术 [M]. 西安: 世界图书出版社, 2005.

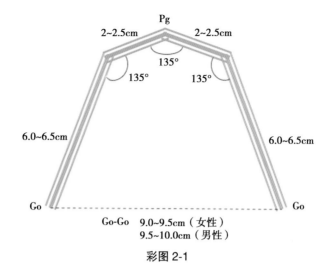

彩图 2-1

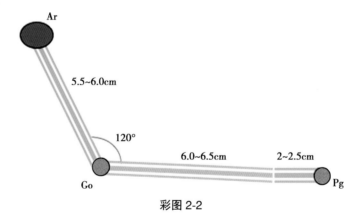

彩图 2-2

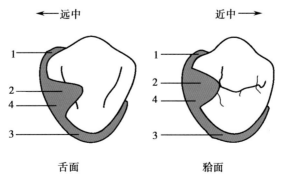

彩图 2-3

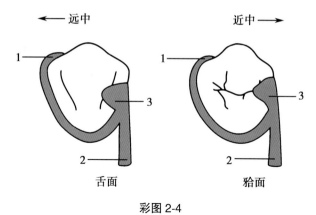

彩图 2-4

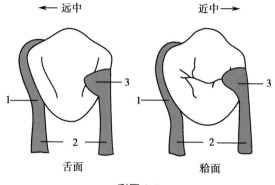

彩图 2-5

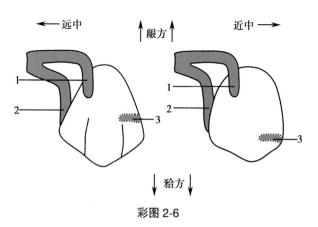

彩图 2-6

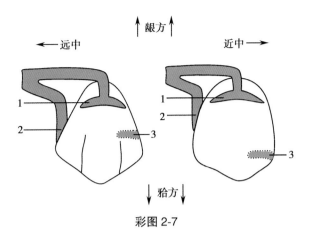

彩图 2-7

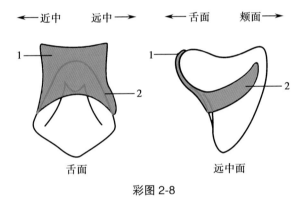

彩图 2-8

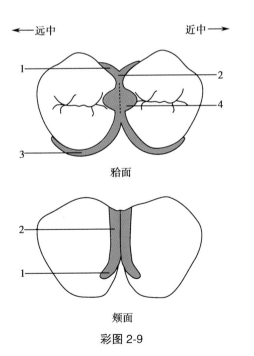

彩图 2-9

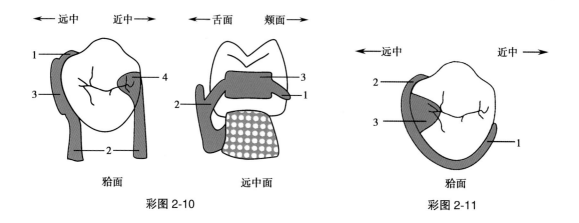

彩图 2-10

彩图 2-11

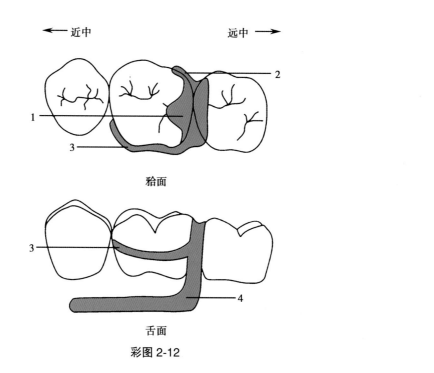

彩图 2-12

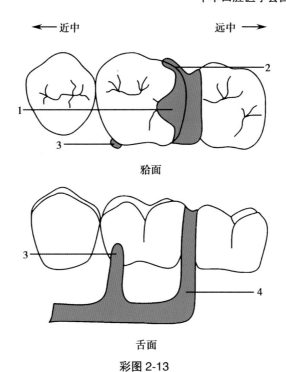

← 近中   远中 →

2

1

3

殆面

3

4

舌面

彩图 2-13

美观卡环修复技术工作授权书

诊所_____ 诊治医师_____ 联系电话_____

病人姓名_____ 联系电话_____ 性别 男/女 年龄_____

送件日期_____ 取件日期_____

微笑暴露区设计：

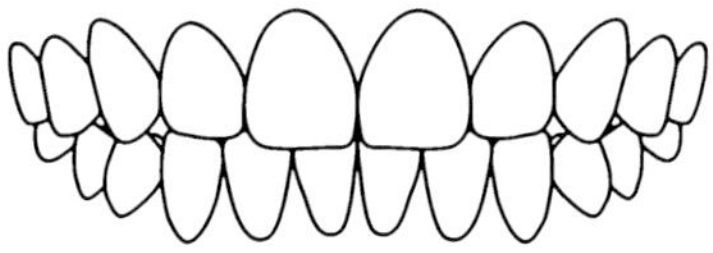

支架设计：

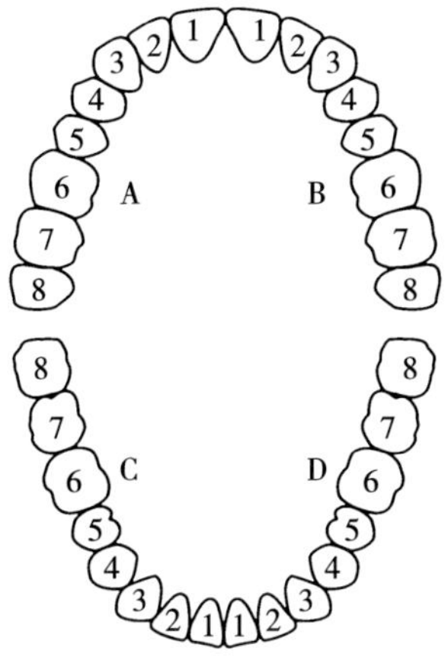

彩图 2-14

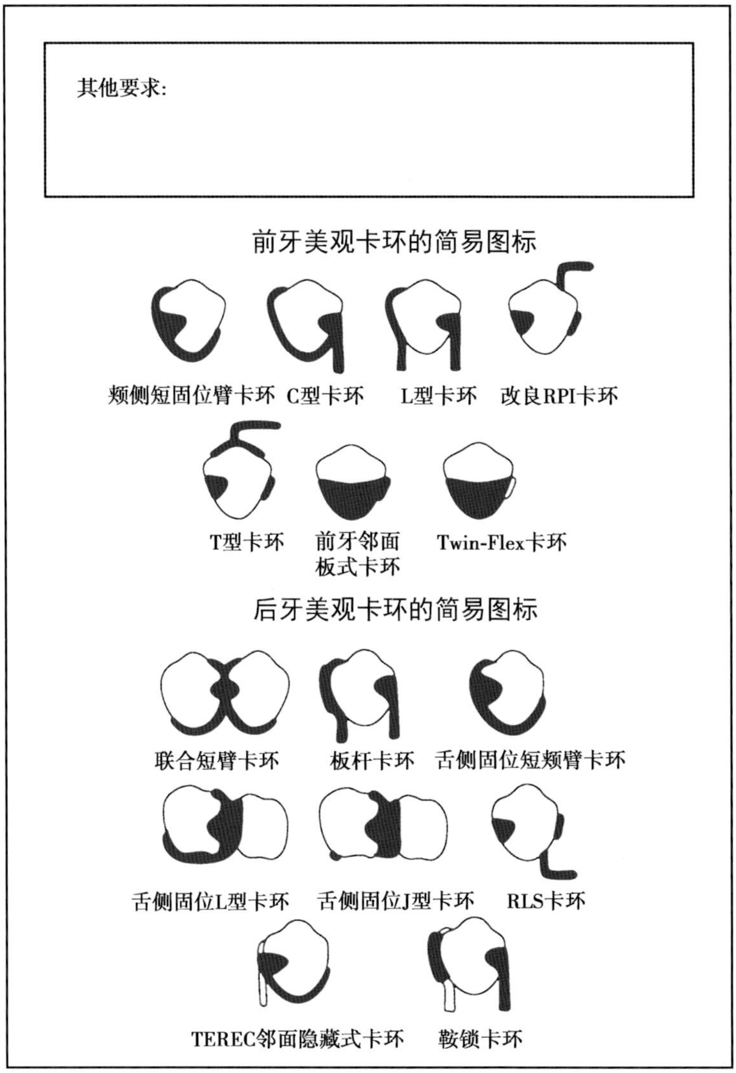

其他要求:

前牙美观卡环的简易图标

颊侧短固位臂卡环　　C型卡环　　L型卡环　　改良RPI卡环

T型卡环　　前牙邻面板式卡环　　Twin-Flex卡环

后牙美观卡环的简易图标

联合短臂卡环　　板杆卡环　　舌侧固位短颊臂卡环

舌侧固位L型卡环　　舌侧固位J型卡环　　RLS卡环

TEREC邻面隐藏式卡环　　鞍锁卡环

彩图 2-15

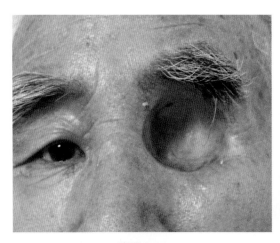

彩图 2-16

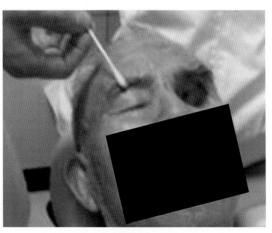

彩图 2-17

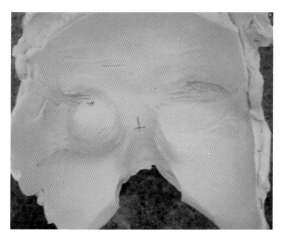

彩图 2-18

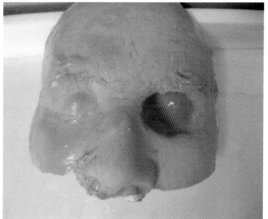

彩图 2-19

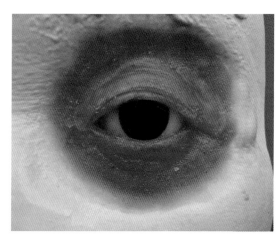

彩图 2-20

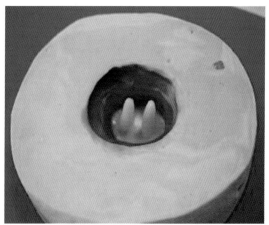

彩图 2-21

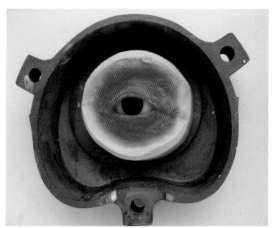

彩图 2-22

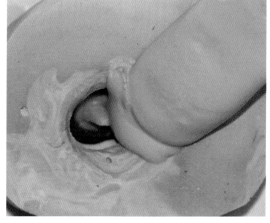

彩图 2-23

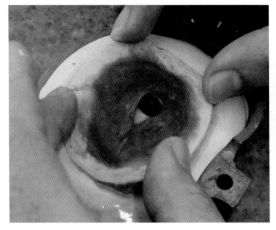

彩图 2-24

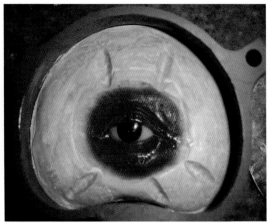

彩图 2-25

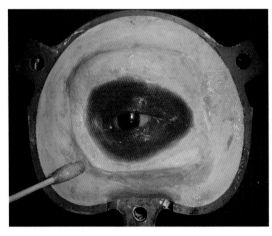

彩图 2-26

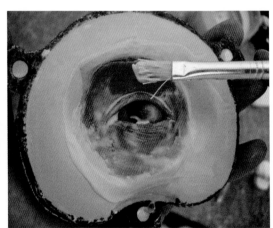

彩图 2-27

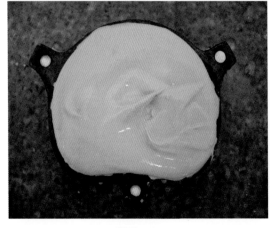

彩图 2-28

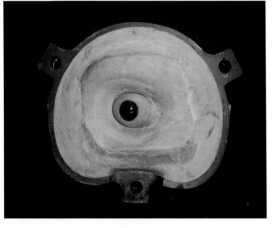

彩图 2-29

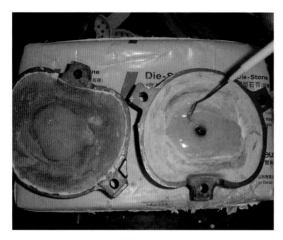

彩图 2-30

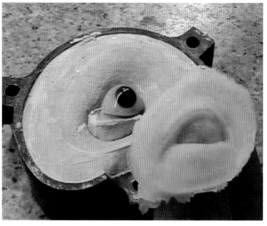

彩图 2-31

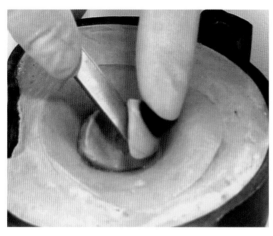

彩图 2-32

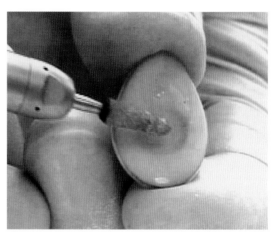

彩图 2-33

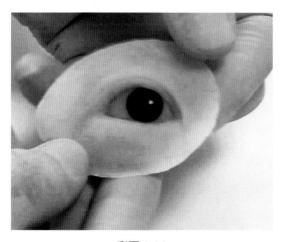

彩图 2-34

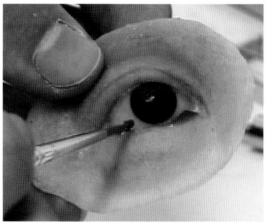

彩图 2-35

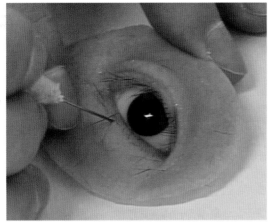
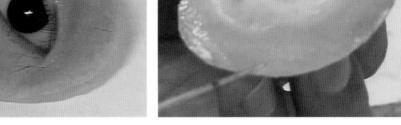

彩图 2-36

彩图 2-37

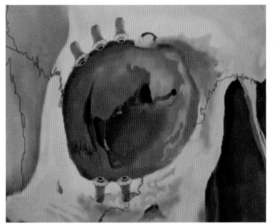
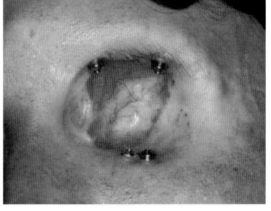

彩图 2-38

彩图 2-39

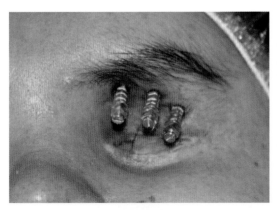
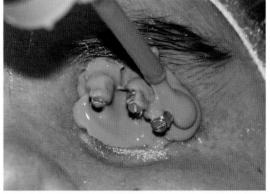

彩图 2-40

彩图 2-41

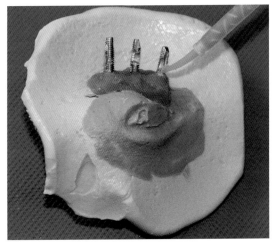

彩图 2-42

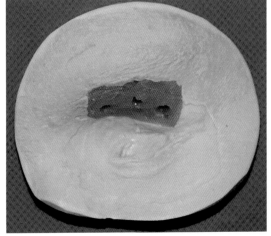

彩图 2-43

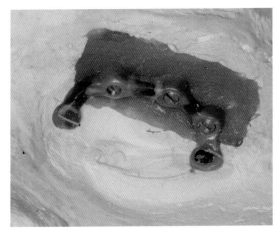

彩图 2-44

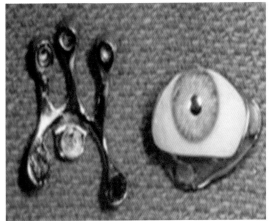

彩图 2-45

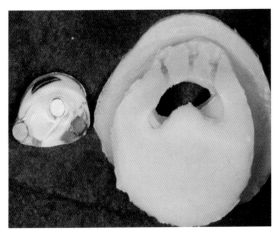

彩图 2-46

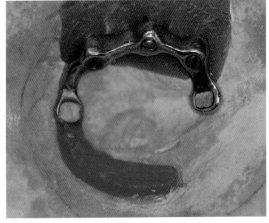

彩图 2-47

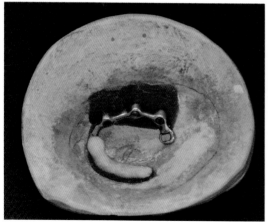

彩图 2-48

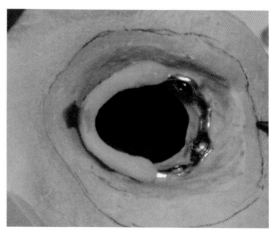

彩图 2-49

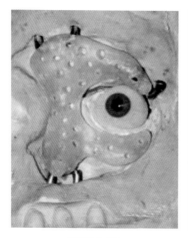

彩图 2-50

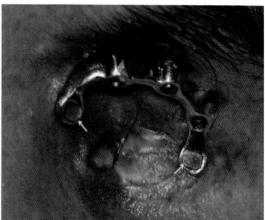

彩图 2-51

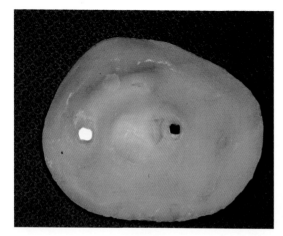

彩图 2-52

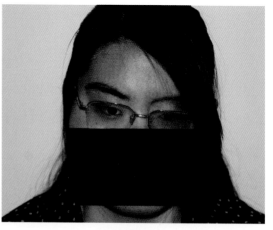

彩图 2-53

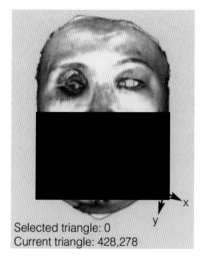

Selected triangle: 0
Current triangle: 428,278

彩图 2-54

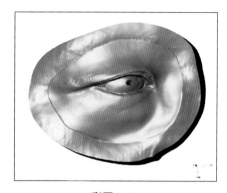

彩图 2-55

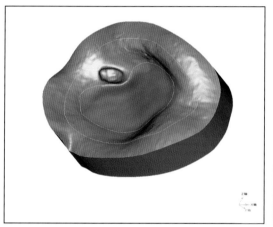

彩图 2-56

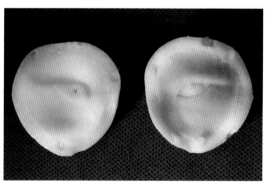

彩图 2-57

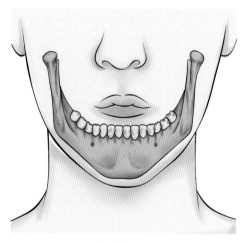

彩图 2-58

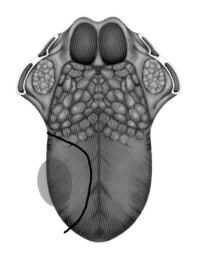
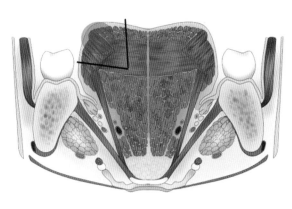

彩图 2-59

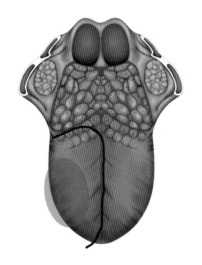
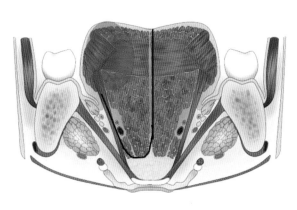

彩图 2-60

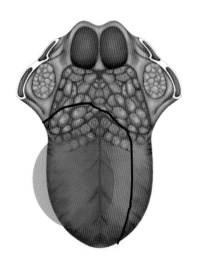
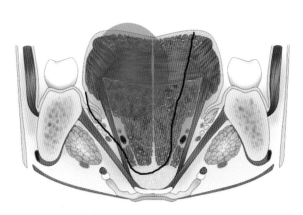

彩图 2-61

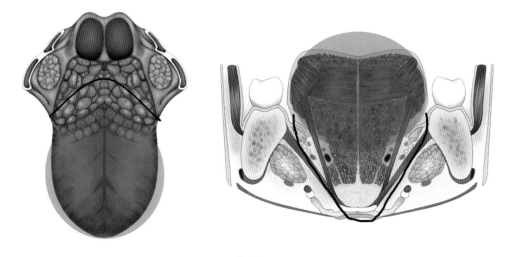

彩图 2-62

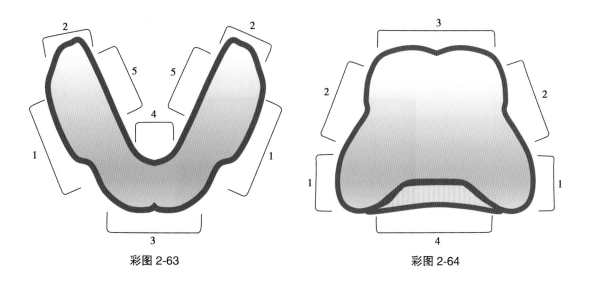

彩图 2-63

彩图 2-64

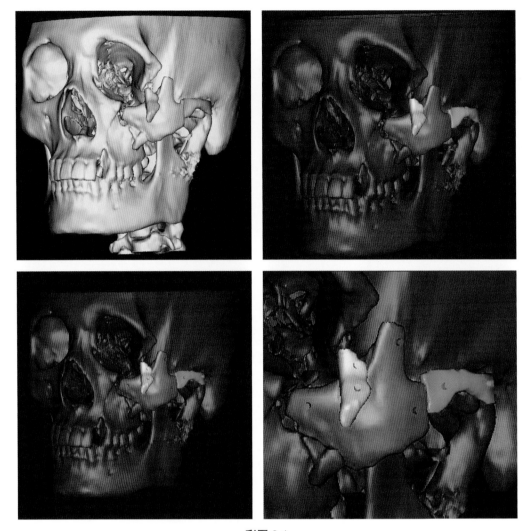

彩图 3-1

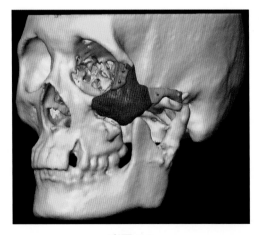

彩图 3-2

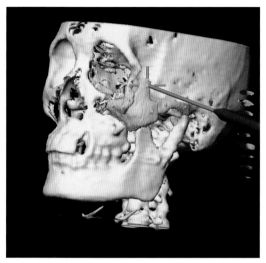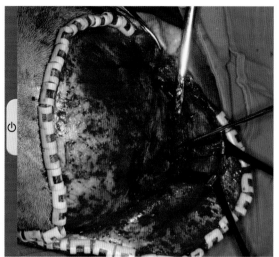

彩图 3-3

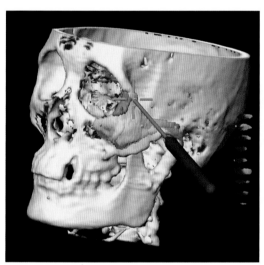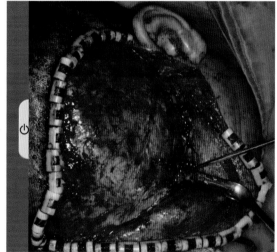

彩图 3-4

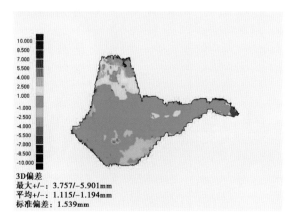

3D偏差
最大+/-: 3.757/-5.901mm
平均+/-: 1.115/-1.194mm
标准偏差: 1.539mm

彩图 3-5

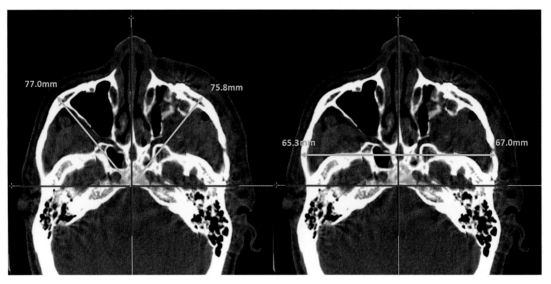

彩图 3-6

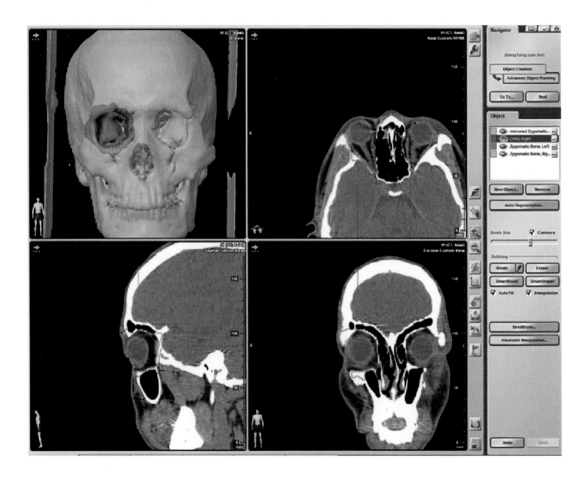

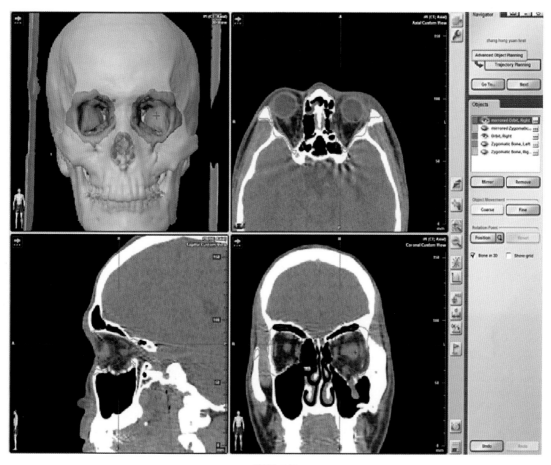

彩图 3-7

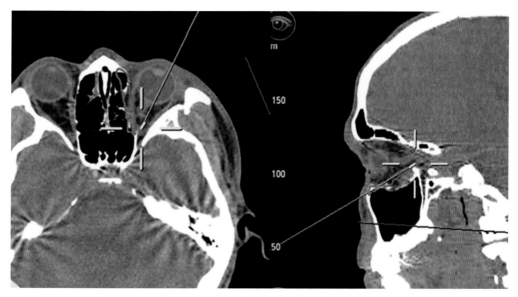

彩图 3-8

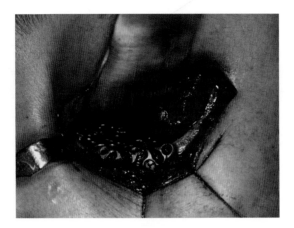

彩图 3-9

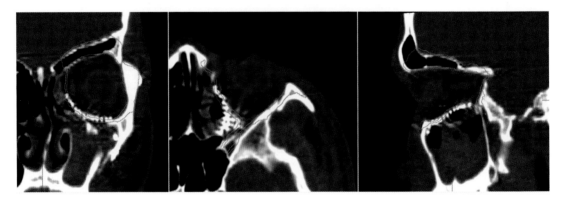

彩图 3-10

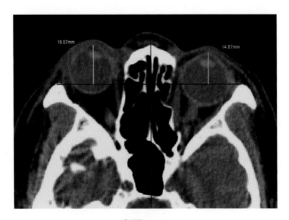

彩图 3-11

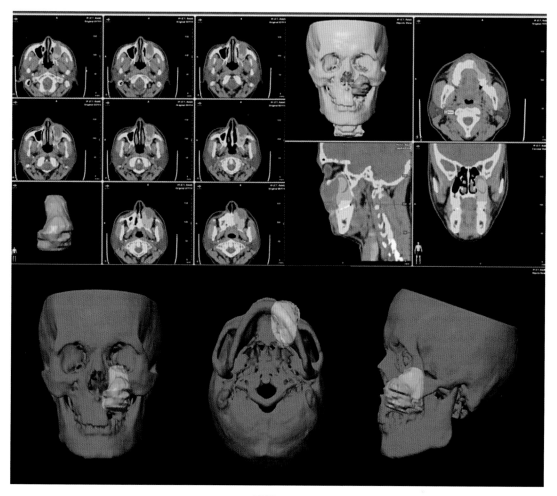

彩图 3-12

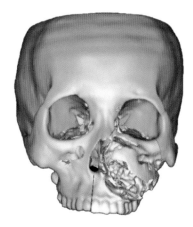

彩图 3-13

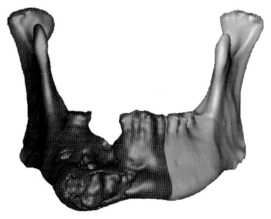

彩图 3-14

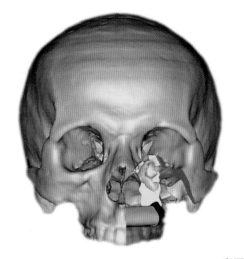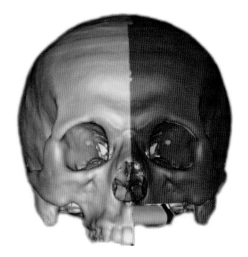

彩图 3-15

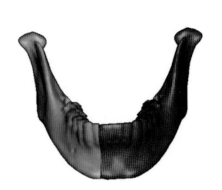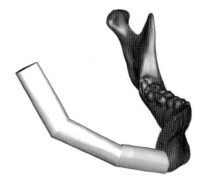

彩图 3-16

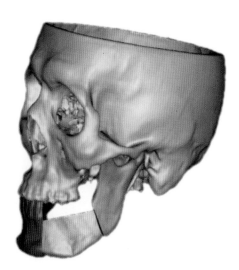

彩图 3-17

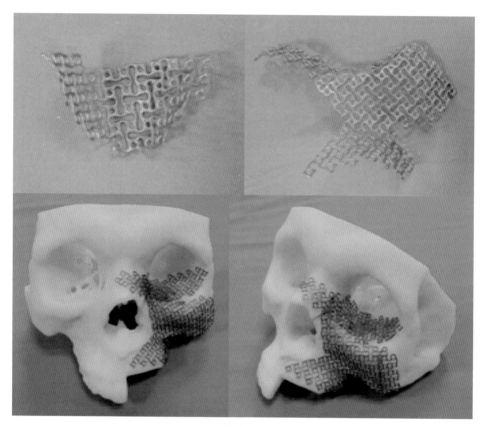

彩图 3-18

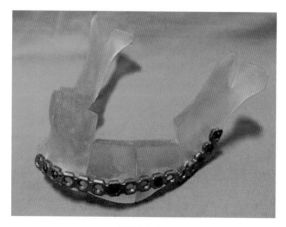

彩图 3-19

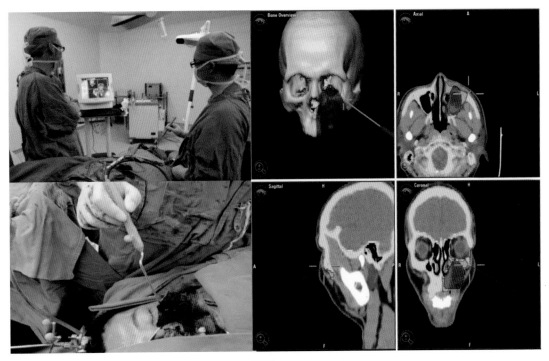

彩图 3-20

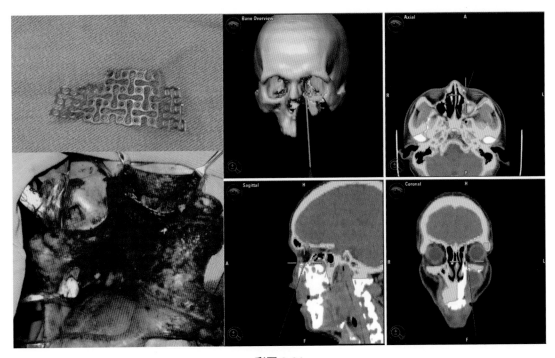

彩图 3-21

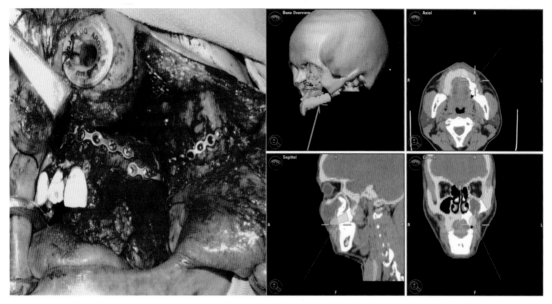

彩图 3-22

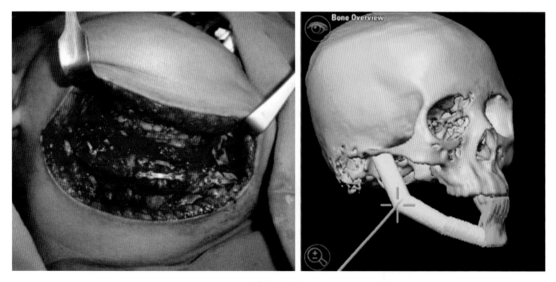

彩图 3-23

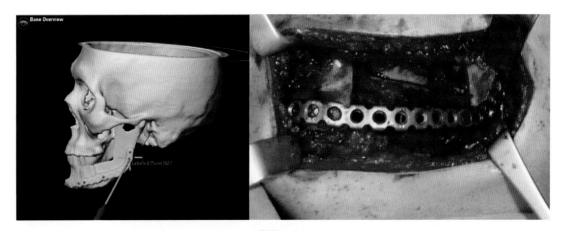

彩图 3-24

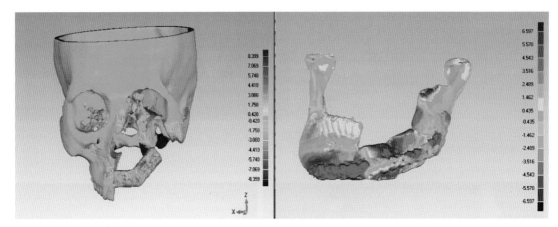

彩图 3-25

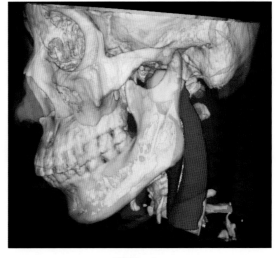

彩图 3-26

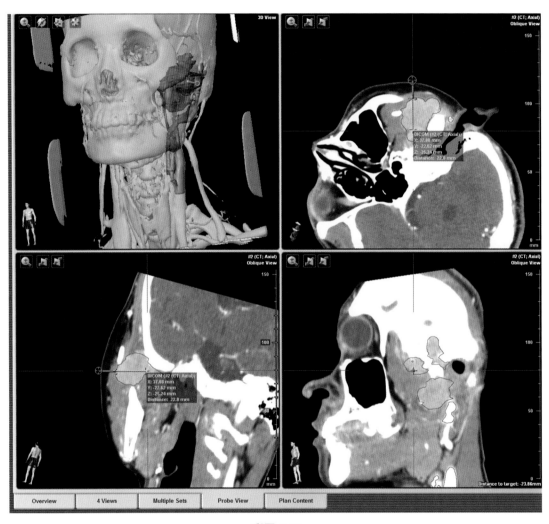

彩图 3-27

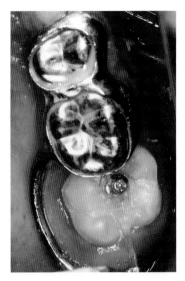

彩图 5-1

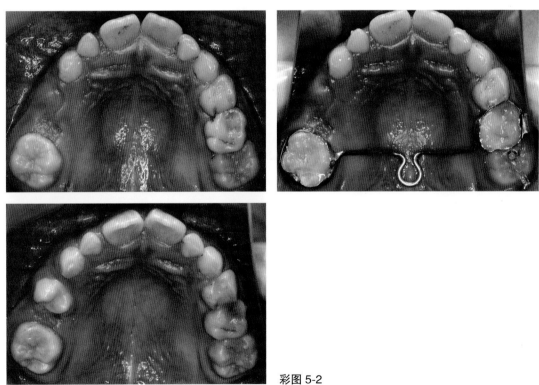

彩图 5-2

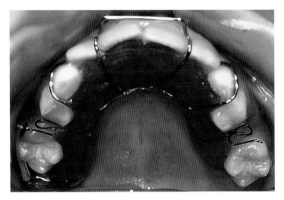

彩图 5-3

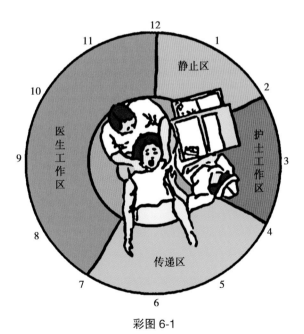

彩图 6-1

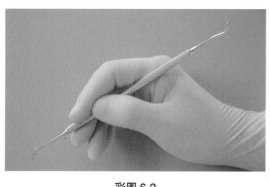

彩图 6-2

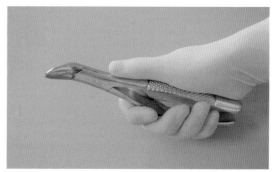

彩图 6-3

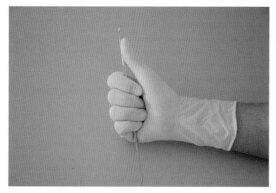

彩图 6-4

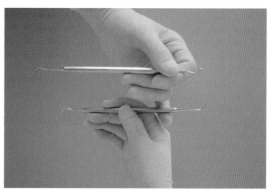

彩图 6-5

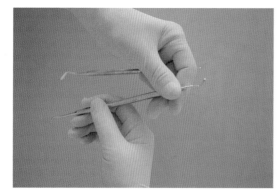

彩图 6-6

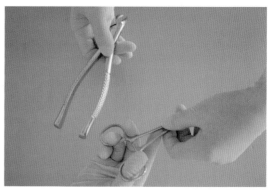

彩图 6-7

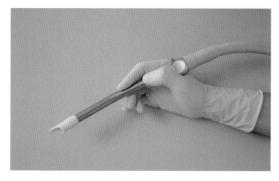

彩图 6-8

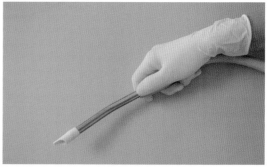

彩图 6-9

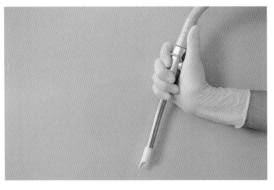

彩图 6-10

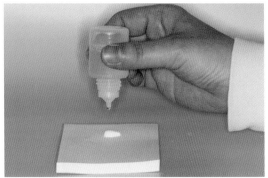

彩图 6-11

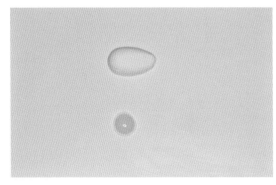

彩图 6-12

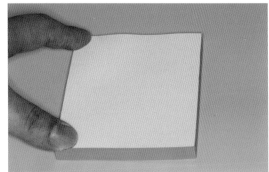

彩图 6-13

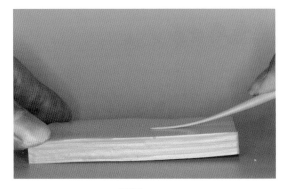

彩图 6-14

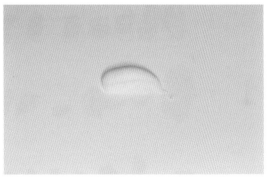

彩图 6-15

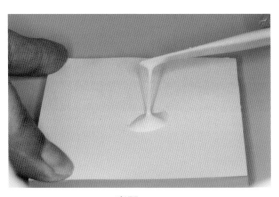

彩图 6-16

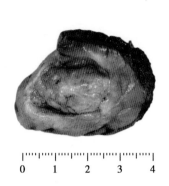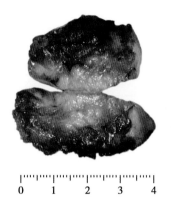

彩图 8-1

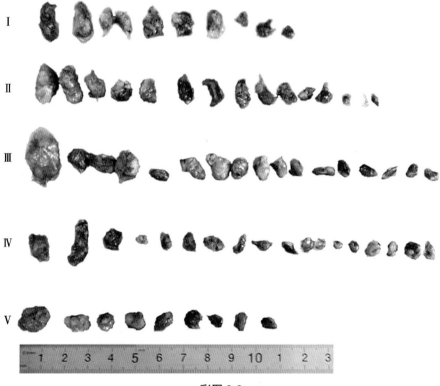

彩图 8-2

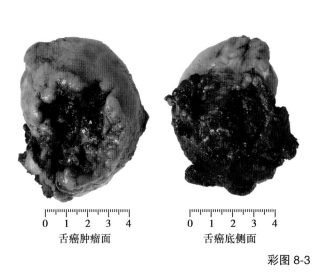
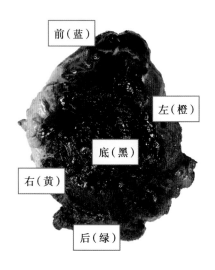

前（蓝）

左（橙）

底（黑）

右（黄）

后（绿）

舌癌肿瘤面　　　　舌癌底侧面

彩图 8-3

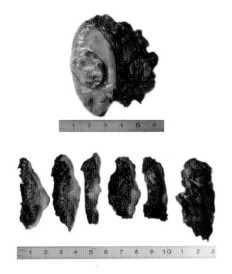
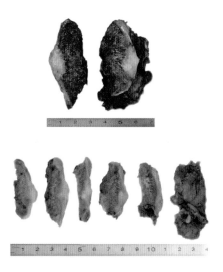

彩图 8-4

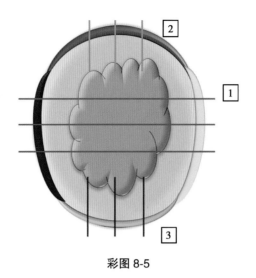

彩图 8-5

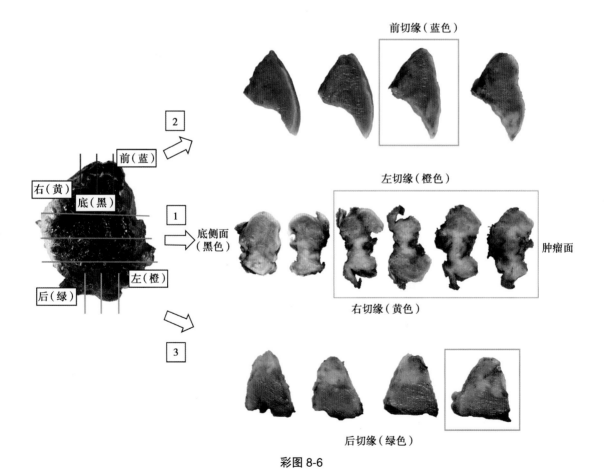

彩图 8-6

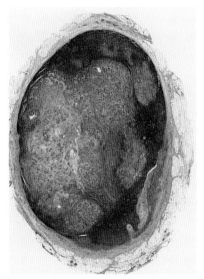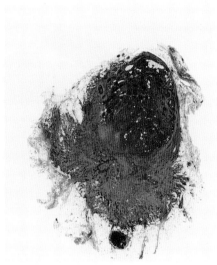

彩图 8-7

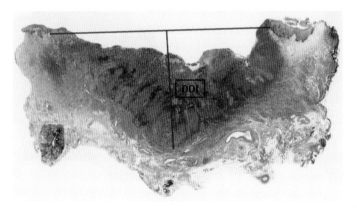

彩图 8-8

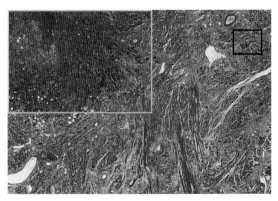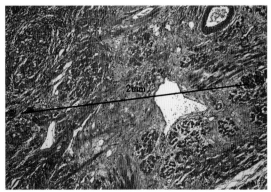

彩图 8-9

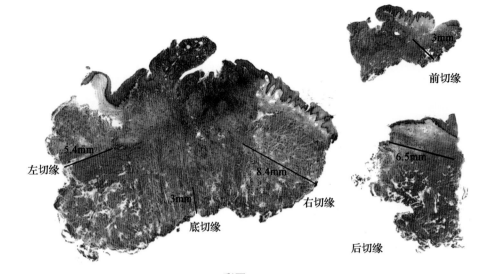

彩图 8-10

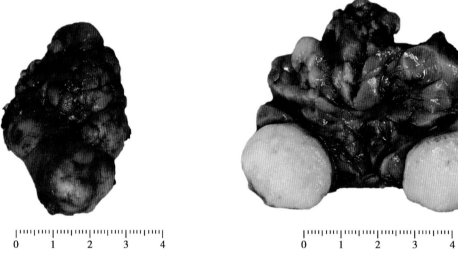

彩图 8-11

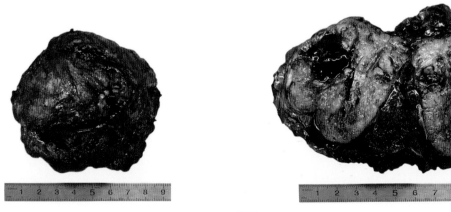

彩图 8-12

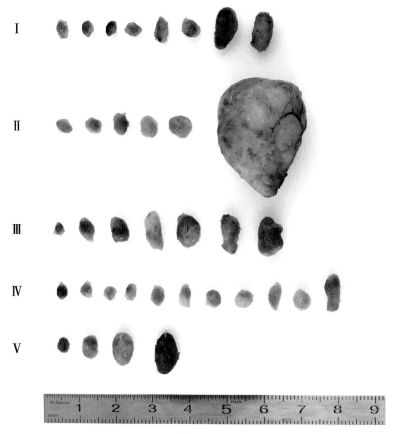

彩图 8-13

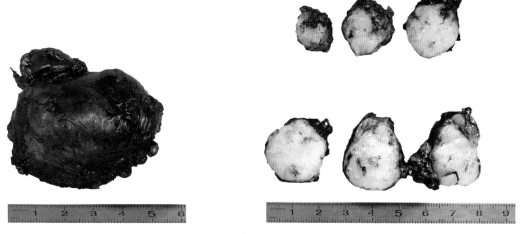

彩图 8-14

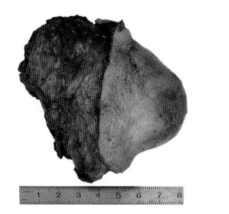
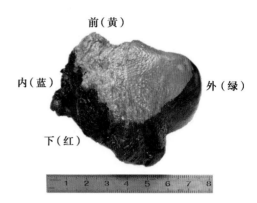

前（黄）

内（蓝） 外（绿）

下（红）

彩图 8-15

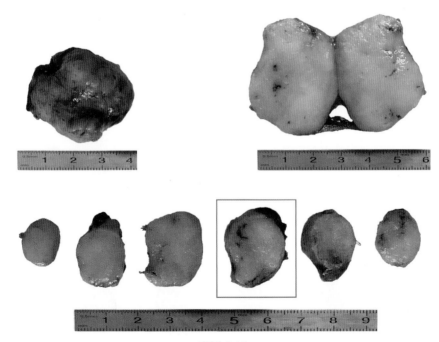

彩图 8-16

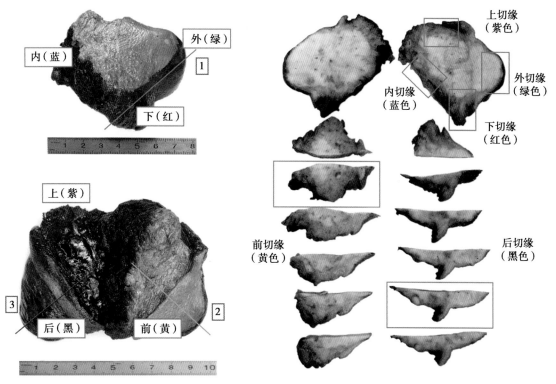

彩图 8-17

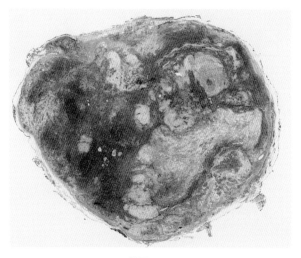

彩图 8-18

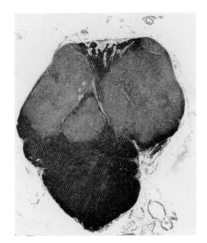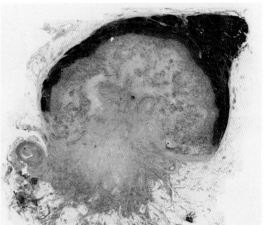

彩图 8-19

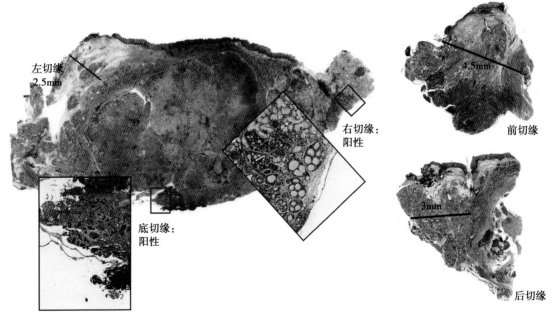

彩图 8-20

06检